国家卫生和计划生育委员会"十三五"规划教材

全国高等中医药院校研究生教材

供中西医结合等专业用

中西医结合骨伤科学临床研究

主　　编　徐　林　刘献祥

副 主 编　李淳德　林　进　郭万首　莫　文　董　健　黄　枫

编　　委（按姓氏笔画为序）

刘　浩（四川大学华西医学院）　　　　　赵建武（吉林大学白求恩医学部）

刘献祥（福建中医药大学）　　　　　　　柳根哲（首都医科大学）

孙永强（河南中医药大学）　　　　　　　俞　兴（北京中医药大学）

李西海（福建中医药大学）　　　　　　　袁普卫（陕西中医药大学）

李春根（首都医科大学）　　　　　　　　莫　文（上海中医药大学）

李振华（长春中医药大学）　　　　　　　徐　林（北京中医药大学）

李淳德（北京大学医学部）　　　　　　　郭万首（中日友好医院）

杨　群（大连医科大学）　　　　　　　　黄　枫（广州中医药大学）

沈　霖（华中科技大学同济医学院）　　　董　健（复旦大学上海医学院）

张怡元（厦门大学附属福州第二医院）　　樊效鸿（成都中医药大学）

陈朝晖（安徽中医药大学）　　　　　　　穆晓红（北京中医药大学）

林　进（中国医学科学院北京协和医院）

编写秘书　穆晓红(兼)　李西海(兼)

人民卫生出版社

图书在版编目（CIP）数据

中西医结合骨伤科学临床研究/徐林，刘献祥
主编. —北京：人民卫生出版社，2017
ISBN 978-7-117-25148-8

Ⅰ.①中… Ⅱ.①徐…②刘… Ⅲ.①骨损伤-
中西医结合疗法-医学院校-教材　Ⅳ.①R683.05

中国版本图书馆 CIP 数据核字(2017)第 226418 号

人卫智网	www.ipmph.com	医学教育、学术、考试、健康，
		购书智慧智能综合服务平台
人卫官网	www.pmph.com	人卫官方资讯发布平台

中西医结合骨伤科学临床研究

主　　编：徐　林　刘献祥
出版发行：人民卫生出版社(中继线 010-59780011)
地　　址：北京市朝阳区潘家园南里 19 号
邮　　编：100021
E - mail：pmph @ pmph.com
购书热线：010-59787592　010-59787584　010-65264830
印　　刷：三河市尚艺印装有限公司
经　　销：新华书店
开　　本：787×1092　1/16　印张：31
字　　数：754 千字
版　　次：2017 年 10 月第 1 版　2017 年 10 月第 1 版第 1 次印刷
标准书号：ISBN 978-7-117-25148-8/R·25149
定　　价：85.00 元

打击盗版举报电话：010-59787491　E -mail：WQ @ pmph.com
（凡属印装质量问题请与本社市场营销中心联系退换）

出版说明

为了更好地贯彻落实《国家中长期教育改革和发展规划纲要（2010—2020年）》和《医药卫生中长期人才发展规划（2011—2020年）》，进一步适应新时期中医药研究生教育和教学的需要，推动中医药研究生教育事业的发展，经人民卫生出版社研究决定，在总结汲取首版教材成功经验的基础上，开展全国高等中医药院校研究生教材（第二轮）的编写工作。

全套教材围绕教育部的培养目标，国家卫生和计划生育委员会、国家中医药管理局的行业要求与用人需求，整体设计，科学规划，合理优化构建教材编写体系，加快教材内容改革，注重各学科之间的衔接，形成科学的教材课程体系。本套教材将以加强中医药类研究生临床能力（临床思维、临床技能）和科研能力（科研思维、科研方法）的培养、突出传承，坚持创新，着眼学生进一步获取知识、挖掘知识、提出问题、分析问题、解决问题能力的培养，正确引导研究生形成严谨的科研思维方式和严肃认真的求学态度为宗旨，同时强调实用性（临床实践、临床科研中用得上）和思想性（启发学生批判性思维、创新性思维），从内容、结构、形式等各个环节精益求精，力求使整套教材成为中医药研究生教育的精品教材。

本轮教材共规划、确定了基础、经典、临床、中药学、中西医结合5大系列55种。教材主编、副主编和编委的遴选按照公开、公平、公正的原则，在全国40余所高等院校1200余位专家和学者申报的基础上，1000余位申报者经全国高等中医药院校研究生教育国家卫生和计划生育委员会"十三五"规划教材建设指导委员会批准，聘任为主编、主审、副主编和编委。

本套教材主要特色是：

1. 坚持创新，彰显特色　教材编写思路、框架设计、内容取舍等与本科教材有明显区别，具有前瞻性、启发性。强调知识的交叉性与综合性，教材框架设计注意引进创新的理念和教改成果，彰显特色，提高研究生学习的主动性。

2. 重难热疑，四点突出　教材编写紧跟时代发展，反映最新学术、临床进展，围绕本学科的重点、难点、热点、疑点，构建教材核心内容，引导研究生深入开展关于"四点"的理论探讨和实践研究。

3. 培养能力，授人以渔　研究生的培养要体现思维方式的训练，教材编写力求有利于培养研究生获取新知识的能力、分析问题和解决问题的能力，更注重培养研究生的思维方法。注重理论联系实际，加强案例分析、现代研究进展，使研究生学以致用。

4. 注重传承，不离根本　本套研究生教材是培养中医药类研究生的重要工具，使浸含在中医中的传统文化得到大力弘扬，在讲述现代医学知识的同时，中医的辨证论治特色也在教材中得以充分反映。学生通过本套教材的学习，将进一步坚定信念，成为我国伟大的中医药事业的接班人。

5. 认真规划，详略得当　编写团队在开展工作之前，进行了认真的顶层设计，确定教材编写内容，严格界定本科与研究生的知识差异，教材编写既不沿袭本科教材的框架，也不是本科教材内容的扩充。编写团队认真总结、详细讨论了现阶段研究生必备的学科知识，并使其在教材中得以凸显。

6. 纸质数字，相得益彰　本轮教材的编写同时鼓励各学科配备相应的数字教材，此为中医出版界引领风气之先的重要举措，图文并茂、人机互动，提高研究生学以致用的效率和学习的积极性。利用网络等开放课程及时补充或更新知识，保持研究生教材内容的先进性、弥补教材易滞后的局限性。

7. 面向实际，拓宽效用　本套教材在编写过程中应充分考虑硕士层次知识结构及实际需要，并适当兼顾初级博士层次研究生教学需要，在学术过渡、引导等方面予以考量。本套教材还与住院医师规范化培训要求相对接，在规培教学方面起到实际的引领作用。同时，本套教材亦可作为专科医生、在职医疗人员重要的参考用书，促进其学术精进。

本轮教材的修订编写，教育部、国家卫生和计划生育委员会、国家中医药管理局有关领导和相关专家给予了大力支持和指导，得到了全国40余所院校和医院、科研机构领导、专家和教师的积极支持和参与，在此，对有关单位和个人致以衷心的感谢！希望各院校在教学使用中以及在探索课程体系、课程标准和教材建设与改革的进程中，及时提出宝贵意见或建议，以便不断修订和完善，为下一轮教材修订工作奠定坚实的基础。

人民卫生出版社有限公司

2016 年 6 月

全国高等中医药院校研究生教育
国家卫生和计划生育委员会
"十三五"规划教材建设指导委员会名单

主任委员

张伯礼

副主任委员（以姓氏笔画为序）

王永炎　王省良　匡海学　胡　刚　徐安龙
徐建光　曹洪欣　梁繁荣

委员（以姓氏笔画为序）

王　华　王　晖　王　键　王　滨　孔祥骊
石　岩　吕治平　乔延江　刘宏岩　刘振民
安冬青　李永民　李玛琳　李灿东　李金田
李德新　杨　柱　杨关林　余曙光　谷晓红
宋柏林　张俊龙　陈立典　陈明人　范永昇
周永学　周桂桐　郑玉玲　胡鸿毅　高树中
唐　农　曹文富　彭　成　廖端芳

秘书

李　丽　周桂桐（兼）

国家卫生和计划生育委员会"十三五"规划教材
全国高等中医药院校研究生教材目录

一、基础系列

1	自然辩证法概论(第2版)	主编	崔瑞兰	
2	医学统计学	主编	王泓午	
3	科研思路与方法(第2版)	主编	季 光	赵宗江
4	医学文献检索	主编	高巧林	章新友
5	循证中医药临床研究方法(第2版)	主编	刘建平	
6	中医基础理论专论(第2版)	主编	郭霞珍	王 键
7	方剂学专论	主编	李 冀	谢 鸣
8	中药学专论	主编	钟赣生	杨柏灿
9	中医诊断学专论	主编	黄惠勇	李灿东
10	神经解剖学	主编	孙红梅	申国明
11	中医文献学	主编	严季澜	陈仁寿
12	中医药发展史专论	主编	程 伟	朱建平
13	医学英语	主编	姚 欣	桑 珍

二、经典系列

14	内经理论与实践(第2版)	主编	王 平	贺 娟
15	伤寒论理论与实践(第2版)	主编	李赛美	李宇航
16	金匮要略理论与实践(第2版)	主编	姜德友	贾春华
17	温病学理论与实践(第2版)	主编	谷晓红	杨 宇
18	难经理论与实践	主编	翟双庆	

三、临床系列

19	中医内科学临床研究	主编	薛博瑜	吴 伟
20	中医外科学临床研究(第2版)	主编	陈红风	
21	中医妇科学临床研究(第2版)	主编	罗颂平	刘雁峰
22	中医儿科学临床研究(第2版)	主编	马 融	
23	中医骨伤科学临床研究(第2版)	主编	王拥军	冷向阳

24	中医优势治疗技术学	主编	张俊龙	
25	中医脑病学临床研究	主编	高　颖	
26	中医风湿病学临床研究	主编	刘　维	
27	中医肺病学临床研究	主编	吕晓东	
28	中医急诊学临床研究(第2版)	主编	刘清泉	
29	针灸学临床研究(第2版)	主编	梁繁荣	许能贵
30	推拿学临床研究	主编	王之虹	
31	针灸医学导论	主编	徐　斌	王富春
32	经络诊断理论与实践	主编	余曙光	陈跃来
33	针灸医案学	主编	李　瑞	
34	中国推拿流派概论	主编	房　敏	
35	针灸流派概论(第2版)	主编	高希言	
36	中医养生保健研究(第2版)	主编	蒋力生	马烈光

四、中药学系列

37	中药化学专论(第2版)	主编	匡海学	
38	中药药理学专论(第2版)	主编	孙建宁	彭　成
39	中药鉴定学专论(第2版)	主编	康廷国	王峥涛
40	中药药剂学专论(第2版)	主编	杨　明	傅超美
41	中药炮制学专论(第2版)	主编	蔡宝昌	龚千锋
42	中药分析学专论	主编	乔延江	张　彤
43	中药药房管理与药学服务	主编	杜守颖	谢　明
44	制药工程学专论	主编	王　沛	
45	分子生药学专论	主编	贾景明	刘春生

五、中西医结合系列

46	中西医结合内科学临床研究	主编	杨关林	冼绍祥
47	中西医结合外科学临床研究	主编	何清湖	刘　胜
48	中西医结合妇产科学临床研究	主编	连　方	谈　勇
49	中西医结合儿科学临床研究	主编	虞坚尔	常　克
50	中西医结合急救医学临床研究	主编	方邦江	张晓云
51	中西医结合临床研究方法学	主编	刘　萍	谢雁鸣
52	中西医结合神经病学临床研究	主编	杨文明	
53	中西医结合骨伤科学临床研究	主编	徐　林	刘献祥
54	中西医结合肿瘤临床研究	主编	许　玲	徐　巍
55	中西医结合重症医学临床研究	主编	张敏州	

前　言

为了更好地贯彻落实《国家中长期教育改革和发展规划纲要(2010-2020年)》和《医药卫生中长期人才发展规划(2011-2020年)》,进一步适应新时期中医药研究生教育和教学的需要,推动中医药研究生教育事业的发展,经人民卫生出版社研究决定,在总结汲取首版教材成功经验的基础上,开展全国高等中医药院校第二轮研究生规划教材的编写工作,在国家中医药管理局和教育部全国高等中医学、中药学教学指导委员会指导下,结合各所医学院与医科大学教育、教学一线教师的反馈意见,根据来自全国19所院校各位专家教授的建议,从而编写出《中西医结合骨伤科学临床研究》教材。

本教材内容取自于基础,又归于临床,同步国内外骨伤学科最新研究进展。全书以"育人为本"为核心,一是培养初级医师的临床实践能力,通过骨伤科基础解剖、发病机制的认识过程、诊断依据和治疗方案的回溯,从而更加完善和巩固临床思维。二是突出中医骨伤的传承,体现中医药特色,从中医骨伤科学临床研究的历史沿革,到各个病种临床发展的轨迹进行考虑,强化骨伤科临床传承的思维模式。三是坚持创新,对骨科领域的研究热点和发展趋势进行深入的分析引导,着眼提升初级医师挖掘知识、提出问题、分析和解决问题的能力。四是针对目前骨科疾病诊疗中的困惑、局限与不足等现状,在每个章节均有深入分析。

全书共分八篇,体现了内容精炼而不失全面、突出实践的特点。第一篇中医、西医以及中西医骨伤科的兴起与发展由徐林执笔;第二篇骨伤科疾病的临床诊断技术由刘献祥执笔;第三篇骨伤科疾病的临床治疗技术由莫文、陈朝晖执笔;第四篇脊柱疾病由赵建武、俞兴、杨群、柳根哲、李淳德、李春根执笔;第五篇关节疾病由郭万首、林进、孙永强、李西海执笔;第六篇四肢骨与关节损伤由黄枫、李振华、袁普卫、张怡元、李春根执笔;第七篇骨病与骨肿瘤由董健、沈霖、樊效鸿、刘浩执笔;第八篇儿童骨科由徐林、穆晓红执笔。

本教材在编写过程中得到了出版社、各编者及编者所在院校的大力支持。在此,向所有给予本书编写帮助和支持的领导和老师,以及相关中、西医院校骨伤学科同仁表示诚挚的感谢!

尽管我们作出了很大努力,但由于认识偏差、科技发展迅速,本教材难免还会存在缺陷或不足;因此,希望广大师生和读者积极反馈、不吝指教,以便再版时补充修正。

编者

2017年6月

目　　录

第一篇　概　　论

第二篇　骨伤科疾病的临床诊断技术

第三篇　骨伤科疾病的临床治疗技术

第四篇　脊　柱　疾　病

第五篇　关　节　疾　病

第六篇　四肢骨与关节损伤

第七篇　骨病与骨肿瘤

第八篇　儿 童 骨 科

第一篇　概　　论

第一章　中医骨伤科的源流与现状

第一节　中医骨伤科的起源

中医骨伤科是研究防治人体皮、肉、筋、骨损伤与疾患的一门科学。古属"折疡""金镞"范畴，又称"接骨""正体""正骨""伤科"等。中医骨伤科历史悠久，源远流长，是中华各族人民长期与骨伤疾患作斗争的经验总结，具有丰富的学术内容和卓著的医疗成就，是中医学重要的组成部分，对中华民族的繁衍昌盛和世界医学的发展产生了深远的影响。

一、周以前骨伤科史实（远古至公元前 1046 年）

骨伤科起源于人类的生产生活实践。原始人类在烘火取暖和烤炙食物的基础上，发现热物贴身可以解除某些病痛，产生了原始的热熨疗法。原始人在对付大自然灾害及抗击猛兽侵袭时，经常造成创伤，人们在伤处抚摸、按压以减轻症状，经过长期实践，摸索出一些简易的理伤按摩手法；对伤口则用树叶、草茎及矿石粉等裹敷，逐渐发现具有止血、止痛、消肿、排脓、生肌、敛疮作用的外用药物，这便是外治法的起源。

《史记·扁鹊仓公列传》记载："上古之时，医有俞跗，治病不以汤液醴酒……乃割皮解肌、诀脉结筋。"从以上记述看，上古之时就出现了外伤科名医俞跗。

到了夏商时代，生产力发展，文字形成，骨伤病出现了文字记述。从甲骨卜辞和器物铭文中发现记载的疾病有几十种，其中骨伤科的有疾手、疾肘、疾胫、疾止、疾骨等。相传商初伊尹发明"汤液"，《针灸甲乙经·序》曰："伊尹……撰用神农本草以为汤液。"

《诗经》出现了"唐"即菟丝子，"艾"即艾蒿，"杞"即枸杞。《山海经》中也记载有 100 种药物。《战国策·魏二》曰："帝女令仪狄作酒而美，进之禹。"可见在夏代已有了人工酿酒。酒可以通血脉、行药势，也可以止痛、消毒，这对治疗创伤疾病很有意义。

二、西周、春秋时期（公元前 1046—前 476 年）

奴隶社会晚期，我国的农业社会已较繁盛，政治、经济、科技、文化有了新的发展，有了医政的设置和医疗的分科。《周礼·天官·冢宰》记载："医师掌医之政令，聚毒药以共医事。"

医师分为"食医""疾医""疡医"和"兽医"。其中疡医"掌肿疡、溃疡、金疡、折疡之祝药、劀杀之齐。凡疗疡,以五毒攻之,以五气养之,以五药疗之,以五味节之"。疡医就是外伤科医师,周代疡医已能运用"祝""劀""杀"等疗法治疗外伤疾病。

《礼记·月令·孟秋》载:"命理瞻伤、察创、视折、审断,决狱讼必端平。"蔡邕注:"皮曰伤,肉曰创,骨曰折,骨肉皆绝曰断。"说明当时已把损伤分成 4 种不同类型,同时采用"瞻""察""视""审"四种诊断方法,这既是法医学起源的记述,又是古代中医骨伤科诊断水平的标志。

第二节　中医骨伤科基础理论的形成和临床诊疗的进步

一、骨伤科基础理论的形成(公元前476—公元220年)

战国、秦汉时代,我国进入封建社会,政治、经济、文化都有显著的进步,学术思想十分活跃,出现"诸子蜂起,百家争鸣"的局面,促进医学的发展,骨伤科基础理论亦初步形成。

1973 年,考古学家在湖南长沙马王堆三号汉墓发掘的医学帛书保存了当时诊治骨折、创伤及骨病的丰富经验,包括手术、练功及方药等。《足臂十一脉灸经》记载了"折骨绝筋"(即闭合性骨折);《阴阳脉死候》记载了"折骨列肤"(即开放性骨折)。《五十二病方》载有 52 种病,共 103 个病名,涉及内、外、骨伤、妇、儿、五官诸科。其中有"诸伤""胕伤""骨疽""骨瘤"等骨伤病症,同时还描述了"伤痓"的临床表现:"痓者,伤,风入伤,身信(伸)而不能诎(屈)。"这是对创伤后严重并发症——破伤风的最早记载。《五十二病方》载录中药 247 种,方剂 283 首,其中治伤方 17 首,治伤痓方 6 首,治胕伤方 2 首,治痈疽方 22 首。主张用酒处理伤口,以药煎水洗伤口,还记载伤口包扎方法,对感染伤口用药外敷后,以丝织品或麻絮等包扎。《五十二病方》中应用水银膏治疗外伤感染,这是世界上应用水银于外伤科的最早记载。

《黄帝内经》是我国现存最早的一部医学典籍,较全面、系统地阐述了人体解剖生理、病因病机、诊断治疗等基础理论。《黄帝内经》已有系统的人体解剖学知识,如《灵枢·骨度》对人体头颅、躯干、四肢各部骨骼的长短、大小、广狭标记出测量的尺寸。《黄帝内经》对人体的骨、脉、筋、肉及气血的生理功能都有精辟的论述。如《灵枢·经脉》曰:"骨为干,脉为营,筋为刚,肉为墙。"人体外部皮肉筋骨与体内五脏六腑关系密切,《黄帝内经》阐发的肝主筋、肾主骨、肺主皮毛、脾主肌肉、心主血脉及气伤痛、形伤肿等基础理论,一直指导着骨伤科的临床实践。《黄帝内经》还阐述骨病的病因病机,《灵枢·痈疽》曰:"热胜则腐肉,肉腐则为脓。"《灵枢·刺节真邪》曰:"烂肉腐肌为脓,内伤骨,内伤骨为骨蚀……有所结,深中骨,气因于骨,骨与气并,日以益大,则为骨疽。"《素问·痹论》曰:"风寒湿三气杂至,合而为痹。"《素问·生气通天论》曰:"因于湿,首如裹,湿热不攘,大筋软短,小筋弛长,软短为拘,弛长为痿。"《素问·痿论》还将痿证分为痿躄、脉痿、筋痿、肉痿、骨痿等五痿分别加以论述。

西汉初期,名医淳于意留下的"诊籍"记录了两例完整伤科病案:一则是堕马致伤;一则是举重致伤。西汉中期《居延汉简》的"折伤部"记载了骨折创伤的治疗医案。东汉早期,《武威汉代医简》载录治疗金疡外伤方 10 余首,有止痛、逐瘀、止痓的作用。

东汉时期的《神农本草经》载有中药 365 种,其中应用于骨伤科的药物约近 100 种。汉代著名外伤科医家华佗精通方药、针灸、养生,更擅长外伤科手术。他发明了麻沸散,施行于剖腹术、刮骨术,还创立了五禽戏,似今练功疗法,可运用于骨伤疾病之康复。

东汉末年杰出医学家张仲景总结了前人的医疗成就,并结合自己的临床经验著成《伤寒杂病论》,这是我国现存第一部临床医学巨著。他在《黄帝内经》《难经》的理论基础上,以六经论伤寒,以脏腑论杂病,创立了理、法、方、药结合的辨证论治方法。书中记载的攻下逐瘀方药,如大承气汤、大黄牡丹汤、桃仁承气汤、大黄䗪虫丸和下瘀血汤等,至今仍被骨伤科医家所推崇。书中还记载了人工呼吸、胸外心脏按摩等创伤复苏术。

二、骨伤科临床诊疗的进步(公元 220—960 年)

三国、两晋至隋唐、五代,是我国历史上战乱频繁时期,骨伤科疾患更多见,从而积累了临床经验,促进了骨伤科诊疗技术的进步。

晋代葛洪所著《肘后救卒方》中,最早记载了下颌关节脱臼手法整复方法:"令人两手牵其颐已,暂推之,急出大指,或咋伤也。"书中还首先记载用竹片夹板固定骨折:"疗腕折、四肢骨破碎及筋伤蹉跌方:烂捣生地黄熬之,以裹折伤处,以竹片夹裹之。令遍病上,急缚,勿令转动。"对腹部创伤肠断裂采用桑白皮线进行肠缝合术;记载了颅脑损伤、大动脉创伤出血等危重症的救治方法。

南齐龚庆宣整理的《刘涓子鬼遗方》对创口感染、骨关节化脓性疾病采用外消、内托、排脓、生肌、灭瘢等治法;运用虫类活血药治疗金疡;提出骨肿瘤的诊断和预后;记述了"阴疽"(似髋关节结核)、"筋疽"(似脊柱结核)的证候。

隋代巢元方等编著的《诸病源候论》,是我国第一部中医病理专著,载录证候 1720 条,其中有"金疮病诸候"23 论,腕折(泛指骨折、扭伤等)证候 9 论,还有妇人与小儿金疮、瘀血证候数十论。"金疮病诸候"精辟论述了金疮化脓感染的病因病理,提出清创疗法四要点(清创要早,要彻底,要正确地分层缝合,要正确包扎),为后世清创手术奠定了理论基础。"中风候"和"金创中风痉候"对破伤风的症状描写得非常详细,指出它是创伤后的并发症。"箭簇金刃入肉及骨不出候""金疮久不瘥候"对创口不愈合的病因病理有了较深刻的认识,强调了去碎骨和清除异物的重要性。"附骨疽候"指出成人的髋关节、膝关节与儿童的脊椎、膝关节是附骨疽的好发部位。"金疮肠断候""被打头破脑出候"记载了肠断裂、颅脑损伤的症状和手术缝合治疗方法。

唐代孙思邈著《备急千金要方》《千金翼方》,是中医临床的百科全书,在骨伤科方面总结了补髓、生肌、坚筋、固骨类药物,介绍了人工呼吸复苏、止血、镇痛、补血、活血化瘀等疗法。

王焘著《外台秘要》,是一部综合性医学论著,其中收录了折损、金疮、恶刺等骨伤科疾病治疗方药;把损伤分为外损和内损;列骨折、脱位、内伤、金疮和创伤危重症等五大类。

蔺道人所著《仙授理伤续断秘方》,是我国现存最早的一部骨伤科专著,分述骨折、脱位、内伤三大类证型;总结了一套诊疗骨折、脱位的手法,如相度损处、拔伸、用力收入骨、捺正等;提出了正确复位、夹板固定、内外用药和功能锻炼的治疗大法;对筋骨并重、动静结合的理论也作了进一步阐发。对于难以手法复位的闭合性或开放性骨折,主张采用手术整复:"凡伤损重者,大概要拔伸捺正,或取开捺正","凡皮破骨出差爻,拔伸不入,搏捺相近,争一二分,用快刀割些捺入骨"。该书首次记载了髋关节脱臼,并分前后脱臼两类,采用手牵足蹬整复手法治疗髋关节后脱位;利用杠杆原理,采用"椅背复位法"治疗肩关节脱位。他还介绍了杉树皮夹板固定方法:"凡用杉皮,浸约如指大片,疏排令周匝,用小绳三度紧缚。"对内伤症治疗,采用"七步"治疗法;提出了伤损按早、中、晚三期治疗的方案。所载方50首,药139味,包括内服及煎洗、填疮、敷贴等外用方剂,体现了伤科内外兼治的整体观。

第三节　中医骨伤科的发展和兴盛

一、中医骨伤科的发展(公元960—1368年)

宋金元时代医学在隋唐五代的基础上,出现了百家争鸣、蓬勃发展的局面,促进了中医骨伤科的发展。宋代"太医局"设立"疮肿兼折疡科",元代"太医院"设十三科,其中包括"正骨科"和"金镞兼疮肿科"。

宋代解剖学有了显著的进步。公元1041—1048年间,曾有医师和画师解剖欧希范等人刑后尸体,而画制成图,称为《欧希范五脏图》。该书描绘了内脏形态及解剖关系,对心、肝、肾、大网膜等记载基本正确。法医家宋慈著《洗冤集录》是我国现存最早的法医学专著,对全身骨骼、关节结构描述较详细,同时还记载了人体各部位损伤的致伤原因、症状及检查方法。解剖学的进步,为中医骨伤科的发展奠定了基础。

宋代医官王怀隐等编成《太平圣惠方》,其中"折伤""金疮"属伤科范畴;对骨折提出了"补筋骨,益精髓,通血脉"的治疗思想,用柳木夹板固定骨折;推广淋、熨、贴、燷、膏摩等外治法治疗损伤。

太医局编辑的《圣济总录》内容丰富,其中折伤门总结了宋代以前的骨伤医疗经验,强调骨折、脱位复位的重要性;记载用刀、针、钩、镊等手术器械,对腹破肠出的重伤采用合理的处理方法。

张杲著《医说》记载了随军医师"凿出败骨"治疗开放性胫腓骨骨折成功的病案,并介绍了采用脚踏转轴及竹管的搓滚舒筋练功疗法。许叔微著《普济本事方》记载了用苏合香丸救治跌伤重症。

《夷坚志》记载了邢氏同种异体骨移植颌骨成功病例。

宋金元时期出现不少著名医学家,他们从各角度总结和论述了自己的临证经验,出现了学术上的争鸣局面。张元素《医学启源》总结了治疗内伤的引经药,促进了骨伤理气活血疗法的发展。张从正《儒门事亲》曰:"下法能使陈莝去而肠胃洁,癥瘕尽而血荣卫昌。"主张采用攻下逐瘀法治伤。李杲《医学发明》发挥了《黄帝内经》"肝藏血"的理论,认为:"血者,皆肝之所主,恶血必归肝,不问何经之伤,必留于胁下,盖肝主血故也。"创制疏肝活血逐瘀的方药——复元活血汤。张洁古在《活法机要》中提出治疗内伤的三焦辨证方法。朱震亨提倡养阴疗法,强调补肝肾治本的原则,对治疗筋骨痹证、骨疽及伤患都有其独特经验。

元代李仲南《永类钤方》中"风损伤折"卷是中医骨伤科专篇,首创过伸牵引加手法复位治疗脊柱屈曲型骨折。书中记载:"凡腰骨损断,先用门扉一片,放斜一头,令患人覆眠,以手捍止,下用三人拽伸,医以手按损处三时久。"此外,还创制了手术缝合针——曲针,用于缝合伤口;提出"有无粘膝"体征作为髋关节前后脱位的鉴别,至今仍有临床意义。

危亦林著《世医得效方》,按元代十三科分类,其中"金镞正骨科"不仅继承前人治骨伤病经验,而且对骨折、脱位的整复手法和固定技术有所创新。危氏在世界上最早施用"悬吊复位法"治疗脊柱骨折,书中载:"凡到脊骨,不可用手整顿,须用软绳从脚吊起,坠下身直,使其骨自归窠。未直则未归窠,须要坠下,待其骨直归窠。然后用大桑皮一片,放在背皮上,杉树皮两三片,安在桑皮上,用软物缠夹定,莫令屈,用药治之。"对开放性骨折,危亦林主张扩创复位加外固定治疗。麻醉方面,危亦林创制了"草乌散"(又名麻药方),对其组成、功用、剂量及注意事项都有详细记载。

元代《回回药方》中"金疮门""折伤门"属于骨伤科范畴,大部分内容继承《仙授理伤续断秘方》《世医得效方》和《永类铃方》等经验,有些部分还结合阿拉伯外来医学知识,反映了元代中医骨伤科鼎盛的状况。

二、中医骨伤科的兴盛(公元1368—1840年)

明清时代,骨伤科出现了许多学术上有相当成就的医学家,撰写了大量的骨伤科专著,他们不仅总结了前人的经验,而且不断提出新的理论和观点,从而形成不同学派,这是中医骨伤科发展史的兴盛时期。

明初,太医院设有十三科,其中属骨伤科范畴的有"接骨""金镞"两科。隆庆五年(1571)改名为正骨科(又名正体科)。1644年清代建立,太医院设九科,其中有"疮疡科"和"正骨科",后者又名"伤科"。

明代《金疮秘传禁方》记载了用骨擦音检查骨折的方法;对开放性骨折,主张把穿出皮肤已被污染的骨折端切除。以防感染等。

明永乐年间(1406年)朱橚等编著《普济方》,其中"折伤门""金疮门"和"杖伤门"等辑录治疗骨伤科方药1256首,是15世纪以前治伤方药的总汇。在"接骨手法"中,介绍了12种骨折脱位的复位固定方法;在"用药汤使法"中又列出15种骨折、脱位的复位固定法。

明代异远真人所著《跌损妙方》记载全身57个穴位,总结了一套按穴位受伤而施治的方药,其"用药歌"在骨伤界亦广为流传。

明代薛己撰《正体类要》共2卷,上卷论正体主治大法及记录治疗伤科内伤验案65则;下卷介绍诸伤方71首。薛己重视整体疗法,如序曰"肢体损于外,则气血伤于内,营卫有所不贯,脏腑由之不和",强调突出八纲、脏腑、气血辨证论治,用药主张以补气血、补肝肾为主,行气活血次之,其"气血学说"和"平补法"对后世产生巨大影响。

著名医药学家李时珍《本草纲目》载药1892味,其中骨伤药物170余种。

明代王肯堂《证治准绳》中的《疡医准绳》对骨折有较精辟的论述,如对肱骨外科颈骨折采用不同体位固定,若向前成角畸形,则用手巾悬吊腕部置于胸前;若向后成角,则应置于胸后。该书还把髌骨损伤分为脱位、骨折两类,骨折又分为分离移位或无移位两种,分离移位者,主张复位后用竹箍扎好,置膝于半伸屈位。该书对骨伤科的方药还进行了由博而约的归纳整理,深为后世所推崇。

清代吴谦等编《医宗金鉴·正骨心法要旨》,较系统地总结了清代以前的正骨经验,对人体各部的骨度、损伤的治法记录周详,既有理论,亦重实践,图文并茂。该书将正骨手法归纳为摸、接、端、提、推、拿、按、摩八法,并介绍腰腿痛等疾患的手法治疗,以及运用攀索叠砖法、腰部垫枕法整复腰椎骨折脱位等。在固定方面,主张"因身体上下正侧之象,制器以正之,用辅手法之所不逮,以冀分者复合,欹者复正,高者就其平,陷者升其位",并改进了多种固定器具,如脊柱中段损伤采用通木固定;下腰损伤采用腰柱固定;四肢长骨干骨折采用竹帘、杉篱固定;髌骨骨折采用抱膝圈固定等。

沈金鳌著《沈氏尊生书·杂病源流犀烛》,发展了伤科气血病机学说,对内伤的病因病机、辨证论治皆有阐述。

胡廷光著《伤科汇纂》,收集了清代以前有关骨伤科的文献,结合其临床经验加以整理,是一本价值较高的伤科专著。该书系统地阐述了各种损伤的证治,记载了骨折、脱位、筋伤的检查、复位法,附录许多治验医案,并介绍大量骨伤科处方及用药方法。

赵廷海著《救伤秘旨》,收录少林学派的治伤经验,记载人体 36 个致命大穴,介绍了损伤各种轻重症的治疗方法,收载"少林寺秘传内外损伤主方",并增加了"按证加减法"。

钱秀昌著《伤科补要》,较详细论述骨折、脱位的临床表现及诊治方法,如髋关节后脱位采用屈髋屈膝拔伸回旋法整复等。该书按载有医疗器具固定图说、周身各部骨度解释、伤科脉诊及大量方剂。

王清任著《医林改错》,对解剖尤其重视,纠正了前人脏腑记载的某些错误,对气血研究亦较深入,尤善活血化瘀法治伤,某些方剂如血府逐瘀汤、通窍活血汤、膈下逐瘀汤、少腹逐瘀汤、身痛逐瘀汤等至今仍为骨伤医家广为采用。

第四节　中医骨伤科的危机和新生

一、中医骨伤科的危机(公元 1840—1949 年)

鸦片战争后,中国逐渐沦落为半封建半殖民地的国家,随着西方文化的侵入,中医受到了歧视,骨伤科面临危机。人们常将骨伤科医师视为"走江湖、卖膏药之九流",中医骨伤科处于花叶凋零、自生自灭的境地。

新中国建立前,中医骨伤科的延续以祖传或师承为主,医疗活动只能以规模极其有限的私人诊所形式开展。这种私人诊所在当时不仅是医疗单位,而且也是教徒授业的教学单位,借此,中医的许多宝贵的学术思想与医疗经验才得以流传下来。

全国各地的骨伤科诊所,因其学术渊源的差别,出现不少流派,较著名的诸如:河南省平乐镇郭氏正骨世家,天津苏氏正骨世家,上海石筱山、魏指薪、王子平等伤科八大家,广东蔡荣、何竹林等五大伤科名家,武汉武当派李氏正骨,福建少林派林如高,四川杜自明、郑怀贤、江苏葛云彬,北京刘寿山,山东梁铁民及辽宁孙华山等,各具特色,在当地影响甚隆。

二、中医骨伤科的新生(公元 1949 年至今)

中华人民共和国成立后,随着社会经济、政治与文化的变革,中医骨伤科也从分散的个体开业形式向集中的医院形式过渡。1958 年以后,全国各地有条件的省、市、县均相继成立了中医院,中医院多设有骨伤科,不少地区还建立了专门的骨伤科医院。在医疗事业发展的基础上,上海市首先成立了"伤科研究所",20 世纪 70 年代北京中国中医研究院(现中国中医科学院)骨伤研究所与天津市中西医结合治疗骨折研究所相继成立,嗣后其他不少省市也纷纷成立骨伤科研究机构。这标志着中医骨伤科不仅在临床医疗实践方面,而且在基础理论与科学研究方面都取得进展。

新中国成立后,各地的著名老中医的正骨经验普遍得到整理与继承,有代表性的著作如:石筱山《正骨疗法》、《平乐郭氏正骨法》、《魏指薪治伤手法与导引》、郑怀贤《伤科疗法》、杜自明《中医正骨经验概述》、梁铁民《正骨学》、《刘寿山正骨经验》、《林如高正骨经验》及《林如高正骨经验荟萃》等。

1958年,我国著名骨伤科专家方先之、尚天裕等虚心学习著名中医苏绍三正骨经验,博采各地中医骨科之长,运用现代科学知识和方法,总结出新的正骨八大手法,研制成功新的夹板外固定器材,同时配合中药内服、外治及传统的练功方法,形成一套中西医结合治疗骨折的新疗法,其编著的《中西医结合治疗骨折》一书,提出"动静结合""筋骨并重""内外兼治""医患合作"治疗骨折的四项原则,使骨折治疗提高到一个新水平,在国内外产生重大影响。

在外固定方面,各地在总结中西医固定器械的优缺点基础上,把两者有机结合在一起,运用现代科学理论加以论证,这方面工作较突出的如北京中国中医研究院"骨折复位固定器"、天津医院"抓髌器"、河南洛阳正骨医院"尺骨鹰嘴骨折固定器"及上海第六人民医院"单侧多功能外固定器"等。

1986年中国中医药学会骨伤科学会成立,中医骨伤科学术交流日趋频繁,一方面推广传统、有效的医疗方法,另一方面用先进的科学技术深入研究骨伤病治疗机制。

尤其近几年,光镜、电镜、电生理、生物化学、生物力学、同位素、电子计算机、磁共振等现代科学技术已在本学科的基础研究与临床医疗中得到应用。改革开放以来,中医骨伤科已走出国门,对外交流日益频繁。中医骨伤科正迎来一个科学的春天,必将更加茁壮成长,为人类健康事业作出更大的贡献。

（徐 林）

第二章 西医骨科的发展

一、骨科的启蒙时期(公元1921—1949年)

20世纪初,西医骨科在中国尚处于萌芽阶段,仅在少数几个城市开展。在此期间,旧中国一些出国留学深造的医学生相继回国。1915年,在美国哈佛大学医学院获医学博士学位的牛惠生和1925年在美国Rush医学院毕业的孟继懋回国后均在北京协和医学院和北京协和医院从事教学和骨科临床工作;1937年叶衍庆在英国利物浦大学医学院进修骨科,获骨科硕士学位后回国,先后在上海仁济医院和Marshall Jackson Polyclinic开展工作。屠开元1930年毕业于德国柏林大学医学院,获医学博士学位,并于1933年到奥地利维也纳大学医学院,在Bohler指导下进修骨科,1937年抗日战争爆发,他立即回国参加红十字会救护总队,任骨科主任。此外,从国外回来的骨科医师还有赵长林(1940年)、方先之(1936年)、陈景云(1940年),他们都曾先后在北京协和医院骨科任职。20世纪40年代出国深造陆续回国的还有陆裕朴、王桂生、过邦辅、谢锡奈、杨克勤、冯传汉、沈天爵、何天琪、范国声、陶甫、田武昌、周润综等,他们先后在《中华医学杂志》上发表了大量骨科论文并出版了许多骨科专著。在这一阶段,诸多前辈共同努力,填补了一个个空白,在神州大地开创了西医骨科。

1. 第一个骨科专业 1921年在北京协和医院外科学系成立了我国第一个西医骨科专业组,开展骨折治疗、畸形矫正、关节成形等手术,美国人George Wilson Van Gorder成为首任主任。1922年,George Wilson Van Gorder首次应用关节成形术治疗强直性脊柱炎;1937年,Leo J. Miltner根据旧中国很多妇女缠足因而出现各种足部畸形的情况,撰写了相关论文,并在 J Bone Joint Surg 发表。孟继懋(1897—1980)是北京协和医院第一任华人骨科主任。1935年,孟继懋与Leo J. Miltner合著的 Primer on Fracture and Dislocation 成为国内该领域第一本现代骨折教材,在传播骨与关节创伤的治疗理念方面发挥了巨大作用。孟继懋首创治疗股骨颈骨折的孟氏截骨术(1941年)和孟氏肩关节融合术(1945年),并于1957年为创建北京积水潭医院作出了巨大贡献。

2. 第一个骨科医院 1928年,牛惠生(1892—1937)在上海建立了中国第一所骨科医院。1944年,方先之(1906—1968)在天津建立我国第二所骨科医院——天津医院;他在国内首先应用骨折内固定治疗骨折,早在1939年就引进Sherman钢板螺钉,1952年被聘为天津医学院骨科教授。方先之的主要贡献是在抗结核药物的保护下,进行骨与关节结核病灶清除治疗。此项工作开始于 1946 年,积累了 1000 余例的临床经验,并于 1957 年出版了相关的论著。此外,方先之还采用中西医结合的方法治疗骨折。陆裕朴,20 世纪 40 年代曾在美国 Iowa 大学医学院进修骨科,并随 Sterling Bunnell 从事手外科专业,他及其同事对先天畸形矫正、周围神经修复与愈合、骨形态发生蛋白以及骨肿瘤均有深入的研究。

3. 骨科学会雏形　1937 年中华医学会总会在上海成立了骨科小组,其成员有牛惠生、朱履中、胡兰生、叶衍庆、孟继懋、任廷桂等,是我国骨科学会的雏形。

二、骨科的发展时期(公元 1949—1966 年)

20 世纪 40 年代后期,从欧美深造归来的我国第二代骨科前辈如陈景云、王桂生、过邦辅、范国声、何天骐、周润综、冯传汉、吕式瑗等遍布全国各地,使西医骨科专业在全国逐渐普及。新中国成立后,在党和政府的领导和支持下,骨科队伍有了很大的发展。骨科在各大医学院成为独立的一门专科,甚至在厂矿和县级以上的医院都设立了骨科专业,并举办了各种骨科医师进修班,在科学研究和培养人才方面发挥了重要作用,骨科的理论与技术得到了提高。卫生部委派方先之在天津组办骨科训练班,先后培养了 600 余名青年骨科医师,为我国骨科事业的发展输送了大批骨干。20 世纪 60 年代前后,骨与关节结核的手术治疗、中西医结合治疗骨折及断肢(指)再植等方面均领先于国际水平,创伤急救、抗休克、抗感染及创面处理等方面也有了很大的进步。北京、上海等地相继成立了骨科研究所,多数大型综合性医院普遍建立了骨科病房。至 20 世纪 70 年代,床位超过 30 张的骨科病房已普及到部分地区级医院(部队师级以上的医院),县级医院也出现骨科专业小组或骨科专职医师。北京、天津等地也相继出现了大型的(骨科病床在 300 张以上)、以骨科为重点的综合性医院。

三、骨科的艰苦时期(公元 1966—1980 年)

这一时期,广大的骨科医务工作者所处的境况非常艰苦,但仍坚持临床工作和相应的研究工作。在努力完成治病救人的医疗任务的同时,遵循"医、工、研"相结合,在骨科的基础理论研究、骨肿瘤、显微外科与人工关节置换等方面都做出了骄人的成绩。

1. 人工关节开始仿制研制　1970—1971 年,上海市第六人民医院骨科王琰、陈中伟等医师为治疗一位膝关节肿瘤患者,与上海手术器械六厂合作,定制了膝关节假体。接着采用上海钢研所提供的 TC4 钛合金原材料,又开发了头、颈分离的直柄型人工股骨头,在一年多时间内,临床应用于百余例患者。20 世纪 70 年代初,在上海市政府和市卫生局领导下,上海市成立了人工关节协作组,组长为陈中伟。他们用 TC4 钛合金制造了 Moore 弯柄型人工股骨头,并得到很多医院的认可,并逐渐取代了直柄型股骨头,得到了广泛的推广应用。同时人工关节种类也发展到肩关节、肘关节、指关节和人工掌骨等。1971 年,北京钢铁研究总院与北京积水潭医院骨科郭兴唐等医师合作,开始选择材料试制人工关节。由于当时信息闭塞、资料缺乏,最初用 316L 不锈钢仿制了轴心式膝关节和钛及钛合金人工股骨头,临床实验发现前者强度低、易弯曲,后者易磨损、致使关节周围组织变黑。为此,从 1978 年开始研制铸造钴铬钼合金关节假体,先后为积水潭医院仿制出新 Muller 型全髋假体,为解放军总医院研制出自行设计的 Jm2 型髋关节。其中新 Muller 型髋关节由于质量可靠,疗效稳定,一直沿用到 90 年代末,后被新型骨水泥固定髋假体取代。20 世纪 70 年代中期,上海手术器械六厂、上海钢研所在上海第九人民医院骨科戴尅戎主持下,对镍钛记忆合金植入器械进行了研制,先后研制了髋关节表面置换杯和小型加压接骨钢板。1983 年,由王桂生牵头组织北京协和医院、解放军总医院、北京积水潭医院与钢铁研究总院合作,签订科研协议,共同研制生物固定型钴铬铝合金人工髋关节,即珍珠面髋关节系列假体。珍珠面关节由于质量稳定可靠,术中可不用骨水泥,植入手术简单方便。从问世以来,国内一直沿用至今,各个厂家竞相仿制生产,截至 2005 年,估计在中国总植入数量超过 10 万余例。这一成果使我国拥有了自行设计的第一代生物固定型髋关节,提高了我国人工关节的研究水平,对于我国人工关节发展的影响意义重大。

2. **脊柱外科植入物的研制萌芽** 20 世纪 60 年代末 70 年代初,解放军总医院骨科卢世璧等医师开始尝试应用镍钛记忆合金棒对脊柱侧弯进行矫正。1974—1975 年,上海市第六人民医院引进国外的哈氏棒系统,尝试对脊柱侧弯患者进行矫正。上海手术器械六厂与医院合作,开始仿制生产该系统。然而当时用于支撑的棒较多,而用于治疗侧弯的拉力棒较少,而且没有解决应力集中部位的设计和制造,临床断棒率高。

3. **手外科的迅速崛起** 1974 年,上海手术器械二厂与第六人民医院陈中伟研制成首套显微外科手术刀包,安全医疗器械厂亦配合研制多种规格的无损伤缝合针,推动了断肢及断指再植手术的发展,并在国内外享有盛誉。

总之,这一时期,我国广大骨科医师、工程技术人员和一些生产厂家在极其艰苦的条件下,不断探索研究,并开始研发骨科植入产品,取得了可喜的成绩,为人民医疗卫生事业发挥了重要作用。但由于当时国际交流不畅,专业技术水平较低,因此也存在许多明显的缺陷。

四、骨科的飞跃时期(公元 1980—2000 年)

党的十一届三中全会以后,随着改革开放的深入,骨科事业与其他行业一样在这一时期重获春天,基础和临床研究得到快速发展。

(一) 中华医学会骨科学分会成立

十一届三中全会以后,我国骨科学专业在全国各地普遍发展,骨科医师队伍日益壮大。1978 年,孟继懋、叶衍庆倡议并发起成立中华医学会骨科学分会,后经申请,获得中华医学会批准,分会于 1980 年 5 月在天津正式成立,并举行了中华医学会第一次骨科学术会议。大会选举冯传汉为主任委员,聘请叶衍庆为名誉主任委员,陶甫、过邦辅、杨克勤为副主任委员。在中华医学会骨科学分会的带领和推动下,全国各省、市、自治区等陆续成立骨科分会,推选德高望重、技术精湛、有科研成就、改革创新的同志为带头人,定期召开学术交流会,组织讲学班培养年轻医师,促使我国骨科专业不断发展,不断前进。

(二)《中华骨科杂志》创刊

《中华骨科杂志》前身是原天津市立人民医院(现天津医院)方先之主编的《骨科进修班通讯》,自 1957 年开始内部发行,于 1961 年改为《天津医药骨科附刊》。经过积极筹备,在全国骨科医师和广大医务工作者的大力支持下成立了骨科杂志编辑委员会,由陶甫任主编,于 1981 年 2 月出版并公开发行了第 1 期《中华骨科杂志》,当时为双月刊。该刊一经发行,即受到了国内外医务工作者的欢迎，并及时改为月刊，重点报道骨科领域的科研成果、临床诊疗新进展及国内外的最新进展等。《中华骨科杂志》自创刊以来获得了一系列荣誉：2001年荣获中华医学会优秀期刊三等奖、入选"中国期刊方阵"双效期刊，2002年荣获第三届中国科协优秀科技期刊三等奖，自2001年起，《中华骨科杂志》连续7年荣获中国科协"百种中国杰出学术期刊"称号，2006年获中国科协精品科技期刊工程项目（B类）资助，2008年在中华医学会期刊评选中获得优秀期刊三等奖。

（三）骨科亚专业及学组成立

1983年中华医学会骨科学分会召开了第一届全国脊柱外科学术会议，1985年在北京协和医院吴之康的积极倡导下，成立了脊柱外科学组，吴之康担任第一任组长。此后，骨科学分会根据国内发展需要，又相继成立了骨肿瘤学组、基础学组、内固定及外固定学组等。

（四）临床诊疗和基础研究飞速发展

在此时期，我国骨科临床诊疗水平和基础研究水平得到了极大提高，除了广大骨科医师的艰苦努力外，主要得益于国家改革开放的新政策。

1. 脊柱外科　20世纪80年代初期，以北京协和医院骨科吴之康为首的老一辈脊柱外科专家，以极大的勇气，邀请当时的世界脊柱外科学会主席Armstrong（加拿大）来华讲学，举办了国内首届脊柱畸形学习班，系统地介绍了当时最先进的脊柱外科矫形技术，即Harrington、Luque、Zielk技术等。此后，吴之康与张家港医疗器械厂密切合作，制造生产了国产的Harrington、Luque及Zielk等脊柱外科器械和内植物，并广泛应用于临床，收到了良好的效果，在国内开创了治疗脊柱侧凸、脊柱后凸、脊柱骨折、脊柱肿瘤和强直性脊柱炎等的新时代，为我国脊柱外科事业的发展奠定了坚实的基础。唐天驷（1986年）等先后引进了Roy-Camille和Steffee椎弓根螺钉技术，在国内开展了椎弓根螺钉的内固定技术。北京大学第三医院和上海长征医院分别在颈椎病的外科治疗方面积累了丰富的临床经验，发表了很多高水平的学术论文。

2. 关节外科　这一时期，除了继续完善国产人工髋关节的临床应用效果评价外，1981年北京协和医院吴之康引进Depue公司的人工全膝关节系统，并与北京的器械厂家合作，仿制生产了国产人工全膝关节置换器械和人工假体，于1983年将其成功用于国内严重膝关节关节炎患者的治疗，并于1989年在重庆召开的第三次全国骨科年会上作了全膝关节置换术的大会报告，引起较大反响。此外，北京大学人民医院成立了国内首个关节炎诊疗中心，系统地开展了人工关节的临床和基础研究。上海光华医院也在国内率先开展了人工肘关节置换术。总之，在此阶段国内的人工关节置换经历了从无到有、从小到大、从少到多的稳步发展，完成了质的飞跃。

3. 创伤骨科　骨折的内固定技术是这一阶段骨科领域最活跃的亚专业。20世纪80年代初期，北京积水潭医院创伤骨科，引进了国际上先进的创伤救治理念和技术，即AO技术，并举办了多期AO学习班、研修班，培养了数以千计的骨科医师。此外，国内有些医院还自行设计了梯形加压钢板等内固定器材，用于治疗骨折，以减少术后接骨板断裂等并发症，并对骨折接骨板取板后的再骨折机制等进行了研究。

4. 骨肿瘤　20世纪80年代初期，为了提高生存率，对于四肢骨肿瘤的治疗多数以截肢为主。但是，患者术后的生存率并没有显著提高。为此，北京协和医院骨科王桂生等采用体外循环,对患肢进行氮芥肢体灌注再结合截肢,使肢体恶性肿瘤患者的术后生存率有了一定的提高。北京积水潭医院的宋献文、上海瑞金医院的过邦辅、广州中山大学黄承达等分别在肢体肿瘤的保肢、骨盆肿瘤的治疗等方面积累了丰富的经验。同时有学者对骨肿瘤病理学诊断和鉴别诊断做了大量临床影像和病理切片的对照研究,为准确诊断骨肿瘤病理类型提供了有益的帮助。

5. 骨科基础研究　随着改革开放的不断深入,国内广大骨科医师不仅注重临床研究,还非常重视相关基础研究。除了及时总结各自的临床经验、体会外,还广泛开展了骨科领域内相关的基础研究。尤其在骨折愈合机制、骨形态发生蛋白、骨科生物力学和骨质疏松、腰椎间盘突出症等方面进行了较为深入的研究并取得了一系列研究成果。

总之,这一时期,我们骨科无论是基础还是临床,均取得了快速发展。许多过去被认为的"禁区"被打破,许多过去不能治疗的疾病,如严重关节畸形的类风湿关节炎、强直性脊柱炎的后凸畸形等,都得到了较好的治疗。

五、骨科走向世界的时期(公元 2000 年至今)

经过 30 余年的锤炼,中华医学会骨科学分会在各个方面取得了辉煌的成就,尤其是在骨科疾病的治疗水平、新技术的应用等方面,有些已经达到世界先进水平。

1. 组织建设不断完善　自 1985 年脊柱、骨肿瘤、基础学组创建以来,骨科学分会不断根据骨科学的发展规律和潮流进行学组调整、合并、新建,目前已经拥有脊柱、关节、创伤、基础、关节镜、足踝、骨肿瘤、骨质疏松、微创、护理、康复、中西医结合等学组。为培养骨科学会的后备力量,2009 年成立骨科青年工作委员会。2009 年历经千辛万苦,完成了全国骨科医师调查,为将来的学会建设奠定了坚实的基础。

2. 携手五洲,沟通四海　为了使我国骨科快速与国际接轨,在走出去的同时,如何在国内建成一个有影响的国际交流平台已成为骨科学分会的一个迫切任务。在全国广大同行的支持下于 2006 年创办了我国骨科界的国际品牌学术会议(即 COA),将过去 3~4 年举办 1次改为每年定期举办。目的是搭建一个以内地为核心、以港澳台为辅助、辐射世界的国际骨科交流平台,统筹国内、国际两个大局,树立世界的眼光;积极促进中国骨科界和国际的沟通,加强与国际组织的学术交流,从而扩大我国骨科在世界的影响力。经过 8 年的坚持努力,COA 目前在世界上已有很大影响,参会人数已经由 2006 年的 4000 余人增至 2016 年的 2万余人。全世界 100 多个国家和地区的骨科医师先后来华参加 COA,使我们骨科水平和学术影响得到了极大提高。COA 已经成为中华医学会所属专科分会最大的学术会议,同时也成为世界上规模第二大的骨科学术会议,令广大国际同行对我们刮目相看。

此外,通过与国际组织的不断沟通、交涉,解决了两个中国问题,中华医学会骨科学分会先后加入了亚太地区骨科学会(APOA)、骨与关节十年、国际矫形与创伤外科学会(SICOT)等国际组织,大大提高了中国骨科在国际上的影响力。

3. 制定指南,规范学术　在规范学术会议的同时,骨科学分会也制定了一系列指南与技术规范,例如《骨关节炎诊疗指南》《骨质疏松骨折诊疗指南》《中国骨科大手术静脉血栓栓塞症预防指南》等。骨科学分会制定指南规范时,不仅仅满足于一个指南的出台,而是在于有组织、有步骤地具体落实。即先推出专家建议,然后在全国各地推广应用,在应用过程中汲取广大骨科医师的建议,去粗存精地提炼出指南,继而再去进一步推广,从而保证了指南的科学性、实用性和连续性。指南在规范骨科医师的职业操守以及医疗行为方面起到了一定的作用。

4. 转变理念,成绩斐然　随着科技的进步,在几代骨科医师的共同努力下,我国骨科取得了辉煌的成就,主要表现在以下方面:①治疗疾病种类越来越多:过去,由于技术的原因,我国骨科存在很多禁区,许多患者得不到合适的治疗。现在,从脊柱到四肢,基本已不存在禁区,所有的骨科疾病都可以获得治疗。②治疗理念的提升:过去,强调"生物医学模式",现在强调"社会-生物-心理"医学模式,提倡"以人为本"的理念,围绕此理念,技术趋向"微创化",尽最大可能保留患者的活动功能;在辅助手段上,日趋"智能化",导航设施已经逐渐普及。③国际影响日益增强:国内同行在国际知名期刊上发表论文逐年增多,学术影响不断增大;继国际著名的特发性脊柱侧凸的 Lenke 分型之后,国际权威期刊 *Spine* 于 2005 年又发表了中国的 PUMC(协和)分型;更多来自中国内地的声音逐渐发出,标志着中国内地骨科已经逐渐走向世界。

5. 倡导和谐,弘扬博爱　为体现服务于民、走向基层的思想,我国骨科医师多次深入贫困地区以及西部落后地区,按照"带好一家医院、服务一方群众、培训一批人才、给当地人民留下一支不走的医疗队"的方针,通过开展专家门诊、查房、手术指导、讲座授课、巡回义诊、访贫扶困等多种形式对老少边穷地区的广大人民群众进行医疗帮扶活动。这些专家们高尚的医德医风和精湛的技术得到了广大群众的高度评价。众多的骨科医师以自身良好的医德医风、不怕苦、不怕累、乐于奉献的精神树立了中国骨科医师的良好形象。

不经风雨,如何见彩虹?患难之中见英雄。2008 年年初的南方雪灾、2008 年 5 月的汶川地震、2010 年玉树地震、2014 年云南地震等一系列重大自然灾害中,众多的骨科医师总是挺身而出、冲在最前沿,挽救了一个又一个宝贵的生命。一些骨科医师担任 2008 年北京奥运会医疗志愿者,他们的乐于奉献,也保证了奥运会的胜利召开。在 2008 年底,许多骨科医师因在抗震救灾和奥运服务中的优异表现,获得了国家和政府的表彰。

六、展望

面对骨科事业日益发展的现状,我们绝不能忘记我国骨科发展的历史。在此,让我们谨以此文一起缅怀那些骨科老前辈的功绩。同时要清醒地认识到我国骨科的总体水平与世界领先水平还有不小差距,尤其在基础和临床研究领域的数据采集、分析和成果转化及技术创新方面,还有待进一步努力。在当前,全国人民都在进行实现"中国梦"的伟大实践,我们还有许多艰苦的工作要做。

首先,我们应时刻牢记"患者的利益高于一切",以患者利益为行医之本;此外,由于种种利益纠葛,当下骨科科研,不能形成大规模集团优势,造成国家科研资源浪费。未来应提倡"多中心合作",只有协同创新,才能促进骨科的基础与临床研究的发展;骨科的发展离不了高科技的发展,尤其是医疗器械和药品的不断创新。然而国内市场大部分被国外品牌占领,未来应自强不息,加强产学研结合,大力打造国产品牌;由于种种历史原因,加上我国是地大人多的发展中国家,因此,骨科的水平参差不齐,如大医院与小医院、东部与西部、城市与乡村等,从而造成了患者涌往大城市、大医院,进一步加剧了医疗资源分配不合理,形成了恶性循环。为此,除了医疗体制改革外,作为一名骨科医师,应关注继续教育问题,应更多关注指南与规范的制定、推广,从而逐步缩小这些差距,以便提高骨科整体水平。

现代骨科学在我国发展虽然时间不长,但由于发展较快,牵涉面广,文中难以面面俱到,本文仅是一孔之见,难免疏漏,甚至有不当之处,敬请广大读者批评指正。

(徐 林)

参 考 文 献

邱贵兴.中国骨科发展史简要回顾与展望[J].中华外科杂志,2015,53(1):22-26.

第三章　中西医结合骨科的兴起与发展

中西医结合骨伤科学是综合运用中西医两套理论和方法研究防治人体骨关节及其周围软组织损伤与疾患的一门科学。它是中医骨伤科学和西医骨外科学的有机结合，是对人体健康与疾病认识的不同思维方式的结合，是中医学整体意象、辨证思维和现代西医骨外科学的科学唯物论的结合，辨证与辨病的结合，具有学科交叉的基本特征。中西医骨伤科的兴起和发展与医学模式的变化有着密切的关系。

在祖国医学中，中医骨伤科学历史悠久，积累了丰富的、比较完整的理论和经验，并逐渐形成了一门独立的科学。中医骨伤科学在我国有着数千年的悠久历史。我国劳动人民长期与伤病作斗争的过程中，积累了丰富的理论和宝贵的经验，其中有不少是世界上最早的发明创造，代表了当时的世界先进水平。由于历史和现实的情况，中国卫生界存在着传统医学和现代医学，卫生队伍中存在着中医和西医，以及中西医结合这支新的力量。如何正确处理好彼此间的关系，充分发挥各部分人员的作用，是关系到为中国和世界医药卫生事业发展的大事。就中医骨伤科学来说，中西医在骨伤学内的碰撞是和缓的，中医既注意吸取西医之长，同时也注重发挥中医骨伤学几千年丰富经验之优势，这样和缓而理智的碰撞，为以后骨伤科中西医结合的发展提供了一个良好的开端。中西医结合是我国在国际上独树一帜的自主创新成果，它和单纯中医学或单纯西医学有质的变化和发展。中西医结合骨伤科学应集中西医之长，理应更需不间断地、不停地创新，创新就是科学的实质与前提，这也是中医骨伤科学现代化必由之路。中西医结合骨伤科学在大量的实践中，形成一系列系统化的技术规程，并提出富有哲理性的动静结合、筋骨并重、内外兼治、医患配合等理论与原则。我们不仅运用这些理论和技术，还要用现代科技发展它们。

科学的发生和发展从开始起便是由生产所决定的。中医骨伤科学的起源与形成，也与劳动人民长期的劳动生活、生产实践紧密相关。公元前 11 世纪的周代，在医疗分工上已有专人掌管骨科疾病的治疗。《周礼》中记载的"疡医"，就是负责"肿疡、溃疡、金疡、折疡"的治疗。这里所说的"金疡"，即"金创"，指由金属器刃损伤肢体所致创伤；"折疡"概括了击、堕、跌、仆所致的骨断筋伤等疾病。其治疗办法也比较丰富，除内服中药外，还有敷药（祝药）和手术（剿杀）等治疗措施。汉代（公元前 206—公元 220 年），是祖国医学的隆盛时代。历史上著名的外科、骨伤科医学家华佗，既能用方药、针灸治病，更擅长外科手术，并创立了"五禽戏"，与现代医学中的医疗体育相似。隋代（公元 581—618 年），巢元方的《诸病源候论》探求诸病之源，九候之要，列述了 1700 余候，为我国第一部病理专著。该书《金创伤筋断骨候》指出：筋伤后可引起循环障碍（营卫不通），创虽愈合，但仍可遗留神经麻痹和运动障碍的症状,并提出伤口必须在受伤后立即缝合的正确观点。蔺道人著《仙授理伤续断秘方》,是我国第一部骨伤科专著,阐述了骨折的治疗原则为正确复位、夹板固定、功能锻炼、药物治疗直至骨折愈合。指出复位前要先用手摸伤处,识别骨折移位情况,采用拔伸、捺正等手法。对开放性骨折,他则采用经过点沸消毒的水冲洗污染的伤口和骨片,皮破必须用清洁的"绢片包之","不可见风着水"等。这种原则现在仍为处理开放性骨折的准绳。危亦林著《世医得效方》在骨伤科学上有伟大的成就。他认为:"颠扑损伤,骨肉疼痛,整顿不得,先用麻药服,待其不识痛处,方可下手。"麻醉药量按患者年龄、体质及出血情况而定,再按照患者麻醉程度逐渐增加或减少,"已倒便住药,切不可过多"。以上资料显示,早在远古时代,我们的祖先就根据当时的医疗水平和社会环境以及患者的损伤程度而制定有章可循的、多种多样的、科学的治疗方法,即包括传统的"手法"治疗,也有"手术"治疗。它是在中医"整体观念"和"辨证论治"的原则下开展的。我们不能视"手术"为西化,也不能视"手法"为真正的中医骨伤科。

20世纪50年代,我国提倡西医学习中医、中西医结合。在求取祖国医学精华的同时,探索与现代医学的紧密结合。骨科领域不少西医精英加入到这一行动中来,他们自主创新,运用现代医学的研究方法发掘祖国医药学伟大宝库,经历了几十年的发展和提高,取得了辉煌的成就。其中最具有代表意义的是中西医结合在治疗骨折方面的应用。方先之等1963年首创并提出骨间膜学说,为中医"分骨"手法提供科学依据,并首创闭合复位小夹板局部外固定治疗骨折的新疗法。中西医治疗骨折吸取了中国传统医学与现代西方医学之长,其所总结与倡导的动静结合、筋骨并重、内外兼治、医患合作指导思想,充分概括了临床上骨折治疗不可回避的治疗与康复、固定与活动、局部与全身、内因与外因、骨与软组织等相互之间的关系。

近年来,随着经济、交通的发展,开放性损伤、多发性损伤已在骨伤科中越来越常见,单纯靠闭合复位和夹板固定已不能满足临床需要,为了适应这种改变,中西医结合骨伤科在治疗上开始采用外固定架、复位固定支架和有限手术疗法等方法治疗各种复杂骨折,这种改变是原始中西医结合治疗的无血疗法向有血疗法的转变,有利于早期功能锻炼,并能在骨折断端产生一定的生理应力刺激,促进骨折愈合,充分体现中西医结合治疗骨折的基本原则。具有代表性的复位固定支架包括平衡固定牵引器、抓髌器等。对于特殊部位的骨折,单靠手法复位、外固定已不能达到满意的疗效,为了克服这种局限性,兼具中医金针拨骨和西医内固定效果的有限手术配合手法治疗开始融入中西医结合治疗骨折方法中,其在关节内骨折中得到应用。20世纪90年代初,针刀医学脱颖而出,这种介于中国传统医学和现代西方医学之间的新的医学体系,为世人所瞩目,人民日报等媒体称之为"小针刀创大奇迹"。先辈们大胆实践、融会贯通、勇于创新,在临床实践中将传统骨伤科与现代针刀医学知识紧密结合,治愈了大量的颈肩腰腿疼痛患者,这是中西医结合骨伤科发展的体现。

但目前,"中医骨伤科西化"的提法却越来越多。一些综合性中医院或中医正骨医院在骨伤科疾患的治疗方法中"手术"的比重日益增加,相比而言"手法"相对减少。究其原因有两方面。客观上,随着我国社会发展和科学进步,医学领域发生着日新月异的变化,中医骨伤科学也在不断发展。一些新的医学创新和发现,也直接影响着传统骨伤科学的进步。主观上,随着我国社会发展和经济腾飞,人们的思想观念还不能跟上社会发展的脚步。这种背景下,医疗机构的管理者和被管理者思想观念在某些方面受到很多因素的影响而作出不科学的决断。在西方医学追求解剖对位思路指导"切开复位"的背景下,科学地讲,中医骨伤科的思路下,追求功能对位的"切开复位"也属于中医骨伤科范畴,而不能说是"西化"。最主要的是我们中医骨伤科医务工作者要把握好手术的"中医骨伤科适应证",而开展具有"中医骨伤科特色手术"来诊治骨伤科患者。

中西医结合骨伤科学,是一门新兴综合学科,它遵循现代科学的发展规律,利用多学科的交叉、渗透和融合,成为骨科学基础和临床发展的突破口,又可以成为新学科的生长点。它是传统中医科学与现代医学相互交叉渗透的结果,是我国的首创和独创。祖国传统医学博大精深,要发掘、要提高、要用现代科学术语来表达,这只有在中西医临床结合的过程中逐渐形成。中西医结合骨伤科的发展是值得我们每一个骨科人去思考的问题,我们一定要用现代科学知识和方法去整理、研究、总结极其丰富的骨伤科医学,发扬祖国医学遗产,使我国医学科学技术适应新的形势需要。中国骨伤科现代化任重而道远,希望更多的同行参与这项伟大的工作,共同为提高医疗水平,造福人类而努力。

（徐　林）

第二篇 骨伤科疾病的临床诊断技术

第一章 骨伤科疾病的临床诊断

第一节 损伤与骨病的症状体征

人体遭受外力作用而发生损伤后,出现损伤局部的表现,并可伴随全身的症状体征。通常把骨骼、关节及其周围筋肉的疾病,称为骨病。损伤与骨病既有相同临床表现,也可表现不同症状体征。

一、一般症状体征

轻微损伤及先天、良性或老年性骨病一般无全身症状体征,局部症状均可表现为疼痛、肿胀及功能障碍。

二、特殊症状体征

损伤一般受暴力影响,具有病因单一、病程进展较快的特点。损伤发生后可出现畸形、骨擦音、异常活动、关节盂空虚、弹性固定等特殊症状体征。一般较重的损伤可由于气滞血瘀,出现神疲纳呆、夜寐不安、舌紫黯或有瘀斑、脉浮弦等全身症状;若瘀血停聚,积瘀化热,常有口渴、心烦、便秘、尿赤、脉浮数或弦紧等表现;严重者可有休克表现。

骨病由于其病因的复杂性(先天、感染、年龄、性别、饮食等),通常具有发病周期较长、病程进展相对较慢的特点,但也可有急性发病的表现。骨病发生时可有畸形、肌萎缩、筋肉挛缩、肿块、疮口与窦道等特殊症状体征。痹证可兼有发热、恶风、口渴等全身症状;痿证多表现为面色无华、食欲不振、肢体痿软无力、舌苔薄白或少苔、脉细等;恶性骨肿瘤晚期可出现精神萎靡、食欲不振、消瘦、贫血等恶液质表现。

第二节 四 诊

一、望诊

对骨伤科患者进行诊察时,望诊是必不可少的步骤。骨伤科的望诊,除观察神色、形态、

19

舌象及分泌物等情况外,对损伤局部及其邻近部位应特别认真察看。

1. 望全身　包括望神色和形态。望神色可判断病情缓急、损伤轻重。一般来说,精神爽朗、面色清润者,正气未伤;若精神萎靡,面色晦暗,正气已伤。望形态可初步了解损伤的部位和病情轻重。形态改变多见于骨折、关节脱位以及严重伤筋。

2. 望局部　着重观察患处有无畸形、肿胀、瘀斑、创口大小和深浅及肢体功能,可为进一步诊断及治疗提供初步评估。

3. 望舌　观察舌质及苔色,虽不能直接判断损伤部位及性质,但心开窍于舌,舌为心之苗,又为脾胃之外候,它与各脏腑均有密切联系。

舌质和舌苔均可诊察人体内部的寒热、虚实等变化,两者既有密切的关系,又各有侧重。大体上,气血的变化主要反映在舌质上,脾胃的变化则反映在舌苔上。所以察舌质和舌苔可以得到相互印证、相得益彰的效果。

（1）望舌质:正常人舌质为淡红色,伤后若现舌色淡白,提示气血虚弱;舌色青紫,为伤后气血运行不畅,瘀血凝聚。若舌有紫斑,表示血瘀程度较轻;若舌绛紫而干,表示热邪深重,津伤血滞。

（2）望舌苔:正常舌苔薄白而润滑,舌苔过少或无苔提示伤后脾胃虚弱;厚白而滑为损伤伴有寒湿或寒痰等兼证;白如积粉可见于创伤感染、热毒内蕴之证;黄苔一般主热证,在创伤感染、瘀血化热时多见。

二、闻诊

闻诊是从患者的语言、呻吟、呼吸、咳嗽的声音及呕吐物、伤口、二便或其他排泄物的气味等方面获得临床资料,有助于了解疾病的轻重、虚实,有无合并症。骨伤科的闻诊须注意以下几点。

1. 听骨擦音　骨擦音是骨折的主要体征之一,不仅可以帮助辨明是否存在骨折,而且还可进一步分析骨折的性质。如骨擦音经治疗后消失,表示骨折已接续。

2. 听骨传导音　用于检查某些不易发现的长骨骨折,如股骨颈骨折、粗隆间骨折等。骨传导音减弱或消失说明骨的连续性遭到破坏。但应注意与健侧对比,与健侧位置对称,叩诊时用力大小相同等。

3. 听入臼声　关节脱位在整复成功时,常能听到"咯噔"样关节入臼声,当复位时听到此响声时,应立刻停止增加拔伸牵引力,以免肌肉、韧带、关节囊等软组织因过度拔牵而增加损伤。

4. 听伤筋或关节声　部分伤筋或关节病在检查时可有特殊的摩擦音或弹响声,最常见的有以下几种:骨关节炎可有粗糙关节摩擦音;狭窄性腱鞘炎可听到弹响声;腱周围炎在检查时常可听到类似捻干燥的头发时发出的声音,即"捻发音";半月板损伤可有关节弹响声。

三、问诊

问诊是骨伤科辨证过程中的一个重要环节,在四诊中占有重要地位。《四诊抉微》曰:"问为审察病机之关键。"

1. 一般情况　了解患者的一般情况,如详细询问患者姓名、性别、年龄、职业、婚姻、民族、籍贯、住址等,建立完整的病案记录,以利于查阅、联系和随访。特别是对交通意外、涉及刑事纠纷的伤者,这些记录尤为重要。

2. 发病情况

（1）主诉：即患者主要症状及发生时间。主诉是促使患者前来就医的原因，往往可提示病变的性质。骨伤科患者的主诉主要有疼痛、肿胀、功能障碍、畸形及挛缩等。记录主诉应简明扼要。

（2）发病过程：应详细询问患者的发病情况和变化的急缓，受伤的过程，有无神志改变，经过何种方法治疗，效果如何，目前症状情况怎样，是否减轻或加重。还应尽可能问清受伤的具体原因。

（3）伤情：问损伤的部位和各种症状，包括创口情况，常见有疼痛、肿胀、畸形、肢体功能、创口等。详细询问各种主要临床表现的起始日期、部位、性质、程度、持续时间、演变过程、污染情况，处理经过及加重或缓解的因素。

3. 全身情况

（1）问寒热：恶寒与发热是骨伤科临床上的常见症状。感染性疾病，恶寒与发热常并见；损伤初期发热多属血瘀化热，中后期发热可能为邪毒感染，或虚损发热；骨与关节结核有午后潮热；恶性骨肿瘤晚期可有持续性发热；颅脑损伤可引起高热抽搐等。

（2）问汗：问汗液的排泄情况，可了解脏腑气血津液的状况。严重损伤或严重感染，可出现四肢厥冷、汗出如油的险象；邪毒感染可出现大热大汗；盗汗常见于慢性骨关节疾病、阴疽等。

（3）问饮食：应询问饮食习惯、食欲、食量、味觉、饮水情况等。对腹部损伤应询问其发生于饱食后或空腹时，以估计胃肠破裂后腹腔污染程度。食欲不振或食后饱胀，是胃纳呆滞的表现，多因伤后长期卧床体质虚弱所致。

（4）问二便：伤后便秘或大便燥结，为瘀血内热。大便溏薄为阳气不足，或伤后机体失调。对脊柱、骨盆、腹部损伤者，尤应注意询问二便的次数、量和颜色。

（5）问睡眠：伤后久不能睡，或彻夜不寐，多见于严重创伤，心烦内热。昏沉而嗜睡，呼之即醒，闭眼又睡，多属气衰神疲。

4. 其他情况　包括过去史、个人史、家族史等。

四、切诊

切诊又称脉诊，通过切脉可掌握机体内部气血、虚实、寒热等变化。损伤常见的脉象有如下几种：

1. 浮脉　在新伤瘀肿、疼痛剧烈或兼有表证时多见之。大出血及长期慢性劳损患者，出现浮脉时提示正气不足，虚象严重。

2. 沉脉　沉脉主病在里，骨伤科的内伤气血、腰脊损伤疼痛时多见之。

3. 迟脉　迟脉主寒、主阳虚，在伤筋挛缩、瘀血凝滞等证常见。迟而无力者，多见于损伤后期气血不足，复感寒邪。

4. 数脉　数而有力，多为实热；虚数无力者多属虚热。在损伤发热时多见之。

5. 滑脉　滑脉主痰饮、食滞。在胸部挫伤血实气壅时多见之。

6. 涩脉　涩脉主气滞、血瘀、精血不足。损伤血亏津少不能濡润经络的虚证、气滞血瘀的实证多见之。

7. 弦脉　弦脉主诸痛，主肝胆疾病，阴虚阳亢，在胸胁部损伤以及各种损伤剧烈疼痛时多见之。

8. 濡脉　濡脉在气血两虚时多见之。

9. 洪脉　洪脉主热证,伤后邪毒内蕴,热邪炽盛,或伤后血瘀化热时多见之。

10. 细脉　细脉多见于虚损患者,以阴血虚为主,亦见于气虚或久病体弱患者。

11. 芤脉　芤脉为失血之脉,多见于损伤出血过多时。

12. 结代脉　结代脉在损伤疼痛剧烈,脉气不衔接时多见之。

第三节　骨伤科临床检查法

骨伤科临床检查是诊断骨伤科疾患的最基本手段,是发现临床客观体征的重要方法。检查时应遵循"对比"原则,即患侧与健侧对比;检查动作要轻巧准确,先检查病变以外的区域,后检查损伤部位,切忌因检查粗暴加重患者的痛苦或带来新的损伤。

一、测量检查

测量检查包括肢体长度测量、周径测量及关节活动范围测量,以发现患肢骨骼、肌肉及关节处是否存在异常。

二、肌力检查

(一)检查内容

1. 肌容量　观察肢体外形有无肌肉萎缩、挛缩、畸形等。测量肢体周径时,应根据患者情况规定测量的部位。

2. 肌张力　检查时,嘱患者肢体放松,做被动运动以测其阻力,亦可用手轻捏患者的肌肉以体验其软硬度。如肌肉松软,被动运动时阻力减低或消失,关节松弛而活动范围扩大,称为肌张力减低;反之为肌张力增高。

(二)肌力

肌力指肌肉主动运动时的力量、幅度和速度。肌力检查可以测定肌肉的发育情况和用于神经损伤的定位,对神经、肌肉疾患的预后和治疗也有一定价值。肌力测定标准可分为以下6级:

0级:肌肉无收缩(完全瘫痪)。

1级:肌肉有轻微收缩,但不能够移动关节(接近完全瘫痪)。

2级:肌肉收缩可带动关节水平方向运动,但不能对抗地心吸引力(重度瘫痪)。

3级:能抗地心引力移动关节,但不能抵抗阻力(轻度瘫痪)。

4级:能抗地心引力运动肢体,且能抵抗一定强度的阻力(接近正常)。

5级:能抵抗强大的阻力运动肢体(正常)。

三、临床检查

1. 颈部

(1)分离试验:检查者一手托住患者颏下部,另一手托住枕部,然后逐渐向上牵引头部,如患者感到颈部和上肢的疼痛减轻,即为阳性。

(2)挤压试验:患者坐位,检查者双手手指相扣,以手掌面压于患者头顶部,两前臂掌侧夹于患者头颈两侧保护,不使头颈歪斜,挤压时若出现颈部或上肢疼痛加重,即为阳性。

（3）臂丛神经牵拉试验:患者坐位,头微屈,检查者立于患者被检查侧,一手推头部向对侧,另一手握该侧腕部做相对牵引,此时臂丛神经受牵拉,若患肢出现放射痛、麻木,则为阳性(图2-1-3-1)。多见于神经根型颈椎病患者。

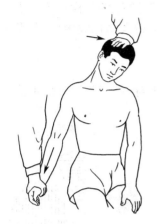 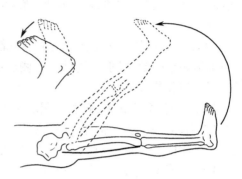

图2-1-3-1　臂丛神经牵拉试验　　　　图2-1-3-2　直腿抬高试验

2. 腰背部

（1）直腿抬高试验:患者仰卧位,两下肢伸直靠拢,检查者用一手握患者踝部,一手扶膝保持下肢伸直,逐渐抬高患者下肢,正常者可以抬高70°～90°;若小于以上角度即感该下肢有放射性疼痛或麻木者为阳性。多见于坐骨神经痛和腰椎间盘突出症患者(图2-1-3-2)。

（2）拾物试验:让小儿站立,嘱其拾起地上物品,正常小儿可以两膝微屈,弯腰拾物;若脊柱有病变,可见腰部挺直、屈髋屈膝拾物,此为该试验阳性。常用于检查儿童脊柱前屈功能有无障碍。

（3）仰卧挺腹试验:患者仰卧,以头枕部和双足跟为着力点,将腹部及骨盆用力向上挺起,保持挺腹姿势,深吸气后屏气,或用力咳嗽,若患者感觉腰痛及下肢放射性疼痛即为阳性,提示椎间盘突出症。

（4）屈膝屈髋试验:患者仰卧位,双腿靠拢,嘱其尽量屈髋、屈膝。检查者双手推患者双膝,使其大腿尽量靠近腹壁,腰骶部呈被动屈曲状态。若腰骶部发生疼痛,即为阳性。表明腰骶韧带损伤或腰骶关节病变。

3. 骨盆

（1）骨盆挤压试验:患者仰卧位,检查者用双手分别置于髂骨翼两侧同时向中线挤压骨盆,如出现疼痛,即为阳性,提示有骨盆骨折或骶髂关节病变。

（2）骨盆分离试验:患者仰卧位,检查者两手分别置于两侧髂前上棘前面,两手同时向外下方推压,若出现疼痛,即为阳性,表明有骨盆骨折或骶髂关节病变。

（3）骨盆纵向挤压试验:患者仰卧位,检查侧的髋、膝关节半屈曲位,检查者用双手分别置于髂前上棘和大腿根部,双手相向用力挤压,若出现疼痛,即为阳性,提示单侧骨盆骨折。

（4）梨状肌紧张试验:患者仰卧位,患肢伸直,做内收内旋动作,若出现下肢放射痛,而外展、外旋患肢,疼痛随即缓解为阳性,提示梨状肌综合征。

（5）髋外展外旋试验:又称"4"字试验。患者仰卧,被检查一侧下肢膝关节屈曲,髋关节屈曲、外展、外旋,将足架在另一侧膝关节上,使双下肢呈"4"字形,检查者一手放在屈曲的膝关节内侧,另一手放在对侧髂前上棘前面,然后两手向下按压,如骶髂关节处出现疼痛即为阳性,表明骶髂关节有病变。

（6）斜扳试验:患者侧卧位,下方腿伸直,上方腿屈髋、屈膝各 90°,检查者一手将上方的肩部推向背侧,另一手扶同侧膝部推患者的腿内收,使该侧髋关节内收内旋,若发生骶髂关节疼痛即为阳性,表明该侧骶髂关节或下腰部有病变。

4. 肩部

（1）搭肩试验:又称为肩关节内收试验。若手能够搭于对侧肩部,但肘部不能贴近胸壁;或者肘部能贴近胸壁,但手不能搭到对侧肩部,均为阳性体征,提示肩关节脱位。

（2）肱二头肌抗阻力试验:嘱患者屈肘 90°,检查者一手扶住患者肘部,一手扶住腕部,嘱患者用力屈肘、外展、外旋,检查者拉前臂抗屈肘,如出现肱二头肌腱滑出,或结节间沟处疼痛为阳性,前者提示肱二头肌腱滑脱,后者提示肱二头肌长头肌腱炎。

（3）直尺试验:以直尺贴上臂外侧,一端接触肱骨外上髁,正常时另一端不能触及肩峰,若直尺能触及肩峰为阳性。说明有肩关节脱位,或三角肌萎缩等其他原因引起的方肩畸形。

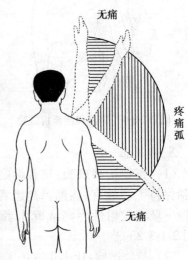

图 2-1-3-3　疼痛弧试验

（4）疼痛弧试验:嘱患者肩外展或被动外展其上肢,当外展到 60°~120°范围时,肩部出现疼痛为阳性（图 2-1-3-3）。这一特定区域的外展痛称为疼痛弧,由于冈上肌腱在肩峰下面摩擦、撞击所致,说明肩峰下的肩袖有病变。

（5）冈上肌腱断裂试验:嘱患者肩外展,当外展 30°~60°时,可见患侧三角肌明显收缩,但不能外展上举上肢,越用力越耸肩。若被动外展患肢超过 60°,则患者又能主动上举上肢,这一特定区的外展障碍为阳性征,提示有冈上肌腱的断裂或撕裂。

5. 肘部、腕和手部

（1）腕伸肌紧张试验:嘱患者屈腕屈指,检查者将手压于各指的背侧做对抗,再嘱患者抗阻力伸指及背伸腕关节,如出现肱骨外上髁疼痛为阳性,提示肱骨外上髁炎。

（2）握拳试验:嘱患者前臂中立位握拳,拇指握于掌心,主动或被动向尺侧屈腕,若桡骨茎突部出现疼痛为阳性。提示桡骨茎突狭窄性腱鞘炎。

（3）腕三角软骨挤压试验:患者屈肘 90°,掌心向下,检查者一手握住患者前臂远端,另一手握住手部,使患手被动向尺侧偏斜,然后伸屈腕关节,若腕关节尺侧疼痛为阳性,说明有三角软骨损伤。

（4）手舟骨叩击试验:使患手偏向桡侧,叩击第 3 掌骨头部出现剧烈疼痛为阳性,提示手舟骨骨折,有时叩击第 2 掌骨头也可出现剧烈疼痛。

（5）指浅屈肌试验：检查者将患者的手指固定于伸直位,然后嘱患者屈曲需检查的手指近端指间关节,以使指浅屈肌单独运动。如果关节屈曲正常,则表明指浅屈肌是完整的;若不能屈曲,则该肌有断裂或神经支配发生障碍。

（6）指深屈肌试验：检查者将患者掌指关节和近端指间关节固定在伸直位,然后让患者屈曲远端指间关节。若能正常屈曲,则表明该肌腱有功能;若不能屈曲,则该肌可能断裂或神经支配发生障碍。

6. 髋部

（1）髋关节屈曲挛缩试验：患者仰卧,腰部放平,嘱患者分别将两腿伸直,注意腿伸直过程中,腰部是否离开床面,向上挺起,如某一侧腿伸直时,腰部挺起为阳性。另一种方法是当一侧腿完全伸直,另一侧腿屈膝、屈髋,使大腿贴近腹壁,腰部下降贴近床面,伸直一侧的腿自动离开床面,向上抬起,亦为阳性。本试验常用于检查髋关节结核、类风湿关节炎等疾病所引起的髋关节屈曲挛缩畸形。

（2）髋关节过伸试验：又称腰大肌挛缩试验。患者俯卧,屈膝 90°,检查者一手握踝部,将下肢提起,使髋关节过伸,若骨盆亦随之抬起,即为阳性,表明有腰大肌脓肿、髋关节早期结核或髋关节强直。

（3）"望远镜"试验：患儿仰卧,检查者一手固定骨盆,另一手握住膝部将大腿抬高约30°,并上推下拉股骨干,若觉察有松动感,即为阳性。双侧对照检查,用于检查婴幼儿先天性髋关节脱位。

（4）蛙式试验：患儿仰卧,使双膝双髋屈曲 90°,并使患儿双髋外展、外旋至蛙式位,双下肢外侧接触到检查床面为正常。若一侧或两侧下肢的外侧不能接触到床面为阳性,提示可能有先天性髋关节脱位。

（5）下肢短缩试验：患者取仰卧位,两腿屈髋屈膝并拢,两足并齐,放于床面,观察两膝的高度,如两膝等高为正常。若一侧膝部比另一侧低,即为阳性。表明有髋关节后脱位或股骨、胫骨短缩等。

7. 膝部

（1）回旋挤压试验：又称回旋研磨试验（图 2-1-3-4）。取仰卧位,检查者一手握足,一手固定膝关节,使患者髋关节和膝关节极度屈曲,推膝外侧使其外翻,小腿外展、内旋,伸直膝关节,在伸直过程中,若膝关节外侧有弹响和疼痛,即为阳性,表明外侧半月板损伤。按上述方法反方向动作,使膝关节内翻,小腿充分内收、外旋,伸直膝关节时,出现膝关节内侧有弹响和疼痛为阳性,表明内侧半月板损伤。但伤后早期应用该试验检查半月板有无损伤并不准确。

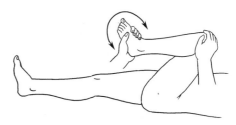

图 2-1-3-4　回旋挤压试验

（2）挤压研磨试验：患者俯卧,膝关节屈曲 90°,检查者一手固定腘窝部,另一手握住患者足踝部,向下压足,使膝关节面靠紧,然后进行小腿旋转动作,如有疼痛,提示有半月板破裂或关节软骨损伤（图 2-1-3-5）。

（3）抽屉试验：患者仰卧,双膝屈曲 90°,检查者一手固定踝部,另一手握患者小腿近端做前后推拉,若小腿近端明显向前移动,提示前交叉韧带断裂;反之,若向后移动过多,则为

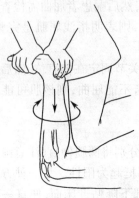
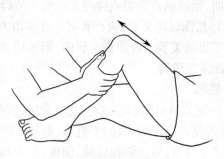

图2-1-3-5　挤压研磨试验　　　　　　　　图2-1-3-6　抽屉试验

后交叉韧带断裂(图2-1-3-6)。

（4）侧方挤压试验：患者仰卧伸膝，检查者用一只手握踝部，另一手扶膝部侧面，推膝关节内、外翻，小腿内收、外展。若膝内翻、小腿内收时，膝外侧疼痛或关节有松动感，提示膝关节外侧副韧带损伤或断裂；反之，提示膝关节内侧副韧带损伤或断裂。

（5）浮髌试验：患者仰卧，下肢伸直，股四头肌放松，检查者一手压在髌上囊部，向下挤压使积液局限于关节腔。然后另一手拇、中指固定髌骨内、外缘，食指按压髌骨，若感髌骨有漂浮感，重压时下沉，松指时浮起，即为阳性，提示关节腔内积液。

8. 踝部

（1）踝关节背伸试验：该试验是鉴别腓肠肌与比目鱼肌挛缩的方法。患者屈膝时踝关节能背伸，而伸膝时踝关节不能背伸，说明腓肠肌挛缩。若伸膝或屈膝时，踝关节均不能背伸，提示比目鱼肌挛缩。

（2）伸踝试验：检查时让患者伸直小腿，然后用力背伸踝关节，如小腿肌肉发生疼痛，则为阳性。在小腿肌肉深部触诊时出现疼痛，更证实小腿有深静脉血栓性静脉炎。

 难点分析

　　骨伤科疾病的临床诊断是个性化治疗的基础，如何运用临床收集的患者资料准确诊断，是一位骨伤科医师必备的技能。

　　骨伤科疾病具有特殊性，根据患者的特殊症状体征，结合其一般症状体征，为进一步诊断提供可靠的依据。四诊望、闻、问、切是中医诊断的特色与优势，也是诊断骨伤科疾病的关键技术。望诊是必不可少的步骤，除观察神色、形态、舌象及分泌物等情况外，对损伤局部及其邻近部位应特别认真察看，以准备辨别局部的特殊症状体征。闻诊的难点是如何准确辨别骨擦音、骨传导音、入白声、伤筋或关节声的临床意义。问诊的要点是如何准确提炼复杂、复合伤病患者的病情。切诊又称脉诊，通过切脉可掌握机体内部气血、虚实、寒热等变化，准确辨别损伤常见的脉象之间的差异与不同脉象所体现的病理现象。

　　骨伤科临床检查是诊断骨伤科疾患的最基本手段，注意患侧与健侧对比，动作要轻巧，切忌粗暴。重点掌握骨伤科的测量检查与肌力检查。难点是各部位特殊检查法的规范、标准操作,以及各特殊体征代表的临床意义。

 述　评

中西医结合骨伤科是以病证结合为基础,结合现代科学技术,对人体骨、关节及软组织与疾病进行诊断及治疗的临床学科,应注重突出中医特色,发挥中医优势,继承、创新和发展中医特色诊疗技术,不断提高中西医结合骨伤科疾病的临床诊疗水平。在骨伤科临床研究中,辨病与辨证相结合,在西医诊断的前提下进行中医辨证论治,是目前中西医结合临床诊疗经常采用的方法。除了中医有辨证分型之外,西医的诊断中也有分型或分期。但二者可相互补充,不能彼此取代。将西医的辨病与中医的辨证论治相结合,本身就体现了同病异治的原则。

随着现代科学技术的发展和进步,医学技术不断革新,中西医结合骨伤科的临床诊断取得了长足的发展。对于中西医结合骨伤科疾病的临床诊断,结合损伤与骨病的症状体征,通过望、闻、问、切,骨伤科临床特殊检查法,基本可得出正确的诊断,提出合理的治疗方案。

（刘献祥）

参 考 文 献

1. 段戡,刘向前,孙之镐,等.中医骨伤科病证规范初探——兼议《中医病证诊断疗效标准》中的若干问题[J].中医正骨,1998,10(1):39-40.
2. 韩刚.近代中医骨伤科发展述略[J].中国科技史料,1996,17(3):10-17.
3. Kang H,Zhao Y,Li C,et al. Integrating clinical indexes into four-diagnostic information contributes to the Traditional Chinese Medicine(TCM)syndrome diagnosis of chronic hepatitis B[J]. Sci Rep,2015,5:9395.

第二章 骨伤科疾病的影像学检查

第一节 X线检查

一、X线检查的应用原理

骨组织密度高,X线不易穿透,与周围软组织形成良好的对比。通过 X 线检查,有助于骨关节疾患的诊断、鉴别诊断,为临床治疗提供可靠的参考,还可评判各种治疗方法的效果、病变的发展以及预后等。

二、X线检查在骨伤科的应用

1. X线检查的位置选择　X 线片应包括至少一个邻近关节,脊柱检查时,至少包括颈胸、胸腰或腰骶连接中的一处,以正确定位。应至少拍摄患处正、侧位两个方向(某些部位需加摄斜位或轴位)以判断骨折、评估畸形与移位程度。

2. X线片的阅读技能

(1) 骨结构:骨膜在 X 线下不显影,骨过度生长时可见骨皮质外有骨膜阴影,考虑恶性肿瘤、青枝骨折或疲劳骨折等。骨皮质在 X 线下呈透亮白色,骨干中部厚、两端较薄,表面光滑,但肌肉韧带附着处可有局限性隆起或凹陷,并非骨膜反应。长管状骨的内层或两端,扁平骨如髂骨、椎体、跟骨等处均系松质骨,高质量的 X 线片上可见按力线排列的骨小梁;若排列紊乱可能有炎症或新生物;若骨小梁透明皮质变薄,可能是骨质疏松。

(2) 关节和关节周围软组织及儿童骨骺:关节面有透明软骨,故 X 线片上可看到关节间隙及骺板变化,若间隙过宽可能有关节积液,关节间隙变窄提示可能关节软骨有退变或破坏。

(3) 儿童骨骺:儿童骨骺在 X 线片不显影,若骺板出现增宽或杯状等异常形态提示幼儿发生软骨病或维生素 A 中毒。

(4) 脊椎:可判断脊柱有无侧弯、椎间结构及组织有无脱位或骨折、椎管狭窄、滑脱、先天性异常及炎症等。

第二节 计算机断层成像检查

一、计算机断层成像的原理

计算机断层成像(CT)是利用 X 线穿透人体的衰减特性作为诊断疾病的参数。人体不同组织结构,正常与异常组织结构其衰减参数均不相同。利用检测器将不同衰减号进行模数转换,变成数字予以储存,然后经计算机处理形成模拟信号输入荧光屏,重现原组织结构的形态。

二、计算机断层成像在骨伤科的应用

CT 能从横断面观察脊柱、骨盆、四肢骨关节的病变,不受骨骼重叠及内脏器官遮盖的影响,为骨伤科疾病诊断、定位等提供一种非侵入性辅助检查手段。

1. 椎管及椎管内软组织　腰椎段硬膜囊外的脂肪组织丰富,CT 能够识别蛛网膜腔、神经、黄韧带,有时可以显示出椎管内的马尾神经、圆锥、硬膜外静脉。

2. 椎间盘突出症

（1）颈椎间盘突出:颈椎管虽然比胸椎管宽大,但脂肪组织也少,有时普通 CT 可以显示颈椎间盘突出是由于椎间盘组织的 CT 值比硬膜囊高,为显示清楚,注射造影剂进行检查。

（2）胸椎间盘突出:由于椎管相对较小,硬膜外脂肪也少,普通 CT 不易发现突出,必要时可采用注入水溶性造影剂增强检查法。

（3）腰椎间盘突出:CT 可显示突出位置,如侧方、中央、中间偏侧和最外侧的较小突出;突出邻近的硬膜外脂肪消失,硬膜囊受压变形,神经根位移、增粗、变形及突出髓核钙化等。

3. 椎管狭窄　临床上腰椎管狭窄最常见,可表现为上下关节突增生肥大,椎管呈三叶状改变,通常椎管矢状径 12~15mm 和侧隐窝小于 5mm 者即为狭窄。

4. 骨肿瘤　CT 有助于肿瘤定位和受累范围的确定,还可了解肿瘤与邻近神经干、大血管的解剖关系。

5. 脊柱结核　X 线片可以明确脊柱结核的诊断,但对椎间隙正常、骨质破坏和椎旁寒性脓肿阴影不明显者,X 线片往往不能明确诊断,CT 检查可提供重要帮助。

6. 骨折　对形状、结构复杂或位置较深的骨折,如脊柱、骨盆、肩关节、髋关节、膝关节、踝关节等复杂部位骨折的诊断及移位评估。

第三节 磁共振成像检查

一、磁共振成像的应用原理

磁共振成像(MRI)是利用人体组织磁性特征,运用磁共振原理测定各组织中运动质子的密度,进行空间定位以获得运动中原子核分布图像的一种检查方法。将人体置于特殊的

磁场中,用无线电射频脉冲激发人体内氢原子核,引起氢原子核共振,并吸收能量,在停止射频脉冲后,氢原子核按特定频率发出射电信号,并将吸收的能量释放出来,被体外的接收器收录,经电子计算机处理获得图像。由于各种不同组织的 H^+ 浓度不同,MRI 图像呈现出不同的灰阶。

二、磁共振成像在骨伤科的应用

1. 骨骼　MRI 多以组织中的氢核质子的变化为信号来源,皮质骨缺乏信号,但骨折缝隙仍可显示。松质骨含大量骨髓,骨髓含脂量高,信号强,累及骨髓的肿瘤、变性、感染和代谢病,在 MRI 图像中均可详细显示。

2. 脊柱　脊柱是 MRI 临床应用的重要领域,可获取直接的多平面图像。用 MRI 追踪观察脊髓创伤可显示脊髓萎缩、血肿吸收、脊髓坏死及脊髓空洞等变化。

3. 椎间盘疾患　MRI 在椎间盘疾患的诊断中能发挥重要作用。MRI 可直接识别突出的椎间盘物质,还可间接从脊膜囊前方的硬脊膜外压迹或椎间孔内脂肪影的变化诊断椎间盘突出症。

4. 椎管狭窄症　MRI 在椎管狭窄症中显示压迫部位及范围的精确度较高。MRI 对神经根管狭窄的诊断特别有意义,硬脊膜外脂肪和侧隐窝内脂肪减少是诊断神经根受压的重要标志。

5. 椎骨或椎间盘的感染　椎骨或椎间盘的感染在 MRI 图像显示特殊变化。受累椎骨或椎间盘在 T_1 加权图像显示信号强度一致性降低,而在 T_2 图像显示信号增强,同时髓核内的缝隙消失。如有椎旁脓肿,MRI 可明确显示。

6. 脊髓内外肿瘤　MRI 所具有的显示整个脊髓和区分脊髓周围结构的能力有助于脊髓内、外肿瘤的诊断,并能确切区分肿瘤实质和囊性成分。

7. 膝关节　MRI 可显示膝关节前、后交叉韧带和侧副韧带,可用于急性韧带伤,特别是完全性韧带撕裂的诊断。

第四节　放射性核素检查

一、放射性核素检查的应用原理

放射性核素检查(RE)是利用放射性核素及其标记化合物对疾病进行诊断和研究的一类方法。具有放射性的骨显像剂可与骨组织中的无机成分(羟基磷灰石晶体)进行离子交换或化学吸附,亦可与骨组织有机成分(骨胶原纤维和骨黏蛋白)相结合。放射性核素三时相骨显像包括动态骨显像的血流相、血池相和静态骨显像的延迟相。血流相反映较大血管的灌注和通畅情况;血池相反映组织的血流分布;延迟相反映骨骼的代谢情况。

目前常用的骨显像剂为 ^{99m}Tc-MDP。

二、放射性核素检查在骨伤科的应用

1. 骨骼　正常成年人全身骨静态显像呈对称性的放射积聚。松质骨或长骨的骨骺端等放射性摄取较多,显像清晰且对称,累及骨骼的感染、代谢、肿瘤及变性等,在放射性核素检查中可明确显像。

2. 骨肿瘤　RE 在诊断原发性骨肿瘤及骨转移瘤性病灶中应用最为广泛。肿瘤部位示踪迹吸收明显增强。骨显像受反应性充血的影响,通常放射性增强的范围比实际肿瘤范围大,同时也可判断肿瘤属多发或单发及其性质。恶性骨肿瘤在血流相的灌注明显增强,而良性骨肿瘤通常不表现血流灌注异常。

3. 骨病　RE 反映骨血流灌注、细胞代谢的过程。骨显像早期主要反映血流的变化,表现为局部放射性分布稀疏缺损区,随着静脉淤血、渗出等变化,局部出现核素的异常浓聚。所以骨显像可反映股骨头缺血坏死的病理分期。

4. 其他　RE 在早期诊断强直性脊柱炎、骨髓炎、骨移植的成活情况等方面具有明显优势。

难点分析

骨伤科疾病的影像学检查主要包括 X 线、CT、MRI、放射性核素检查等技术,建立骨伤科影像学的诊断思维,拓展骨伤科影像学的诊断思路,提高骨伤科影像学诊断知识的理解记忆,从而综合提升骨伤科疾病临床医师诊断过程中的分析-综合能力。

应掌握 X 线机的构造,X 线球管的构造,以及 X 线的穿透性、荧光效应、感光效应与电离效应等物理特性。X 线成像的原理,成像的 3 个条件,准确理解密度的概念,以及人体密度与影像密度的区别,不同密度在图像的不同表现。熟悉 CT、MRI 与放射性核素的成像基本原理,设备进展,主要优点,图像特点,检查技术,增强检查,分析与诊断,临床应用。

从正常骨骼系统的医学影像学检查图像与病变图像相比较,深刻认识骨骼系统病变影像学表现。明确骨病变的基本影像学征象及其病理基础,密切联系骨骼的解剖、病理学、生理学知识,熟悉骨骼系统常见病的病理改变及其相应的 X 线、CT、MRI、放射性核素之间的联系,从而建立常见病的病理改变—相应的基本病变—影像学诊断的临床思维。

述　评

骨与关节结构和成分有良好的自然密度对比性,特别是 X 线的发现,开始了影像学的先河,广泛被应用以了解骨科伤病痛的部位、范围、性质、程度、软组织情况和治疗效果,已成为临床诊断的重要工具。但 X 线不是完美无缺,它仅从影像变化来判断,而不是实质变化,仍有局限性。随着科技的进步,影像学也迅速发展,造影术、CT、MRI 及放射性核素等更弥补了 X 线的不足,超声、云纹图、血流图等使影像学更显示其优越,成为中西医结合骨伤科诊断的必备,提高了中西医结合骨伤科的诊疗水平。

（刘献祥）

参 考 文 献

1. 唐农轩.有关影像学诊断和治疗在骨科的应用及其进展[J].中国矫形外科杂志,2009,17(11):875-877.
2. 彭鳒侨,白波,吴景明,等.基于体表定位的[PT+CT+MR]"三机二维"影像融合及其骨科诊断意义[J].中华关节外科杂志：电子版,2011,5(3):350-357.

3. 程晓光,顾翔,张毅军.肌骨影像学发展方向[J].中国骨与关节杂志,2014,3(11):806-808.

4. Ledezma CJ,Chen W,Sai V,et al. ^{18}F-FDOPA PET/MRI fusion in patients with primary/recurrent gliomas: initial experience[J]. Eur J Radiol,2009,71(2):242-248.

5. Kloth JK,Rickert M,Gotterbarm T,et al. Pelvic X-ray examinations in follow-up of hip arthroplasty or femoral osteosynthesis--dose reduction and quality criteria[J]. Eur J Radiol,2015,84(5):915-920.

第三篇　骨伤科疾病的临床治疗技术

第一章　药物治疗

药物治疗是对疾病作出诊断后,运用中医理论选择方药,内服、外用,以治疗骨伤科疾病的方法。《正体类要》指出:"肢体损于外,则气血伤于内,营卫有所不贯,脏腑由之不和。"人体作为一个统一的整体,营卫、气血、经络、脏腑是维持其生命活动的重要组成部分。若机体受损,则其日常生活必受影响,导致功能紊乱从而产生一系列临床症状。故治疗损伤,需从整体观念出发,才可达到满意的疗效。

第一节　内　治　法

一、骨伤内治法

1. 损伤三期辨证治法　骨伤科内治法一般分初、中、后三期。损伤初期有瘀者,多为伤后 1~2 周,宜采用攻利法,以活血祛瘀,如"下法""消法""清法""开法"等;损伤中期,多为伤后 3~6 周,采用和法,以和营生新、接骨续筋,如"和法""续法"等;损伤后期,为损伤 6 周后,瘀肿已消,筋骨未实,气血耗损,宜应用补法,以坚骨壮筋,如"补法""舒法"。三期辨证治法乃以疏通气血、生新续损、强筋壮骨为主要目的。临证需综合患者体质及损伤情况辨证施治。

(1)初期治法

1)行气消瘀法:为骨伤科内治法中最常用的治疗方法。适用于损伤后气滞血瘀,局部肿痛,无里实热证,或因宿伤而有瘀血内结导致某些禁忌不能猛攻急下者。常用的方剂有活血化瘀为主的活血四物汤、活血止痛汤、桃红四物汤或复元活血汤;以行气为主的复元通气散、柴胡疏肝散;以行气止痛并重的膈下逐瘀汤、血府逐瘀汤、顺气活血汤、活血疏肝汤等。临证可根据损伤的不同,或重于活血化瘀,或重于行气止痛,或活血行气并重。

2)攻下逐瘀法:此法适用于早期蓄瘀、腹胀拒按、便秘、苔黄、脉洪大而数之体实者。损伤之后,使血脉受损,瘀血留滞则新血不生。临床多用于胸、腰部损伤蓄瘀而致的阳明腑实证,常用方剂有桃核承气汤、大成汤、黎洞丸、鸡鸣散等。本法苦寒泻下以攻逐瘀血,药效猛烈,故年老体弱、妊娠妇女、失血过多者,以及产后及月经期间者,应慎用或禁用。

3)开窍活血法:本法适用于头部受损或跌打重症所致神志昏迷者。神志昏迷亦可分为脱证和闭证两种。脱证乃虚证,为损伤致元阳衰微、浮阳外脱之表现,治宜固脱,忌开窍。闭证为实证,治宜开窍活血、镇心安神;头部损伤重证,若处晕厥期,患者人事不省,常用方剂有夺命丹、黎洞丸、苏合香丸、苏气汤等。在复苏期患者出现嗜睡眩晕、胸闷恶心,治宜息风宁神佐以化瘀祛浊,方选羚角钩藤汤、复苏汤或桃仁四物汤加减。恢复期出现心神不宁、头痛者,须以养心安神、平肝息风,方拟镇肝熄风汤合吴茱萸汤加减。若热毒蕴结筋骨而致神昏谵语、高热抽搐者,宜选紫雪丹合清营凉血剂。须注意开窍药多走窜之力极强,易引起流产、早产,故孕妇慎用。

4)清热凉血法:本法适用于伤后热毒蕴结于内而导致的错经妄行,或创伤感染,火毒内攻,邪毒侵袭或壅聚成毒等证。本法可分为清热解毒和凉血止血法。常用的清热解毒方剂有龙胆泻肝汤、五味消毒饮、普济消毒饮;凉血止血方剂有十灰散、小蓟饮子、犀角地黄汤、四生丸等。本法属清法,药性寒凉,须辨人虚实而用。素体强壮者患实热之证可予清热凉血。但若素体虚弱,脏腑虚寒,肠胃虚滑,饮食量少,或妇女分娩后有热证者,须慎用。

（2）中期治法

1)和营止痛法:适用于损伤中期,虽经初期疗法治疗,但气滞瘀凝,肿痛仍未尽除,而继用攻下之法又恐伤正气。常用方剂有和营止痛汤、正骨紫金丹、橘术四物汤、和营通气散、定痛和血汤等。

2)接骨续筋法:本法适用于损伤中期,筋骨初有连接但未坚实。瘀血不除则新血不生,故筋不得续而骨不能合,所以治拟接骨续筋药佐活血祛瘀之药,以活血化瘀、接骨续筋。常用方剂有续骨活血汤、接骨丹、接骨紫金丹、新伤续断汤等。

（3）后期治法

1)补气养血法:适用于损伤后期,外伤筋骨,内伤气血,以及长期卧床或平素气血虚弱、筋脉痿弱等证候者。本法以气血互根为原则,临床应用需区别血虚、气虚或气血两虚,从而采用补血为主、补气为主或气血双补。血虚为主者,方用四物汤;气虚为主者,方选四君子汤;气血双补多用八珍汤或十全大补汤。气虚者,若元气虚常用扶阳药补肾中阳气,方选参附汤;卫气虚方用芪附汤;中气虚多选术附汤;如脾胃气虚可选用参苓白术散;中气下陷用补中益气汤。对出血过多而引起的血脱者,补益气血法需及早使用,以防气随血脱,方选当归补血汤。运用补气养血法应注意,补血药多滋腻,素体脾胃虚弱者易引起便溏、纳呆,补血方内宜兼用健脾和胃之药。阴虚内热肝阳上亢者,忌用偏于辛温的补血药。若跌仆损伤而瘀血未尽,体虚不任攻伐者,于补虚之中仍需酌用祛瘀药,以防留邪损正,积瘀为患。

2)补养脾胃法:本法适用于损伤后期,耗损正气,气血亏虚,脏腑功能失调,而致四肢无力、形体虚羸,肌肉萎缩,饮食不消的脾胃气虚者。本法通过助生化之源而加速损伤筋骨的修复,为损伤后期常用调理法。常用方剂有参苓白术散、补中益气汤、健脾养胃汤、归脾汤等。

3)补益肝肾法:适用于骨折、脱位、筋伤的后期,年老体弱,筋骨羸弱、骨折迟缓愈合,骨质疏松,阴虚火旺及阳虚畏寒者。本法可通过补肝肾、强筋骨,加速骨折愈合,增强机体免疫能力,以利损伤的修复。临床应用时,须注意肝肾之间五行的相互联系及肾的阴阳偏盛。肝为肾之子,肝虚者也应注意补肾,养肝常兼补肾阴,以滋水涵木,常用方有生血补髓汤、壮筋养血汤等。肾阳虚用右归丸或金匮肾气丸,肾阴虚用左归丸或六味地黄汤;筋骨痿软、疲乏赢弱者,用壮骨续筋丹、健步虎潜丸等。在补益肝肾法中加补气养血之品,可加强养肝益肾的功效,以加快筋骨的修复。

4)舒筋活络法:适用于损伤后期,气血运行不畅,瘀血未尽或因阳气不足,腠理空虚,以致风寒湿邪侵袭经络,遇气候变化则局部症状加重的陈伤旧疾的治疗。本法多使用活血药及祛风通络药,以宣通气血,舒筋通络、祛风除湿。陈伤旧疾、寒湿入络者,用大活络丹、小活络丹、麻桂温经汤;肢体痹痛者,用蠲痹汤、舒筋汤、宽筋散、舒筋活血汤,损伤血虚兼风寒侵袭者,用疏风养血汤;腰痹痛者,用三痹汤、独活寄生汤。祛风寒湿药,药性多辛燥,易损阴血,故阴虚者慎用,亦可配合养血滋阴药。

以上治法的临床使用都有一定的规律。例如:骨折的治疗,在手法复位、夹缚固定等治疗的同时,内服药物初期以活血化瘀、理气止痛为主,中期以接骨续筋为主,后期以补气养血、强筋壮骨为主。若骨折气血损伤较轻,瘀肿、疼痛不严重者,初期便可用接骨续筋之法,配合活血化瘀之剂。挫扭伤筋的治疗,初期亦可消瘀活血、利水退肿止痛,中期则需用和营续筋法,后期多以舒筋活络法为主。创伤的治疗,在止血法治疗之后,亦应根据证候而运用上述诸法。如失血过多者,早期即用补气摄血法急固其气,防止虚脱,血止之后采用"补而行之"的治疗原则。对上述的分期治疗原则,必须灵活变通,以症状辨证为应用依据,不能拘泥于损伤后的时间来分期套用。

2. 损伤部位辨证治法

(1)按部位辨证用药法:临床多根据损伤部位选方用药,如头面部选清上瘀血汤、通窍活血汤;四肢采用桃红四物汤;胸胁部损伤方选复元活血汤;腹部可用膈下逐瘀汤;腰及小腹部损伤选用少腹逐瘀汤、桃核承气汤、大成汤;全身多发性损伤可选血府逐瘀汤或身痛逐瘀汤加味。

(2)主方加部位引经药:根据损伤的不同时间、性质、年龄、体质等选方用药时,可因损伤的部位各异添加不同的引经药,使药力作用于损伤部位,增强疗效。损伤初期症见肿胀、皮下瘀紫、局部压痛明显、患处活动受限,治拟活血消瘀、止痛消肿,方选桃红四物汤;筋伤中期治拟活血舒筋、祛风通络,方选橘术四物汤;骨折患者治拟接骨续筋,方用新伤续断汤。临床辨证加减:如上肢损伤,加防风、桑枝、羌活、桂枝;头部损伤,伤于巅顶加细辛、藁本,伤于太阳、阳明加白芷,伤于后枕部加羌活;肩部损伤,加姜黄;胸部损伤,加苏子、柴胡、制香附、郁金;两胁肋部损伤,加延胡索、青皮、陈皮;腰部损伤,加补骨脂、杜仲、枸杞、川断、桑寄生、狗脊、萸肉等;腹部损伤,加炒枳壳、川朴、槟榔、木香;小腹部损伤,加小茴香、乌药;下肢损伤,加牛膝、独活、木瓜、千年健、泽泻、防己等。故临床选方可根据不同部位而适当加减以取得良好疗效。

二、骨病内治法

骨病的发生与损伤有关,而其临床表现、病理变化与损伤不尽相同,故有其治疗的特殊性。其用药基本遵循"寒者热之,热者寒之……客者除之,劳者温之,结者散之"之原则。如骨痨多属寒证,"寒者热之",治宜温阳祛寒法;骨痈疽多为热证,"热者寒之",清热解毒法宜之;痹证因风寒湿邪侵袭,"客者除之",乃用祛邪通络法为首选;骨软骨病者气血凝滞,"结者散之",宜用祛痰散结法。

（1）清热解毒法：本法适用于骨痈疽，热毒蕴结于筋骨或内攻营血之诸证。骨痈疽初期可用黄连解毒汤、五味消毒饮、清热解毒汤或仙方活命饮合五神汤加减。本法用寒凉之品清泄内蕴的热毒，因血喜温恶寒，寒则气滞血凝，故须注意不宜寒凉太过。

（2）温阳祛寒法：此法适用于阴寒内盛之骨痨或附骨疽。温阳祛寒法用温阳通络之药物以驱散阴寒凝滞之邪。证如流痰初起，患处漫肿酸痛，不红不热，口不作渴，形体恶寒，小便清利，苔白，脉迟等内有虚寒者，可选阳和汤加减。

（3）祛邪通络法：本法适用风寒湿邪侵袭而致的各种痹病。祛风、除湿、散寒、宣通经络为治疗痹病的基本原则，但不同痹病的邪盛及病理特点不同，辨证时还需灵活变通。常用方剂有蠲痹汤、三痹汤、独活寄生汤等。

（4）祛痰散结法：本法适用于骨病见无名肿块，痰浊留滞于肌肉或经隧之内者。骨病之癥瘕积聚均为痰滞交阻、气血凝留所致。除此之外，外感六淫、内伤情志及素体羸弱等，均可致气机阻滞，液聚成痰。故祛痰散结法在临床运用时须针对不同病因，配合下法、和法、消法共同使用，才能达到化痰、软坚、消肿之目的。常用方剂有二陈汤、苓桂术甘汤、温胆汤等。

三、中药药剂的现代研究

随着国际药品标准的提高和现代科学技术的发展，我国中药制剂标准不一、质量不稳、疗效不确切的问题日益凸显。因此，现代化的中药制剂在中药分成、炮制、组方、制剂开发和标准、质量控制上都进行了一系列改革。色谱技术、DNA 遗传标记及电泳技术、现代分离分析技术、分子生物学、分子免疫技术、转基因技术、基因芯片技术、植物细胞工程、发酵工程等现代生物技术被应用于中药生产，加强了中药制剂的稳定性和可控性。总之，将传统优势与现代医学理论和高新科技结合，是实现中药现代化的关键。

第二节　外　治　法

外治法中最常用的剂型有药膏、膏药和药散 3 种。应用时可直接将制剂敷贴于损伤局部，使药力直接发挥作用，起到良好疗效。《理瀹骈文》有云：一是拔，二是截，凡病所结聚之处，拔之则病自出，无深入内陷之患；病所经由之处，截之则邪自断，无妄行传变之虞。

一、药膏

1. 药膏的配制　通过将药物碾末，而后选加鲜草药汁、饴糖、油、水、蜜、醋、酒或医用凡士林等，拌匀如糊状后，涂敷于患处。临床根据不同的治疗目的选用不同的调和制剂。例如，治拟缓急止痛者，多用蜂蜜或饴糖；鲜药汁多用于清热解毒、凉血止血，白酒多用于散瘀消肿；米醋尤宜软坚散结之用。就近代而言，伤科药膏多用饴糖，与药物的比例一般为 3∶1，取其硬结后药物的功效和固定保护患处的作用。对有创面的创伤，多用药物与油类熬炼或拌匀制成的油膏。油膏常选羊脂、麻油、猪油、白蜡、黄蜡及凡士林等调制，因其柔软、润滑、有滋润创面的疗效，尤其适用于凹陷折缝处。

2. 药膏的种类

（1）消肿止痛类：适用于筋伤或骨折早期肿胀疼痛剧烈的患者，方选散瘀膏、消瘀止痛药膏、双柏膏、定痛膏、消肿散等药膏外敷。

（2）接骨续筋类：适用于骨折手法整复后,对线对位良好、肿痛消退至中期的患者。可选用接骨续筋药膏、外敷接骨散、驳骨散等。

（3）清热解毒类：适用于伤后患肢感染邪毒,局部红、肿、热、痛,方选四黄膏、金黄膏外敷。

（4）温经通络类：适用于久伤之后,复感风寒湿邪者。发作时肿痛加剧,可选温经通络药膏外敷;亦可于舒筋活络类药膏内酌加温散风寒、利湿的中药外敷。

（5）舒筋活血类：适用于扭挫伤筋,肿痛逐步减退之中期患者。可选用舒筋活血药膏、三色敷药、活血散等。

（6）生肌拔毒长肉类：适用于伤后局部红肿已退,而创面尚未愈合者,可选用红油膏、象皮膏、生肌玉红膏等。

3. **药膏临床应用注意事项**

（1）药膏的临床应用,多摊于纱布或棉垫之上,根据敷贴范围自裁大小,摊妥后可在敷药上加置棉纸,然后敷于患处。棉纸需极薄,才可使药力渗透,而不影响药物的疗效,亦可减少皮肤的刺激,且便于换药。摊涂时注意敷料四周留边,以防药膏烊化弄脏衣服。

（2）药膏的换药时间,需根据患处肿胀的消减程度、伤情的变化及季节的变化来决定,一般2~4天更换1次,古人的经验是"春三、夏二、秋三、冬四"。凡用鲜药汁、酒、水来调敷药物时,需随调随用勤换。一般每天换药1次。生肌拔毒类药更需根据创面情况及时换药,以防脓水浸淫皮肤。

（3）药膏一般随调随用。例如,饴糖所调敷之药膏,梅雨季易霉变,夏季易引蝇、虫,室温高易发酵,故不主张单次调制太多,或可将饴糖煮过后再行调制。寒冬低温可酌情加净水稀释,以便于调制拌匀。

（4）有极少数患者对敷药及药膏过敏而产生接触性皮炎,皮肤出现瘙痒、丘疹或水疱时,应及时停药,外用六一散或青黛膏,严重者可予抗过敏治疗,如连翘、蒲公英、金银花、黄芩、茯苓皮、生薏苡仁、甘草煎服。

二、膏药

1. **膏药的配制** 膏药古称薄贴,东晋医家葛洪所著《肘后备急方》一书中就已出现膏药制法的记载,为中医学外用药物中的特有剂型。骨伤科临床应用极为普遍。主要将药物碾成细末配以黄油、香油或蜂蜡等炼制而成。炼制方法如下：

（1）熬膏药肉：将药物浸于植物油中,以香油(芝麻油)为主,加热熬炼后,再加入以四氧化三铅为主要成分的铅丹(又称黄丹或东丹),亦有的用主要成分为一氧化铅的密陀僧制膏。经过"下丹收膏",制成的一种富有黏性,烊化后能固定于患处的成药,称为膏或膏药肉。膏药需老嫩适宜,即达到"贴之即粘,揭之易落"的标准。膏药肉熬成后须浸水数天,而后藏于地窖阴暗之处以"去火毒",可减少对皮肤的刺激,预防诱发接触性皮炎。

（2）摊膏药：将已熬好经"去火毒"的膏药肉置于小锅中用文火加热烊化,然后将膏药摊在皮纸或布上备用,摊时须注意四周留边。

（3）掺药法：膏药内药料掺和方法多分三种：第一是熬药前将药料浸于油中,使其有效成分溶于油中;第二是将少部分具有挥发性且不耐高温的药物如乳香、樟脑、没药、冰片、肉桂、丁香等先行研成细末,在摊药膏时将膏药肉在小锅中烊化后加入,搅拌均匀,使其融合于药中;第三是将贵重的芳香开窍药物,或特殊需要增加的药物,临时贴于膏药上。

2. 膏药的种类　膏药按其功用可分以下几类。

(1) 治损伤类:适用于损伤者,药如坚骨壮筋膏;适用于陈伤气滞血凝、筋膜粘连者,药有化坚膏。

(2) 寒湿类:适用于风湿者,药有伤湿宝珍膏、狗皮膏等;适用于损伤与风湿类兼证者,药见万灵膏、损伤风湿膏等;

(3) 提腐拔毒生肌类:适用于创伤而见创面溃疡者,有陀僧膏、太乙膏等。临床多在创面另加药散,如生肌散、九一丹、八二丹等。

3. 膏药临床使用注意事项

(1) 膏药的药物组成繁多,适用于多种疾患。一般较多应用于筋伤、骨折的后期,但若患者新伤初期肿胀瘀紫明显,不宜使用。

(2) 对含有丹类药物的膏药,因含铅类药物,X 线不能穿透,故行 X 线检查时须先行取下。

三、药散

药散亦称药粉、掺药,是将药物碾成极细粉末,收藏于瓶内备用。临床应用时可直接将药散掺于患处,或可置于膏药上,烘热后贴于伤处。按其功用可分 6 类。

(1) 止血收口类:适用于一般创伤出血撒敷用,常用药散有桃花散、花蕊石散、如圣金刀散、金枪铁扇散、云南白药等。近年来更是研制出不少具有收敛凝血作用的止血药散,对于一般创伤出血掺上药散后加压包扎,即可止血。

(2) 祛腐拔毒类:适用于创口腐脓未尽,腐肉未去,窦道已形成或肉芽过长的患者。多用白降丹、红升丹。其中白降丹专主腐蚀,只宜暂用而不可久用,因其纯粹成分是氧化汞,故也需加赋形剂使用。红升丹药性峻猛,为水银、朱砂、火硝、雄黄、白矾炼制而成,临床多加入熟石膏使用。

(3) 生肌长肉类:适用于脓水稀少,但新肉难生的疮面,常用药物有生肌八宝丹等,亦可掺和祛腐拔毒类药一同应用,具有收敛疮面、促进新肉生长、加速创口愈合的作用。

(4) 散血止痛类:适用于损伤后患处局部瘀血肿痛者,常见药物有消毒定痛散、四生散等,具有活血止痛之效。其中四生散对皮肤刺激较大,临床应用时须注意皮肤药疹的发生。

(5) 温经散寒类:适用于损伤后期,气滞血凝之疼痛或局部寒湿侵袭者,常用药如丁桂散、桂麝散等,具有温经活血、祛风散寒之效,故可作为一切阴证的消散掺药。

(6) 取嚏通经类:凡坠堕、不省人事、气塞不通者,常用通关散等,吹鼻中取嚏,使患者苏醒。

四、搽擦药

搽擦药古称醪药,是配合按摩而涂搽的药酒。搽擦药可直接搽于患处,或在行理筋手法时配合推擦等手法使用,亦可在热敷、熏洗后行自我按摩涂搽。

(1) 酒剂:又称外用药酒或外用伤药水,是中药与白酒或醋浸制(酒醋之比为 8:2)而成,亦可见单用酒浸者。近年来,还可见用乙醇溶液浸泡加工炼制的酒剂。常用的有息伤乐酊、活血酒、正骨水、伤筋药水等,具有舒筋活络、活血祛瘀止痛、追风祛寒的作用。

(2)油膏与油剂:多用香油将药物熬煎去渣后制成油剂,亦可加白蜡或黄蜡收膏炼制而成油膏,具有温经通络、消瘀活血之效。用于关节筋络寒湿冷痛诸证,也可配合手法及练功前后做局部搽擦。常见药物有伤油膏、跌打万花油、活络油膏等。

五、熏洗湿敷药

(1)热敷熏洗:古称"淋拓""淋洗""淋渫"或"淋浴",是将药物加水煮沸后熏洗患处的一种方法。先用热气熏蒸患处,待水温减退后用药水浸洗患处。秋冬季节若气温较低,可于患处加置棉垫,以保热度持久,增加疗效。每日2次,每次15~30分钟,每帖熏洗药物可使用数次。药水因蒸发而减少时,可酌情加水再次煮沸熏洗。本品具有舒松关节经络、流通气血、疏导腠理、活血止痛的作用,适用于关节强直拘挛、酸痛麻木或主证兼夹风湿者,多用于四肢关节损伤,腰背部亦可运用。常用的方药有新伤瘀血积聚熏洗方、陈伤风湿冷痛熏洗方两类。

1)新伤瘀血积聚者,常用方剂有海桐皮汤、散瘀和伤汤、舒筋活血洗方。

2)陈伤风湿冷痛、瘀血已初步消散者,常用八仙逍遥汤、上肢损伤洗方、下肢损伤洗方,或艾叶、炙川草乌、细辛、川椒、桂枝、威灵仙、伸筋草、透骨草、茜草共研为细末包装,每袋500g分5次开水冲,熏洗患处。

(2)湿敷洗涤:古称"渍渍""洗伤"等,多用于创伤,其用法为"以净帛或新棉蘸药水","渍其患处"。现代临床上将药制成水溶液,供创伤伤口湿敷洗涤用。常用药剂有金银花煎水、野菊花煎水、2%~20%黄柏溶液,以及蒲公英等鲜药煎汁。有杀菌去腐之良效。

六、热熨药

热熨法为一种热疗治法。本法选用温经散寒、活血行气、通络止痛之药,加热后用布包裹,熨于患处,借其热力作用于局部,尤其适用于不宜外洗的腰脊躯体之新伤、陈伤。主要剂型有下列几种:

(1)坎离砂:又称风寒砂。将铁砂加热后与醋水煎成的药汁搅拌而成,临证运用时加醋少许拌匀置布袋中,数息之内可自行发热,热熨于患处,多用于陈伤兼有风湿证者。近年来工艺不断创新,现多采用还原铁粉加上活性炭及中药,制成多种热敷袋,只需用手轻轻摩擦,便可自然发热,使用更为方便而迅速。

(2)熨药:又称"藤药"。将药品置于布袋之中,扎好袋口后置于蒸锅之中,蒸汽加热后便可熨患处,适用于各种风寒湿痛证。可舒筋活络,消瘀退肿。常用药剂有正骨熨药等。

(3)其他:如用粗盐、米糠、麸皮黄砂、吴茱萸等炒热后装入布袋中热熨患处。民间还可见采用葱姜豉盐炒热,布包罨脐上治风寒。这些方法简便有效,适用于各种风寒湿型筋骨痹痛、腹胀痛及尿潴留等证。

七、外用药物的现代研究

传统中药外用剂型虽然疗效显著,但也存在一定的缺点,如用量不明、用法烦琐、污染衣物、有一定毒副作用。随着临床应用的推广及高分子科技的发展,透皮给药治疗系统(TTS)研究的不断深入,许多通过现代科学技术研制出的药物新剂型不断问世,如膜剂、新型喷雾剂、巴布剂、涂膜剂、栓剂、传统中药散剂与现代自热技术结合的氧化热透皮敷贴等。现代中药经皮给药的技术研究主要包括以下几种：超声波、离子导入、电致孔等物理方法；化学促渗剂及天然促渗剂的应用；脂质体及乳剂等载体的应用。这些新剂型提炼了药物浓度、局部针对性强、降低了血药浓度、给药次数减少、给药时间延长、有效血药浓度相对恒定，疗效得到明显提高。由于中药机制成分的复杂多样及每种经皮给药技术的特殊性，中药经皮给药的发展还有待进一步加强研究。

八、骨伤科药物的发展与方向

随着 1986 年中华全国中医学会骨伤分会的成立，确立了骨伤科学发展的方向与步骤：

（1）传统方法整理与研究：首先通过系统整理中医骨伤科的古典著作及文献，掌握学科精华所在。其次，全面推动继承老中医的诊疗经验，把知名中医、前辈的专项、特长继承下来，总结出对临床有效的方药及治法，为进一步实验研究提供有效的临床证据。最后，广泛收集整理民间秘方偏方，加以运用和推广，不至于使之失传。

（2）积极利用现代化手段及先进科学技术来阐述中医中药的疗效与机制。以现代科学技术手段来探索中医药理法方药的规律，这是中医骨伤科学研究的根本方向。通过论文、论著、学术交流等形式反映最新研究进展，运用组织学、分子生物学、生物力学、组织化学、细胞学、系统生物学等现代科学方法对伤药进行多方位、多角度的现代化研究。

（莫　文）

第二章 手 法

中医手法治疗历史悠久、源远流长,在骨伤科治疗中占有重要地位,是伤科四大治疗方法之一。手法在临床上应用广泛,如骨折、脱位的整复,筋伤的活血行气、舒筋活络、滑利关节等。《素问·血气形志》提出了"经络不通,病生于不仁,治之以按摩醪药",《汉书·艺文志》载有《按摩十卷》。这说明在秦汉以前,用手法治疗损伤已很广泛。唐代蔺道人在《仙授理伤续断秘方》一书中,对理伤手法有发展,记载了"揣摩""拔伸""捺正"和"屈伸"等手法,为后世伤科手法治疗的发展奠定了基础。以后历代医家继续发展,积累了丰富的经验,尽管流派不同、手法不一,但其原理和目的是一致的。随着相关学科的渗透和现代化仪器设备的广泛使用,中医伤科的治疗手法得到很大的发展。

临床上根据手法的作用可分为正骨手法和理筋手法。

第一节 正 骨 手 法

正骨手法历史悠久,是中医骨伤的重要组成部分。唐代《仙授理伤续断秘方》提出了拔伸、用力收入骨、捺正等手法。《医宗金鉴》总结发展为摸、接、端、提、按、摩、推、拿等8种手法。后经方先之、尚天裕等对正骨八法进行研究和充实,整理形成了新正骨八法——手摸心会、拔伸牵引、旋转屈伸、提按端挤、摇摆触碰、按摩推拿、夹挤分骨、折顶回旋等。此外,还有拉、卡、捏、抖等手法。

一、正骨手法的应用原则

在病理状况下,错缝关节周围的肌肉、韧带等软组织多呈痉挛、紧张状态,给手法操作带来一定难度,如果野蛮操作,也会因之造成危险。因此,为了保证手法的安全性和有效性,整复类手法的操作应符合稳、准、巧、快的基本技术要求。

稳是对正骨手法安全性方面的要求,强调在施行手法整复时,首先要考虑到安全问题。它包括排除正骨手法的禁忌证和具体手法的选择应用两个方面。就手法操作本身而言,应做到平稳自然,因势利导,避免生硬粗暴。一般来说,某一个关节可以通过多种手法来实现整复目的,可根据具体病情、患者适宜的体位及手法的特异性作用选择安全性相对高的手法。

准是对正骨手法有效性方面的要求,强调进行关节整复时,一定要有针对性。首先,必须具有明确的手法应用指标,即明确诊断,做到手法与病症相合;其次,在手法操作过程中,定位要准确,如施行拔伸类手法时,通过变换拔伸力的方向和作用点,可以使应力更好地集中于要整复的关节部位,而在施行脊柱旋转扳法时,则可以通过改变脊柱屈伸和旋转的角度及手指的支点位置,使应力集中于需要整复的关节部位。

巧是对正骨手法施力方面的要求,强调运用巧力,以柔克刚,即所谓"四两拨千斤",不可使用蛮力、暴力。从力学角度分析,大多数正骨手法运用了杠杆原理,因此,在施行正骨手法时,力的支点选择和力的组合运用十分重要,同时还要考虑到不同体位下的灵活变化,要尽可能地借患者自身之力以完成手法的操作,只有这样,才能符合"巧"的技术要求。正如《医宗金鉴·正骨心法要旨》所说:"一旦临证,机触于外,巧生于内,手随心转,法从手出。"

快是对正骨手法发力速度的要求,强调发力时要疾发疾收。首先,需要对发力时机作出判断,它主要依靠手下的感觉,一般在关节活动到极限位置而又没有明显阻力的时候发力;其次,术者无论采用哪一个部位发力,一般都是运用自身机制的等长收缩方式进行,极少有形体和关节大幅度的运动。另外,需要对发力时间和力的大小进行控制,不能过大过小。

以上四个方面应贯穿于每一个正骨手法操作的全过程,只有这样,才能确保手法的安全性和有效性。明代张介宾在《类经·官能》中告诫:"导引者,但欲运行气血而不欲有所伤也,故惟缓节柔筋而心和调者乃胜是任,其义可知。今见按摩之流,不知厉害,专用刚强手法,极力困人,开人关节,走人元气,莫此为甚。病者亦以谓法所当然,即有不堪,勉强忍受,多见强者致弱,弱者不起,非惟不能去病,而适以增害。用吾辈者,不可不慎。"

二、正骨手法操作要领

正骨手法即正骨八法。它是前人伟大智慧的结晶,至今仍有很高的实用价值。正骨八法在《医宗金鉴·正骨心法要旨》中归纳为"摸、接、端、提、推、拿、按、摩八法"。后经方先之、尚天裕等整理形成现代的骨折整复手法,即手摸心会、拔伸牵引、旋转屈伸、提按端挤、摇摆触碰、夹挤分骨、折顶回旋、按摩推拿。

1. 手摸心会　用手指指腹触摸骨折局部,并用心体会,手法由轻逐渐加重,由浅及深,从远到近了解骨折移位情况,是分离还是骨碎等,医师在头脑中要建立一个骨折移位的立体形象。虽然通过影像学检查可清楚地看到骨骼的形态,但影像学检查大多只能给人以平面的显示,而手摸心会有助于了解全貌,做到心中有数。因此,手摸心会是临床运用其他手法对证施治的先导手法。

2. 拔伸牵引　整复骨折的起始手法,由一人或数人持握骨折远近段,先使肢体在原来畸形的位置下,沿肢体纵轴方向对抗牵引,然后按照正骨步骤改变肢体方向,持续牵引以矫正肢体的短缩畸形,恢复肢体长度,为其他正骨手法的实施创造条件(图 3-2-1-1)。

3. 旋转屈伸　近侧骨折段位置不易改变,远端段因失去连续可以活动,故应用旋转、屈伸、外展、内收等方法,整复骨折断端的旋转或成角移位(图 3-2-1-2)。

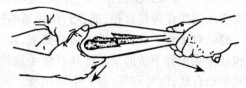

图 3-2-1-1　拔伸牵引

4. 提按端挤　用于整复骨折侧方移位的方法,古称捺正。骨折的侧方移位分为前后侧

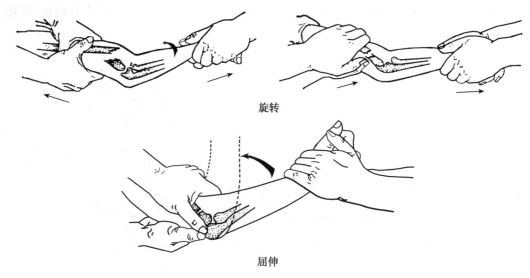

旋转

屈伸

图 3-2-1-2　旋转屈伸

移位和内外侧移位,前者用提按手法纠正,后者用端挤手法矫正。医者一只手固定骨折近端,另一只手握住骨折远段,或上下提按,或左右端挤(图 3-2-1-3)。

5. 摇摆触碰　用于横断、锯齿形骨折,可使骨折面紧密接触,增加复位的稳定。用双手固定骨折部,在助手维持牵引下,轻轻左右或上下方向摇摆骨折远端至骨擦音消失称摇摆

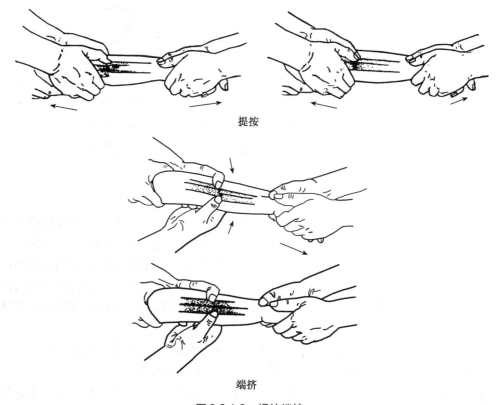

提按

端挤

图 3-2-1-3　提按端挤

法。触碰法可使骨折端紧密嵌插,医师一只手固定骨折部,另一只手轻轻叩击骨折远端(图3-2-1-4)。

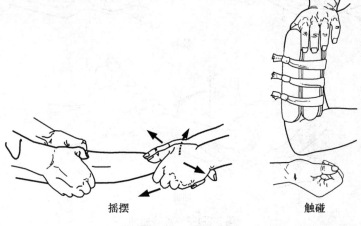

摇摆　　　　　　　　触碰

图 3-2-1-4　摇摆触碰

6. 夹挤分骨　用于矫正两骨并列部位骨折移位的手法,医者用两手拇指及食、中三指由骨折部的掌背侧对面挤捏或夹挤两骨间隙,使骨间膜紧张,靠拢的骨折断端便分开,远近骨折段相对稳定,并列的双骨折就能像单骨折一样一起复位(图3-2-1-5)。

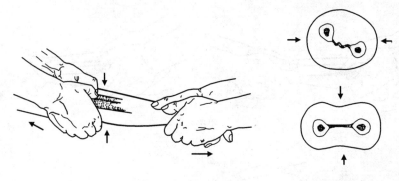

图 3-2-1-5　夹挤分骨

7. 折顶回旋　折顶法用于矫正肌肉丰厚部位的骨折,且较大的重叠移位仅靠拔伸牵引法不能矫正者。双拇指并列抵压骨折突出的一端,两手余指环抱骨折下陷的一端,用力挤按突出的一端使骨折处原有成角加大至30°~50°,当骨折端的骨皮质接近后,骤然用环抱的四指将远折端的成角伸直,进行反折,矫正畸形。回旋法用于矫正背向移位的斜形骨折、螺旋形骨折、软组织嵌入骨折。双手分别握住远近折端,按原来骨折移位方向逆向回旋,使断端相对(图3-2-1-6)。

8. 推拿按摩　本法是理筋手法在整复骨折时的具体运用,目的是骨折复位后调理骨折周围受损的筋络,但使用理筋手法时要轻柔,仅作为结束时的辅助性手法。

正骨手法的操作要求用力均匀,动作连贯,力量要稳重适当,切忌猛力、暴力。正骨复位最好是一次达到满意效果,避免多次反复整复,往往会加重局部软组织的损伤,使肿胀更加

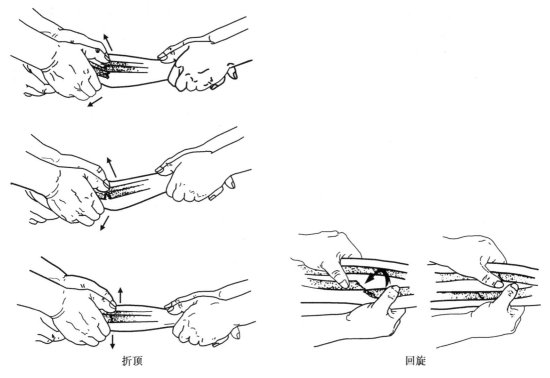

折顶

回旋

图 3-2-1-6　折顶回旋

严重,复位更加困难,而且有造成骨折愈合延迟、骨化性肌炎和关节僵硬的可能。

第二节　理 筋 手 法

理筋手法是采用摖、揉捻、点揉、点按、弹拨等,以达到放松局部肌肉痉挛、解除粘连作用的手法。"宗筋主束骨而利机关。"骨的损伤必然导致周围肌肉韧带等软组织的损伤,即筋伤。因此,对骨伤科疾病的治疗应遵循理筋与正骨并重的原则,甚至有时以理筋为主。如《伤科汇纂·上髎歌诀》云:"大抵脊筋离出位,至于骨缝裂开㗭,将筋按捺归原处,筋若宽舒病体轻。"认为当理筋回复原位,裂开的骨缝随之复位,肢体即感轻松舒适。在中医骨伤科大多疾病的治疗中,理筋手法与正骨手法应结合使用,以期达到"骨正筋柔,气血以流"的良好生理状态。

一、理筋手法的应用原则

理筋手法的种类较多,临床运用相当广泛,每一种手法都有其特定的技术要求,但一般认为所有手法必须符合轻巧、柔和、均匀、持久的基本原则,从而达到深透的作用效果。

1. 轻巧　轻,不仅指治疗手法的力量要轻,而且幅度要小。不使用粗暴的手法,使患者在心理上宜于接受。巧,巧妙,一方面是指手法运用要有技巧;另一方面是指会用"巧劲",医师利用熟练的技术,医患之间相互配合,用最小的力量达到治疗的目的。

2. 柔和　柔和是手法用力要柔和,不能粗暴、生硬,强调刚中有柔、柔中有刚,刚柔相济。手法的力量要根据患者病情,并结合医师自身功力运用。对新伤用力要轻,动作要缓,而陈旧伤则可逐步加重用力。对于体质较弱、病情较重的患者治疗时要徐徐用力,以能耐受为限。对于身体强壮、病情较轻的患者,用力时使患者感到患处有沉重感或酸痛,但能忍受即可。

3. 均匀　均匀一方面指手法的操作必须具有一定的节律性,不可时快时慢;另一方面指手法的作用力在一般情况下保持相对稳定,不可忽轻忽重。临床操作时应根据治疗对象、部位、疾病的性质不同,手法的轻重缓急也应有所不同。

4. 有力　有力是指手法必须具备一定力量、功力和技巧力。力量是基础,功力和技巧力需要通过功法训练和手法练习才能获得。在力的运用上须根据治疗对象、施治部位、病证虚实而灵活掌握。其基本原则是既保证治疗效果,又避免发生不良反应。

5. 深透　深透是指手法作用的最终效果不仅局限于体表,而且要达到深处的组织,使手法的效应能传到人体内部,包括脏腑。要做到这一点,必须保持上述 4 个方面的技术操作协调统一。首先,手法操作应具有一定的力量、功力和技巧力,一般都是采用逐渐加力的施力方式,同时富于节律性的变化,既要符合治疗的要求,又要通过一定时间的积累,最终达到"深透"的作用效果。

理筋手法在运用中必须在整体观念指导下辨证施治,遵循筋骨并重、内外兼治的原则,方可收到预期效果。

二、常用理筋手法操作要领

目前国内有文字记载的手法有上百种,这些手法多是各家流派不同经验的总结,但往往有些名称相同操作方法不同,或操作方法相同名称不同。现将常用理筋手法及作用归纳如下。

1. 滚法　手握空拳,以食、中、无名、小指四指的近端指间关节背侧的突起部发力,前臂做连续周期性内外旋转,并带动着力点在治疗部位上往复摆动的手法,称为滚法(图 3-2-2-1)。具有促进血液循环,舒筋通络,解痉通络,消除肌肉疲劳的作用。

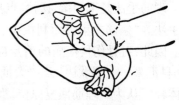

图 3-2-2-1　滚法

2. 推法　用指、掌或其他部位着力于人体一定部位或穴位上,做前后、上下、左右的直线或弧形推进,称为推法(图 3-2-2-2)。具有疏经通络,消瘀散结,活血止痛,缓解痉挛的作用。

3. 拿法　用拇指与食、中二指,或其余四指,或全掌缓慢地对称用力,将治疗部位夹持、提起,并同时捻搓揉捏的手法,称为拿法(图 3-2-2-3)。其中,拇指与食指着力者,称二指拿法;与食、中二指操作的,称三指拿法;与其余四指着力操作的,称五指拿法;以全掌着力操作,称握拿法,又称握法。具有疏通经络,解痉止痛,松解软组织粘连,解除疲劳的作用。

4. 按法　包括掌按法、拇指按法、肘按法(图 3-2-2-4)。

掌按法:以一手手掌置于施治部位,另一手手掌置于该掌之上,以掌发力,垂直于体表着力下按。

拇指按法:医者拇指伸直,其余四指自然弯曲,握虚拳状,拇指指间关节紧靠食指,以加

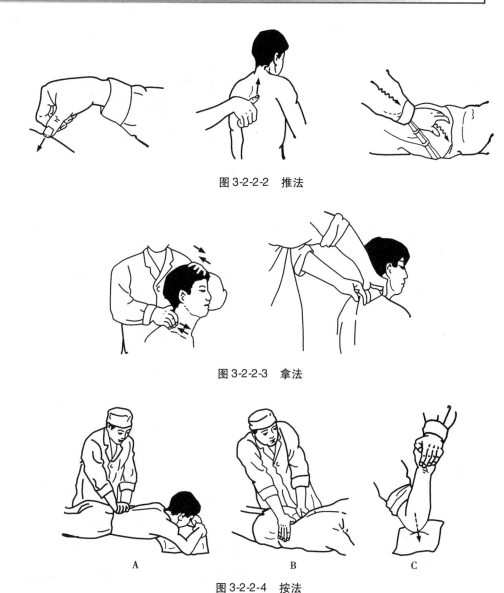

图3-2-2-2　推法

图3-2-2-3　拿法

A　　　　　　　　　　B　　　　　　　　　　C

图3-2-2-4　按法

强稳定性作用。

肘按法:以肘尖(肘关节尺骨鹰嘴突起部)着力,肘关节屈曲,手握拳,另一手按压拳背以助力,以肩关节为支点,利用身体上半部的重量,对所施部位进行垂直持续按压。

5. 摩法　术者用食、中、无名、小指指面或大鱼际肌腹或手掌面,着力于一定治疗部位,通过肩关节在前外方向的小幅度环转,使着力面在治疗部位做有节奏的环形平移摩擦的手法,称摩法(图3-2-2-5)。其中根据着力面,可分为指摩法、鱼际摩法与掌摩法。具有活血散瘀、消肿止痛的作用。

6. 点法　以指端着力,持续按压人体的穴位,即为点法,也称点穴(图3-2-2-6)。在点穴时也可瞬间用力点按人体的穴位。点穴时可单用拇指点,也可食指或食中指一起点按穴位。临床主要用于穴位或压痛点。

7. 击打法　本法是以拳、指或掌击打患处的方法(图3-2-2-7)。具有疏散筋骨,解痉镇

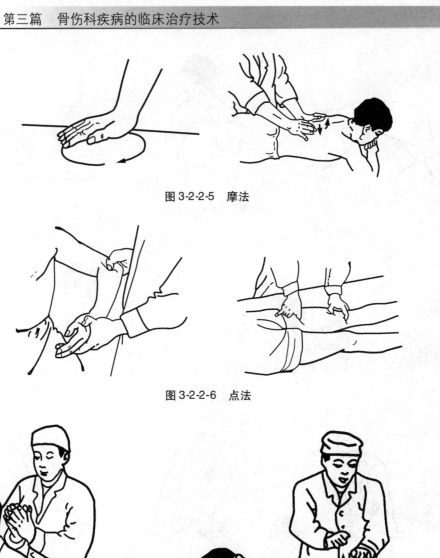

图 3-2-2-5　摩法

图 3-2-2-6　点法

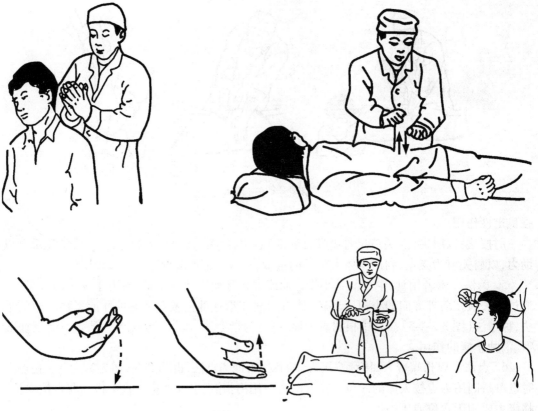

图 3-2-2-7　击打法

痛,消除疲劳的作用。拳击法以拳面、拳背、拳底有弹性地击打患者的体表,适用于背部、腰骶、下肢;掌根击法要手指微屈,腕略背伸,以掌根着力,有弹性、有节律地击打体表,适用于腰背部;侧击法为五指伸直分开,腕关节伸直,以手的尺侧(包括第5指和小鱼际)着力,双手交替有弹性、有节律地击打体表,也可两手相合,同时击打施治部位,适用于颈肩、腰背及下肢后侧。

8. 揉捻法　用大鱼际、掌根或指面于一定部位或某一穴位,做轻柔和缓的环旋运动,称为揉捻法(图3-2-2-8)。其作用力可达皮下组织,也可深达肌层,具有解痉镇痛、松解软组织粘连的作用。

9. 搓法　以双手掌置于肢体两侧面,相对用力做方向相反的来回快速搓揉;或以拇指尺侧面及食指桡侧面在患部搓动,称为搓法(图3-2-2-9)。具有疏通经络,行气活血,放松肌肉的作用。

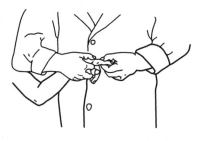

图3-2-2-8　揉捻法

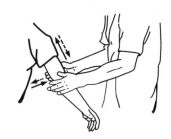

图3-2-2-9　搓法

10. 弹拨法　弹,是用拇指和食指指腹相对提捏肌肉或肌腱再迅速放开使之弹回的一种方法;拨,是以指端置于肌肉、肌腱等组织一侧,做与其走形垂直方向的滑动(图3-2-2-10)。二者常综合使用,具有舒筋活络、畅通气血、解除软组织粘连的作用。

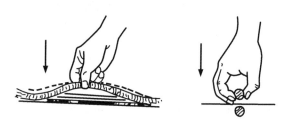

图3-2-2-10　弹拨法

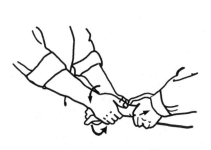
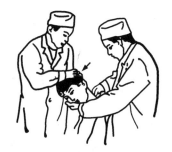

图3-2-2-11　摇法

11. 摇法　是以关节为轴,使肢体做环转运动的一种方法(图3-2-2-11)。具有舒筋活血,滑利关节,增强关节活动度等作用。

12. 抖法　用双手或单手握住患肢远端,轻轻用力做小幅度的上下连续颤动,使关节有疏松感,称为抖法(图3-2-2-12)。具有疏通经络,滑利关节的作用。

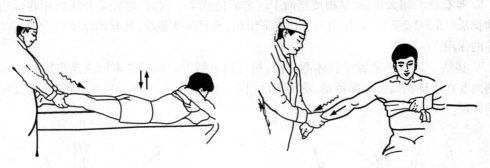

图3-2-2-12　抖法

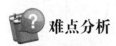

难点分析

手法治疗是骨伤科治病的关键手段之一,在临床上无论是骨折、脱位,还是筋伤都得到广泛应用。随着现代科技的发展,医学技术的进步,骨伤科手法存在的问题也逐渐呈现。首先,在手法的选择与具体运用方面基本都是以个人临床经验为主,缺乏科学的选用标准、规范的操作流程以及客观的疗效评估;其次,手法复位技术要求高,需要有扎实的解剖学知识、力学知识以及一定的临床经验,年轻的骨伤科医师短时间内往往难以掌握;再次,中医骨伤手法的传承主要靠学习者的努力和个人天赋,授课教师的水平直接决定了学生获得知识的多少,这极大地影响了中医正骨手法技术的传承和发扬。

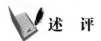

述　评

为了解决上述中医正骨手法遇到的问题,改变这种不利的局面,很多学者做了大量的研究工作,并取得了一定成绩和进展。

目前三维重建技术不断发展和普及,已广泛应用于医学领域。使用基于CT及MRI图像的三维重建技术作为一种无创性损伤检查方法,对关节脱位或骨折部位进行三维重建,可直接观察到骨折部位的三维模型并估算出断骨的相对角度和相对旋转方向。根据重建后的图像使用中医传统闭合复位手法进行复位,从而在手法闭合复位时更有目的性、准确性,避免了因盲目复位给患者带来的伤害,从而减少损伤、减少并发症。

近年来,国内的学者使用有限元分析技术对传统的手法、牵引疗法进行了研究,为中医正骨手法的学科发展注入了新的活力。将计算机有限元技术与传统的中医正骨手法相结合,利用有限元分析法研究脊柱疾病的手法治疗,通过模拟手法作用下,脊柱的拉伸、弯曲和扭转等各种情况,可以获得在不同手法作用下任意部位的变形、应力分布、应变等情况。将计算机技术、有限元分析方法与传统的中医正骨手法相结合,从形态学、生物力学方面对中医正骨手法进行研究,推测正骨手法的作用机制,为手法的研究提供了一个广阔的前景,也是近几年来新的研究方向。三维有限元分析法与腰椎生物力学相结合为研究正骨手法开辟了一条新的途径,为中医骨伤学科的发展注入了新的活力。

有学者结合虚拟现实技术,建立了虚拟中医正骨手法复位系统。该系统将传统的中医复位手法与虚拟现实技术、电子科学技术、计算机科学技术、模式识别技术以及信号处理方法等现代化技术科学而有效地结合起来。通过获取正骨操作过程中的各项信息与数据,诸如正骨复位运动状态中骨折远端的位置和位移大小、操作者施加力量的大小和方向、骨折远端相对近端的移位生理角度、模拟正骨手法操作的轨迹等,从而得出手法复位治疗的操作技巧,为正骨手法的操作规范提供标准。该系统可实现在虚拟现实环境下,逼真地展现正骨手法的基本操作手法、操作技巧和操作规范,真实体验操作感觉;不仅满足了临床医师术前制订医疗方案等临床科研需要,而且有利于培养临床实习医师或是学生掌握中医正骨手法的精髓;也解决了直接在骨折患者身上进行手法操作练习,增加患者痛苦或因错误操作而给患者带来新的损伤的问题。虚拟正骨手法系统的研究有利于中医正骨手法的传承和发扬,具有很高的应用价值。

多传感器信息融合技术在医学领域应用得较少,尤其是在骨伤领域应用尚少。结合现代先进的科学技术的优势,将中医抽象的问题科学化、数字化,实现中医的科学化发展。有学者基于信息融合技术初步设立了模拟正骨手法的数学模型,以获取上肢骨模型在运动过程中的物理量,进行状态估计和轨迹模拟。然后通过仿真验证了其有效性,为进一步研究虚拟正骨手法提供了相应的理论基础。该理论对上肢骨的状态估计表现出良好的性能,使其在实际应用中成为可能,具有较高的应用价值。

上述研究方法的应用为中医骨伤手法研究开辟了新的途径,为中医骨伤学科的发展注入了新的活力,并为中医正骨手法与现代医学接轨奠定坚实的理论基础,开启中医正骨手法治疗骨伤科损伤与疾病发展的新方向。

（陈朝晖）

第三章 固 定

固定是治疗损伤的一种措施,其主要目的在于维持骨折或脱位整复后的良好位置,防止骨折或脱位再次发生,保持损伤组织正常愈合。因此,在各类复位后必须予以固定。外固定和内固定是最常用的两类固定方法。外固定中包括夹板、石膏、牵引、外固定支架等;内固定中包括各类接骨板、螺丝钉、髓内针、钢丝等。

第一节 内 固 定

内固定是骨折复位后,再于骨折处用金属固定物来维持并稳定骨折复位的一种方法。虽然中西医结合骨伤科学中复位与外固定的技术正在不断提高,而且绝大部分骨折或脱位都能得到良好的固定,但这些方法仍不能处理一些复杂骨折以及合并损伤,不能取得较好的疗效。因此,切开复位内固定成为治疗此类疾病的主要方法之一。

一、适应证与禁忌证

1. 适应证 手法复位与外固定未能达到功能复位的标准;骨折断端有肌肉、肌腱、骨膜或神经血管等软组织嵌入或伴有脱位,手法复位失败;某些血液供应较差的骨折,闭合复位与外固定不能稳定和维持复位后的位置;有移位的关节内骨折,手法复位后仍有可能影响关节功能;撕脱性骨折,外固定难以维持其对位;骨折合并主要血管神经损伤,需要对神经、血管进行修复;开放性骨折后 6~8 小时创面污染较轻,清创彻底的允许进行内固定;多发性骨折和多段骨折,为预防并发症及便于患者早期功能活动;骨不连或骨折畸形愈合造成功能障碍者;骨折延迟愈合需要植骨者。

2. 禁忌证 全身情况不能耐受麻醉或手术创伤者;严重骨质疏松,内植入物不能达到内固定目的者;开放性骨折超过 8 小时,或虽在 8 小时以内,但创面污染较严重者;软组织或皮肤大块缺损未获修复者;骨髓炎或有活动性感染者。

二、内固定物的发展

伴随着接骨术的发展,临床使用的内固定物也有很大的进步,产生了一系列接骨板、螺丝钉或固定系统,主要包括以下几种类型:

1. 有限接触动力加压接骨板(limited-contact dynamic compression plate,LC-DCP) 这种

接骨板利用螺丝钉帽下的斜面和接骨板钉孔的"错配"关系,使螺丝钉在旋入过程中自动产生压力,加压骨折断端。且接骨板的截面呈倒梯形,与骨骼的接触面积减少约50%,有利于骨膜血管的长入。同时钉孔坡度也有所加大,利于螺丝钉的斜行置入(图3-3-1-1)。

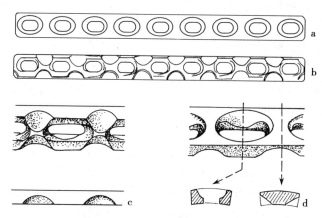

图3-3-1-1 有限接触动力加压接骨板
a. 正面观;b. 反面观(接触骨皮质面),有均匀分布的沟槽;c. 钉孔两端扩大之斜面,可允许螺钉倾斜40°;d. 钢板之横截面呈菱形,使钢板与骨皮质之接触面大大减少

2. 点状接触面内锁定接骨板(point-contact locking compression plate,PC-LCP) 即使有限接触接骨板仍可能因接触骨骼的部分而影响骨折愈合,而新型的PC-LCP将接骨板与骨骼的接触面进一步缩小,仅呈点状接触,螺丝钉只穿过一层皮质,螺丝钉帽通过特殊的自锁装置与接骨板的钉孔锁定。对与接骨板走行相同的骨骼损伤降低到最小程度,也可降低接骨板去除后再次发生骨折的危险(图3-3-1-2)。

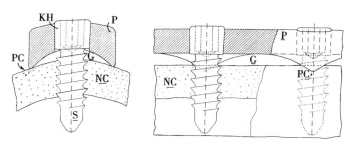

图3-3-1-2 点状接触面内锁定接骨板
(左)截面观,(右)侧面观
P. 钢板;S. 螺钉;KH. 锥形自锁螺钉帽;PC. 钢板与骨接触点;NC. 近侧骨皮质(只需穿过一层骨皮质);G. 钢板与骨之间空隙

3. 非接触桥接钢板(non-contact bridging,NCB) NCB系统将传统接骨板和锁定接骨板相结合。接骨板的解剖外形可用于骨块的间接复位、支撑,也可以用来加压或桥接。这类接骨板是多轴混合系统,螺钉打入接骨板后起到加压作用,再以锁定尾帽起到角稳定。近10年来,NCB系统表现出可靠的生物力学及临床效果,特别是在假体周围骨折上,表现非常优异。它联合了传统的多轴锁定技术和二期锁定技术。其缺点在于要求最薄的锁定尾帽,这

点可能会减少在大骨块上的应用。

4. 髓内钉(intramedullary nail,IM Nail)　髓内钉技术临床上已成为治疗有适应证的长骨干骨折的首选方法。优点在于骨折仅需闭合复位,不存在干扰骨折部位生物学环境的问题。以往髓内钉需要进行扩髓,扩髓过程中会造成髓腔内侧皮质血供的破坏,且扩髓增加髓内压,可能造成脂肪栓子由骨髓进入肺部,造成肺栓塞。而近年来,带锁髓内钉固定控制旋转和成角的能力优于无锁髓内钉,且由于不再强调扩髓是髓内钉固定的必要前提。另外,髓内钉治疗 Gustilo Ⅰ、Ⅱ型患者经临床证实疗效确切,感染率没有增高。

5. 微创内固定系统(less invasive stabilization system,LISS)　AO 微创内固定系统基于微创接骨技术(minimally invasive plate osteosynthesis,MIPO)基础上,吸取了交锁髓内钉技术和生物学接骨技术的优点而发展起来的一种新型内固定系统。目前,LISS 接骨系统治疗股骨远端骨折和胫骨近端骨折运用成熟。其钢板钉孔与螺丝钉帽自锁且方向唯一,固定后钢板可不贴附于骨表面,因此又可以理解为内置的外固定架。最新型的 LISS 钢板在一端甚至可置入万向型钉孔,术者可自由调节置入股骨远端或胫骨近端的螺丝钉方向,增加了骨折复位后接骨板对骨折块的支撑及把持能力。同时由于方向可调,已有大量报道证实倒置 LISS 接骨系统可用于治疗股骨近端各类骨折。应用 MIPO 较传统接骨板固定技术对骨折部位的穿支动脉和滋养血管损伤小,钢板上的螺丝钉密度明显降低,能避免接骨板应力遮挡作用,可促进骨折愈合。

6. 可吸收内植入物(absorbable internal fixation,AIF)　包括可吸收螺丝钉、接骨板、髓内钉等,采用新型复合材料组成,既有一定韧性,也具有可吸收性,对局部骨矿化和修复起着促进作用,同时也能免除患者二次手术痛苦。

7. 螺丝钉(screw)　少数骨折单纯使用螺丝钉就可达到稳定的固定效果,如内踝骨折、股骨颈骨折,下胫腓关节分离。骨干的长斜形骨折和螺旋形骨折也可使用数枚螺丝钉固定。但横形或短斜形骨折仍需配合接骨板固定。

三、接骨理论

1. 骨折愈合方式　1949 年,Denis 实验发现运用产生轴向加压作用的钢板固定骨折,骨折愈合时 X 线片上不会发现骨痂。骨折的愈合是以哈弗管系统连接来实现,因此又称之为原始骨愈合,即Ⅰ期愈合。如果没有这类轴向加压的固定,骨折断端留有一定的间隙,骨折的愈合主要依靠断端血肿机化、骨痂形成及塑形来实现,即Ⅱ期愈合。

2. 接骨理论演变　1958 年,Maurice Müller 等成立了内固定研究会(Arbeitsgemeinschaft für Osteosynthesefragen),即 AO 组织;后称为 Association for study of internal fixation,即 ASIF。组织的目的在于研究骨折内固定的基本原理和方法。早期 AO 理论认为骨痂的出现是内固定的失败,是内固定不稳定的表现。因此,AO/ASIF 组织提出骨折治疗中必须解剖复位、坚强固定、保护血运及早期功能锻炼四大原则。但是 AO 原则指导下,临床治疗骨折后发现其失败率越来越高,这种理论有着明显的缺陷。由于太强调解剖复位和坚强的固定,不得不造成手术中骨折断端的血运破坏非常明显,术后骨折愈合偏慢,而且感染率也很高。接骨板加压后使骨折处骨皮质萎缩,取出接骨板后非常容易再次发生骨折。

此后 AO/ASIF 组织根据生物学原理提出了新的内固定原则,以适当复位、适当固定取代原先原则中的解剖复位和坚强固定。不再强调解剖复位下的Ⅰ期愈合,而是提倡对骨折进行适当固定,强调对骨折断端血运的保护,实现骨折的Ⅱ期愈合。由于新的理论重视骨折部位的生物学环境,因此又称为生物接骨(biological osteosynthesis)理论——BO理论。临床中,根据新理论指导,内固定治疗失败率明显降低。

四、内固定的要求

1. **材料** 随着生物材料科技以及加工工艺的发展,内固定物渐渐摆脱人体组织兼容性差、机械强度等以往内固定物表现出的不足、设计加工工艺低劣的不足等问题。目前,常用的接骨板材料包括镍钼不锈钢、钴合金钢、钛合金钢、钴铬钼合金钢等。虽然这些金属材料都可以作为内固定物使用,但在选择材料时注意,当使用一件以上金属内固定材料时,其成分必须相同,否则可因不同金属之间的电位差发生电解腐蚀,影响固定强度。同时内固定物置入操作时要保证材料光洁度,尽量不折弯变性,否则在金属内部也易发生电解腐蚀。

根据手术部位、骨折类型和内固定术式的不同,选择相应的内固定器材。常用的有螺丝钉、接骨板、髓内针(钉)、不锈钢丝、骨圆针、空心钉,以及脊柱前后路内固定器材等。

2. **骨折复位** 近年来,骨折治疗向着微创治疗方向不断发展,摒弃原先对各类组织的大量损伤和刺激。骨折微创治疗是以最小的侵袭和最少的生理干扰达到骨折复位固定的一种骨科治疗技术。骨折微创指导下术者远离骨折部位进行复位,减少内固定物与骨的接触面,保护骨折部位血供,同时使用生物相容性好的内固定物,并尽可能减少手术时间。

间接复位是实现骨折微创治疗的重要方法,其能充分保护骨折断端血运。通过牵开器进行复位,或者也可以利用内固定物复位,如髓内钉配合阻挡钉进行复位。若钢板经过适当塑形或使用解剖型钢板,也可以用来复位。间接复位的目的在于恢复干骺端和骨干的长度、旋转和力线即可,而不需要追求解剖复位。

当然关节内骨折的复位原则不同于干骺端和骨干骨折,由于关节软骨生长的生理特点,创伤性关节炎的发生往往是由于关节面内的移位没有得到良好的复位,因而关节内骨折仍要求解剖复位和坚强固定。

3. **弹性固定准则** 根据生物力学原理提出的骨折治疗准则称为弹性固定准则。弹性固定准则是骨愈合规律的准则,也是衡量骨折内固定物优劣、设计及改进内固定物的依据。其主要包含稳定固定、非功能替代、断端生理应力三方面。

(1)稳定固定:是指将复位后的骨折近远端与内固定物所构成的几何体系不发生变化。良好的固定物既能保证骨折近远端与内固定物构成几何体系但又不附带其他结构,同时这种几何体系能为整个伤肢功能活动创造条件。稳定的概念包括了绝对稳定固定和相对稳定固定。在功能负荷下,骨折断端无活动的称为绝对稳定,而具有相对位移的则是相对稳定。绝对稳定固定要求骨折断端必须解剖复位以产生最大的摩擦力,固定使骨折块之间加压产生预负荷。绝对稳定固定减小了骨折处的应变能力,使骨折愈合无外骨痂生成。除了前文关节内骨折必须采用绝对稳定固定外,简单的骨干骨折也须此类固定。而相对稳定固定下,骨折通过骨折断端的相对活动促使骨折通过外骨痂愈合,并能在活动过程中仍能保持令人满意的复位。当软组织条件不允许、关节外骨折和无法达到绝对稳定骨折的情况下,如多骨折块的骨干或干骺端骨折时,须采用相对稳定固定的方法。

(2)非功能替代:骨组织的重建、骨折的愈合是一个不断生长和吸收的动态过程,无论哪一方面过于增加都会导致新生骨组织变得脆弱。研究发现,应力增加和减低影响着骨组织的生长和吸收。对于骨重建来说,有一定的应力范围,促使两者之间保持互相平衡。因此,骨组织在几何形式、空间结构、强度分布、密度分布以及成分分布上都与应力相适应。骨折后,坚强固定使骨折端功能被内固定物所替代,骨组织重建是非适应性的。因此,内固定物需要为固定下的骨折断端创造有利的环境和条件以促进断端能形成与其他骨组织相适应的新骨,并恢复骨原有的正常功能。

(3)断端生理应力:骨折愈合速度与其断端承受的恒定或间断的应力水平有关。恒定的应力多由内固定加压产生,它可增加骨折断端的接触面摩擦力,增加稳定性,减少断端两侧骨细胞生长爬行的距离;间断的应力由功能锻炼和肌肉内在动力产生,它可促进局部血液循环,刺激骨折断端新生骨细胞增长。骨愈合时的应力以间断性应力为主。

有时同一骨折平面内可同时存在绝对稳定和相对稳定的区域,为了达到骨折愈合,只有在弹性固定条件下才能实现。弹性固定下的生理应力观点在中西医结合治疗骨折中已得到广泛运用,但由于其复杂性,仍需生物力学理论和更多的临床实践和实验去不断完善。

第二节 外 固 定

外固定是利用适当的固定材料或器材以非创伤或微小创伤的方式,在身体外面对身体局部或全部进行的完全或部分制动式固定,是对骨骼、关节和软组织创伤、疾病及畸形进行治疗或辅助治疗的一种方式。外固定是通过局部的坚强而稳定的固定和尽可能短时间的制动,营造出有利于骨骼、肌腱、韧带、血管、神经等各种软组织修复的环境,还能控制创面,保证肢体长度均衡,并促使肢体在不影响组织修复的情况下尽早进行主被动活动锻炼。同时,外固定还能作为手术切开复位内固定的辅助治疗措施。

一、夹板固定

1. 材料及机制 夹板固定采用柳木板、竹板、杉树皮、纸板等,根据肢体的形态加以塑形,制成适用于伤肢各部位的夹板,并用扎带系缚和固定垫来维持复位后的位置。其固定理念以肢体功能为主,利用扎带对夹板的约束力、固定垫防止或矫正骨折断端成角畸形和侧方移位的效应力,以及肢体肌肉收缩活动所产生的内在动力,来克服移位因素,使骨折断端维持稳定。

2. 适应证和禁忌证

(1)适应证:①四肢闭合性骨折;②股骨干骨折因肌肉发达、收缩力大需配合持续牵引;③关节内或近关节内骨折经手法整复成功者;④四肢开放性骨折,创面小或经处理闭合伤口者;⑤陈旧性四肢骨折可运用手法整复者。

(2)禁忌证:①较严重的开放性骨折;②难以整复的关节内骨折;③确实难以固定的骨折,如髌骨、股骨颈和躯干部骨折等;④肢体肿胀并伴有水疱者;⑤伤肢远端脉搏微弱,末梢血运较差,或伴有动静脉损伤者。

3. 固定垫与扎带的要求

(1)固定垫:需要放在夹板与皮肤之间,利用其产生的压力和杠杆力,使骨折断端在复位后能维持良好的位置。应根据骨折的部位、类型及移位情况而定固定垫的形态、厚薄和大小。

（2）扎带：用于束缚夹板，其松紧度要适宜。临床上常用宽1～2cm布带，将夹板安置后，依次捆扎中间、远端、近端，缠绕两周后于夹板前侧或外侧打活结。捆扎后要求能提起扎带在夹板上下移动1cm。

4. 注意事项

（1）抬高患肢，促进肿胀消退。

（2）密切观察伤肢血运情况，若发现肢体存在缺血坏死的症状则应及时处理。

（3）询问患者有无骨骼突出处的疼痛，预防压迫性溃疡的发生。

（4）经常调节扎带松紧度，以保证1cm的正常移动度。

（5）定期进行X线检查，如发现骨折再次移位则应及时处理。

（6）指导患者进行合理的功能锻炼，并告知注意事项。

5. 固定时间 夹板固定时间的长短应根据骨折具体情况而定，达到骨折临床愈合的标准后，才能解除夹板固定。

二、石膏固定

1. 材料及特点 石膏是由天然结晶硫酸钙经煅制而成，研末成细粉状。石膏粉在吸水后变成结晶石膏而凝固，体积可膨胀约500倍。凝固过程中石膏可塑性强、凝固后坚固牢靠，因而用于固定伤肢、维持伤肢位置、保护伤肢避免损伤。

2. 有衬垫石膏与无衬垫石膏 有衬垫石膏将整个肢体先用棉花或棉纸自上而下包裹，然后外面包石膏绷带。固定效果较差，多用于手术后固定。无衬垫石膏仅需在骨骼突出处放置衬垫，其固定效果好，但石膏绷带与皮肤直接接触，可能造成伤肢血液循环受影响或压伤皮肤。

3. 注意事项

（1）石膏固定后使用电吹风或其他办法可缩短其定形时间。

（2）石膏定形之前应尽量减少搬运患者，注意勿使石膏折断或变形。

（3）抬高伤肢以促进肿胀消除。

（4）注意观察肢体远端的血运、肤色、肤温、肿胀、感觉及运动情况，若有发生异常应及时调整石膏。

（5）术后伤口渗血浸透或患者尿液、粪便污染石膏，需要及时处理。

（6）伤肢肿胀消退后，应及时更换石膏以免石膏松动。

（7）注意天热时对包扎大型石膏患者的通风情况，防止中暑。天冷时注意石膏部位保温。

（8）根据病情应鼓励患者做石膏内肌肉的收缩活动，预防失用性肌肉萎缩。

4. 固定时间 长时间石膏固定可引起关节僵硬、肌肉萎缩，甚至严重的功能障碍；而短时间固定又无法起到固定的效果。近年来石膏固定的方式和范围趋向小型化，不同部位骨折脱位所需要的固定时间也不尽相同，一般以骨折脱位愈合时间为准，通常需要结合患者年龄、营养状况及影像学检查结果来确定。

无论夹板或是石膏固定，只有在骨折达到临床愈合时，方可拆除。骨折临床愈合标准为：①局部无压痛及纵向叩击痛。②局部无异常活动。③X线片显示骨折处有连续性骨痂，骨折线已模糊。④拆除外固定后,如上肢能向前平举 1kg 重物持续达 1 分钟;如下肢能不扶拐平地连续行走 3 分钟,并不少于 30 步;连续观察 2 周骨折处不变形。检查肢体异常活动和肢体负重情况时应予慎重,不宜在拆除外固定后立即进行。

5. 新型外固定材料

(1) 低温热塑夹板:是一种特殊合成的高分子聚酯,经过一系列物理、化学的方法处理而成的新型外固定材料。特点是不吸收射线、低温加热软化后具有良好的塑形性和特有的形状记忆性。如果对塑形不满意,可以进行二次加热或者局部加热以达到再次塑形的目的。同时这种高分子聚酯材料上可以置入网眼,增加成形后皮肤的通气性,达到散热、排汗的目的。加热后还具有粘接的功能,能使医师对间断和缺损的材料进行任意粘接。

(2) 高分子绷带:高分子绷带作为石膏绷带的新型替代产品,其最大的特点是轻便、透气、使用方便,并且具有超长的保质期,数月内都不容易硬化。同时也避免了石膏绷带不防水、使用寿命短、强度脆的不足之处。

表 3-3-2-1　常见外固定材料性能对比

外固定材料	制作难易	能否拆卸	防水性	自重	使用寿命	X线衰减	与患处吻合	重复使用	患处适用性	强度	价格
小夹板	不方便	可	可	重	长	强	差	可	有局限	高	低
石膏绷带	较方便	不可	不可	较重	短	强	可	不可	任意	脆弱	低
低温热塑夹板	一般	不可	不可	轻	长	弱	可	较难	有局限	高	高
高分子绷带	较方便	不可	可	轻	长	弱	可	不可	可用于较大患处	较高	高

三、牵引固定

1. 材料及机制　牵引是通过牵引装置,以悬垂的重量为牵引力,身体重量为反牵引力达到整复骨折、脱位等作用,也是对某些病术前组织松解和术后制动的一种疗法。根据患者年龄、体质、骨折的部位和类型,可选用不同的牵引装置。目前,常用的牵引装置包括皮肤牵引、骨牵引和布托牵引。

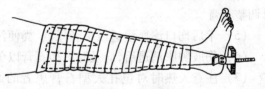

图 3-3-2-1　皮肤牵引

2. 皮肤牵引　皮肤牵引通过对皮肤的牵拉而使力作用于患处(图 3-3-2-1)。皮肤牵引对伤肢无损伤,痛苦少,无穿针感染等危险。

(1) 适应证和禁忌证

1) 适应证:需要对骨折进行牵引,但不需要强力牵引或不适用骨骼牵引者。

2) 禁忌证:①皮肤对胶布过敏;②皮肤有损伤或者炎症者;③肢体血运障碍;④骨折严重错位需要强力牵引者。

(2) 注意事项:需要经常检查牵引重量是否合适,过重容易使胶布滑脱或引起皮肤水疱,并密切观察伤肢血运及肢体活动情况。

3. 骨牵引　骨牵引利用钢针或牵引钳穿过骨质,使力直接抵达损伤部位(图 3-3-2-2)。骨牵引可承受较大的牵引重量,能有效克服肌肉紧张。同时牵引后便于检查伤肢,不会对皮肤产生压迫牵拉。但钢针直接穿入骨质,对操作和护理等要求严格,也会对穿针部位的关节囊和血管、神经造成一定的损伤。由于骨牵引易损伤骨骺,故儿童应避免采用骨牵引。

（1）适应证和禁忌证

1）适应证:①成人肌肉发达处骨折;②不稳定骨折、开放性骨折;③骨盆骨折、髋臼骨折及髋关节脱位;④颈椎骨折与脱位;⑤皮肤牵引无法实施的短小管状骨骨折;⑥围手术期准备。

2）禁忌证:①穿针处有炎症或开放创伤污染严重者;②牵引部位骨骼有病变或严重骨质疏松者;③牵引局部需要切开复位者。

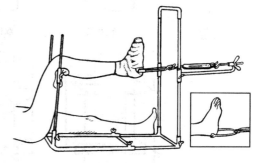

图 3-3-2-2　骨牵引

（2）注意事项:①牵引装置安装后要减去牵引针两端多余部分或套上保护瓶,以防针尖的损害;②注意牵引针两端有无阻挡;③隔日对牵引针眼处消毒,预防感染;④注意牵引针有无将皮肤拉豁;⑤注意肢体有无压迫性溃疡;⑥注意肢体运动情况及有无肢体血运障碍;⑦鼓励患者活动牵引部位邻近关节,进行肌肉运动和关节锻炼;⑧牵引后必要时行 X 线检查以了解骨折对位及畸形纠正情况,并根据情况调整牵引重量或方向。

4. 布托牵引　布托牵引是采用厚布或皮革按局部体型制成兜托以固定患处并牵引的方法。主要有以下几种:①颌枕带牵引,用于无截瘫的颈椎骨折、脱位或颈椎退行性疾病;②骨盆悬吊牵引,适用于耻骨联合分离、骨盆环骨折、髂骨翼骨折向外侧移位、骶髂关节分离等;③骨盆牵引带牵引,适用于腰椎退行性疾病、腰椎小关节紊乱症等。

5. 固定时间　牵引固定时间的长短应根据骨折脱位的具体情况而定,达到骨折临床愈合的标准后,才能解除夹板固定。若是用于围手术期术前准备,则需要固定至手术前。

四、外固定架固定

外固定架固定是将骨圆针或螺丝钉钻入骨折两端后,在皮肤通过固定杆连接的一种治疗方式,利用物理调节使骨折两端达到良好对位和固定。外固定架的固定螺丝钉远离骨折部位,不会干扰骨折断端(图 3-3-2-3)。外固定手术操作简单,如在固定胫骨开放性骨折时,外固定架的固定螺丝钉可以放置在远离伤口的部位,有利于创面的修复,因此它可用于开放性骨折、多发性骨折、骨不连以及肢体短缩的骨骺延长等。

1. 类型与特点

（1）单边架(unilateral fixator):作为最简单的外固定架,单边架在骨折近远端的一侧各穿入一组钢针,穿过两侧骨皮质而不穿过对侧的软组织。单边架结实而又轻巧,可对骨折两端起到加压或者牵拉的作用。新一代的单边架针对松质骨和皮质骨采用不同的钢针,钢针不易滑出。单边架进针方向要求低,结构简单,操作方便,对于组织损伤小。其缺点在于抗旋转和抗屈伸能力不足,但可以通过非平行进针和牢固的针杆固定装置来克服。

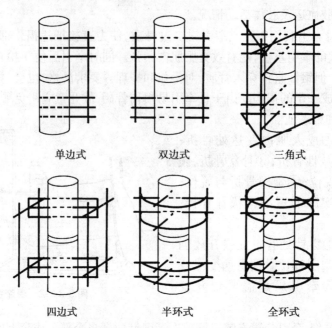

单边式　　　　　　　　双边式　　　　　　　　三角式

四边式　　　　　　　　半环式　　　　　　　　全环式

图3-3-2-3　各类型外固定支架

（2）双边架（bilateral fixator）：双边架是两组钢针穿过两侧骨皮质和软组织，较单边架更加牢固。但由于是单平面外固定架，仍不能抗旋转和屈伸。且穿针技术要求高于单边架。

（3）环形架（ring fixator）：环形架包括半环形、全环形和三角形外固定架，均属于多平面外固定架。多平面外固定架不会发生旋转。但由于结构复杂、体积较大而造成医师安装困难、患者携带不便、护理不便等问题。大量的连接杆和钢针也会产生强大的应力遮挡效应，影响骨折愈合。但环形外固定架有其特殊的治疗作用，如在节段性骨缺损，尤其是合并感染的节段性骨缺损的治疗。利用Ilizarov骨搬移技术，术者可完全切除感染的骨段后再从骨缺损的近端截骨，利用牵引成骨的原理进行骨搬移，能一次性治疗骨感染和骨缺损。应用环形外固定架逐渐牵引软组织，可矫正关节挛缩畸形。配合截骨术还能矫正骨干的轴向畸形，而不需要植骨。近年来，环形外固定架不断改进，如半环式槽式固定架，安装后上肢可平放于床上，更便于护理实施。

（4）组合支架（hybrid fixator）：临床中使用的外固定架除了经典的Ilizarov环形架、Orthofix单边架外，还有将两者的优点相结合，专门用于治疗干骺端骨折的Hybrid架。带关节外固定架治疗关节内骨折，在提供固定骨折的同时，还允许关节适度的活动，实现动静结合，能起到独特的治疗效果。

2. 适应证与禁忌证

（1）适应证：①严重开放性骨折伴有广泛的软组织损伤或合并感染者；②四肢各种不稳定新鲜骨折和软组织损伤、肿胀严重的骨折；③骨折延迟愈合或不愈合；④下肢短缩需延长者；⑤多发性骨折或骨折术后需要多次搬动的患者；⑥关节融合术、畸形矫正术后。

（2）禁忌证：外固定架在骨科领域应用极其广泛，创伤、骨病、矫形、手外科、小儿骨科、显微外科等都能使用外固定架，因而禁忌证较少。即使一种外固定架不能适用，往往可以使用另外一种外固定架替代或弥补。对于有严重的软组织损伤（如血管、神经损伤）或置针部位皮肤存在感染者,应禁用外固定架。

3. 注意事项　①每天需要检查钢针在固定处有无松动;②经常检查并保护好针道口;③根据骨折和固定情况决定是否早期下地负重或不负重行走;④若针道已有感染,应扩大针孔引流,并加用抗生素。

四、新型接骨理论

与内固定接骨理论相似,外固定的使用中,也贯彻了弹性固定的原则。外固定架可以利用骨对应力的适应性,调整骨组织的生长与吸收,促进骨折愈合,完成对肢体功能的重建。中西医结合骨伤科学认为骨折早期需要坚强固定,中期需有轴向和综合应力刺激的弹性固定,后期则需要平衡固定。外固定架的可调节性特点正符合骨折三期对应力刺激的不同需求。

夹板固定较石膏固定允许骨折上下关节的活动,有利于断端对合和施加应力刺激,促进愈合,达到动静结合的骨折治疗原则。夹板及夹板带作为骨折固定历来有着悠久的历史。公元4世纪葛洪所著《肘后备急方》中首次推荐使用竹板固定骨折。唐代蔺道人所著《仙授理伤续断秘方》提出以手法整复为主,杉树皮夹板固定与关节活动相结合,内服外用药物治疗骨折的方法,体现了整体观念、筋骨并重、动静结合、内外兼治的治疗思想。近代由我国著名骨伤科专家尚天裕等结合中西医关于骨折愈合及固定的基本理论,应用现代科学技术和方法,提出骨折治疗中动与静、筋与骨、内与外、人与物的四对矛盾。中国接骨(Chinese osteosynthesis)理论——CO理论则是基于以动静结合的原则而形成的新型接骨理论,其重视骨与软组织双重修复,兼顾全身与局部,把功能锻炼和有限微创手术看作是骨折治疗的重要手段。以动静结合为例,固定应该从肢体可以活动为目的出发,而又应以不能干扰骨折部位的固定为限,有效的固定是肢体赖以活动的基础,而合理的活动又是加强固定的必要条件。

随着中国接骨理论以及技术研究的深入,通过基础医学、生物力学、机械工程学等基础和技术研究认为:治疗骨折需要顺乎自然、合乎生理、符合生物力学、适应骨组织生物性能。骨组织有强大的再生和塑形能力,治疗骨折应为患者创造有利条件,而非干扰和破坏骨组织的自身修复能力和赖以生存的血液供应。CO理论的骨折也遵循Ⅱ期愈合方式,但伴有大量外骨痂形成,这也是CO理论区别于AO理论和BO理论的不同之处。目前,我国存在着中西医治疗骨折两种理论概念——AO理论和CO理论,两大理论之间有其相通性、互补性。临床骨伤科医师应集各家之所长,发挥中西医双方各自的优势,取长补短。

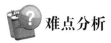 **难点分析**

根据不同部位骨折的类型和特点以及创伤造成的软组织条件,选择合适的、合理的符合骨折愈合生物环境需要的整复方式和外固定或内固定器材,考验着每位临床医师对骨折愈合理论运用的熟悉程度。既有的一些骨折固定理论有着其优势与不足,今后需要进一步研究以完善。

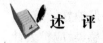 **述　评**

　　目前骨折的治疗方法多种多样,骨折的治疗标准也逐渐提高。但是遵循生物力学的原理和观点进行骨折治疗是目前学术界意见较为统一的。理想的骨折固定方法是:维持骨折的稳定对位直至骨折愈合,适合不同愈合时期骨折断端应力状态的需要,不干扰或最小干扰骨折处的髓内、髓外血运,患者在治疗期间能过着正常人的生活,骨折愈合与功能恢复并进。

（莫　文）

参 考 文 献

1. Gerber C,Mast Jw,Ganz R. Biological internal fixation of fractures[J]. Arch Orthop Trauma Surg,1990,109(6):295-303.
2. 王亦慈,周志道. 微创意识与微创技术[J]. 中华创伤杂志,2005,21(2):81-83.
3. 罗从凤,姜锐,曾炳芳. 应用微创内固定系统治疗胫骨近端骨折[J]. 中华创伤骨科杂志,2005,7(12):1124-1127.

第四章 练 功

练功疗法又叫功能锻炼,古称"导引",是通过肢体运动来防治疾病、增进健康的一种有效方法。练功疗法是中医骨伤科的重要治疗手段之一,对骨与关节损伤和骨疾病手术后康复有很好的促进作用。导引起源于唐尧时代,发展于春秋战国。练功疗法在发展过程中,以中医理论为基础,吸收了道家、儒家、佛教以及民间广为流传的有益于身心健康的锻炼功法和理论,不断得到充实、发展,为人民的健康事业作出了很大贡献。骨伤科常用的练功方法主要以"易筋经""少林内功""五禽戏""八段锦"等为主。

第一节 常用练功疗法

一、五禽戏

五禽戏是东汉名医华佗依据运动养生原理,模仿虎、鹿、熊、猿、鸟5种动物神态与动作,把肢体运动和呼吸吐纳有机结合起来的健身功法。华佗依据中医学阴阳五行、脏腑经络、气血津液理论,观察多种不同禽兽的活动姿态,在总结了前人模仿鸟兽动作以锻炼身体的传统做法基础上,创编了一套保健功法,包括虎、鹿、熊、猿、鸟的动作和姿态,也就是五禽戏,是中国古代养生健身功法之一。"华佗五禽戏"流传于世1800余年,经过历朝历代的变迁,到现在已发展演化出20多种不同版本。作为中国最早的具有完整功法的仿生医疗健身体操,五禽戏对后世的导引、八段锦,乃至气功、武术均有一定影响。它通过在不同意境下的心理调节转换;运用前俯、后仰、侧屈、拧转等不同方式的运动,牵拉上、下肢各关节韧带和肌肉;通过多种方式控制气息,调畅气机,使周身形、气、神浑然一体,协调健康发展。五禽戏动作仿效虎之威猛、鹿之安舒、熊之沉稳、猿之灵巧、鸟之轻捷,力求蕴含五禽的神韵,具有五禽象形特征,具有防病、祛病、健身、益寿的功用,开创了世界体育医疗的先河(图3-4-1-1)。

二、八段锦

八段锦渊源于南朝梁代,形成于宋代,是形体活动与呼吸运动相结合的健身法。在养神、炼形、疏畅筋节血脉等健身方面具有很好的效果。因由8种不同动作组成,故名八段锦

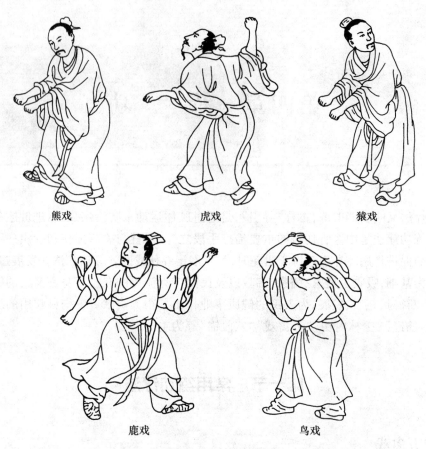

熊戏　　　　　　　　虎戏　　　　　　　　猿戏

鹿戏　　　　　　　　鸟戏

图 3-4-1-1　五禽戏

（图 3-4-1-2）。八段锦的"八"字，不光是单指段、节和 8 个动作，另寓深意更是表示其功法有多种要素，相互制约，相互联系，循环运转。

　　八段锦并有坐势、立势，静、动之分，近代广泛流传及最有影响的动功八段锦套路，是在清光绪年间定型和定名的。因为八段锦在民间流传已有 800 余年，现代的八段锦在内容与名称上均有所改变，期间功法和歌诀亦有较大的变化。八段锦每一式的歌诀都与预防疾病，调理脏腑相联系，并且在动作的选择上都是已被传统健身术证明行之有效的，每式的练习都要求上下肢的协调配合，动作柔和，不用僵劲，并且在整个过程中做到连贯自然。健身气功八段锦从编创的基本思路上遵从气功锻炼的固有规律，重视"意""气""形"的综合锻炼和体现"天人合一"的思路内涵。整套功法在传统的 8 个动作的基础上，增加了预备势和收势，使套路更加完善规范，符合人体运动规律，便于群众掌握习练。该功法运动强度和动作编排次序符合运动学和生理学规律，属有氧运动，安全可靠，具有"柔和缓慢，圆活连贯；松紧结合，动静相兼；神与形合，气寓其中"的特点。由于立势八段锦更便于群众习练，故流传甚广。

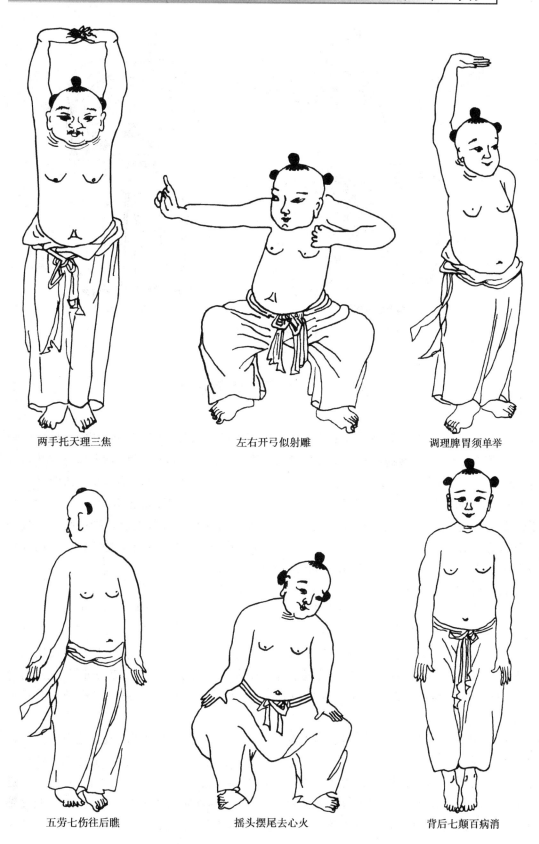

两手托天理三焦　　　　左右开弓似射雕　　　　调理脾胃须单举

五劳七伤往后瞧　　　　摇头摆尾去心火　　　　背后七颠百病消

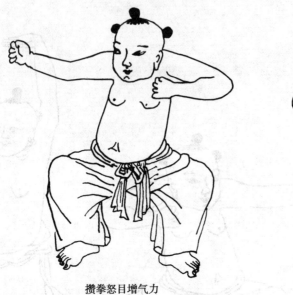
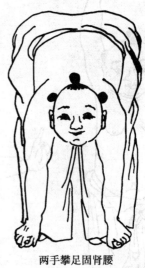

攒拳怒目增气力　　　　　　　　　　　两手攀足固肾腰

图 3-4-1-2　八段锦

第二节　练功疗法的作用

　　中医骨伤科疾病包括落枕、颈椎病、急性腰扭伤、腰肌劳损、腰椎间盘突出症、腰椎椎管狭窄症等常见病症,这些病症临床常见且发病趋势年轻化,采用对应的练功式式可有效对其进行防治。《黄帝内经》云:"不治已病治未病,不治已乱治未乱。"这明确表明了治疗过程中"防重于治"的重要性。对于骨伤科疾病,骨伤科医师同样主张"不治已病治未病"。常见骨伤疾病的练功治疗已形成较为固定的套路动作,便于骨伤科医师掌握及传授患有不同骨伤疾病的患者练功治疗,进而减少治疗中的失误,提高疗效,使患者尽快康复痊愈。骨伤练功是促进骨伤愈合与功能恢复同时并进的理想而有效的措施。

　　1. 易筋经对人体的作用

　　(1) 易筋经对运动系统的功效:易筋经运动在练拳的整个过程中肌肉和关节在多种角度下完成一系列近于静力性的等张练习,并且易筋经的动作又以较慢的速度进行,因此膝部屈伸肌群的负担较大,长期练习能发展下肢骨骼的支撑力和肌肉体积,从而增加下肢肌肉力量和耐力,保持平衡和稳定。经常进行易筋经运动有助于减缓老年骨质疏松进程,尤其对脊柱和股骨等负重骨骼的效果明显。此外,易筋经运动可改善肌力,对减缓骨质疏松有反馈作用。

　　(2) 易筋经对中枢神经系统的影响:易筋经运动对神经系统功能的改善起着重要的作用。易筋经运动中很注重"以心行气""以意领气"及"气意配合"等意念活动,练功者通过意念活动,可排除杂念,净化思绪,使注意力高度集中,从而引起肌体某区域兴奋,其他区域进入保护性抑制状态,使大脑皮质得到安静休息,平衡大脑皮质的兴奋和抑制功能,降低交感神经紧张性活动,安定心神,消除疾病在大脑皮质引起的病理兴奋。

（3）易筋经对心血管功能的影响：易筋经能提高循环系统的功能效应，从而达到健身防病的作用。易筋经的动作轻灵、圆活并富有节奏，不但使肌肉本身的弹性得到良好的锻炼，而且提高了血液循环的速度，因而可祛除因血行受阻而引起的疾病。此外，在易筋经的弹性运动中，肌肉在收缩和放松过程中既能产生三磷酸和腺苷酸等有扩张血管作用的物质，又能反射性引起血管放松，使血管不易硬化，尤其在螺旋运动配合下，能防止血管硬化，使血管弹性增强，加强心肌营养。

（4）易筋经对呼吸系统功能的影响：易筋经练习时的呼吸要求"沉静稳定、匀细深长"，行气中要求"气沉丹田"（腹式呼吸）、气宜鼓荡，膈肌有节律地收缩和舒张，不断地改变胸压和腹压，而增压与减压的结果使得内脏得以按摩，毛细血管得以反射性扩张。易筋经的各式动作动员了较多的肌肉参与工作，其中对胸廓膈肌、肋间肌等固有呼吸肌和胸锁乳突肌、腹肌、胸大肌、胸小肌、背阔肌等呼吸辅助肌可直接产生影响，使胸廓呼吸肌力量较大较快地增长。由此增强呼吸的收缩力和收缩耐力，提高人体呼吸功能的能力。易筋经中的"腹式呼吸"使呼吸肌得到锻炼，加强呼吸深度，保持肺组织弹性，增加胸廓活动度和肺活量。

2. 五禽戏对人体的作用

（1）五禽戏对人体运动系统的作用：经常参加五禽戏的锻炼可延缓肌力衰退，减少或推迟骨骼与韧带的硬化和钙化，保持关节的灵活。练五禽戏时松中有紧、紧中有松，有利于气血、经络的运行。全身各大肌群和关节都参加活动，能改善全身的血液循环，保持关节韧带弹性，减轻肌肉酸痛和关节增生、关节僵直。进行五禽戏锻炼可起到增强体质、延缓衰老的目的。

（2）五禽戏运动对神经系统的作用：五禽戏要求清静用意，精神内守，仿效五禽，意动身随，增强意念的控制能力。经常从事五禽戏运动，可使人体中枢神经系统的兴奋和抑制更加集中，不断改善神经过程的均衡性和灵活性，提高大脑的分析、综合能力，使人体能够适应外界环境的变化。所以，人们在紧张的学习或繁忙的工作之余习练五禽戏，既可身健体灵，又可变换大脑皮质的兴奋区域，从而使大脑得到调节和休息，在怡养心神的同时又延缓了脑神经的衰老。

（3）五禽戏对呼吸系统的作用：五禽戏运动有开、合、虚、实与呼吸结合的要求。开为实为呼，合为虚为吸，一开一合即一呼一吸。这种动态变化完全符合人体运动生理规律，有助于强健肺脏器官，保持胸部正常的活动幅度和肺的弹性。在练习五禽戏时要求保持胸宽、腹实的状态，姿势动作要求气向下沉，即"气沉丹田"。这样能有效地放松紧张的呼吸肌，改善肺通气量。运用腹式呼吸法，将呼吸逐渐调节到深、长、细、缓、匀的良好运动状态，这有助于纠正不合理的呼吸方式，改善和发展肺脏的代谢功能，增加肺活量。所以，五禽戏运动能增加肺活量，提高"吸氧吐纳"的能力和肺脏的通气、换气功能，延缓呼吸系统的衰老，保障新陈代谢正常进行，以有效预防和治疗气管炎、肺气肿等呼吸道方面的疾病。

（4）五禽戏对心理、情绪的调节作用：五禽戏具有较好的调节心理的作用，也能很好地改善紧张情绪。它简单易学，是一项非常好的大众运动项目。通过呼吸吐纳，存思意守、肢体运动等自我锻炼的方法来调养神气，从而达到身和心的锻炼效果。这种个人的自我锻炼方法需要发挥个人的主观能动性，控制自己的心理和行为，主动进行自我调节，体会练习方法。经常练习五禽戏，仿虎勇猛刚健，学鹿心静体松，似熊沉稳有力，拟猿敏捷好动，如鹤悠然自得，手脚相合，动作协调，自然会乐观豁达、胸襟开阔、心境平和，起到调节心理的作用。

3. 八段锦对人体的作用

（1）八段锦对心血管系统的影响：八段锦练习能使心泵力代偿性增高，心肌收缩力增强，搏血量增多，缓解心脏的压力；能有效改善血管的弹性状况，提高肺循环功能，增加血容量，改善血液的浓度和流动速度；对于改善和提高老年人的呼吸功能有着积极意义。八段锦运动量为中小强度，运动负荷符合中老年人要求，可以作为提高中老年人心血管功能的一种有效手段。

（2）八段锦锻炼对运动系统疾病的影响：八段锦整套功法动作精炼，运动量适度。功法具有"柔和缓慢，圆活连贯；松紧结合，动静相兼；神与形合，气寓其中"的特点。练习时强调以形体活动、呼吸吐纳、心理调节相结合，着眼于各关节和韧带锻炼，能舒经活络，促进循环，全面改善人体功能，对运动系统的影响尤为明显。八段锦功法在锻炼过程中各关节朝着多个方向缓慢柔和运动，能有效牵拉相关肌肉、肌腱、肌膜，刺激相关运动神经，从而对粘连的软骨组织起到温和牵拉作用，减轻疼痛和活动受限症状，还可加速血液和淋巴回流，从而有利于炎症和水肿的消退。

（3）八段锦锻炼对血脂、血糖及相关指标的影响：八段锦练习中，处处体现绵缓的特征，即运动强度较小，时间较长。较长时间的缓慢运动需要消耗较多的能量，其供能系统首推就是脂肪，可脂肪的代谢增加又可以减小血液对血管壁的压力，从而起到减脂降压的良好功效。研究表明，八段锦可降低低密度脂蛋白（LDL）、总胆固醇（TC）和甘油三酯（TG）水平和升高高密度脂蛋白（HDL）水平，具有有效防治高脂血症、预防冠心病的发生的功效，是适合中老年的有氧运动健身方式。

八段锦功法依据中医学调理脾胃的理论，以调理脾胃为核心，舒筋健骨，疏肝健脾，行气养血，有助于糖尿病的康复。不少学者认为，八段锦锻炼对2型糖尿病患者有较好的辅助治疗作用，有利于糖尿病患者的康复。中等强度的有氧运动是糖尿病运动疗法的首选强度，八段锦功法在强度上正好符合这一强度要求，因此对糖尿病康复有良好而积极的意义。

（4）八段锦对其他疾病的影响：八段锦在练习过程中，要求练习者巧搭鹊桥、叩、漱、吞、咽，目的就是为了产生唾液，保津益气。中医认为，津即咽下，在心化血、在肝明目、在脾养神、在肺助气、在肾生精，自然百骸调畅、诸病不生。除此之外，唾液中含有淀粉酶、溶菌酶、黏液球蛋白、免疫球蛋白、无机盐、碱性离子和多种活性因子，不仅可以帮助消化吸收，改善糖代谢，中和胃酸，保护和修复胃黏膜，还有杀菌、解毒、免疫、抗癌，促进组织细胞再生和抗衰老的作用。八段锦还重视躯干的折叠等固肾壮腰的练习；加之练习中有许多站桩的姿势、行进间和蹲起的运动，这有利于腿部力量的锻炼、重心的平稳和防止血钙的丢失，而根据足部反射区原理，蹲足跟可有效刺激生殖和泌尿系统的反射区，起到补肾、壮骨的作用。另外，中医还认为："肝主筋，喜疏泄条达。"八段锦的练习过程包含了许多抻筋拔骨的伸展性动作，这有利于提高人们的柔韧性，疏泄肝气，从而改善练习者的柔韧性，达到引体令柔的目的。再有"肾主骨，藏精、生髓"，肾气的充盛，对人体的强壮和智力的改善有益。

第三节　练功注意事项

中医骨伤科疾病包括骨伤、筋伤、脱位、骨病。练功方案需要举一反三，触类旁通。每种疾患都应根据不同时期选择不同练功术式及一些禁忌动作。练功贯彻动静结合、筋骨并重的原则，体现出整体观及辨证练功，在不影响骨折愈合的情况下，有计划、有步骤地进行。练功疗法动作虽然简单，容易学会，但要练得纯熟，动作精细，必须经过一段时间的认真练习。因此，初教学时需先掌握动作的姿势变化和运行的路线，搞清楚动作的来龙去脉，采取先分解、后完整的方法边模仿边练习，初步做到"摇筋骨，动肢节"，随后采取逐势、逐戏的完整练习，使动作符合规范，并达到熟练的程度。此时，就要注意动作和呼吸、意识、神韵的结合，充分理解动作的内涵和意境，真正达到"形神兼备，内外合一"。

 述 评

练功疗法的起源和历史的发展经历了数千年的过程。进入现代社会后，随着生活水平的日益提高，如何更好地改善和提升生活质量成了人们迫切关注的问题。练功疗法可提高人体各系统的功能、提高机体免疫能力，从而增强体质、延缓衰老。骨伤科的练功疗法是贯彻以"动静结合"为治疗原则的一项重要手段，也是治疗骨与关节损伤的主要方法之一，尤其在损伤后遗症的治疗中占有重要地位，对骨病手术后的康复也有很好的促进作用。

易筋经、八段锦、五禽戏等功法健康、科学、正规，在心理上可以调节改善人的不良心理状态；在生理上能增强人体脏腑功能，提高身体素质，改善身体功能，增强防病抗病及抗衰老的能力，并能辅助治疗一些慢性病；在思想上符合中医养生的哲学思想。练功疗法动作简单、形式多样、功效显著，对场地的要求也不高，因此有着深厚的群众基础，适应于不同人群锻炼。

总体来看，相对于现代运动锻炼方式的研究而言，对于中国传统健身功法的实验研究数量不多，关于练功疗法对骨伤科疾病治疗作用的基础研究更是偏少。因此，充分运用现代科研方法深入开展对练功疗法的基础及临床研究可能是未来的研究方向之一。

（陈朝晖）

第五章　其他疗法

第一节　创伤骨科微创技术

创伤骨科微创技术(minimally invasive osteosynthesis, MIO)指以最小侵袭和最少生理干扰达到骨折复位固定的技术。微创技术有赖于新技术的应用,如髓内固定技术、内镜下骨折固定技术、微创钢板接骨术、外固定支架技术、计算机导航技术等。创伤骨科微创技术有广义、狭义之分:狭义多指外固定支架技术、内镜下骨折固定技术、经皮克氏针或螺钉固定、计算机导航下经皮固定技术等,与现行标准手术切口相比,其体表及肌肉软组织损伤范围基本控制在1cm以内;广义多指与现行标准手术切口相比,凡以减少术中正常解剖组织损伤、有利于机体功能恢复为目的的措施,除包括狭义的技术手段外,还包括髓内固定技术、微创钢板接骨术等,此类手术手段可以有效达到机体内环境稳定状态更佳、手术切口更小、全身反应更轻、瘢痕愈合更少、恢复时间更短及心理效应更好。

一、理论源流

20世纪上半叶及以前,对于骨折的治疗着眼于骨折复位促进骨折愈合和预防感染,在这个时期骨折的治疗方法局限于使用石膏、夹板或牵引制动患肢,在骨折愈合的整个过程中更多地是对功能恢复进行限制而非促进。随着外科技术的发展,对骨折进行手术固定的必要性受到更广泛关注,但由于制造工艺、冶金技术、生物学等方面的难题,特别是手术内固定引起感染在当时难以得到解决,感染意味着截肢;且理念在各派学者之间存在质疑,从起初为了骨折良好复位、钢板坚强固定,特别是追求解剖复位,使用更大的手术切口,广泛的骨膜剥离造成切口愈合不良、感染、骨延迟愈合、骨不连或骨髓炎等并发症可能,致使骨折手术固定道路相当之曲折。随着AO组织的成立及理念的更新及推广,越来越受到创伤骨科医师的认同,其核心理念是通过安全的切开复位和牢固的内固定,从而保护软组织并允许早期功能康复训练。其理念亦是螺旋向上提升,从最初的治疗目标——解剖复位、骨折稳定固定、保护血液供应、患肢及患者早期功能活动,更关注于生物力学稳定。随着对软组织重要性、骨折分型体系的建立及对临床的指导意义、骨折固定的生物力学原理、骨折愈合过程的认识、研究及深入,保证骨折端的绝对稳定的理念曾经被认为适用于所有类型骨折,但现在这种理念更多适用于关节内骨折及少数与关节相关的骨折,从而避免过多损伤软组织及血液供应系统。对于骨干骨折,纠正分离/短缩移位、成角移位畸形、旋转移位达到功能复位即可,完全的解剖复位并不是必需的。如使用髓内钉固定、锁定接骨钢板(LCP)的相对固定能提供相对稳定的固定,促进骨折通过骨痂形成达到骨折愈合。从原有突出强调生物力学稳定的 AO 理念,逐渐演变为充分重视局部软组织的血运,固定坚强而不再强调加压的生物学为主的观点,并由此引申出生物学固定概念,即 BO(biological osteosynthesis)。从"解剖复位+坚强固定"发展到"间接复位+有效固定",原则与理念的进步反映了创伤骨科微创化的发展方向。对我国数千年传承至今的中医骨伤处理技术和原则,其中有不少可以理解为"微创"理念的原始形态,如手法复位和小夹板固定。但随着科技的进步及人民生活水平的提高,对美容外观及功能恢复提出了更高的要求。随着 AO 原则不断深入研究、完善、推广及广泛接受,在一定适应证范围内及临床骨科医师技术熟练程度掌握下,对有手术指征的骨折的处理,已做到尽可能符合创伤骨科微创治疗原则的要求。创伤骨科微创化治疗与非手术治疗并不矛盾。手法和手术治疗骨折各有优势,有其各自适应证,而从微创化的角度及理念来看,手法治疗显然更符合其精神,除非手法过于粗暴,然而,传统手法复位石膏或夹板固定对于某些部位、某些类型骨折的处理远期疗效不尽如人意。因此,作为临床骨科医师,需要严格掌握适应证及熟练掌握手术技术,在微创理念指导下进行创伤骨科微创化治疗,而不是过分强调技术本身,扩大手术适应证。

二、适应证

在讨论开放手术及微创手术治疗之前,必须对损伤的部位及严重程度有良好的评估,包括损伤机制、损伤能量、闭合或开放伤、骨折类型、全身状态等,熟练及正确地评估骨折分类有利于医师制订治疗计划,对骨折的预后有一定的预知作用,并有利于医师之间的沟通,并便于临床数据的采集、记录、研究。此类骨折分类基于这种分类方法既能描绘出骨折的严重程度,又能为评估和治疗提供依据。Muller AO 骨折分类法已广泛被临床骨科医师所接受,已经经历了临床的严格考验。其对长管状骨骨折的分类"本质",包括定位(骨+节段)、形态学(类型、组、压组),便于认识、识别及描述长管状骨骨折。对于关节内骨折,Muller AO 骨折分类法有时稍显简单,需要参照特定关节部分的特有骨折分型,如肱骨近端骨折一般多选用 Neer 分型、胫骨平台骨折选择 Schatzker 分型、踝关节骨折偏向用 Lauge-Hansen 分型。术前的软组织状态评估对手术方案的制订及预后亦至关重要,对于闭合伤须评估损伤能量、软组织肿胀程度,特别是应当注意鉴别骨筋膜室综合征发生的可能。对于开放伤,需详细采集病史,评估血管、神经损伤情况;软组织损伤状况需仔细评估伤口大小、深度、污染程度;浅深层组织间血供破坏情况,可参照 Gustilo-Anderson 分型及 Tscherne 分型,以及高年资医师最终评估,以全面评估损伤情况、制订处理方案。

基于术前良好的评估、创伤控制,对于大多数骨干、干骺端骨折适合微创技术,无论 A 型、B 型、C 型骨折,尤其是下肢骨折,恢复肢体长度、力线及控制旋转即可,并不需要使每处骨折均达到解剖复位。因为下肢可以代偿一定程度的残留畸形而不出现明显的功能障碍。小于 1cm 的下肢短缩或在相邻关节活动平面的很小成角畸形是在接受范围内的。如胫骨骨折前或后成角畸形控制在 10°以内、旋转畸形控制于 5°以内的位置上最终畸形愈合,患者的踝关节功能可较好地恢复,仅残留一些外观上的问题。对于肱骨干骨折,由于肩关节在全身关节中活动度最大,能有效代偿因肱骨干骨折畸形愈合的功能问题,一般认为 20°的旋转畸形及 30°以内的成角畸形是被接受的。然而,在四肢骨折中尺桡骨骨折是特例,普遍认为不适宜微创技术相对固定,因尺桡骨的近远端参与构成上下尺桡关节,故尺桡骨骨折被广泛认为是关节内骨折,就算是最简单 A 型骨折,也尽可能解剖复位牢固固定以期 I 期愈合,避免形成骨痂,甚至骨桥,造成对前臂旋转功能的影响。但也要以辨证、发展的眼光看待尺桡骨骨折,特别是对于骨骺未闭合的青少年患者,有经验的骨科医师亦可以选择弹性髓内钉(ESIN)固定骨折,更可以期许将来可能出现更好的固定方式或更新的理念。

对于开放性骨干或干骺端骨折,更适宜于间接复位相对固定的微创接骨术,以减少对已有骨折端及周围软组织损伤的破坏。然而已确认或怀疑有重大血管、神经损伤可能的,则需要切开探查,不适合微创治疗。

对于关节内骨折,基于实验室和临床研究,骨科同道基本认同 Schatzker 提出的原则:对于关节内骨折,采用石膏固定会造成关节僵硬;关节内骨折切开复位内固定后再进行石膏固定会造成更加严重的关节僵硬;关节面骨块的塌陷会造成关节下骨的压缩,不能以牵引和闭合复位的方法复位;大的关节面的塌陷并不会在表面填充纤维软骨,由于骨折块移位所导致的关节不稳定将会十分明显;关节内骨块的解剖复位和稳定固定是重建关节内骨与骨间的适应性所必需的;在已复位的关节面下的骨缺损必须植骨,或使用其他替代物填充以防止关节面骨块再移位;骨骺及干骺端部位的移位必须予以纠正,以恢复正常的肢体对线,避免过度负荷;早期的活动对于防止关节僵硬并保证关节愈合和功能恢复是很有必要的,这就要求骨折有绝对稳定的内固定。故相对于大多数关节内骨折不适合微创治疗,如有足够处理关节内骨折经验的医师,对于 B 型骨折的部分患者,可考虑复位后经皮或计算机导航下经皮螺钉固定,或 LCP 钢板有限切开复位内固定。

对于创伤骨科微创技术,针对各部位四肢骨干、干骺端骨折或部分关节内骨折的治疗方案,有大同亦有小异,目前更广泛用于临床的技术为髓内钉技术、微创钢板接骨术(MIPO)、外固定支架技术。下面对各种创伤骨科微创技术作相关介绍。

三、各论介绍

1. 微创钢板接骨术

适应证:MIPO 可用于骨骺或干骺端处的骨折、软组织条件不能允许切开治疗、骨折类型不适合髓内钉固定(骨折线延长至关节内、髓腔狭窄、畸形或有阻碍)、已有其他内置物存在(如假体周围骨折)、骨折线累及未闭合的骨骺线、患者一般情况(如多发伤、肺挫伤等)不允许扩髓等操作造成的其他系统性损伤。

术前计划:包括计划正确的入路、复位技术、器械及内固定物,应了解解剖上的危险区域;如何术中良好复位并维持复位;固定方式的预选方案是通过桥接钢板获得相对固定或是通过骨折端加压获得绝对稳定;术中是否拥有复位钳、撑开器等辅助经皮复位工具;钢板是否需要塑形;如术中执行术前预定 MIPO 目的无法完成,何时适合采取切开复位。

任何外科手术均要求外科医师对解剖有良好的了解。对于 MIPO,骨科医师必须了解解剖上的危险区域,了解横断位的解剖和血管、神经走行至关重要,以免穿针或肌肉下插入钢板及经皮拧入螺钉损伤重要结构。

复位及维持复位:使用内固定物前需要间接复位,除了手法复位,常常需要借助工具,如牵引床、牵开器、外固定支架,或直接通过 Schanz 螺钉进行操作。良好的复位后,需要克氏针、外固定支架、撑开器等临时固定维持,便于术中透视检查及后续插入合适钢板、拧入螺钉操作。

固定方式及内固定选择:大多数 MIPO 一般选用相对稳定的固定方式,在干骺端或骨干部位的复杂骨折,通过长的桥接钢板获得相对稳定足以满足对线及减少骨块移位的要求。但对于简单的干骺端 A 型骨折需要解剖复位,并进行骨折端加压获得绝对稳定,减少骨折间隙中的应变以形成骨折的直接愈合。内固定物可选用 LC-DCP(有限接触动力加压接骨板)、LISS(微创内固定系统)、LCP(锁定加压接骨板),应用 LC-DCP 需要足够长度,保证长力臂,减小力矩分散应力,一般选用的原则是钢板长度至少达到骨折部位长度的 3 倍,通常钢板跨度会达到近端干骺端至远端干骺端,LC-DCP 需要精确塑形防止复位丢失、骨折再移位,特别要注重钢板两端的塑形以满足干骺端的解剖特征;LISS/LCP 作为桥接钢板、“内固定支架”使用,其锁定螺帽的设计不需要钢板精确地塑形,因为钢板不挤压骨折端从而不会造成骨折复位的丢失。锁定钢板也可以在非锁定螺帽处对钢板进行一定的塑形,以避免在皮下、骨隆突部位过于突出。

术中如 MIPO 不能顺利进行,在骨折端可做小切口便于器械直接复位,或更改固定方式选用髓内钉或外固定支架,或请更有经验的医师协助手术。MIPO 的掌握,需要对其优缺点有足够了解,避免因不熟悉其原理造成复位不足、钢板失效、畸形愈合、延迟愈合和骨不连的可能。

MIPO 目前更多应用于股骨骨折(近端、骨干、远端)、胫骨(靠近膝、踝关节干骺端),已被用于治疗肱骨干、肱骨近端骨折,然而由于腋神经和桡神经均贴着骨面走行,皮下隧道防止钢板时容易损伤或卡压神经,非有经验的骨科医师不推荐在肱骨骨折上使用 MIPO。

股骨外侧有良好的软组织覆盖,不存在重要的血管、神经,MIPO 几乎可以应用于股骨全长各部位骨折,但应注意股骨正常解剖曲度变化,在外侧放置钢板时,骨折两侧近远端有足够皮质进行螺钉固定。对于股骨近端粗隆间骨折 A 型,可选择动力髋螺钉系统(DHS),相比髓内固定系统,如膨胀钉、PFN、PFNA 等,虽然可能切口相对较大,但是通过肌肉间隙进入及术中电凝刀止血,不需要扩髓等操作,失血量相差无几,且极大地减少了因扩髓等引起脂肪等栓塞的可能。也可以选择 95°角钢板或动力髁钢板(DCS)固定,由于学习曲线较长,碍于经济等多方面因素,这些类型固定方式已明显减少。对于大多数股骨干骨折可以通过髓内钉固定,但特殊情况下可考虑使用钢板固定,如骨折线通过干骺端、骨骺未闭合的青少年患者,多发伤,复合伤患者(使用髓内固定扩髓等操作可能会加大下肢静脉栓塞、肺栓塞等的发生概率),或合并如髋臼骨折、有移位的股骨颈骨折等其他骨折妨碍髓内钉置入。术中尽可能选用长的骨膜外剥离器,在准备肌肉下隧道时避免剥离骨膜。对于股骨远端骨折,如股骨髁上骨折,适合 LISS-DF、LISS-LCP,可以避免逆行髓内钉需要破坏部分关节面的问题。关节内有移位的骨折,如股骨髁间骨折(T 型、Y 型、V 型)则需要骨折端切开复位,近端仍可以使用 MIPO 的原理固定以减少对软组织、血供的破坏。

对于胫骨骨折,经内外侧入路,全程均可以考虑采用 MIPO。然而需要明确胫骨及周围组织的解剖特点,胫骨内侧缺少丰厚的肌肉组织,虽然在皮下插入钢板非常便利,然而缺少肌肉覆盖意味着软组织愈合的不利因素极大增强,且钢板在皮下突出明显,影响美观,或可能因摩擦导致皮肤溃破;外侧虽然有足够的肌肉组织覆盖钢板,对软组织愈合有利,但钢板较难塑形和应用,但最新一代的胫骨外端钢板(Stryker 胫骨远端异型解剖钢板)依据胫骨的解剖特征存在预弯,不再需要对钢板进行塑形。虽然内外侧手术切口视野内没有主要的神经、血管组织,但仍要当心大隐静脉和神经在内侧,胫前神经血管束在远端 1/3 胫骨处,腓浅神经位于外侧,注意保护。胫骨近端外侧骨折,通过肌肉下插入钢板能获得良好的固定,但累及关节面的胫骨平台骨折,通常需要显露关节;内侧骨折处理原则与外侧相同。累及干骺端的双侧胫骨平台骨折常常需要双侧钢板固定,通过 MIPO 在后内侧旋转支撑钢板很有用,避免了在一个切口放置双侧钢板而需要延长切口,对软组织及骨膜造成更大的损伤。随着 CT 更多地应用于临床,目前胫骨平台骨折已不单纯认为是内外侧平面的骨折,而是在三柱理论指导下去复位固定,更加注重对平台后方骨折面的复位及骨折块固定。胫骨骨干骨折一般选用髓内固定,骨折线延长累及膝、踝关节则多考虑钢板固定,而 MIPO 可明显减少暴露,对软组织、骨膜损伤降到最低。胫骨远端骨折、干骺端骨折或骨折延长累及关节面,如使用髓内钉则远端交锁螺钉位于骨折区域,无法良好复位,远端骨折固定不够稳定。故 MIPO 处理该部位骨折使用桥接钢板技术有其优势。切口可沿内侧轻度弧形通过内踝,避开或确认、保护大隐静脉及隐神经,再用骨膜剥离器做皮下隧道,可选择手法复位、外固定支架、撑开器等复位后克氏针临时固定,亦可以选择提前塑型的钢板经皮下于内侧插入,借助完整和有张力的软组织袖,起到钢板作为夹板的作用去协助复位。

对于骨干的简单类型骨折,特别是近干骺端,结合原则及个人经验,不建议采用桥接钢板固定,骨折端不加压,骨折间隙过大(大于 2mm),加之部分医师操作时钢板所有孔均拧入锁定螺钉使得内固定过于坚强,可导致骨延迟愈合或骨不连,钢板势必因疲劳、应力集中而发生钢板断裂、断钉。MIPO 因切口较小,切口避免过度牵拉造成皮肤裂开及感染风险加大。严格掌握适应指征,熟知 MIPO 原则,熟练掌握该技术至关重要。

2. 髓内钉技术　采用髓内钉固定长管状骨骨干骨折已被公认为一种标准的治疗方法。目前,临床上较多用于股骨干、胫骨骨干骨折。随着理念的更新及技术工艺的改进,髓内钉主要分为经典 Kuntscher 针(紧密接触、扩髓、不锁定)、通用髓内钉(紧密接触、扩髓、锁定)、既不扩髓也不锁定的髓内钉(如 Ender、Lottes、Rush 针)、不扩髓但锁定的髓内钉(非扩髓实心钉),可有其适应证及优缺点。扩髓或非扩髓在临床及学术上一直存在争议,扩髓会造成皮质髓内血供破坏,最初几周血供减少可能会增强感染的风险,基于此,一般不推荐扩髓髓内钉用于开放性骨折;扩髓、置钉对髓腔的挤压,髓腔内压力上升,可能加大下肢静脉血栓,甚至肺栓塞,故对于严重创伤、多发伤、复合伤,特别是肺挫伤的患者,一部分学者担心扩髓髓内钉会对多发创伤患者造成肺部损害,故不推荐使用。然而另一学者不认同该观点,对包括严重创伤的所有患者均建议使用扩髓髓内钉。小直径髓内钉可以不扩髓使用,术中产生热量低,对髓内血供破坏相对更轻,骨坏死概率降低,避免因骨坏死造成术后发生感染。

针对股骨干骨折,非扩髓型股骨髓内钉(UFN)相比扩髓型股骨髓内钉(RFN)对骨内膜血运的保护更有优势,且手术时间相对较短。UFN 亦会造成髓腔内压力增高,引起髓内容物释放,故理论上非扩髓引起髓腔内容物进入全身静脉循环的可能性更低,然而亦有学者的研究结果显示扩髓和非扩髓髓定钉引起脂肪栓子的结果近似,引起肺部病理反应和最终治疗效果均无显著性差异。术前需全面评估患者的风险因素,如损伤机制及能量,是否存在多发伤、复合伤,是否存在吸烟史,且术前下肢血管超声检查非常必要,特别是存在心律不齐房颤病史的患者。根据风险因素评估及结合实际情况再选择扩髓或非扩髓。然而研究表明,UFN 导致骨折不愈合发生率相比 RFN 明显升高,故 RFN 仍然是治疗单一股骨干骨折的金标准。

对于绝大多数不稳定胫骨干骨折,可以使用髓内钉固定。胫骨静脉回流系统没有股骨广泛,故髓腔内容物进入血液循环及肺栓塞的发生率明显低于股骨干骨折。对于胫骨髓内钉的选择主要是根据局部软组织因素,如闭合性胫骨骨折时,扩髓髓内钉是首选。而开放性胫骨骨折使用髓内钉存在争议,其中 Gustilo I 型和 II 型开放性骨折,更倾向于选择髓内钉,Gustilo III 型开放性骨折,髓内钉可能会提高感染概率,尤其是扩髓后,故慎用。

明确这些问题后,术中需要良好的体位放置,一定的辅助工具帮助复位临时固定,选择合适长度、直径的髓内钉至关重要。特别需要注意切口及进针点位置,良好的进针点会使导针及髓内钉植入相当顺畅。作为间接复位技术,在置入交锁钉之前务必确认下肢力线,控制旋转畸形。目前,推荐对扩髓及非扩髓髓内钉都进行锁定。对于稳定骨折,进行动力锁定,允许轴向加压,又能避免旋转不稳定。静力锁定的髓内钉用于股骨骨折很少需要动力化。对于某些骨延迟愈合风险较高骨折类型的胫骨骨折,推荐常规动力化并给予植骨,一般选择在初次手术后 2~3 个月。

3. 外固定支架技术 外固定架作为骨折手术治疗的重要组成部分,广泛应用于软组织损伤严重的开放性骨折前期的创伤控制,部分病例外固定架也作为最终治疗可以为骨折端提供相对稳定的条件从而产生骨痂愈合。对于软组织损伤严重,复合伤、多发伤等创伤重大、生命体征欠稳定不能耐受一期治疗的患者,通常选择外固定架固定进行创伤控制。其优点在于:对骨的血运破坏小;对骨折软组织覆盖影响小;方便在急诊快速使用;可在不需手术的情况下进行骨折再次复位及固定;对于感染风险高或已经存在感染的骨折,外固定架可以作为首选;对比 MIPO 或标准切开复位内固定,对术者经验及手术技巧的要求相对较低;可以进行骨搬运治疗骨折后骨缺损及矫正畸形。对于延迟就诊的开放骨折和伤口污染开放骨折的处理,选择外固定架是金标准。当然,对于合并严重软组织损伤的闭合性骨折需延期切开复位者,或者多发伤等,外固定架可临时固定达到骨折的相对稳定,能有效缓解患者疼痛,减少出血,便于护理,如设计得当,并不影响二期手术,且有助于二次手术时骨折复位。

使用外固定架应当了解其生物力学原则,做到相对固定,特别是作为最终治疗方案的病例,不稳定或太坚强均会延迟骨折愈合,尤其在开放性骨折病例中。

术前应该评估骨折状态,选择单边、双边、三角形、半圆形、圆形外固定架合适者,设计良好的钉与杆排布,达到相对稳定、便于换药且不影响二期手术。置钉时需注意:熟悉解剖,避免损伤血管、神经及肌腱;固定针不得置入关节内;避免累及骨折端血肿;预钻骨皮质避免热损伤;固定针长度要适中;尽可能远离骨折端置入固定针;如无跨关节支架,尽可能不做跨关节固定。

目前,临床上主要有以下不同外固定架类型:①AO 管-杆系统,其 Schanz 螺钉为部分有螺纹的固定针,能自攻自钻,斯氏针可以作为贯穿骨骼的固定针,尖端为钻套形,植入前需预钻,不同型号管/杆适合不同部分四肢骨折,新型夹钳操作简单,允许轴向活动及往外侧的活动,从而不必再次拧紧;②单边外固定架(MEFiSTO),可以用双针夹钳或特制夹钳控制骨折块;③组合外固定架,多用于邻近关节的骨折,结合了关节部位的细针半环固定和骨干的固定针固定,目前主要用于胫骨近、远端的 A 型、B 型骨折,单独使用最终固定或用于保护拉力螺钉等内固定;④环形外固定架(Ilizarov 技术),多用于骨延长、骨搬运,或进行复杂、持续、多平面的畸形纠正。

术后注意钉道护理,术中预钻后手动拧入降低热坏死可能。外固定架允许早期部分负重及渐进性增加负重,须密切随访。外固定可以作为最终治疗直至骨折愈合,或 2~3 周后视情况二期手术,更换为诸如髓内固定等,待软组织条件许可后也可改为非手术治疗,予石膏、夹板、支具固定。如改为内固定,须检测血常规、C-反应蛋白(CRP)及预防用抗生素,且更换内固定后的 6 周需要密切随访。

4. 其他微创技术 经皮撬拨复位钢针固定技术,用克氏针对手法不易整复的撕脱骨折、关节内骨折、关节附近骨折或脱位,利用杠杆原理推挤、撬拨等达到复位,并用克氏针经皮进行固定。注意骨折具体情况,钢针确切顶住骨折块,避免多次反复、盲目的撬拨复位以免加重骨组织损伤及造成骨折块进一步碎裂可能。复位时注意用钢针的钝端进行操作,避免穿透关节的可能。纠正旋转移位时,钢针的前端需要更靠近关节软骨下骨,以便更容易复位。或沿克氏针通道改为空心加压螺钉固定,在保护套筒下经皮固定。

在某些高级别创伤中心,对于关节内劈裂骨折,亦可以在内镜下进行复位固定;对于骶髂关节处损伤及脱位、胫骨平台部分骨折等,可以在计算机导航下进行固定。但这些技术学习曲线漫长,非专业创伤中心勿轻易尝试。

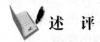

述 评

创伤骨科微创理念应包括微创入路、微创复位、微创切除、微创固定、微创融合等,应该贯穿治疗过程的始终,而不是仅局限于手术操作、手术技术。正确理解微创理念,盲目追求切口的微小并非微创技术,即便有高精器械配合也可能解剖视野不清、操作不到位、人为加大操作难度,延长手术时间,甚至误伤重要组织。不要为了微创而微创,要在正确理念指导下,严格掌握适应证,熟悉解剖特点,了解固定特点及器械原理。也应该重视患者及家属的心理,消除紧张情绪,减轻创伤后心理应激反应。

随着理念的更新及完善、技术的成熟、内固定的发展,微创技术的重要意义和美好应用前景不言而喻。治疗领域势必不断拓宽,新的手术种类不断涌现,手术将更精确、更安全、更有效,微创技术将成为创伤外科的重要方法,甚至是主要方法。

第二节 脊柱中医微创技术

中医微创技术是根据中医皮部、经筋、经络、五体及脏腑相关理论,采用特殊针具,对病变部位进行刺、切、割、剥、铲等治疗。常用针具有针刀、铍针、水针刀、刃针、钩针、长圆针等。其治疗主要是要求以最小的解剖和生理干扰获得最大的治疗效果。

一、针刀疗法研究

1. 概论 针刀疗法是指在微观解剖、立体解剖、动态解剖等知识的指导下,应用针刀来治疗多种疾病的一种治疗方法。针刀医学是在中医学基础理论指导下,借用现代自然科学和西医学最新科研成果再创造而形成的一种新的医学理论体系。发展至今,已有近 30 年历史。通过诸多医学工作者的努力,目前已发展成为一门新的医学学科,并在临床疾病治疗过程中得到广泛应用,收到良好效果。

2. 针刀疗法的特点

(1)有相对完善的理论指导。

(2)在某些疾病的治疗上,针刀把一部分开放性手术变为闭合性手术。

(3)以独特的医疗器械——针刀作为主要的治疗手段,这种器械既能发挥刀的作用,又能发挥针的作用。

(4)独特的手术操作方法:针刀在治疗时有四步八法十一种闭合性手术入路方法。

(5)独特的手法配合治疗:针刀治疗后可进行必要的手法配合,但这种手法不同于传统的手法。它主要借用中医徒手治病的经验,以生理学、病理学、解剖学和生物力学为理论基础,使手法治疗科学、省时、省力。

(6)针刀可在短期内反复、多次、连续进行治疗。

3. 针刀疗法在脊柱疾病中的应用

(1)针刀治疗颈椎病:针刀疗法治疗颈椎病主要对其发病外因——颈椎生物力学的失衡进行调整和治疗。利用针刀特殊的结构设计和治疗手法,松解肌肉、韧带、筋膜间的各种粘连,解除或减轻活动受限症状,恢复颈椎的动力平衡,阻止、减缓颈椎间盘的退变。针刀应用于颈椎病,主要是针对脊柱的软组织损伤,针对由于颈椎病的发生,导致的外源性动力的失衡。

(2)针刀疗法治疗腰椎间盘突出症:针刀治疗腰椎间盘突出症不仅能达到疏经通络、通畅气血的作用,还能直接作用于病变部位,使局部组织粘连、神经根的微循环障碍等问题得到解决。针刀通过对小关节囊、骨纤维管、横突间肌、横突间韧带、棘上和棘间韧带等的松解可以消除小关节囊、骨纤维管内异常增高的压力,减轻关节囊肿胀,间接扩大椎间孔,使相邻的脊神经后支及神经根受挤压和激惹的机会减少,可以改善横突间肌和横突间韧带、棘上韧带、棘间韧带的缺血缺氧、结疤、粘连和挛缩,缓解了脊柱两侧应力的不对称,使之达到椎体韧带牵拉力平衡,解除椎间盘周围的过度压力,为脊柱内平衡的恢复创造条件;可以明显消除腰椎间盘突出症异常增高的压力,改善受损腰椎的血液循环供应,松解下肢的痛点,缓解病变对神经的压迫,从而起到治疗作用。

(3)针刀治疗强直性脊柱炎:针刀医学认为,强直性脊柱炎是在很多致病因素的作用下,关节周围的软组织及关节囊产生粘连、挛缩、瘢痕,使关节内产生高应力而导致关节内力学平衡失调,关节软骨破坏及在张力的刺激下纤维组织变性,最终产生骨性融合。根据针刀医学中关于软组织损伤动态平衡失调的理论,造成动态平衡失调的三大病理因素是粘连、挛缩和瘢痕。应用针刀对病变部位粘连挛缩的组织进行整体松解,辅以手法治疗,可重新恢复关节力学平衡状态,从根本上达到治疗的目的。与此同时,运用针刀松解关节所带来的创伤小,并且不容易造成再次粘连和瘢痕,可以达到良好的治疗效果。

(4)针刀治疗第三腰椎横突综合征:由于第3腰椎横突最长,所受的牵拉应力最大,其上附着的肌肉、韧带、筋膜承受的拉力亦大,因此增加了与横突尖部的摩擦,从而损伤竖脊肌和腰背肌深筋膜等而引起软组织撕裂、出血、水肿和肌肉痉挛等表现,刺激和压迫脊神经后支的外侧支,影响神经的血液循环致使神经水肿变粗,供血不足,引起第3腰椎横突周围及臀部、大腿后侧臀上皮神经支配区疼痛,若治疗不及时,日久肌肉在内部就会形成瘢痕粘连,使穿过肌筋膜的神经血管束受到卡压,产生慢性疼痛。针刀治疗本病一方面具有"针"的作用,能疏通经络,加速气血流动,促进软组织炎症吸收;另一方面又可发挥外科手术"刀"的作用,对横突尖端纵切、横剥,充分松解横突尖端部与软组织的粘连、瘢痕等具体病灶,使炎症物质和有害的代谢产物随重建的血运而消失,临床取得良好的效果。因此,针刀是非手术治疗第三腰椎横突综合征中值得采用的有效方法之一。

4. 针刀的禁忌证

(1)一切严重内脏病的发作期。

(2)施术部位有皮肤感染、肌肉坏死者。

(3)施术部位有红肿、灼热,或在深部有脓肿者。

(4)施术部位有重要神经血管或有重要脏器而施术时无法避开者。

(5)凝血机制不良或有其他出血倾向者。

(6)体质极度虚弱不能耐受手术者。

(7)血压较高,且情绪紧张者。

有以上7种情况之一者,即使有针刀疗法适应证,也不可施行针刀手术。

二、铍针疗法

1. 概论　铍针疗法是运用铍针对皮下组织、筋膜和肌肉的切割,使筋膜腔内压力减低,筋膜表面张力降低,松解粘连,从而消除感觉神经末梢所受的刺激和压迫,缓解疼痛的一种治疗方法。现代铍针采用钛合金材料研制而成,常用于治疗各种骨伤科疾病、周围神经疾病等,具有疗效好、创口小、损伤小、无痛感等特点。铍针是基于经筋痹痛学说和软组织张力学说而设计的。铍针源自《灵枢·九针十二原》:"九针之名,各不同形……五曰铍针,长四寸,广二分半……铍针者,末如剑锋。"现在的铍针由原来的"末如剑锋",改成了"末扁体圆,末为直刃",其末端直刃结构不同于现代的毫针和小针刀。这种结构使得铍针刺破深筋膜后,筋膜出现缝隙,张力得到了释放,缓解了软组织张力,解决了由软组织张力过高导致的疼痛。周围组织得到充分松解,血运恢复,从而能有效达到解除疼痛的目的。

2. 铍针的临床应用

(1)铍针治疗臀上皮神经张力性疼痛:中医传统理论认为,臀上皮神经张力性疼痛的病因病机为突发跌仆外伤、感受风寒湿邪等导致的经络气血阻滞、不通则痛。铍针可松解粘连、激发经气、疏通经络,从而使气血充盛、通则不痛,最终达到止痛的目的。

铍针具有一定的切割分解作用,可以降低筋膜等纤维结缔组织的张力,缓解筋膜腔内过高的张力,减轻臀上皮神经末梢受到卡压引起的炎性刺激,阻断疼痛的传导,达到疾病的治愈。铍针疗法可以松解局部肌肉、筋脉等组织的粘连,软化痛性条索、结节、瘢痕等,使粘连复开、结块消失,解除神经压迫和炎症刺激,使气血条达,腰臀部肢体功能恢复。

(2)铍针治疗膝骨关节炎:膝关节周围经筋"结""聚"点的疼痛是由于筋膜腔内压力及筋膜表面张力增高,压迫或牵拉了分布于筋膜表面的感觉神经末梢所致。所以,临床治疗原则就是对筋膜腔进行有效的减张减压。铍针这种独特结构用来治疗关节外"结""聚"点的疼痛就有着很好的适用性。铍针可以切刺关节周围痛点,使筋膜出现较小的缝隙,创伤最小,释放了筋膜腔过高的张力,达到对局部组织的减张减压效果,且不影响血运,从而解除了神经的机械性牵拉和压迫,缓解临床疼痛症状。与此同时,局部的张力降低,组织得到松解,不仅缓解了患者的疼痛症状,也改变了病变部位的血液循环,加快局部炎症代谢产物的吸收和排出,从根本上治疗了疼痛。铍针的减压减张具有创伤小、见效快的特点,是临床治疗中早期膝骨关节炎疼痛的较好选择。

三、刃针疗法

刃针疗法源自古代九针,操作法以现代医学理论为框架,同时以现代诊疗理念为指导,在设计上侧重针的形状与操作,强调产生信息调节、解除过大应力和产生热效应3种效用。刃针疗法是一种特色疗法,是传统与现代医学的结合品,具有疗效确切、安全微创、适应证广等优点。在针刀的基础上,经过多年临床实践,加以改良,使其比针刀更具有特点,表现在更微创、更安全有效、疼痛轻、针感强、适应证广,可多点治疗。刃针加针套并采用套管进针方法,使得刃针在进入皮肤时的疼痛相对减轻,消除了患者对针刀的恐惧感,同时使患者也比较放心及易于接受治疗,而且治疗时的针感又不弱于其他针(刀)具,同样的针法操作甚至可使"得气"感更加强烈,使治疗效果更优越。刃针疗法主要适用于各类因软组织无菌性炎症所致的颈椎病,通过刃针治疗,可减压、改善局部微循环障碍、加强局部营养及氧的供给和排泄、带走积聚的代谢产物等,以达到减压、消炎、止痛的目的,消除颈部疼痛、活动不利等症状。比起传统疗法更快速有效。

四、钩针疗法

钩针是在新九针中的锋勾针和针刀的基础上演变而来的,是结合锋勾针及小针刀的外形特点,并融合二者治疗特点设计出的能钩、能割、能挑,又能针刺和放血的粗大针具。钩针因其独特结构,不仅具有类似针灸针的针刺效应,在临床实践中也证实其在钩拉提插操作时,患者能感觉到比针刺针感更强的刺激。钩针具有类似针刀闭合性切割、松解、减压之效,但切割松解之力比针刀更强,能有效地对粘连的筋膜、韧带及肌肉等软组织进行割断、松解、疏通,从而达到治疗之功。再加上钩针自身独特的结构设计,能巧妙利用刃钝两面,锐钝并用,灵活施术,可钝面先试探,确定位置,再行锐面钩插提拉等动作;利用弯型钩头增加了进针的阻力,有效防止误伤;钩身标明了刻度,固定了深度,能有效提高钩针过程的安全性。

钩针疗法治疗颈椎病,通过松解局部粘连结疤组织、减压、减张,使得充血、水肿、炎症消退,加速微循环;能使痉挛的软组织动态平衡恢复,消除无菌性炎症,改善血液循环,解除肌肉、筋膜等痉挛,消除神经卡压;通过体液调节,发挥治疗作用,因而取得了良好治疗效果。

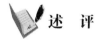 **述 评**

针刀等中医微创治疗技术,对于多种慢性软组织损伤和骨关节病具有较好的疗效。随着这些疗法的不断发展,其应用人群和应用范围越来越广,并被越来越多的广大医学工作者接受,并用于临床实践。但目前仍存在一些问题:首先,脊柱中医微创技术都在非直视下操作,有可能损伤神经、血管或某些重要器官;其次,这些疗法都会导致一定的组织损伤,因此治疗后可能再次形成瘢痕粘连和瘢痕挛缩,从而加重病情;再次,有关这些疗法的临床研究文献虽多,而对其机制进行基础研究的文献相对较少。这些问题,都有待于进一步研究解决。

上述微创技术尚需运用循证医学方法对大样本病例进行综合评价,客观分析其可行性、安全性、近期和远期效果。目前已经应用的中医微创技术,能否真正取得与中医学传统治疗方法相似或更佳的疗效,在广泛应用于临床之前,必须进行认真、反复的实验研究,明确并严格掌握适应证。在有条件的医院审慎进行并取得成熟的经验后,才能逐步推广应用,而不能无根据地滥用。

虽然存在一些不足,但随着科技的进步,越来越多的新技术应用于微创治疗中,中医骨伤科也不能墨守成规,停滞于原有的治疗技术手段。今后应在不断挖掘中医学理念与治疗方法的同时,不断吸收新技术、新知识为我所用,在完善原有治疗手段的同时,发明新的治疗方法,为解决广大患者的病痛作出更大贡献。

(莫文 陈朝晖)

参 考 文 献

1. Muller ME, nazarian S, Koch P, et al. The Comprehensive Classification of Fractures of Long Bones[M]. Berlin Heidelberg New York:Springer-Verlag,1990.

2. Babst R, Hehli M, Regazzoni P. LISS tractor. Combination of the "less invasive stabilization system" (LISS) with the AO distractor for distal femur and proximal tibial fractures[J]. Unfallchirurg,2001,104(6):530-535.

3. Wiss DA, Stetson WB. Unstable fractures of the tinia treated with a reamed intramedullary interlocking nail[J]. Clin Orthop Relat Res,1995(315):56-63.

4. Anwar IA, Battistella FD, Neimann R, et al. Femur fractures and lung complication:a prospective randomized study of reaming[J]. Clin Orthop Relat Res,2004(422):71-76.

5. Klein MP, Rahn BA, Frigg R, et al. Reaming versus non-reaming in medullary nailing:interference with cortical circulation of the canine tibia[J]. Arch Orthop Trauma Surg,1990,109(6):314-316.

6. Perren S. Basic aspects of internal fixation[M]∥Muller ME, Allgower M, Schneider R. Manual of Internal Fixation. Berlin Heidelberg New York:Springer-Verlag,1990:1-112.

第四篇 脊柱疾病

第一章 脊柱骨折与脊髓损伤

第一节 脊柱骨折

脊柱骨折(fractures of the spine)是骨科常见创伤,其发生率占骨折的5%~6%,以胸腰段骨折发生率最高,其次为颈椎、腰椎,胸椎最少,常可并发脊髓损伤或马尾神经损伤。脊柱损伤可以引起多种结构的损伤,包括骨性结构、椎间盘、韧带和椎间关节及关节囊。创伤暴力可以导致脊椎骨折和骨性结构不稳定,也可以导致椎间盘韧带结构不稳定和脊椎半脱位及脱位,也可同时出现。

脊柱损伤的年发生率约为64/100万,颈椎损伤占20%~33%,胸腰椎损伤占67%~80%,其中胸腰段损伤占50%~74%。

脊柱由24块椎骨、1块骶骨和1块尾骨借椎间盘、韧带和关节连结而成;典型椎骨包括椎体、椎弓根、椎板、上关节突、下关节突、横突和棘突。椎骨通过周围韧带结构(主要包括前纵韧带、后纵韧带、黄韧带、棘间韧带和棘上韧带)以及连接椎体的椎间盘和关节囊连接成24个运动节段。这些连结脊柱的结构,使脊柱产生有限的三维运动。脊柱的椎管内脊髓圆锥多位于L_1椎节下缘或L_2椎节上缘,L_2以下为马尾神经。脊柱复杂的解剖和生物力学特性,使脊柱能耐受正常载荷。当脊柱承受过度运动和暴力时,就会导致脊柱结构的损伤。

Holdsworth 和 Nicoll 早期根据脊柱功能和解剖将脊柱分成前柱和后柱。1983 年,Denis 提出脊柱胸腰椎三柱分类概念,将胸腰椎分为前、中、后三柱。前柱包括前纵韧带、椎体的前1/2,椎间盘的前部。中柱包括椎体的后1/2,椎间盘的后部、后纵韧带。后柱包括椎弓、黄韧带、关节突关节和棘间韧带。1984 年,Ferguson 进一步完善 Denis 的三柱概念,将前柱定为椎体和椎间盘的前2/3 和前纵韧带;中柱定为椎体和椎间盘的后1/3 以及后纵韧带;后柱包括关节突关节和关节囊,上、下棘间韧带和黄韧带(图4-1-1-1)。

一、诊断

(一)疾病诊断

1. 病史 患者有明显的外伤史,如车祸、高处坠落、躯干部挤压伤等。

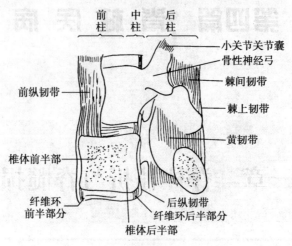

前柱　中柱　后柱

小关节关节囊
骨性神经弓
棘间韧带
棘上韧带
黄韧带
前纵韧带
椎体前半部
纤维环前半部分
后纵韧带
纤维环后半部分
椎体后半部

图 4-1-1-1　脊柱胸腰椎三柱划分

2. 主要症状　检查时脊柱可有畸形,脊柱棘突骨折可见皮下瘀血。伤处局部疼痛,如颈项痛、胸背痛、腰痛或下肢疼痛等。棘突有明显浅压痛。脊背部肌肉痉挛,骨折部有压痛和叩击痛。颈椎骨折时,屈曲运动或颈部回旋运动受限。胸椎骨折躯干活动受限,并肋骨骨折时可呼吸受限或呼吸音减弱。腰椎骨折时腰部有明显压痛,伸、屈下肢感腰痛。因腰椎骨折腹膜后血肿,患者腹胀、肠鸣音减弱,腹部有压痛或反跳痛。腰部活动明显受限。脊柱骨折时每因活动或在搬动时引起明显局部疼痛。

颈、胸椎骨折常可并发脊髓损伤,腰椎骨折可并发脊髓圆锥和马尾神经损伤。这些损伤可致患者表现为四肢瘫、截瘫、Brown-Sequard 综合征和大小便功能障碍等,出现完全或不完全性感觉、运动和括约肌功能障碍。

3. 辅助检查　凡疑有脊柱骨折者均应摄 X 线片以了解骨折部位、损伤类型、骨折-脱位的严重程度。CT 检查可从轴状位了解椎体、椎弓和关节突损伤情况以及椎管容积之改变。MRI 检查对于有脊髓和神经损伤者为重要检查手段,可了解椎骨、椎间盘对脊髓的压迫,以及脊髓损伤后的血肿、液化和变性等。

（二）分型与表现

1. 依据损伤机制分类

（1）压缩骨折(compression fracture):可分为屈曲压缩力和垂直压缩力造成的两类骨折,其中以屈曲压缩骨折最为常见。如肩背部受重物砸伤,使椎体前方压缩,椎体楔形变,重者可同时并发脊柱向前脱位。垂直压缩骨折如高处坠下,足和臀部着地,脊柱承受轴向的垂直力,产生椎体终板骨折,椎间盘突入椎体中,椎体粉碎骨折。侧位 X 线片示椎体前后径增加,椎体高度减小;CT 示椎体粉碎性骨折,骨块突入椎管内。称之为爆裂骨折(burst fracture),此型骨折属于不稳定骨折(图 4-1-1-2)。

（2）屈曲-分离骨折(flexion-distraction fracture):由轴向旋转载荷,从后方作用至前纵韧带。此型损伤产生前柱压缩,而后柱、中柱产生张力性损伤。此种损伤多见于汽车安全带损伤,当躯干被安全带固定,突然刹车致使头颈及躯干上半身向前屈曲,发生颈椎或胸椎骨折脱位。此型损伤在严重屈曲暴力下可产生通过椎体的水平骨折。在张力作用下可伴韧带或椎间盘的脊柱三柱均发生损伤,称之为 Chance 骨折(图 4-1-1-3)。

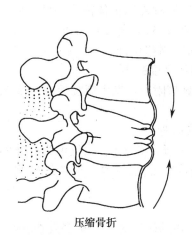

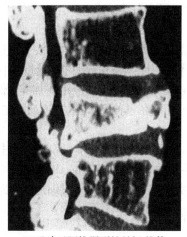

压缩骨折 CT重建示腰椎爆裂性骨折,椎体前后径增宽,骨块突入椎管内

图 4-1-1-2 压缩骨折
CT 重建示腰椎爆裂性骨折,椎体前后径增宽,骨块突入椎管内

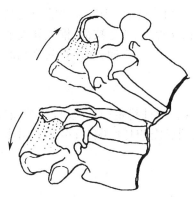

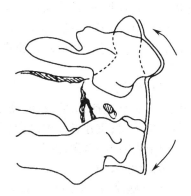

图 4-1-1-3 屈曲-分离骨折(Chance 骨折)　　　　图 4-1-1-4 伸展-分离骨折

（3）旋转骨折(rotation fracture)：一般伴有屈曲损伤或压缩损伤。旋转屈曲损伤可见于矢状面或冠状面的损伤,包括后柱损伤、横突骨折和非对称性前柱损伤。旋转压缩损伤,在轴向旋转载荷产生椎体侧方压缩骨折,常合并对侧旋转损伤。此类损伤多发生于胸腰段,常并发肋骨和横突骨折。

（4）伸展-分离骨折(extension-distraction fracture)：脊柱呈过伸位承受外力,如向前跌倒,前额着地。颈椎过伸位损伤可表现为椎弓骨折,棘突骨折,椎体前下缘骨折(图4-1-1-4)。

2. 依据骨折的稳定性,Denis 将脊柱稳定性分为 4 类。

（1）稳定骨折(stable fracture)：轻度和中度的压缩骨折,脊柱后柱完整。

（2）不稳定骨折(unstable fracture)：①脊柱三柱中二柱骨折,如屈曲分离损伤累及后柱和中柱骨折;②爆裂骨折：中柱骨折、骨折块突入椎管,有潜在神经损伤,属于不稳定骨折;③骨折-脱位累及脊柱三柱的骨折脱位,常伴有神经损伤症状。

3. 依据骨折形态分类

（1）压缩骨折：椎体前方受压缩楔形变。压缩程度以椎体前缘高度占后缘高度的比值计算。分度为前缘高度与后缘高度之比。Ⅰ度为1/3，Ⅱ度为1/2，Ⅲ度为2/3。

（2）爆裂骨折：椎体呈粉碎骨折，骨折块向四周移位，向后移位可压迫脊髓、神经，椎体前后径和横径均增加，两侧椎弓根距离加宽，椎体高度减小。

（3）撕脱骨折：在过伸、过屈位损伤时，在韧带附着点发生撕脱骨折，或旋转损伤时的横突骨折。

（4）Chance骨折：经椎体、椎弓及棘突的横向骨折。

（5）骨折-脱位（fracture-dislocation）：脊柱骨折合并脱位，脱位可为椎体的向前或向后移位并有关节突关节脱位或骨折。脱位亦可为旋转脱位，一侧关节突交锁，另一侧半脱位。

二、治疗

治疗目标：其治疗包括急救、复位和固定、功能锻炼，对于严重多发伤，应优先治疗合并伤以挽救患者生命。脊柱损伤治疗的目的是恢复脊柱的稳定，保护未受损伤的组织，促进患者早期功能恢复。

（一）非手术治疗

适用于稳定性骨折，治疗采用手法复位、颈椎牵引、卧床休息、固定及功能康复锻炼等方法，尽量恢复脊柱形态，促进功能康复。单纯横突或棘突骨折、椎弓狭部、椎板和关节突骨折一般不需特殊处理，给予相应对症止痛处理，患者卧硬板床3~4周，在支具或腰围的保护下逐渐离床活动。

（二）手术治疗

一般治疗目标包括：解除疼痛，恢复脊柱功能和保持脊柱稳定；脊柱复位和神经减压，以利于神经功能恢复；重建脊柱生理曲度；融合节段达到稳固的骨性融合；尽量采用短节段固定；减少对周围组织的医源性损害。

1. 颈椎骨折-脱位

（1）上颈椎损伤：指寰椎和枢椎骨折脱位。

1）寰椎前后弓骨折：又称Jefferson骨折。由于头部受垂直暴力致使枕骨髁撞击寰椎引致寰椎侧块与前、后弓交界处发生骨折（图4-1-1-5）。此骨折向椎孔四周移位，不压迫颈髓，不产生脊髓受压症状。故患者仅有颈项痛，偶有压迫枕大神经引致该分布区域疼痛。治疗以Halo架固定12周。

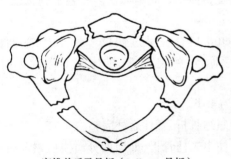

寰椎前后弓骨折（Jefferson骨折）

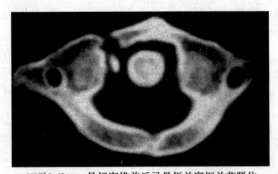

CT示Jefferson骨折寰椎前后弓骨折并寰枢关节脱位

图4-1-1-5　寰椎前后弓骨折

2）寰枢关节脱位（atlantoaxial dislocation）：寰枢椎无骨折，但因寰枢黄韧带、翼状韧带、齿突尖韧带断裂，而致枢椎齿突与寰椎前弓间发生脱位，此可压迫或不压迫颈髓引起症状。但由于此种脱位属于不稳定性创伤，故需在牵引下复位后行寰枢椎融合术（图4-1-1-6）。

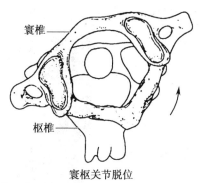

寰枢关节脱位

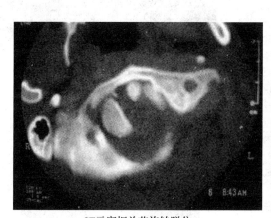

CT示寰枢关节旋转脱位

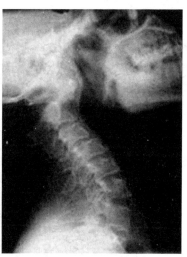

X线片示寰枢关节脱位

图4-1-1-6 寰枢关节脱位

3）齿突骨折（dens fracture）：枢椎齿突骨折可分为3型。Ⅰ型为齿突尖部骨折，Ⅱ型为齿突基底部与枢椎体交界处骨折，Ⅲ型为齿突骨折延伸及枢椎体部。Ⅰ型骨折罕见，可用颈围领固定6～8周。Ⅱ型骨折因骨折部血液循环较差，不愈合率高达60%。此型骨折行颅骨牵引解剖复位，齿突骨折螺钉固定或Halo背心固定12周。Ⅲ型骨折行Halo架固定12周，骨折愈合率85%～90%（图4-1-1-7）。

4）枢椎椎弓骨折（hangman's fracture）：枢椎椎弓骨折又称绞刑骨折，骨折后枢椎椎弓向后移位，而椎体向前移位，故称之为创伤性枢椎滑脱（traumatic spondylolisthesis of the axis）（图4-1-1-8）。

由于椎弓断裂向后移位，椎管容积增大不产生脊髓受压症状，而患者感觉颈项痛。枢椎椎弓根骨折行牵引复位，Halo架固定12周。若枢椎创伤性滑脱，行颅骨牵引复位、内固定、植骨融合。

（2）下颈椎损伤：指 C_3 ～ C_7 骨折脱位。

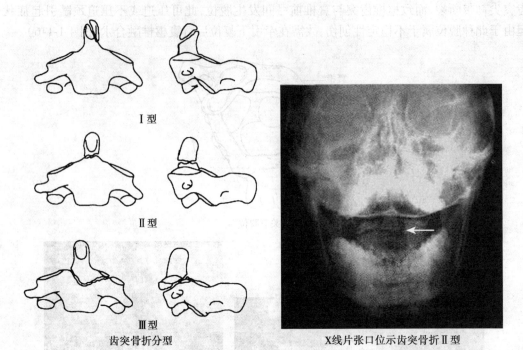

Ⅰ型

Ⅱ型

Ⅲ型
齿突骨折分型

X线片张口位示齿突骨折Ⅱ型

图 4-1-1-7　齿突骨折

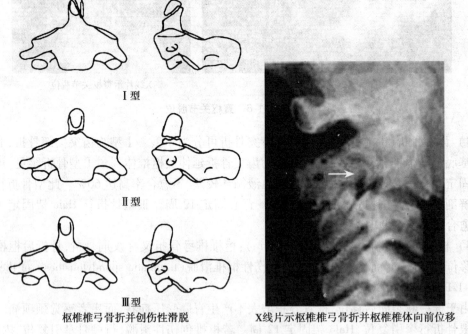

Ⅰ型

Ⅱ型

Ⅲ型
枢椎椎弓骨折并创伤性滑脱

X线片示枢椎椎弓骨折并枢椎椎体向前位移

图 4-1-1-8　枢椎椎弓骨折

1）屈曲压缩性骨折（compressive flexion fracture）：最常见于 C_{4-5} 或 C_{5-6} 节段。单纯的屈曲压缩骨折可行颈部支具固定 8~12 周。压缩骨折Ⅱ度以上，不稳定骨折行骨折椎体切除，内固定植骨融合。

2）爆裂骨折：为垂直压缩暴力或屈曲压缩暴力所致，呈严重的楔形骨折或粉碎骨折，常累及椎管并脊髓损伤。在治疗前应了解脊髓损伤情况、椎管受累状态和椎骨后结构情况。此类病例应行前路手术，骨折椎体切除，内固定植骨融合。

3）关节突关节脱位（dislocation of the facets）：若无椎间盘突出可行颅骨牵引复位，颈椎内固定植骨融合。若合并急性椎间盘突出，在复位后需前路椎间盘切除，并内固定植骨融合（图 4-1-1-9）。

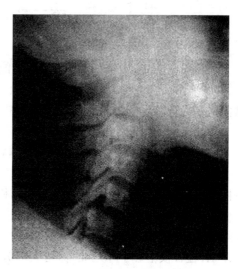

图 4-1-1-9　X 线片示 C_{5-6} 关节突关节脱位，表现 C_{5-6} 椎体明显相对位移

4）颈椎后结构骨折（fractures of the cervical posterior clements）：此指颈椎椎板、椎弓根、关节突和棘突骨折。治疗用颈部围领或 Halo 架固定 8~12 周。

5）颈椎过伸性损伤（cervical extension injury）：对于无移位的过伸性损伤，可用颈围领或支具固定 8 周。若有明显移位，为不稳定性损伤，应予手术复位，内固定植骨融合。

2. 胸腰椎损伤

（1）压缩骨折：压缩骨折指脊柱前柱骨折而中柱完整。此类骨折的治疗需要依据后柱的情况。非手术治疗适用于脊柱前柱压缩<Ⅰ度，脊柱后凸成角<30°，可取手法复位，在脊柱过伸位下用石膏或胸腰骶支具固定 3 个月。然后去除外固定，加强脊背肌功能锻炼。若脊柱前柱压缩近Ⅱ度或以上，后凸成角>30°，则需手术治疗复位固定及脊柱融合。

（2）爆裂骨折：如果脊柱后凸成角较小，椎管受累<30%，神经检查正常，患者在卧床休息 2 个月后，可戴支具下地活动。患者椎管受累超过 30% 以上，脊柱后凸明显，或有神经症状，则需手术治疗行脊柱前路或后路复位、减压、内固定和植骨融合。

（3）屈曲分离性骨折：损伤常累及椎骨和韧带组织，可累及单个或多个节段。Chance 骨折可用过伸位石膏或支具外固定 3~4 个月。手术治疗适用于有明显脊柱韧带结构断裂及椎间盘损伤的脊柱不稳定骨折，行脊柱后路复位、内固定和植入融合术。

（4）骨折-脱位：此类损伤常合并脊髓神经损伤，大部分患者需行手术治疗。少数无神经损伤的患者，应行手术复位恢复脊柱正常序列并做脊柱稳定性手术。手术在脊髓监护下进行，术中注意操作，防止脊髓神经损伤。如果为不完全性脊髓神经损伤，亦需行复位、减压和脊柱稳定性手术，恢复脊柱正常解剖序列，减除脊髓神经受压，以利于早期康复活动。

（5）附件骨折：此类脊柱横突、棘突骨折可卧床制动，当疼痛症状缓解后可下地活动。

下胸椎或上腰椎椎弓峡部骨折可见于严重屈曲分离型外伤，一般 X 线片难以发现，需经 CT 或断层摄片发现。单纯椎弓峡部骨折可采取石膏或支架固定治疗，但通常合并其他类型的脊柱损伤，常按不稳定骨折治疗的原则处理。

第二节　脊髓损伤

脊髓损伤(spinal cord injury)常由高能量损伤所致。伤情严重复杂,多发伤、复合伤较多,并发症多,合并脊髓伤时预后差,易致残或危及生命。脊柱骨折脱位常致脊髓损伤。脊髓损伤多为脊髓受压、挫伤,较少为脊髓横贯性完全断裂。

脊髓损伤的组织学改变如下:

1. 脊髓轻微损伤和脊髓震荡　脊髓轻微损伤仅为脊髓灰质有少数小出血灶,神经细胞、神经纤维水肿,基本不发生神经细胞坏死或轴突退变。2~3日后逐渐恢复,组织学上基本恢复正常。脊髓震荡,脊髓神经细胞结构正常,无形态学改变。

2. 不完全性脊髓损伤　伤后3小时灰质中出血较少,白质无改变,伤后6~10小时,出血灶扩大不多,神经组织水肿,24~48小时以后逐渐消退。由于不完全脊髓损伤程度有轻、重差别,轻者仅中心小坏死灶,保留大部分神经纤维;重者可出现坏死软化灶,胶质代替,保留部分神经纤维。

3. 完全性脊髓损伤　伤后3小时脊髓灰质中多灶性出血,白质尚正常;6小时灰质中出血增多,白质水肿;12小时后白质中出现出血灶,神经轴突开始退变,灰质中神经细胞退变坏死,白质中神经轴突开始退变;24小时灰质中心出现坏死,白质中多处轴突退变;48小时灰质中心软化,白质退变。总之,在完全性脊髓损伤,脊髓内的退变呈进行性加重,从中心出血至全脊髓出血水肿,从中心坏死到大范围脊髓坏死,可长达2~3cm,晚期脊髓为胶质组织代替。

脊髓损伤的病理代谢主要表现在以下几个方面:

1. 炎性介质和花生四烯酸级联反应　脊髓损伤后,产生去甲基肾上腺素、5-羟色胺和儿茶酚胺等作用于血管平滑肌的物质使血管收缩,同时前列环素(PGI_2)和血栓烷A_2(TXA_2)生成,导致脊髓微血管栓塞,使脊髓损伤后的血管损伤加重,脊髓更加缺血。

2. 细胞膜离子通道的改变　脊髓损伤后,细胞外液的钙离子进入细胞内并不断堆积,激活磷脂酶A_2等而产生花生四烯酸。花生四烯酸代谢过程中生成前列腺素、氧自由基、血栓烷A_2和白介素等介质。这些介质进一步损伤细胞膜和微血管,导致微血管收缩,脊髓局部缺血、脂膜溶解和细胞死亡。

3. 缺血再灌注损伤　神经组织含有大量的脂质,脊髓损伤后出现低氧血症,再灌流后数分钟氧分压升高20%~40%。氧分压升高导致氧自由基增加及脂质过氧化。同时,外渗的血红素及破裂细胞成分中的铁离子又催化了脂质过氧化反应,破坏了脂膜的选择性和通透性,抑制了如Na^+-K^+-ATP酶、腺苷酸环化酶和细胞色素氧化酶系统的活性。

一、诊断

(一) 疾病诊断

1. 病史　患者多有高处坠落、交通事故、重物砸伤等病史。由于生活环境、条件的改善,交通事故造成的损伤逐年增加,工作造成的损伤明显减少,运动和娱乐(跳伞、悬吊式滑翔、冲浪运动、沿绳滑下运动或攀岩运动等)造成的损伤逐年增加。坠落伤常发生于老年人,在65岁以上的老年人中甚至多于交通伤造成的。

2. 主要症状　不同平面节段的脊髓损伤,表现为不同临床征象。

(1) 颈髓损伤:上颈髓损伤患者出现四肢瘫,由于C_4以上颈髓损伤,膈肌和腹肌的呼吸肌全部瘫痪,患者表现呼吸极度困难,出现发绀,若不及时气管切开控制呼吸,将危及患者生命。下颈髓损伤患者可出现自肩部以下的四肢瘫,胸式呼吸消失,由于膈肌运动存在,腹式呼吸变浅,大小便功能丧失。由于颈髓损伤后出现交感神经紊乱,失去出汗和血管收缩能力,患者可以出现中枢性高热,体温可达40℃以上。亦有表现为持续低温。较低位的颈髓损伤,上肢可保留部分感觉和运动功能。

(2) 胸髓损伤:患者表现为截瘫,若为T_1、T_{12},可有上肢感觉、运动障碍。其他胸髓损伤表现损伤平面以下,感觉、运动和大小便功能丧失,浅反射不能引出,包括腹壁反射、提睾反射,而膝腱反射、跟腱反射活跃或亢进,下肢肌张力明显增高,出现髌阵挛,Babinski征、Chaddock征阳性。

(3) 腰髓、脊髓圆锥损伤:腰髓和脊髓圆锥位于T_{10}~L_1椎体间,L_1~S_1脊髓损伤后,下背部和腹股沟以下感觉障碍,L_1节段以上的横贯性损害表现为下肢肌张力增高,腱反射亢进,出现病理征。L_2椎节以下的损伤,则表现为下肢肌张力减退,腱反射消失,无病理体征。脊髓圆锥损伤,下肢感觉、运动功能正常。会阴部皮肤呈马鞍状感觉减退或消失,逼尿肌麻痹,呈无张力性膀胱,形成充盈性尿失禁,大小便失去控制,肛门反射及球海绵体反射消失。

(4) 马尾综合征:L_2以下为马尾神经。在此平面以下受损神经的感觉和运动功能障碍,膀胱和直肠功能障碍。

通过确定保留脊髓正常感觉功能及运动功能的最低脊髓节段进行诊断。体检时按照深浅感觉、运动、深浅反射、病理反射仔细检查,能确定脊髓损伤平面(参照运动系统检查)。

脊髓损伤严重度分级可作为脊髓损伤的自然转归和治疗前后对照的观察指标。依据脊髓损伤的临床表现进行分级,目前较常用的是国际Frankel分级和美国脊髓损伤学会(ASIA)分级(表4-1-2-1,表4-1-2-2)。ASIA分级在评价完全性与不完全性脊髓损伤时,肛门指诊为一重要检查。

表4-1-2-1　Frankel功能分级

级别	功　　能
A	完全瘫痪
B	感觉功能不完全丧失,无运动功能
C	感觉功能不完全丧失,有非功能性运动
D	感觉功能不完全丧失,有功能性运动
E	感觉、运动功能正常

表4-1-2-2　ASIA分级

级别	功能	脊髓损伤类型
A	在骶段(S_4~S_5)无任何感觉和运动功能	完全性
B	在神经损伤平面以下,包括骶段(S_4~S_5)存在感觉功能,但无运动功能	不完全性

续表

级别	功能	脊髓损伤类型
C	在神经损伤平面以下,存在运动功能,大部分关键肌的肌力小于3级	不完全性
D	在神经损伤平面以下,存在运动功能,大部分关键肌的肌力大于或等于3级	不完全性
E	感觉和运动功能正常	正常

3. 鉴别诊断　脊髓损伤后表现损伤平面以下感觉、运动和括约肌障碍,需鉴别以下情况:上神经元瘫痪和下神经元瘫痪的鉴别;脊髓休克和脊髓震荡的鉴别;完全性与不完全性脊髓损伤的鉴别(表4-1-2-3~表4-1-2-5)。

表4-1-2-3　运动瘫痪类型的鉴别

	上神经元瘫痪	下神经元瘫痪	混合型瘫痪
瘫痪程度	不全性	完全性	以完全性为主
肌萎缩	不明显	较明显	较明显
肌张力	增高	降低或丧失	早期可增高,后期丧失
瘫痪范围	较广泛	局限于所支配脊髓节段	较广泛
腱反射	亢进	消失	先亢进,后消失
病理反射	多有	无	先有,后消失

表4-1-2-4　脊髓休克与脊髓震荡的鉴别

	脊髓休克	脊髓震荡
脊髓损伤类型	严重脊髓损伤	轻微脊髓损伤
神经功能改变	感觉、运动、反射三者全部消失	感觉、运动、反射三者可消失,但有所保留
截瘫程度	完全性截瘫	不完全性截瘫
肛周及肛门深感觉	丧失	保留
肛门外括约肌自主收缩	丧失	保留
球海绵体反射及肛门反射	多丧失,个别可保留	保留
全身性反应	有低血压、低体温、心动过缓、心排血量下降、呼吸受限等	无明显全身性反应
恢复时间	较长,数月或数天	短暂,时间一般不超过48小时
恢复标志	球海绵体反射及肛门反射最早出现,其次为腱反射,从骶段向近端恢复	随意运动出现,感觉、反射恢复
最终结局	不完全性脊髓损伤,可恢复到不全瘫,完全性脊髓损伤仍为完全性瘫	恢复至正常水平

表4-1-2-5　不完全性和完全性脊髓损伤的鉴别

损伤类型	不完全性	完全性
运动障碍丧失	不完全,不对称	完全,基本对称
感觉障碍	可保留部分感觉	完全丧失
括约肌障碍	较轻	完全
脊髓休克期	短,不超过1周	多在3周以上
反射障碍	不对称,不完全	完全,对称
病理反射	可有可无	多有

4. 辅助检查

（1）脊髓损伤的影像学诊断:X线和CT检查作为常规检查,可发现脊髓损伤部位的脊柱骨折或脱位。但亦有病例未见有异常,称之为无放射线检查异常的脊髓损伤(spinal cord injury without radiographic abnormality,SCIWORA),多见于颈椎外伤。MRI的应用,改变了X线和CT检查等不能观察到的脊髓形态学变化。脊髓损伤时,MRI可观察脊髓信号强度、脊髓信号改变的范围和脊髓萎缩情况等。

（2）脊髓损伤电生理检查:躯体感觉诱发电位(somatosensory evoked potential,SEP)和运动诱发电位(motor evoked potential,MEP)检查可了解脊髓的功能状况。SEP测定代表脊髓感觉通道的功能,MEP测定代表锥体束运动通道的功能。SEP和MEP均不能引出者为完全性截瘫。

（二）分型与表现

1. 脊髓震荡(concussion of spinal cord)　脊髓神经细胞遭受强烈刺激而发生超限抑制,脊髓功能处于生理停滞状态,脊髓实质无损伤。临床表现为损伤平面以下感觉、运动及反射完全消失。一般经过数小时至2~3周,感觉和运动开始恢复,不留任何神经系统后遗症。

2. 脊髓休克(spinal shock)　脊髓与高级中枢的联系中断以后,断面以下的脊髓合并有暂时的反射丧失,处于无反应状态,称为脊髓休克。表现为断面以下脊髓所支配的感觉丧失和骨骼肌张力和运动消失,外周血管扩张,血压下降,括约肌功能障碍及发汗反射消失,内脏反射减退或消失。脊髓休克是暂时现象,损伤后不久可逐渐恢复,一般持续1~6周,但也可能持续数月。脊髓休克恢复过程中,原始简单的反射先恢复,复杂高级的反射后恢复。反射活动恢复中最早出现的是球海绵体反射和肛门反射,并从尾端向头端方向恢复。反射恢复后,其他反射比正常时加强并广泛扩散。

3. 不完全性脊髓损伤(incomplete spinal cord injury)　损伤平面以下保留某些感觉和运动功能,并具有球海绵体反射,为不完全性脊髓损伤。不完全性脊髓损伤分4种:

（1）前脊髓综合征(anterior cord syndrome):由于脊髓前2/3的损伤造成皮质脊髓束、前外侧的脊髓丘脑束及灰质的部分受损,患者表现受伤平面以下无运动功能和痛温觉消失,轻触觉、位置觉、运动觉和震动觉良好。此型损伤的预后为不完全性脊髓损伤中最差者。

（2）后脊髓综合征(posterior cord syndrome):脊髓受损平面以下运动功能和痛温觉、触觉存在,但深感觉全部或部分消失。

（3）中央脊髓综合征(central cord syndrome):常为颈椎过伸位损伤,在老年患者常原先有颈椎病,表现为上肢功能丧失重于下肢功能丧失,脊髓远端运动能优于脊髓近段运动功能,或脊髓近远端功能丧失表现一致,肛门周围感觉存在。此系因上肢的皮质脊髓束的躯干纤维的组成位于中央。

（4）Brown-Séquard 综合征:亦称脊髓半切综合征,为脊髓一侧受损,伤侧的运动和本体感觉丧失,而对侧的痛觉和温觉丧失。

4. 完全性脊髓损伤（complete spinal cord injury）　脊髓实质完全性横贯性损害,损伤平面以下的最低位骶段感觉、运动功能完全丧失,包括肛门周围的感觉和肛门括约肌的收缩运动。不出现球海绵体反射。

5. 脊髓圆锥综合征（spinal cones syndrome）　脊髓圆锥指 $S_{3\sim5}$ 脊髓段,此处为脊髓末端,呈锥形,故称圆锥,其位于 L_1 椎节。当圆锥与腰骶神经根在同一平面均损伤时,神经感觉运动障碍平面在 L_1 神经节段。当仅圆锥损伤时,支配下肢神经的感觉和运动功能存在,而会阴、骶区表现马鞍区感觉障碍,尿道括约肌、肛门括约肌、膀胱逼尿肌瘫痪,跟腱反射消失,肛门反射和球海绵体反射消失。

6. 马尾损伤（injury of cauda equina）　腰椎以下椎管内为马尾神经,损伤后表现为周围神经损伤。

二、治疗

治疗目标:伤后 6 小时内是关键时期,24 小时内为急性期,抓紧尽早治疗的时机。

（一）非手术治疗

1. 高压氧治疗　于伤后数小时内进行,以达到增加脊髓血氧饱和度,改善脊髓缺氧的目的。高压氧用 0.2MPa 氧压,1.5 小时/次,10 次为 1 个疗程。

2. 康复治疗　加强体能锻炼,尽早使截瘫患者用拐、支架或轮椅下地活动,减少常见并发症的发生,恢复肢体的重要功能。

3. 脊髓损伤并发症的防治　脊髓损伤后截瘫患者的主要并发症为压疮、泌尿系感染和呼吸道感染。这些是截瘫患者死亡的主要原因,只要精心护理,可以预防。

（1）压疮防治:截瘫患者损伤平面以下感觉消失,长期卧床易在骨隆突部如骶骨、股骨大转子和足跟部等处,因长期受压皮肤缺血坏死发生压疮。压疮分为 4 度:Ⅰ度:皮肤发红,周围水肿;Ⅱ度:皮肤出现水疱,色泽紫黑,有浅层坏死;Ⅲ度:皮肤全层坏死;Ⅳ度:坏死范围深达韧带与骨骼。由于压疮的炎性渗出,蛋白质丢失和组织坏死的感染,加重了患者全身情况的恶化。方法:①卧床柔软,保持床铺清洁干燥。②保持患者清洁,定时翻身,一般 2~3 小时翻身 1 次,日夜坚持。对骨隆突处用软垫保护,局部皮肤 25%~50% 乙醇溶液擦洗。③若已发生浅表压疮,要尽量避免该处再继续受压,清洁换药或用生肌膏外敷,加强全身营养状况。④压疮累及深部肌肉或骨骼者,行彻底清创,用肌皮瓣转移覆盖消灭创面。

（2）泌尿系感染防治:截瘫患者括约肌功能障碍在自动膀胱形成以前不能排尿,需长期留置导尿管。防治方法:①插尿管严格无菌操作,每周更换 1 次。更换时拔出导尿管后 3~4 小时再插入。②用生理盐水或 0.05% 呋喃西林液 200ml 冲洗膀胱,1~2 次/天。③训练自动膀胱,每 3~4 小时开放 1 次,防止持续开放导尿管引起膀胱挛缩。④截瘫患者,应注意取坐位或半坐位,使尿液体位引流。鼓励患者多饮水,每日饮水 3000ml 以上,减少泌尿系感染和结石形成。⑤定期检查尿液,若有感染征象应用抗生素控制。

（3）呼吸系统感染防治：高位颈脊髓损伤，呼吸困难，呼吸道感染痰液不易咳出者，应做气管切开，保证足够氧的摄入量。应鼓励患者做深呼吸，经常翻身，端坐。叩击背部有利于患者自行咳痰，避免坠积性肺炎的发生。

4. 药物治疗　其作用机制为大剂量甲强龙能阻止类脂化合物的过氧化反应和稳定细胞膜，从而减轻了外伤后神经细胞的变性，减少细胞内钙离子蓄积，预防类脂化合物的作用及前列腺素 E_2 和凝血酶原 A_2 的形成，减少兴奋性氨基酸的释放，降低组织水肿，改善脊髓血流量，预防损伤后脊髓缺血进一步加重，促进新陈代谢和预防神经纤维变性。甲强龙剂量，首次 30mg/kg，45 分钟以上静脉输注，然后 5.4mg/（kg·h）持续静脉输入 23 小时。大剂量甲强龙最好在伤后 8 小时内应用，同时需有心电监护和能够提供除颤器条件下，观察用药时可能出现的心律失常、循环性虚脱、心脏停搏等情况，同时警惕消化道出血等并发症。

单唾液酸四己糖神经节苷酯（monosialotetrahexosylganglioside, GM-1）对维持神经细胞膜正常功能及稳定性具有重要作用，能激活 ATP 酶和磷酸化酶的活性，使神经细胞在缺氧情况下存活率提高，减少一氧化氮的合成对神经细胞的损伤。伤后 72 小时内应用，GM-1 100mg 静脉注射，1 次/天，一般可用 3 周。

其他药物如纳洛酮（naloxone）、神经生长因子（nerve growth factor, NGF）、促甲状腺激素释放激素（thyrotropin releasing hormone）和阿片受体阻滞剂等药物，实验显示对脊髓功能恢复有效，但尚待临床广泛应用证实。

（二）手术治疗

目的是保护残余存活的脊髓组织，减少或防止继发性损伤，尽可能促进脊髓的恢复。手术原则为：脊柱骨折的复位，解除脊髓压迫，重建脊柱的稳定性。

（赵建武）

第二章　脊柱脊髓畸形

第一节　脊柱畸形

先天性脊柱畸形

先天性脊柱畸形系胚胎时椎体发育异常所致。临床上常见的先天性脊柱畸形多是侧凸和前凸或侧凸和后凸的结合,单纯的先天性脊柱前凸或后凸十分少见。

一、诊断

(一)疾病诊断

1. 病史　先天性脊柱畸形常为偶然发现,患者可能在洗澡、穿衣或照镜时偶然发现脊柱外形异常。少部分患儿可因存在不同程度的腰背部疼痛,或脊柱异常导致胸廓异常而就诊。

2. 主要症状　在椎体畸形中以半椎体占多数,而先天性脊柱侧凸中多数由半椎体所引起。脊柱畸形的发展,因椎体病变不同,畸形发育程度也不尽相同。一般来说,要注意如下几点:

(1)畸形的特殊性:单侧未分节者,脊柱侧凸发展快,病变在胸椎者畸形发展也较快。另外,半椎体因患者处于生长发育高峰的青春期(11~19岁),畸形发展也快,需要密切观察。

(2)脊柱累及范围:颈胸段及腰段者畸形发展比胸段者慢,但由于头颈部的倾斜及肩部的降低,使外观畸形不甚严重。腰段者除非骨盆倾斜失代偿,一般不引起外观畸形。先天性脊柱侧凸中,半椎体位置越靠后方,侧后凸畸形越重,预后越重。

(3)脊柱侧凸:刀背样畸形、半椎体畸形。

(4)脊柱后凸:晨起后腰背部僵硬感、呼吸困难感及髋部疼痛,双侧髋关节压痛及活动受限。

3. 诊断要点　先天性脊柱畸形的患者因畸形而就诊的两个高峰分别在 2 岁和 8~13岁,与人类的两个生长高峰相近似。由于先天性脊柱畸形大多是在胚胎发育的前 8 周由于椎体发育障碍所致,而此时也正是神经管闭合的时期,所以除了脊柱畸形外,患者常合并有神经管发育的异常。常见的椎管内病变包括脊髓纵裂、二分脊髓、脊髓拴系、脊髓空洞和椎管内肿瘤等。当发现患者存在一处畸形时,必须查找其他的畸形,如 Chiari 畸形、Klippel-Feil

综合征、先天性高位肩胛症、小颌畸形、唇裂、腭裂、先天性心脏病、肛门闭锁、子宫或阴道缺失和梗阻性肾病等。其中最常见的畸形是泌尿系统,有报道 20% 的患者可合并泌尿生殖系统的异常;合并先天性心脏病的占第 2 位,大约有 12%。

4. 鉴别诊断　先天性脊柱畸形常合并其他脏器或部位先天性畸形,此类患者就诊时,必须全面检查,以免漏诊。

5. 辅助检查　在对患者的脊柱畸形进行检查时,应详细记录患者的身高,包括站高及坐高,胸背的旋转及侧凸程度,双下肢肢体长度、粗细等检查结果,是否合并其他畸形如先天性心脏病、Sprengel 畸形、腭裂等。

X 线片可明确椎体畸形类型,应包括全脊柱正侧位片,以便初步估计术中可能矫正的角度。对于有神经症状者,或拟行手术治疗的先天性脊柱畸形的患者,脊髓造影或磁共振成像检查应成为常规检查。

(二) 分型与表现

先天性脊柱畸形根据椎体发育的异常可分为形成不全、分节不全和混合型。其中脊柱后柱的分节不全是先天性脊柱前凸的最常见原因,而前柱形成不全却往往是先天性脊柱后凸的病因。混合型则主要见于先天性脊柱侧凸。

1. 分节不全　典型的临床表现是单侧骨桥,可以连续累及多个椎体。根据 Winter 的观察,将其分为如下 4 种类型:

(1) 侧方未分节:椎体分节不全发生在一侧,最终导致严重脊柱侧凸。

(2) 前方未分节:椎体前方未分节,导致脊柱后凸畸形。

(3) 后方双侧未分节:导致后凸畸形。

(4) 对称性双侧未分节:椎体纵轴不生长,不发生成角或旋转畸形。

2. 形成不全　是椎体不能形成正常椎体所具有的正常结构。最典型的形成不全是完全分节的半椎体。半椎体并不是多余的椎体,而是椎体形成过程中另一侧形成障碍。另外,椎体的后柱形成不全可以造成椎板裂。

总之,导致先天性脊柱畸形的病变主要位于畸形的凹侧,不管是分节不全还是形成不全。在分节不全中由于凹侧的不分节形成骨桥,凹侧无生长潜能,而凸侧的"正常生长"造成侧凸;在形成不全中,半椎体虽然在凸侧,其病变却是因为凹侧形成不全所致。也就是说先天性脊柱畸形是由于凹侧的生长不足所造成,而并不是凸侧的"过度生长"。

二、治疗

治疗目标:先天性脊柱畸形的治疗需要早期发现、早期治疗。根据每个患者脊柱畸形的特点,判断其自然病史,制订合理的治疗方案。对于畸形加重可能性不大的畸形,可以采取观察和支具治疗。对于估计将进行性加重的畸形,应采取早期的积极手术治疗,以避免引起严重的畸形造成后期治疗的困难。由于畸形部位的椎体缺乏纵向生长的能力,并且该节段的生长是造成畸形的根本原因,所以早期的手术不会影响短节段先天性脊柱畸形患者的身高。因此,先天性脊柱畸形的治疗应该早期并且是个体化。

(一) 非手术治疗

1. 观察　观察适用于自然史不清楚和进展可能性不大的病例。观察方法为每 4 ~ 6 个月随诊 1 次,常规行站立位脊柱全长正侧位 X 线检查。一般来说,在人体发育过程中的 2 次快速生长期(即出生后头四年和青春期)的观察尤为重要。

2. 支具治疗 对于部分自然病史为良性的先天性脊柱侧凸患者,支具是唯一有效的非手术治疗。长弯、柔韧性好、胸腰段的侧凸对支具治疗的效果反应最好。而对于十分僵硬的侧凸,支具无效。如果支具治疗期间侧凸仍然加重,则应行手术治疗。

（二）手术治疗

根据脊柱畸形的类型和严重程度、脊柱侧凸的进展速度、畸形的部位及患者就诊的年龄而决定术式。

1. 脊柱原位融合术 适用于脊柱畸形轻至中度、外形尚可,畸形发展不快者,尤其是单侧未分节者。手术时机宜在 5 岁前,有利于控制畸形的发展。可采用自体髂骨作为骨源,融合范围包括上、下两个正常椎体。

2. 单侧椎体骨骺固定术 对椎体凸侧的前方和后方进行融合,阻止其过度生长,使脊柱凹侧继续生长,达到矫形目的。但对有过度后凸者不宜做这类手术。

3. 脊柱侧凸的矫正及融合 适用于脊柱畸形严重者。术前需行脊柱牵引,防止术中脊柱突然被拉长而发生脊髓损伤,内固定矫形方法可选用椎弓根固定的钉棒系统或非椎弓根固定的钩棒系统或联合使用。

4. 半椎体切除术 适用于骶椎连接部位所引起的脊柱倾斜和失代偿。提倡早期手术,以免发生继发骨性变化。切除半椎体后,用压缩棒进行固定。如合并有脊髓分叉或神经闭合不全,则优先行凸侧腰、骶 1 椎体之间半侧融合术。

5. 脊柱截骨 适用于年龄较大或青春期的患者,其椎体单侧未分节、病变部位僵硬、严重成角侧凸。如脊柱凸侧有肋骨,融合术中应将其切除,通过脊柱前或后入路行楔形截骨(或椎体切除)及融合术,手术难度较大,必须由经验丰富的脊柱矫形医师来完成。因手术引起脊髓损伤危险较大,术前应向患者及家属交代清楚。

先天性颈椎融合畸形

先天性颈椎融合畸形(Klippel-Feil 综合征)于 1912 年首先由 Klippel 和 Feil 报道,又称为先天性骨性斜颈或短颈畸形,系指 2 个或 2 个以上颈椎融合。颈椎融合的部位可局限于 2 个或 2 个以上的多个颈椎,融合范围可局限于椎体间,也可以是椎弓、椎板甚至棘突间融合,最好发的融合部位是第 2、3 颈椎,最多见的融合节段为两节,椎体及其所有附件的同时融合比单纯椎体融合多见。主要表现为颈椎短缩。

一、诊断

疾病诊断

1. 病史 本病多为偶尔发现,因颈部短、颈胸靠近、后发际低以及颈部活动明显受限而就诊。

2. 主要症状 先天性颈椎融合的临床表现随融合颈椎的数目、部位、程度及所伴发的畸形而异。常见表现如下:

(1) 颈部外观畸形:典型表现为颈部短、后发际线低、颈部活动受限三联征。但同时具有以上 3 种体征者不到 50%。

（2）神经症状：除寰枢关节直接受累外，所有神经损害均发生在紧邻融合区上下的未融合节段。

（3）伴发畸形：较常见的畸形：高肩胛、翼状肩、脊柱侧弯后凸、腭裂、上下肢发育不全等。其他较重要的伴发畸形：①伴发寰枕融合，更易发生脊髓、脑干受压，椎动脉供血不足等情况；②伴发进行性发展的颈胸段脊柱侧弯，可因胸腔容量减少，肺受压而致严重肺功能损害；③伴发先天性肋骨融合，肋椎关节畸形，胸椎性侏儒，可因呼吸衰竭而致死；④伴发严重泌尿生殖系统畸形，如单侧肾缺乏、输尿管异位、输尿管梗阻、输尿管扩张、肾盂积水等各种肾脏疾病，可导致肾衰竭、尿毒症；⑤伴发心脏畸形如室间隔缺损、动脉导管未闭、主动脉错位、异位心等。

3. 诊断要点　典型的临床表现为颈部短、后发际线低、颈部活动受限三联征，部分患者合并先天性生殖泌尿、心肺及神经系统发育异常。

4. 鉴别诊断　本病常合并其他脏器或部位先天性畸形。此类患者就诊时，必须全面检查，以免遗漏其他畸形。

5. 辅助检查　根据疾病的临床表现、X 线检查及 CT 检查足以明确短颈畸形的诊断。MRI 能够明确显示颈椎融合的节段，并可确定脊髓受压部位和严重程度，为治疗方案的选择提供可靠的依据。值得注意的是，在婴幼儿因椎体未完全骨化，融合椎体间有透明带，类似椎间盘，仔细观察会发现此透明带比正常椎间隙窄；若还不能明确诊断，可行屈伸拉动力性颈椎侧位片，融合椎体节段失去正常颈椎的圆滑曲线，椎间隙不发生变化。

二、治疗

治疗目标：尽早发现、尽早治疗，力争最大限度恢复脊柱活动能力。

（一）非手术治疗

短颈畸形治疗方案的选择主要根据畸形椎体的数目、部位以及有无神经症状。

（1）单纯中下位颈椎融合引起的短颈畸形，早期常无神经症状，不需特殊处理，但应注意避免颈椎过度活动，防止外伤，延缓颈椎退变的进程。

（2）上颈椎融合引起的短颈畸形，因可在早期出现神经症状，应予以高度重视。对无神经症状者，应随访观察，防止颈部外伤，减少颈部活动或局部颈托固定，对出现神经症状者，可采用相应的减压和稳定手术。

（3）短颈畸形因创伤引起脊髓损伤但不伴有骨性损伤者，应先采用非手术治疗，如颅骨牵引或枕颌带牵引，症状消失后给予头颈胸外固定（Halo 架）；伴明显骨折脱位者，则先采用颅骨牵引使之复位，然后根据神经症状变化情况选择治疗方案。

（4）对短颈畸形合并其他异常，如脊柱侧弯、心脏畸形、肾脏畸形和枕颈部畸形等，应给予相应的治疗。

（二）手术治疗

对颈部外观丑陋者，可行双侧颈部皮肤"Z"型成形术，或双侧胸锁乳突肌切断术，以改善外观。晚期因颈椎退变引起椎管狭窄出现脊髓受压症状者，可根据脊髓受压部位行前路或后路减压术。

脊柱侧凸

　　脊柱侧凸是指脊柱的一个或数个节段在冠状面上偏离身体中线向侧方弯曲,形成一个带有弧度的脊柱畸形,通常还伴有脊柱的旋转和矢状面上后突或前突的增加或减少。脊柱侧凸是一种临床诊断,可由多种疾病引起,其中80%以上为特发性脊柱侧凸。所谓特发性,是指目前病因还未明确。本病好发于青少年,国内外发病率统计在2%~4%,女性多见,女:男约为4:1。特发性脊柱侧凸常在青春发育前期发病,在整个青春发育期快速进展至青春发育期结束,到成年期(20岁以后)进展变慢或停止进展,到50岁以后,由于退变等原因又会出现较快速的进展。

　　脊柱侧凸的病理改变,并不局限于椎骨。它可累及椎旁、椎间组织,以及导致肋骨、胸廓、椎管及心肺等脏器的改变。不同的病因,不同的程度,其病理改变亦各不完全相同,现将相同的病理改变分述如下。

　　1. 椎骨的改变　椎骨的畸形是脊柱侧凸的基本病理改变,除先天性侧凸外,侧凸患者常随侧凸的加重而产生椎体两侧或椎体前后的高度不等,即楔形改变,左右楔变形成侧凸,前后楔变,常常是前侧高度减少,造成后凸,若两者合并存在则形成侧后凸。椎体两侧不对称,凸侧增大,凸侧椎弓根增粗增长,同侧的横突隆起,椎板增厚,而凹侧椎弓根变短,使椎管呈凸侧长、凹侧短而近似横三角形。棘突偏离中线而倒向凹侧。整个椎骨向后旋转。

　　2. 肋骨与胸廓的改变　随着椎骨的旋转,肋骨产生一侧隆起,一侧平陷,凸侧的肋椎角变锐,而凹侧的肋椎角增大,凸侧肋间隙变宽,凹侧肋间隙变窄。由于凸侧肋骨隆起,肋骨角度变小,因而胸廓畸形,凸侧胸腔变窄。肋骨本身也常由扁平形改变为三角形。

　　3. 椎间盘改变　椎间盘的形态随着椎体的楔变而楔变。在凸侧椎间盘增厚,纤维环层次增多,而凹侧间盘变矮,纤维环变薄,而髓核移向凸侧。尽管椎间盘在显微镜下改变不大,但文献报道侧凸患者椎间盘中氨基己糖含量明显减少。相反,酸性磷酯酶含量增加。同时,侧凸可以引起间盘蛋白糖结构变化。

　　4. 椎管的改变　由于脊柱侧凸,生理曲线消失,椎管变形,使脊髓及神经根弛张不一,脊髓偏离椎管中央,常偏向凹侧,紧贴凹侧椎弓根旁,因而畸形加重,可产生脊髓受压或神经根牵拉。

　　5. 椎旁肌改变　脊柱侧凸患者常伴有椎旁肌萎缩,两侧不等,凹侧更为明显。在显微镜下观察,有些肌肉有变性,横纹消失,肌核减少,间隙纤维增生。有些学者发现,侧凸患者的椎旁肌部分肌梭结构发生改变,在侧凸角度大于50°者更为明显。有些学者认为,特发性脊柱侧凸是肌源性的。

　　6. 胸腔内脏改变　主要是肺脏和心脏的功能改变,由于脊柱侧凸,椎体旋转,引起胸廓畸形及呼吸肌疲劳,肺扩张相应受限。肺功能障碍后,可导致缺氧,低氧血症又可引起血细胞体积增大,进而导致血黏度增高,微循环阻力加大,肺动脉压升高,右心负荷加大。严重者最后可导致心肺衰竭。

一、诊断

（一）疾病诊断

1. 病史　首次就诊患者要详细询问病史。了解患者母亲妊娠情况,生产情况,妊娠头 3 个月有无潜在致胎儿畸形的影响。家族中同胞兄弟姐妹有无同样患者,有无糖尿病患者。对脊柱侧凸出现的年龄,弯曲进展情况,有无接受过治疗及何种方式的治疗。现在主要的症状是什么,如易疲劳,运动后气短、呼吸困难、心悸、下肢麻木,走路不便,大小便困难等应予以详细询问。轻度的脊柱侧凸,可以毫无症状,特别在好发的青春期少女,胸背不易裸露,畸形常被忽略。

脊柱侧凸的病因大多尚不清楚,许多疾病可使脊柱发生侧方弯曲。Winter RB(1983 年)将其病因归纳为:

（1）结构性脊柱侧凸

1）特发性:①婴儿型(0～3 岁):自然治愈型、进行型;②少年型(4～9 岁);③青春型(10～16 岁)。

2）神经肌肉性:①神经源型:上运动神经元(脑瘫、脊髓小脑变性、脊髓空洞症、脊髓肿瘤、脊髓损伤、其他)、下运动神经元(脊髓灰质炎、其他病毒性脊髓炎、外伤性、脊柱肌肉萎缩、脊髓脊膜膨出)、家族性自主神经功能异常(riley-day 综合征)、其他;②肌源型:多发性关节挛缩症、肌营养不良(假性肥大性肌营养不良、肢带型肌营养不良、面肩胛肱型肌营养不良)、纤维型不均衡型、先天性肌张力低下型、营养不良性肌强直、其他。

3）先天性:①形成不全:先天性楔形椎、先天性半椎体;②分节障碍:单侧块状椎(单侧不分节)、双侧块状椎(双侧不分节)、混合型。

4）神经纤维瘤病

5）间质形成障碍:①马方综合征(Marfan 综合征);②Ehlers-Danlos 综合征;③其他。

6）风湿性疾病

7）外伤性:①骨折;②手术:椎板切除术、胸廓成形术;③放射线照射。

8）脊柱外瘢痕挛缩:①脓胸后;②烧伤后。

9）骨软骨营养不良:①畸形性侏儒症;②黏多糖类病(如 Morquio 综合征);③脊椎骨骺发育不良;④多发性骨骺发育不良;⑤其他。

10）骨感染:①急性;②慢性。

11）代谢性疾患:①佝偻病;②成骨不全;③高胱氨酸尿症。

12）腰骶部异常:①峡部不连与脊柱滑脱;②先天性腰骶部异常。

13）肿瘤:①脊柱肿瘤:骨样骨瘤、组织细胞增多症、其他;②脊髓肿瘤(见神经肌肉型)。

（2）非结构性脊柱侧凸

1）姿势性侧凸

2）癔症性侧凸

3）神经根刺激性侧凸:①腰椎间盘突出症;②肿瘤。

4）炎症刺激(如阑尾炎)

5）双下肢不等长

6）髋挛缩

2. 主要症状　体格检查包括测身高、体重、坐高、双臂外展位双中指尖间距等有关项目。然后让被检查者裸露整个腰背部,自然站立,双足与双肩等宽、双目平视,手臂自然下垂,掌心向内,观察被检查者双肩是否对称、双肩胛下角是否在同一水平、两侧腰凹是否对称、两侧髂嵴是否等高、棘突连线是否偏离中轴。5 项中如有 1 项以上不正常列为躯干不对称。然后做脊柱 Adam 前屈试验,被检者双膝伸直,使躯干由颈至腰徐徐前弯,检查者从背部中央切线方向观察上胸段、胸段、胸腰段及腰段两侧是否等高、对称。不对称者为前屈试验阳性,疑为脊柱侧凸。在脊柱前屈试验检查的同时,检查者可用脊柱侧凸角度测量尺或水平仪等测量被检查者背部各段的倾斜度,或 hump 角,记录其最大倾斜角及其部位。若背部不对称倾斜超过 4°,疑为脊柱侧凸。

3. 诊断要点　包括病史(发病年龄、病程进展状况)、体格检查(双肩是否对称、双肩胛下角是否在同一水平、两侧腰凹是否对称、两侧髂嵴是否等高、棘突连线是否偏离中轴)及影像学检查结果(脊柱全长片、Bending 位片)。

4. 鉴别诊断　鉴别诊断过程中详细排除或诊断有无造成脊柱侧弯的特异性原因,如代谢性因素、先天性因素等。

5. 辅助检查

（1）普通 X 线片检查:它和体格检查一样是脊柱侧凸诊断治疗的基本依据,借助 X 线片了解侧凸的病因、类型、位置、大小、范围和可屈性等。根据不同需要,可做其他特殊 X 线检查。通过放射学检查以确立诊断;观察畸形进展;寻找并发的畸形;制订治疗计划,或作疗效评价。

直立位检查:立位与坐位是 X 线检查的基本姿势,能站立的取立位,如下肢缺乏站立功能或年龄过小取坐位,采用标准姿势,即患者双足并齐、双腿伸直、躯干伸直,防止旋转,投照后前位片,前臂向前 90°平伸(或放在支架上)投照侧位片,尽量一张片子能包括脊柱全长。

可屈性检查:侧凸经直立位片证实后,可拍侧屈位片,以了解脊柱每个弯度的可屈性,使患者仰卧,靠自己肌肉的主动收缩力最大限度地向凸侧屈曲矫正畸形,有的患者为神经肌肉性侧凸,肌肉无自主收缩能力,有时采用"推压法"来拍片,以了解其可屈性。

牵引下摄片:患者取仰卧位,用枕颌带与骨盆带向上、下同时牵引下拍片。目前,以悬吊牵引下拍片更为标准和常用,即用枕颌带直立牵引下(使患者双足刚刚离地为准)拍正、侧位片,以了解侧凸的可屈性。

脊柱去旋转位摄片(Stagnara 位):结构性脊柱侧凸,特别是严重侧凸(100°以上者)多伴有脊柱旋转,普通后前位 X 线片不能真实反映畸形的确切度数,有时也不能显示椎体的真正畸形,因此,理想的方法是在荧光屏下透视,旋转脊柱,直至脊柱侧弯达到最大限度时摄片,或旋转到侧弯的顶椎呈真正的正位时摄片,以显示脊柱弯曲的真正度数,或椎体的真实形态。

骨龄的评估:脊柱侧凸的治疗,患者年龄是重要参考因素之一。了解骨龄以评估骨骼是否继续生长。女孩生长发育成熟期为 16 岁左右,男孩比女孩晚一年至一年半。因此,拍患者左手及腕的正位 X 线片,以了解其骨年龄。目前常用的是 Rsser 方法,即拍髂骨嵴骨骺片,了解其骨骺成熟情况,把髂前上棘到髂后上棘的总长度分为 4 段。由前向后数,前 1/4 有骨骺出现时为 1 度,前 1/2 有骨骺生长时为 2 度,3/4 者为 3 度,全长为 4 度,骨骺完全闭合者为 5 度。其闭合年龄约在 24 岁,为全身闭合最晚的一个骨骺。此时骨骼生长发育已经停止,侧凸畸形也相对趋于稳定。有时亦可参考清晰的胸、腰椎 X 线片。观察椎体软骨骺,若骺呈断续状,表明骨生长尚未完成,若已融合,即脊柱发育生长已完成。

脊柱侧凸的 X 线片测量:

1)侧凸角度测量

Cobb 法:在正位 X 线相,先确定侧凸的上终椎及下终椎,在主弯上端其上、下终板线向凹侧倾斜度最大者为上终椎,主弯下端者为下终椎。在上终椎椎体上缘及下终椎椎体下缘各画一平线,对此两横线各作一垂线,这两条垂线的交角即为 Cobb 角,用量角器可测出其具体度数。(图 4-2-1-1)

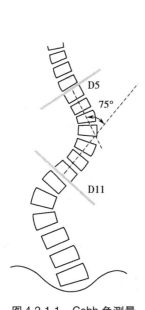
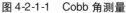

图 4-2-1-1　Cobb 角测量

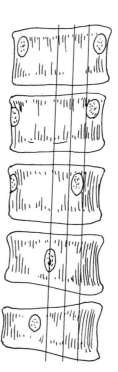

图 4-2-1-2　Nash-Moe 法测量椎体旋转

Ferguson 法:在正位 X 线片,从上终椎的中心点向顶椎中心点引线,再从下终椎中心点向顶椎中心点引线,两线相交的补角即为 Ferguson 角。

前两种方法以 Cobb 法常用,几乎为国际所统一。但须注意的是,在诊断治疗随诊中,同一患者的同一侧凸应用同一终椎画线测量,否则条件不一,难于比较。

2)脊椎旋转测量:在结构性脊柱侧凸,常伴有脊椎的旋转,测定旋转的方法如下。

以棘突为标记点:即在正位 X 线片,棘突位于椎体的中央为正常,如将椎体中线至椎体侧方边缘分为三等份,脊椎旋转则棘突向凹侧偏移,偏移 1 等份为 I 度偏移,偏移 2 等份为 II 度偏移,3 等份为 III 度偏移,超过椎体边缘为 IV 度偏移。如将顶椎棘突偏离椎体中线的多少换算成度数,即棘突偏离中线若为半个椎体的1/3,其旋转度数为15°,2/3为30°,棘突投影在椎体边缘为45°。

以椎弓根为标记点(Nash-Moe法):在正位X线片上,观察双侧椎弓根的位置,同样将半侧椎体分成三等份。正常椎弓根两侧对称,位于外1/3。若椎体旋转,椎弓根位于中1/3为Ⅰ度旋转,位于内1/3为Ⅱ度旋转,位于中线为Ⅲ度旋转,旋转超过中线至另一侧为Ⅳ度旋转。(图4-2-1-2)

3)椎体楔形改变的测量:脊柱侧凸患者随着侧弯的加重,而产生椎体两侧高度不等,即楔形改变,椎体凹侧的高度减少。如将正常正位X线片的椎体高度分为4度,如椎体一侧高度减少0～1/6为Ⅰ度,1/6～1/3为Ⅱ度,1/3～1/2为Ⅲ度,超过1/2为Ⅳ度。(图4-2-1-3)

(2)计算机断层成像(CT):CT在脊椎、脊髓、神经根病变的诊断上具有明显的优越性,由于它比普通X线密度分辨高20倍,故能清晰显示椎骨、椎管内、椎旁组织的细微结构。特别是做脊髓造影CT,对了解椎管内的真实情况,了解骨与神经成分的关系,为手术治疗可提供宝贵资料。

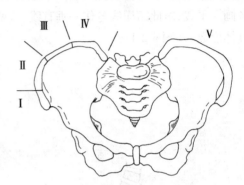

图4-2-1-3　椎体楔形改变的测量

(3)磁共振成像(MRI):MRI是一种无损伤性多平面成像检查,对椎管内病变分辨力强,不仅提供病变部位、范围,对其性质如水肿、压迫、血肿、脊髓变性等分辨力优于CT,但尚不能完全代替CT或脊髓造影,各有其适应证。

(4)断层照相:平片断层能在特定的部位较清晰地提供有关畸形、病变的范围和性质,如骨不连,或假关节形成,普通平片可能观察不清,而断层则可显示。

(5)脊髓造影:脊柱侧凸不仅要了解脊柱或椎骨畸形,同时要了解椎管内有无并存的畸形。在先天性脊柱侧凸几乎把脊髓造影作为常规检查。其目的是了解与骨性畸形同时存在的神经系统畸形。现临床应用逐渐被MRI和CT所取代。

(6)电生理检查:对了解脊柱侧凸患者有无并存的神经、肌肉系统障碍有着重要意义。

1)肌电图检查:肌电图是利用横纹肌收缩发生的生物电活动。根据肌电位单个或整体的图形进行分析,以了解运动单元的状态,评定及判断神经肌肉功能。

2)神经传导速度测定:可分为运动传导速度与感觉传导速度。运动传导速度测定是利用电流刺激、记录肌肉电位,计算兴奋沿运动神经传导的速度。即:

$$运动神经传导速度(m/s)=两点间距(mm)/两点潜伏时差(ms)$$

感觉神经传导速度测定,是以一点顺向刺激手指或足趾,在近体端记录激发电位,也可逆向刺激神经干,在指或趾端记录激发电位,计算方法同上。

传导速度测定影响因素较多,如为单侧病变,以健侧对照为宜。

3)诱发电位检查:躯体感觉诱发电位(SEP)对判断脊髓神经损伤程度,估计预后或观察治疗效果有一定的实用价值。

（7）肺功能测定：脊柱侧凸由于椎体旋转，引起胸廓畸形及呼吸肌疲劳，同时肺的扩张也相应受限。因此，脊柱侧凸常合并有肺功能障碍，侧凸愈重，肺功能障碍愈重。正常胸或背部手术由于术后疼痛其肺活量可降低 10% ~ 15%。因此，肺活量低于 40% 的严重脊柱畸形患者，术前应先行扩大肺功能练习，待肺功能改善后再进行脊柱矫形手术。

（二）分型与表现

特发性脊柱侧凸治疗的关键是选择非手术治疗或手术治疗，选择的关键取决于对特发性脊柱侧凸各种畸形的正确分析。分型系统的建立对治疗的选择及预后具有非常重要的意义。长期以来，国内外学者对特发性脊柱侧凸的分型进行了大量研究。其中影响巨大、目前临床上仍在应用的有：King 分型、Lenke 分型及 PUMC（协和）分型。

1. King 分型　　1983 年 King 等在总结 405 例特发性胸椎侧凸的基础上，根据侧凸的部位、顶椎、侧弯严重程度和柔韧性等对主胸弯进行分型，并在每一分型中规定了手术融合的具体节段。King 分型共分为 5 型（图 4-2-1-4）。

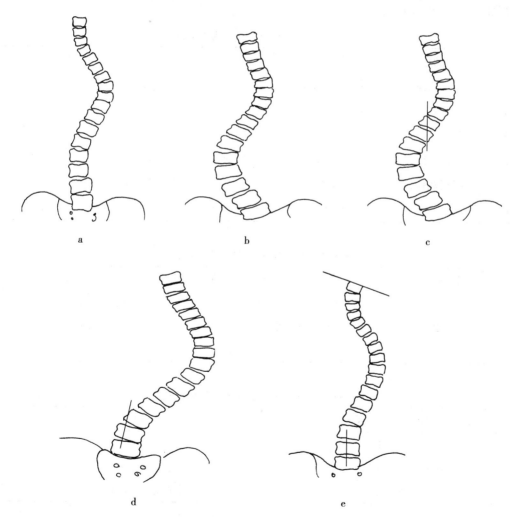

图 4-2-1-4　King 分型
a. Ⅰ型；b. Ⅱ型；c. Ⅲ型；d. Ⅳ型；e. Ⅴ型

Ⅰ型:胸弯和腰弯,腰弯>胸弯,腰弯柔韧性小,一般融合胸弯和腰弯至尾端稳定椎,但一般不低于L_4。

Ⅱ型:胸弯和腰弯,胸弯>腰弯,腰弯较柔韧,一般选择性融合胸弯至尾端稳定椎。

Ⅲ型:单胸弯,仅需融合胸弯至稳定椎。

Ⅳ型:长胸弯,L_4倾斜并位于主弯内,需融合胸弯至稳定椎。

Ⅴ型:结构性双胸弯,T_1倾斜于上胸弯的凹侧,上胸弯常为结构性,需融合上下两个胸弯,下端至稳定椎。

2. Lenke 分型 2001 年 Lenke 等提出一种新的分型方法,被称为 Lenke 分型。该分型有三部分构成:侧弯类型(分为 1~6 型)(表 4-2-1-1)、根据腰弯顶椎与骶骨中线(CSVL)的位置关系制订的腰弯修正型(A、B、C)(表 4-2-1-2)及胸椎矢状面修正型(−、N、+)(表 4-2-1-3)。Lenke 分型规定了每一分型的手术入路和融合标准,即结构性弯均应融合,但未提及具体融合节段,对于非结构性弯何时需融合也未提及。临床医师依照此分型决定手术入路及融合范围也存在较大分歧。

表 4-2-1-1 Lenke 分型的侧弯类型

分型	上胸弯	主胸弯	胸腰弯/腰弯	侧弯类型
1	非结构性	结构性(主弯)	非结构性	主胸弯(MT)
2	结构性	结构性(主弯)	非结构性	双胸弯(DT)
3	非结构性	结构性(主弯)	结构性	双主弯(DM)
4	结构性	结构性(主弯)	结构性	三主弯(TM)
5	非结构性	非结构性	结构性(主弯)	胸腰弯/腰弯(TL/L)
6	非结构性	结构性	结构性(主弯)	胸腰弯/腰弯-胸弯(TL/L-MT)

表 4-2-1-2 Lenke 分型腰弯修正型

腰弯修正型	腰弯顶点与骶骨中线的关系
A	CSVL 位于腰椎的椎弓根之间直至胸弯的稳定椎
B	CSVL 位于腰弯顶椎凹侧椎弓根与椎体或椎间盘缘之间
C	CSVL 位于腰弯顶椎椎体与椎间盘缘内侧

表 4-2-1-3 Lenke 分型胸椎矢状面修正型

胸椎矢状面修正型($T_5 \sim T_{12}$)	Cobb 角
−型(胸后凸过小)	后凸角度<+10°
N 型(胸后凸正常)	后凸角度+10° ~ +40°
+型(胸后凸过大)	后凸角度>+40°

3. PUMC(协和)分型 北京协和医院骨科通过对近 20 年特发性侧弯治疗病例的随访和总结,提出了一种新的分型系统——PUMC(协和)分型系统。PUMC 分型系统根

据侧弯顶点多少将侧弯分为 3 型,一个顶点为 Ⅰ 型,2 个顶点为 Ⅱ 型,3 个顶点为 Ⅲ 型。符合临床上特发性侧弯特点,相对便于记忆,每型内再分若干亚型(表 4-2-1-4,图 4-2-1-5)。

表 4-2-1-4　PUMC 分型

型别	顶点数	亚型	特点		
Ⅰ 单弯	1	Ⅰa	胸弯,顶点位于 $T_2 \sim T_{11-12}$ 椎间盘		
		Ⅰb	胸腰段弯,顶点位于 $T_{12} \sim L_1$		
		Ⅰc	腰弯,顶点位于 L_{1-2} 椎间盘至 L_{4-5} 椎间盘		
Ⅱ 双弯	2	Ⅱa	双胸弯		
		Ⅱb	胸弯+胸腰弯或腰弯,胸弯>胸腰弯/腰弯10°以上	Ⅱb1 符合的条件	①无胸腰段或腰段后凸
					②胸腰段/腰段 Cobb 角≤45°
					③胸腰段/腰段旋转度<Ⅱ度
					④胸腰段/腰段柔韧性≥70%
				Ⅱb2 胸腰段或腰段有后凸;若无后凸,但右侧 3 条中有 1 条者,亦为 Ⅱb2	①胸腰弯/腰弯额状面 Cobb 角>45°
					②胸腰弯/腰弯旋转度>Ⅱ度
					③胸腰段/腰段柔韧性<70%
		Ⅱc	胸弯<胸腰弯/腰弯10°以上	Ⅱc1 胸弯凸侧 Bending 相≤25°	
				Ⅱc2 胸弯凸侧 Bending 相>25°	
		Ⅱd	胸弯 ≈ 胸腰弯/腰弯,即二者 Cobb 角差小于10°	Ⅱd1 胸弯柔韧性<腰弯/胸腰弯柔韧性	
				Ⅱd2 胸弯柔韧性>胸腰弯/腰弯柔韧性	
Ⅲ 三弯	3	Ⅲa	远端弯符合 Ⅱb1 条件		
		Ⅲb	远端弯符合 Ⅱb2 条件		

二、治疗

治疗目标:脊柱侧凸的治疗可分为两大类,即非手术治疗和手术治疗。早期病例多采用非手术治疗,包括体操疗法、电刺激疗法、牵引疗法、石膏矫形治疗及支具治疗等。而侧弯在青春期发展较快,Cobb 角在 40°以上的特发性侧凸,或非手术治疗无效的僵硬型先天性侧凸,均应给予早期手术治疗。

(一)非手术治疗

1. 矫正体操疗法　矫正体操对脊柱侧凸的疗效尚有争议。矫正体操的作用原理是有选择地增强脊柱维持姿势的肌肉。通过凸侧的骶棘肌、腹肌、腰大肌、腰方肌,调整两侧的肌力平衡。牵引凹侧的挛缩的肌肉、韧带和其他软组织,以达到矫形目的。矫正体操对不同发展阶段和不同类型的脊柱侧凸有不同的效果,特别对少儿或青春前期轻度特发性侧凸、可屈椎间盘造影术也可用于诊断。图2-53为脊柱侧凸X线角度测量图。图2-54为脊柱侧凸术前、术后X线对比图。

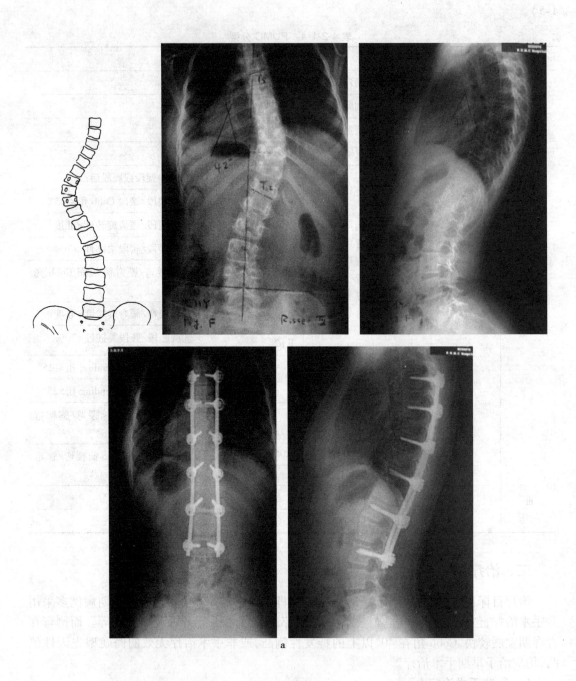

a

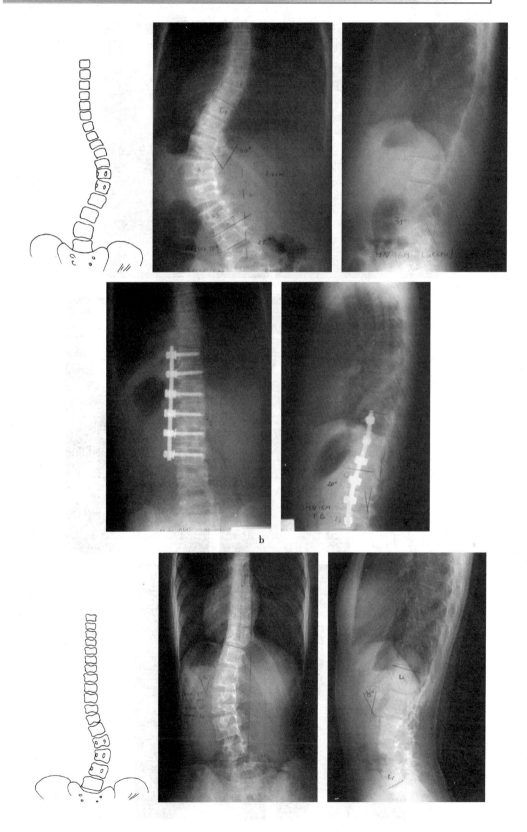

b

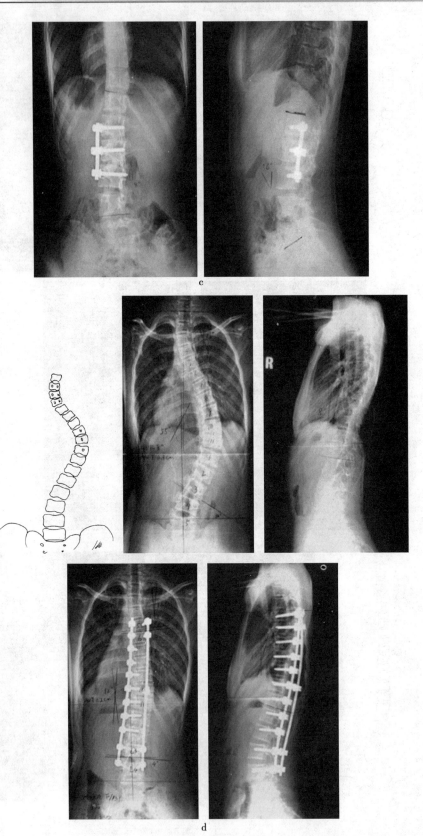

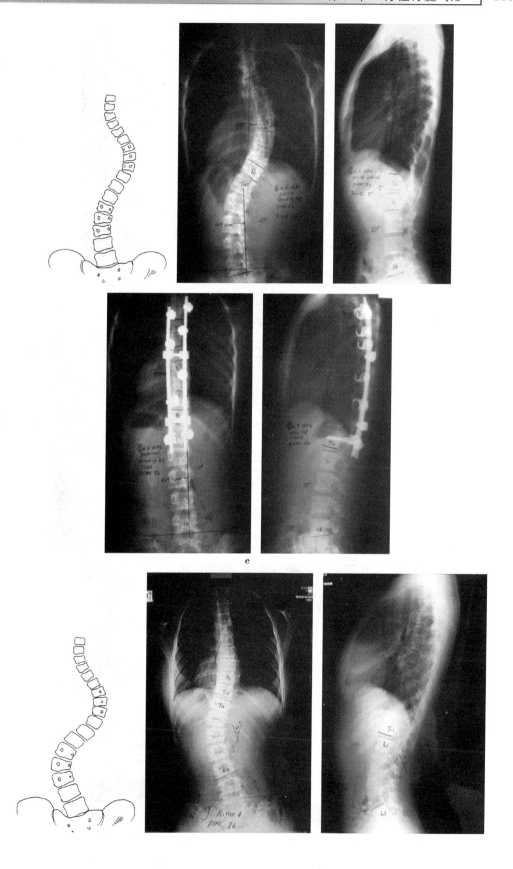

e

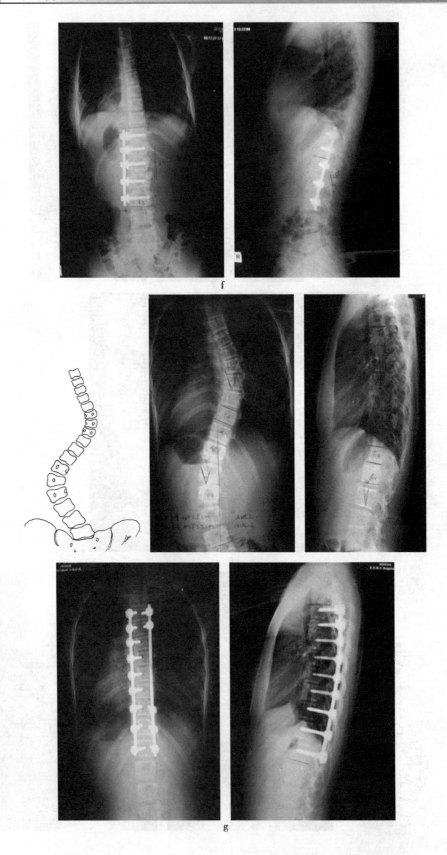

f

g

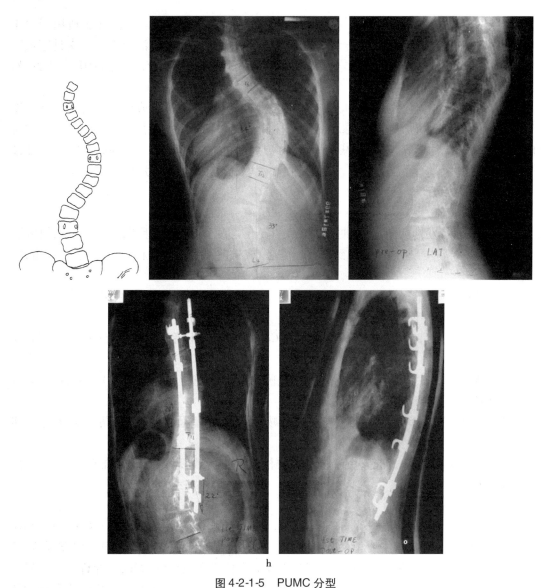

h

图 4-2-1-5　PUMC 分型

a. PUMCⅠa 单胸弯;b. PUMCⅠb 单胸腰弯;c. PUMCⅠc 单腰弯;d. PUMCⅡa 双胸弯;e. PUMCⅡb 胸弯>腰弯/胸腰弯;f. PUMCⅡc 胸弯<腰弯/胸腰弯;g. PUMCⅡd 胸弯≈胸腰弯/腰弯;h. PUMCⅢ三弯

性好、尚无明显结构性改变者,体操疗法可达到良好的治疗效果。而对结构性改变明显及先天性侧凸很难单独通过矫正体操矫形,需与其他非手术治疗特别是支具治疗结合应用。

2. 电刺激疗法　支具是控制脊柱侧凸加重的较好方法。但由于支具限制患者的日常活动,外形臃肿,在炎热地区,患者无法耐受透气不佳的支具,常使患儿或家长中途放弃治疗,而愿意接受电刺激治疗。目前,常用的电刺激多为双通道体表电刺激器。两组电极分别放置在侧弯凸侧的体表特定位置,两通道交替输出的矩形电刺激波,使两组椎旁肌轮替收缩与舒张,而使侧弯的脊柱获得持续的矫正力,以期达到防止侧凸加重的目的。较好的适应证是年龄较小的可屈性较好的 40°以下的特发性侧凸及神经肌肉型侧凸。

3. 支具疗法　在脊柱侧凸非手术治疗中支具治疗占重要位置。支具疗法适用于少年期和青春期的特发性侧凸,而对先天性侧凸或骨发育成熟期的侧凸治疗无效。支具穿戴时间每日不少于 23 小时,1 小时留作洗澡、体操等活动练习。支具治疗需持之以恒,若无禁忌,支具使用应至骨生长发育成熟。

4. 牵引疗法　牵引治疗可防止或减缓脊柱侧凸的进一步加重,或使侧凸得到一定程度的改善。牵引疗法,目前更重要的是用作脊柱侧凸的术前准备,使手术达到最大限度的矫正,防止手术一次性牵张,避免或减少脊髓神经损伤并发症的发生。牵引的方法很多,如颈牵引、斜台颈牵引、颈-骨盆套牵引、头颅-骨盆环牵引、卧位反悬吊牵引等。

（二）手术治疗

1. 手术适应证

（1）病因:特发性侧凸、青春期发展较快,Cobb 角大于 40°者应手术治疗。先天性侧凸,特别是僵硬型,或神经肌肉型侧凸致脊柱塌陷者,应早期手术。因病程越长,发展愈严重,矫正愈难。

（2）年龄:一般器械矫形固定融合手术在 12 岁以后施行。对先天性侧凸,为防止侧凸加重的局部融合应早期手术。

（3）侧凸程度:目前,国内外一般规定在 Cobb 角 40°以上者行手术治疗;40°以下者行非手术治疗。

侧凸部位旋转较重的胸椎侧凸,伴有明显胸廓畸形或驼背(hump 角大)畸形者,比腰椎侧凸要提前手术,以防影响呼吸功能加重。

侧凸并有早期截瘫者应早期手术,进行减压解除截瘫因素,矫正和防止畸形进一步加重。

对年龄较大的成年人侧凸,由于畸形部位椎骨增生所致腰背痛,或脊椎不稳,亦可考虑固定融合术。

2. 常用的手术方式

（1）Harrington 手术:Harrington 于 1962 年首先报道用金属内固定装置支撑或（和）加压来矫正侧凸畸形。其装置主要由两部分组成,一为棒,二为钩。放在侧弯凹侧用撑开棒,放在凸侧用加压棒。撑开棒的近段为棘齿状,以便放在钩子内只允许撑开,不允许反回。其尾端为方形,以防插入下钩后旋转。加压棒较细,富有弹性;全长有螺纹。撑开棒的上钩为圆孔,尾端钩为方孔。加压棒的 Rochester 型,钩背面有槽,容易使加压棒及垫圈放入。撑开棒的上钩一般放在胸椎小关节间,下钩放在腰椎椎板上缘。加压棒上钩放在肋骨横突关节,下钩放在腰椎椎板下缘。Harrington 器械有较好的纵向支撑性能,对 Cobb 角大于 50°效果较小,即角度小、矫正力差,而过大的角度可用 2 根撑开棒,或与加压棒合并应用。

（2）Luque 手术:1976 年,由墨西哥 Luque 首先报道。他将 2 根"L"形金属棒置于侧弯节段的两侧椎板,把一根金属棒的短臂插入侧弯上终椎上一棘突中,另一"L"形金属棒短臂插入侧弯下终椎下一棘突中。如此使两棒呈一长方形,控制金属棒上、下滑动或旋转,切除需要固定节段的所有棘间韧带、黄韧带,打开椎板间孔。自每一椎板间孔穿入钢丝,通过椎板下,从相邻的椎板间孔穿出。把每一节段椎板下穿过的钢丝拧紧在每侧的金属棒上,使椎板和金属棒完全固定在一起。

（3）Dwyer 手术:1969 年,澳大利亚的 Dwyer 采用了从椎体前方矫正脊柱侧凸的手术方法。该手术主要适用于腰1以下的侧凸畸形,特别对椎板有严重缺如或畸形,不能置钩的病例更为适合。手术一般从凸侧做胸腹联合切口,切除第10肋进入胸腔,在腹膜外显露 T_{11} ~ L_5 脊椎前外侧。结扎各横行于椎体的血管。纵行切开前纵韧带及骨膜,并向两侧做骨膜剥离,显露出椎体。切除侧凸范围内的各椎间盘,每一椎体上钉入一带孔的螺钉,钢索从孔中通过,抽紧钢索,使椎体靠近。凸侧切除后的椎间隙消失,使脊柱变直。压扁螺丝使钢索不能回缩,使侧弯得到矫正。该方法矫形满意,但并发症多。

（4）Zielke手术:Zielke装置实际是改良的Dwyer器械,其途径也是前方入路。本方法的最大优点是矫正度大,能够去旋转;固定节段少,对畸形节段只有加压,没有撑开作用,因而对神经牵拉损伤的机会少。

（5）CD手术:法国Cotrel和Dubousset于1984年报告了他们的新型脊柱侧凸矫形固定器械,主要适用于少年期特发性脊柱侧凸,是目前脊柱后路矫形手术中最有效的固定器械之一。

（6）各类椎弓根螺钉棒系统:随后学者们又研发了TSRH、Isola、Moss Miami、USS等改良系统,目前上述系统是国内外治疗脊柱侧弯运用最广泛的内固定物。

第二节　脊　髓　畸　形

脊髓拴系综合征

脊髓拴系综合征(tethered cord syndrome,TCS)患者的脊髓圆锥部受到各种病理因素的纵向牵拉,使脊髓末端不能正常上升,其位置低于正常,并引起一系列进行性神经损害症候群。随着影像学的发展,尤其是磁共振成像技术的出现,对本病的认识日益深入。尽管导致此种"拴系"的机制仍然不完全清楚,但造成脊髓末端牵拉的机械学原因明确,如终丝增粗或脂肪瘤样终丝、脂肪瘤、表皮样肿瘤、脊髓脊膜膨出、脂肪脊髓脊膜膨出以及手术瘢痕组织等。这些组织缺乏弹性导致脊髓固定、牵张导致脊髓圆锥缺血,电生理活动降低,以及氧化代谢障碍,出现神经进行性损害。它是多种先天性发育异常导致神经症状的主要病理机制之一。

一、诊断

（一）疾病诊断

1. 病史　儿童TCS,多在出生时或幼儿时发现腰骶部皮肤异常而就诊,就诊时部分患儿已出现神经受损症状;成人TCS发病早晚不等,有的儿童时已有症状,成人后加重,也有成人后发病。

2. 主要症状　腰骶部皮肤异常:包括腰骶部毛发丛生、皮肤凹陷、包块、皮肤斑块、瘢痕样组织和皮肤窦道等(图4-2-2-1)。

（1）进行性腰骶髓下运动神经元损害:①感觉障碍:鞍区皮肤麻木或感觉减退,下肢非根性感觉减退、消失;②运动障碍:进行性肌肉无力、肌萎缩、行走困难、步态异常;③二便功

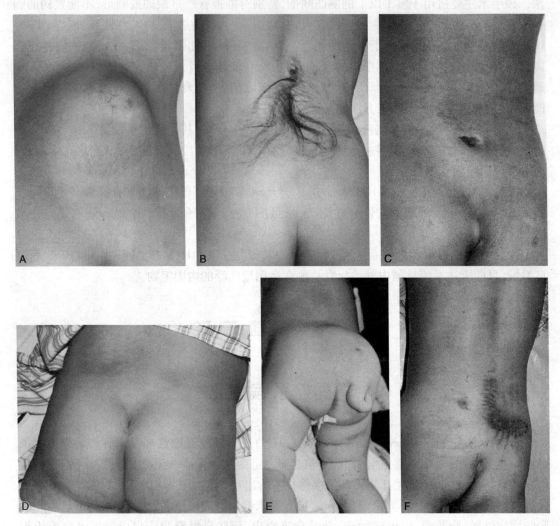

图4-2-2-1　脊髓拴系综合征皮肤表现

A. 腰骶部包块；B. 腰骶部毛发；C. 腰骶部窦道；D. 骶尾部窦道；E. 骶尾部特殊形状（尾巴）包块；F. 继发TCS脊膜膨出修补术后瘢痕

能障碍：泌尿系症状如遗尿、尿频、尿急以及压力性尿失禁、滴流性尿失禁和残余尿增多等，排便障碍如顽固性便秘、失禁、肛门括约肌松弛无力等；④严重者下肢可出现失神经溃疡（图4-2-2-2）、夏科（Charcot）关节；⑤下肢畸形：髋、膝关节挛缩，足部畸形（高弓足、内收足、旋后足）等。

（2）疼痛：最常见部位为肛门直肠深部、臀中部、尾部、会阴区、腰背部和下肢，活动以及腰骶部的大幅度屈伸会加重症状。

（3）脊柱畸形：如脊柱裂、脊柱侧弯、半椎体、蝶形椎等。

3. 诊断要点　根据临床表现、体征和辅助检查可明确诊断，尤其MRI检查结果。对临床发现腰骶部中线部位有皮肤异常、脊柱侧弯等畸形、不明原因的进行性排尿功能异常、下肢肌肉萎缩、关节畸形或体检时无意发现脊柱裂的患者，有条件者均应进行MRI检查以明确诊断。

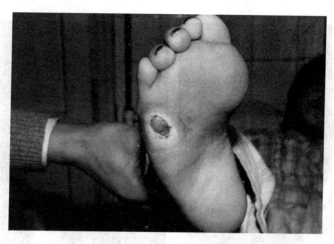

图 4-2-2-2　足底失神经溃疡

4. 鉴别诊断　TCS 须与许多表现为腰腿痛、感觉运动障碍，大小便失禁，肌肉骨骼系统畸形的疾病相鉴别。这些疾病包括椎间盘疾病、脊柱滑脱、脊柱疾病、脊髓疾病（如肿瘤、脊髓空洞症）以及周围神经疾病。成人 TCS 最重要的是与椎间盘突出症的鉴别，其鉴别要点见表 4-2-2-1。

表 4-2-2-1　成人 TCS 与腰椎间盘突出症的鉴别要点

椎间盘突出症	成人 TCS
疼痛为放射性，神经根支配区	局限于下腰部，放射性罕见
神经损害符合神经根性分布	不符合神经根性分布，难以定位
咳嗽、喷嚏加重疼痛	否
仰卧缓解疼痛	否
直腿抬高诱发疼痛	否
大小便障碍少见，仅见于中央型突出	常见

5. 辅助检查

（1）尿流动力学检查：尿流动力学检查可明确 TCS 泌尿膀胱神经损害情况，对治疗预后判断有帮助。尿流动力学检查有多种表现，如括约肌-逼尿肌不协调的发生率很高、伴有低收缩性逼尿肌的低张力大容量自主性膀胱（提示局部失神经支配或骶部自主神经核的破坏，这类患者典型的表现是充溢性或压力性尿失禁以及大便失禁）、"痉挛性小膀胱"和核上控制段产生的反射亢进（这类患者表现为急迫性尿失禁）。

（2）肌电诱发电位检查：可较客观获得患者下肢运动感觉神经受损程度的资料，为治疗前后症状体征变化提供较客观的评估手段。

（3）影像学检查：影像学检查对 TCS 的诊断很有帮助，包括 X 线、MRI、CT、脊髓造影和超声。X 线平片检查可发现脊柱畸形，如脊柱裂、脊柱侧弯、半椎体、蝶形椎、椎板分节不全等。迄今为止，磁共振成像（MRI）是显示 TCS 相关表现的最好的影像学检查技术（图 4-2-2-3）。TCS 的 MRI 表现包括：①终丝增粗（>2mm）或脂肪浸润；②圆锥低位；③圆锥部病理异

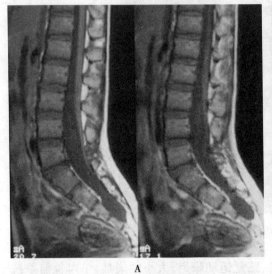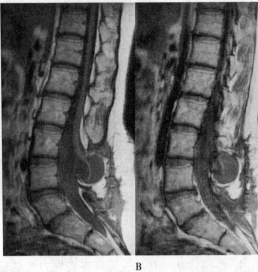

A

B

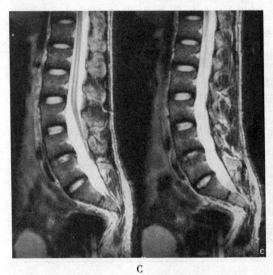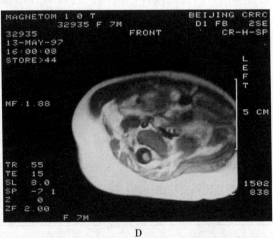

C

D

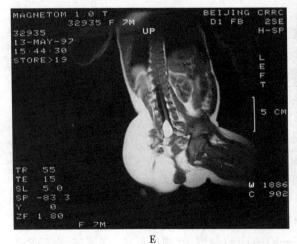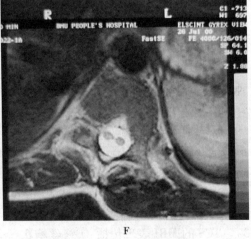

E

F

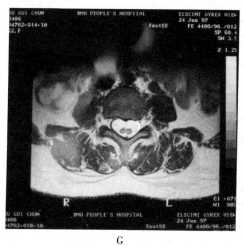

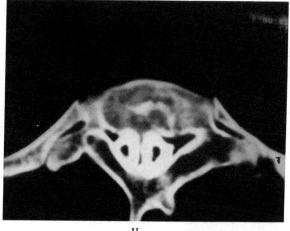

G

H

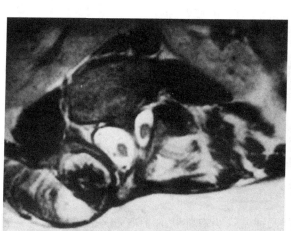

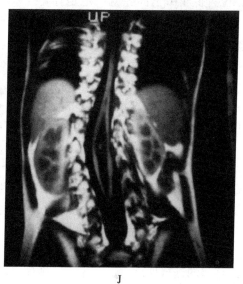

I

J

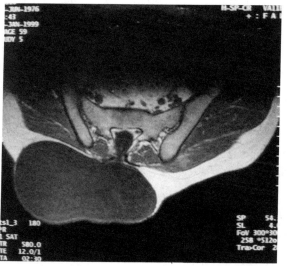

K

图4-2-2-3　脊髓拴系综合征影像学表现

A. MRI 显示：圆锥低位（L_4 水平）、终丝增粗；B. MRI 显示：脊髓脊膜膨出；C. MRI 显示：圆锥低位、脊髓空洞；D. MRI 横断位显示：脊髓空洞；E. MRI 显示：圆锥部脂肪瘤；F. MRI 横断位显示：二分脊髓；G. MRI 横断位显示：脊髓纵裂；H. CTM 显示：二分脊髓；I. MRI 横断位：双脊髓，中间骨性分隔；J. MRI冠状位显示：二分脊髓；K. MRI：单纯脊膜膨出常,如脂肪瘤、脊髓空洞、皮样囊肿等;④二分脊髓;⑤脊髓脊膜膨出或修复术后改变;⑥脊柱骨性异常。CT对于骨性异常的诊断常优于MRI,临床上常与MRI结合使用。脊髓造影属于有创检查,在MRI出现后,已逐渐被MRI替代。超声可明确包块的性状,如囊性、囊实性或实性,MRI出现后,在TCS的诊断中已很少应用。

(二) 分型与表现

脊髓拴系综合征分为原发性和继发性两种。原发性TCS是指由于脊柱脊髓本身先天性异常而引起的脊髓牵拉症候群。常见的牵拉病理因素有增厚并纤维化的终丝、腰骶部脂肪瘤、脊髓纵裂、脊髓脊膜膨出、硬膜内外束带、皮肤窦道、尾部囊肿等,以上病变与脊髓圆锥的粘连、纤维化、挛缩可引起脊髓拴系。继发性TCS最常见于脊髓脊膜膨出修补术后和蛛网膜炎,可能与局部出血形成血凝块、纤维瘢痕组织形成及脑脊液生化改变有关,也可见于椎管内手术、炎症或创伤等。脊髓拴系综合征一般均有脊髓圆锥位置低于$L_{1\sim2}$间隙,但并不是圆锥位置低于$L_{1\sim2}$间隙就一定是脊髓拴系综合征,极少数患者存在先天性脊髓低位但并不同时具有脊髓的牵拉因素和脊髓受损,亦无临床症状,则只能诊断为脊髓低位畸形,而不能诊断为脊髓拴系综合征。也有人提出圆锥位置正常TCS的概念,但没有被广泛接受。

二、治疗

治疗目标:出现脊髓拴系综合征症状者应尽早手术治疗,以减少神经进行性损伤、保护正常残存神经功能;对伴有脊髓脊膜膨出者,即使没有症状也应早期手术。

(一) 非手术治疗

目前大部分学者认为,儿童TCS一经发现,应尽早手术;而成人TCS,若神经受损症状处于稳定状态,则可观察随访,对症治疗(药物止痛、神经营养药、理疗等),若短时间出现神经受损症状加重,则应考虑手术治疗。

(二) 手术治疗

TCS的自然病程取决于拴系的病理原因,通常认为有症状的TCS如不治疗将会导致神经症状的进行性恶化。大多数病例症状进展缓慢,但有少数患者进展很快(如创伤后)。目前,唯一有效的疗法是施行脊髓拴系松解术。有些患儿家长因害怕手术,心存侥幸而选用各种各样的非手术疗法,最终贻误治疗。不要等到症状加重时才做手术,脊髓脂肪瘤合并圆锥低位者宜在无症状时手术。对有隐性脊柱裂及脊膜膨出修补术后的患者,应常年追踪观察,一旦出现脊髓拴系症状应立即手术。手术应选择有脊髓手术和显微外科手术经验的神经外科医师或脊柱外科医师来做,以提高疗效、减少脊髓损伤等并发症。编者发现,有些患儿以前已做过手术,但仅仅切除了腰骶部的大包(即膨出的脊膜囊和脂肪瘤),而未处理椎管内的脊髓病变,实际上相当于做了腰骶部的"整形美容"手术,结果是无效或加重;甚至还有些医师认为本病无法治疗,消极等待病情发展,这是对本病的发病机制认识不足所致。编者已完成此类手术的500余例中,最小者3个月,最大者67岁,大多数患者术后病情有所改善,甚至症状消失。

手术的目的是解除脊髓下端的拴系,防止病情进一步发展。若病情发现早、治疗及时,患儿可以治愈。相反,发病年龄早、症状重而治疗晚的病例,其治疗结果相对较差。部分无疗效或术后病情复发者,可再次手术。

1. 手术适应证　①牵拉病理因素明确;②脊髓功能良好或残留部分功能;③进行性脊

髓、神经功能损害。

2. **手术禁忌证**　①脊髓功能完全丧失,手术无法恢复或改善脊髓功能者;②脊柱脊髓畸形极为复杂,加重、畸形损伤者;③难愈的失神经性溃疡及泌尿系感染未能得到控制者。

3. **手术方法**　采用俯卧位,静吸复合全身麻醉,切开硬膜前头低30°,以避免术中流失大量的脑脊液。沿棘突纵向切口,逐层显露并彻底止血,使出血量尽量减少。椎板暴露范围直到健康椎板为止。术中最好采用诱发电位监测,切皮前检查以确定全麻后躯体感觉诱发电位(SEP)表现,松解粘连前或切开硬膜前开始持续监测。在诱发电位峰值下降至接近1/2时,停止松解,旷置瘢痕及残余脂肪瘤。①硬膜外松解:首先切除椎管开放部位残存的椎板与棘突,然后切除硬膜外脂肪瘤、纤维瘢痕及结缔组织,解除硬膜外压迫因素与粘连,最后解剖膨出硬膜的囊颈,对有脊髓纵裂者,应将骨嵴和纤维间隔一并切除。②脊髓马尾神经松解(硬膜内松解)及脂肪瘤切除:从硬膜膨出或粘连处上、下方健康部位分别切开硬膜,最后从侧方切开病变处硬膜,探查硬膜腔。在手术显微镜或放大镜下,采用显微外科技术与器械,探查脊髓圆锥和各神经前、后根,切除脂肪瘤。在诱发电位监测下松解粘连的神经根与脊髓,并切除脂肪瘤。松解后可见拴系的脊髓有上移的情况。③终丝切断:一般情况下,脊髓终丝均较粗大,直径均达0.3cm以上,最粗大者经测量有0.6cm。将粗大的终丝切断,并结扎,防止终丝内出血,污染硬膜腔,终丝切断后可见脊髓圆锥位置不同程度上移。④关闭与修补硬膜:反复冲洗蛛网膜下腔,还纳脊髓与马尾神经。用5-0可吸收无创缝线连续关闭硬膜,对缺损较大者,采用翻转腰背筋膜进行修补,然后再向蛛网膜下腔注入含地塞米松的生理盐水15~20ml。观察硬膜有无漏洞,必要时加以修补。重建的硬膜囊必须宽大完整,防止硬膜囊缩窄加重神经损害。此外,宽大完整的硬膜囊能有效建立屏障,防止脑脊液流失,使脊髓与硬膜之间有充分的脑脊液循环,防止术后粘连和发生再拴系。

4. **手术注意事项**　手术需要采用显微外科技术。精细的手术技术是疗效的重要保证。手术显微镜与放大镜提高了术中对神经微细结构的识别能力,而使用显微外科器械,可以减少术中误伤和不必要的加重损伤。采用电刺激或肌电诱发电位监测很有必要,这将有利于明确神经组织与周围结构的界限,避免误伤脊髓与马尾神经而引起术后症状加重。

TCS的诊断和治疗仍有很大的挑战,目前手术是最有效的治疗方法,大多数患者松解术后疼痛和神经症状会有显著改善。

脊髓空洞症

脊髓空洞症是一种缓慢进展的脊髓变性病,以脊髓内空洞形成与胶质增生为病理特征,最常见于颈段,在某些病例可向上延伸至延髓和脑桥,多伴随颅颈交界畸形,也可由外伤、感染及肿瘤引起。临床表现为节段性分布的分离性感觉障碍、肌肉萎缩性瘫痪和神经营养障碍。

一、诊断

(一)疾病诊断

1. **病史**　本病以青年人多见,病程缓慢,进行性加重,具有单侧或双侧节段性分离性感觉障碍,肌肉萎缩无力和神经营养障碍等典型表现者诊断比较容易。但对起病早期缺乏重要体征者往往诊断困难,须经多年观察或经 CT、MRI 检查方可确诊。

脊髓空洞症发病可起自儿童或青少年期,多数在 20 ~ 30 岁,占 54% ~ 60%;其次为30 ~ 40 岁,一般男性多于女性,男女之比为 3:1,偶有呈家族性发病的。因脊髓空洞常在一侧的颈膨大的后角基底部,起病常为一侧的颈肩部和上肢的麻木疼痛、肌力减弱及头痛;也有手部肌肉萎缩持续多年的;常因痛觉、温度觉丧失以致手部烫伤或烧伤而不自知疼痛者;此外,还有下肢僵硬无力、麻木、行走困难;或面部、躯体排汗异常;少数病例有眩晕、复视或跌倒等症状。

2. 主要症状

(1) 感觉障碍:本病可见两种类型的感觉障碍,即由空洞部位脊髓支配的节段性浅感觉分离性感觉障碍和病变以下的束性感觉障碍。

1) 节段性浅感觉分离性感觉障碍:为本病最突出的临床体征。因空洞常始发于下颈、上胸段脊髓,故多以手部不知冷热,被刀切割时不知疼痛而引起注意,并常伴有手、臂的自发性疼痛、麻木、蚁走等感觉异常。检查时可见按脊髓节段性分布的一侧或双侧的痛觉和温度觉明显迟钝或消失,而触觉保留或轻度受损(其范围通常上及颈部、下至胸部),呈披肩或短上衣样分布。如空洞波及上颈髓三叉神经感觉束时,面部也可出现痛温觉障碍。若空洞起始于腰骶段,则下肢和会阴部出现分离性浅感觉障碍。若空洞波及后根入口处,则受损节段的一切深浅感觉均可丧失。

2) 束性感觉障碍:当空洞扩展损害一侧或双侧脊髓丘脑束时,产生损害平面以下对侧或双侧躯体的束性浅感觉障碍。脊髓后索常最后受损,此时则出现损害平面以下的同侧或双侧躯体的深感觉障碍。

因空洞的形状和分布常不规则,节段性和束性感觉障碍多混合存在,故需仔细检查,方能确定其范围和性质。

(2) 运动障碍

1) 下运动神经元性瘫痪:当脊髓颈、胸段空洞波及前角时,出现手部鱼际肌、骨间肌及前臂诸肌无力、萎缩和肌束震颤。手肌严重萎缩可呈爪状手。随病变发展,可逐渐波及上臂、肩带及部分肋间肌,引起瘫痪。腰骶部的空洞则表现为下肢和足部的肌肉萎缩。

2) 上运动神经元性瘫痪:当病变压迫锥体束时,可出现损害平面以下一侧或双侧的上运动神经元性瘫痪体征。

3) 受累肌群和邻近肌群出现肌束颤动:如累及侧索的锥体束则出现病变平面以下同侧肢体痉挛性瘫痪,两侧的体征多不对称。由于主要病变常在颈膨大部,故上肢的肌腱反射常减退或消失,而下肢因锥体束受损则出现肌腱反射亢进和病理征阳性。

(3) 神经营养障碍:自主神经功能障碍常较明显,由于病变波及侧角所致。常见上肢营养障碍,皮肤增厚,烧伤瘢痕或顽固性溃疡,发绀发凉,多汗或少汗。下颈髓侧角损害可见霍纳征。约 20% 的患者骨关节损害,常为多发性,上肢多见,关节肿胀,关节部位的骨质萎缩、脱钙、被磨损破坏,但无痛感,这种神经源性关节病称为夏科关节病。

(4) 延髓损害:延髓损害常由颈髓空洞向上扩延所致。如三叉神经束核受侵,多表现为单侧面部麻木和节段性向心性痛、温度觉障碍,呈"洋葱皮样"分布形式,并伴有角膜反射减弱或消失;如疑核受侵则有同侧的软腭和声带麻痹,导致饮水呛咳、吞咽困难、构音障碍、悬雍垂偏斜和咽反射消失;如舌下神经核受侵则同侧舌肌萎缩及肌肉颤动,伸舌偏向病侧;如前庭小脑束或内侧束受侵,可出现眼球震颤、眩晕和步态不稳等;如侵害脊髓后脑束和锥体束则出现对侧半身浅感觉障碍和锥体束征。

3. 诊断要点　根据病史、症状体征和影像学检查结果(磁共振成像检查)可作出诊断。

4. 鉴别诊断　本病需与脊髓内肿瘤和脑干肿瘤、颈椎病、麻风等疾病相鉴别。

(1) 脊髓内肿瘤:脊髓内肿瘤约有 25%～60% 伴发脊髓空洞,但髓内肿瘤累及的髓节比较短少,病情进展较快,多横向扩展,早期出现括约肌症状,好发于圆锥部。脑干肿瘤好发于儿童和少年,多有明显的交叉性麻痹,病程短,发展快,晚期可有颅压增高现象。

(2) 颈椎病:神经根型颈椎病可有手部小肌肉萎缩无力,往往以神经根痛为主。脊髓型颈椎病可因椎体后缘骨赘压迫脊髓腹侧或脊前动脉造成脊髓空洞,常以传导束型感觉障碍为主,极少出现节段性分离性感觉改变,肌肉萎缩不明显,一般无营养障碍,感觉、运动障碍常始自远端,逐渐向近端进展。X 线检查颈椎有骨质增生,椎体后缘骨赘形成,椎间孔皆变狭窄。起病年龄多为中老年。

(3) 麻风:可引起上肢感觉消失和手肌萎缩。一般感觉障碍呈片块状,不符合节段性分布,体表皮肤可有散在脱屑和色素斑。患者多来自麻风病高发区或有麻风病接触史。皮肤、黏膜及神经活检可查见麻风杆菌。

5. 辅助检查

(1) 脑脊液检查:细胞数与蛋白含量大多正常。部分病例脑脊液压力可增高,或有椎管梗阻现象。少数蛋白含量可轻度增高。

(2) X 线检查:头颅平片可见有先天性发育异常,如颅底凹陷、扁平颅底、脑积水等。颈椎平片可见颈椎椎管前后径扩大,或伴有寰枕融合畸形、寰椎椎弓裂、枕骨髁发育不良、颈椎裂和脊柱侧弯畸形以及夏科关节等。

脊髓造影可见病变段脊髓呈梭形膨大,或脊髓受压、变薄、变细。如证实蛛网膜下腔与脊髓空洞通连则具有一定的诊断价值。

(3) CT 检查:约有 80% 的病例可通过 CT 查明脊髓的大小和脊髓内的空洞。一般空洞呈边界清楚的低密度囊腔。相应脊髓段可见增粗。

CT 脊髓造影(CTM)对脊髓空洞检查可清楚显示脊髓的大小、形状和密度的改变,可直接观察空洞的大小和部位,排除椎管内肿瘤等其他疾患。

对疑有脊髓空洞症的病例,CT 检查的范围应自枕骨大孔至胸椎,因造影剂需经第四脑室的闩(obex)部,从而进入扩张的中央管和脊髓内的空洞,同样也可通过渗透进入脊髓空洞内,故应在注入造影剂后 4～6 小时,甚至 12 小时或 24 小时后再进行扫描观察,此为延迟脊髓 CT 扫描(简称 DMCT)。

在延迟扫描的图像上可显示出高密度的空洞影像,除可测量空洞的大小和脊髓变薄外,还可见有的脊髓增粗变圆。一般认为,CTM 图像上见有脊髓萎缩或脊髓内空洞中有造影剂充盈即可确诊为脊髓空洞症。

(4) MRI 检查:MRI 无论在纵断面上和横断面上皆能清楚显示空洞的位置及其大小和形状,因此是目前诊断本病的最准确的方法。在矢状面图像可十分清晰地显示脊髓内的空洞以及颅颈交界处的小脑扁桃体下疝的程度。在 T1 加权像上空洞表现为脊髓中央低信号,并呈管状扩张。T2 加权像上空洞内液体呈高信号。横断面上空洞多呈圆形,有的形状不规则,或空洞被胶质组织分隔,不相连接。空洞相应脊髓节段呈均匀性膨大。值得注意的是,MRI 所见与感觉障碍范围常不一致,往往是体征比较局限,而 MRI 显示病变范围广。

(二) 分型与表现

1. 1973 年 Barnett 依据大量临床资料和各家见解将脊髓空洞症分为交通性与非交通性两大类,并被临床广泛采用。脊髓空洞与中央管通连者为交通性脊髓空洞症,即脊髓空洞与第四脑室、蛛网膜下腔脑脊液相交通,常合并小脑扁桃体下疝Ⅰ型与Ⅱ型畸形。脊髓空洞未与中央管通连者为非交通性脊髓空洞症,空洞与脑脊液循环通路不相交通。它的形成与髓内肿瘤、外伤性截瘫和一些变性疾病有一定关系。

Milhorat 基于临床症状体征、MRI 表现及尸检将脊髓空洞症分为:①交通性中央管扩张:第四脑室出口堵塞形成脑积水,MRI 显示第四脑室均匀扩大,与中央管连续。常见原因包括脑膜炎和脑出血后脑积水,后脑复合畸形如 Chiari Ⅱ 畸形及脑膨出,Dandy-Walker 囊肿等。②非交通性中央管扩张:因脑脊液通道在枕骨大孔或之下受阻所致。常见原因包括 Chiari Ⅰ 畸形、颅底凹陷症、脊髓蛛网膜炎、髓外压迫、脊髓拴系、获得性小脑扁桃体疝等。③原发实质空洞:为首发于脊髓实质的管状空洞,与中央管和第四脑室不相通。与引起脊髓损伤的原发病有关,常见原因包括创伤、缺血/梗死、自发性髓内出血等。一般认为脊髓损伤导致局部脑脊液循环受阻,同时产生蛛网膜炎,脑脊液从蛛网膜下腔通过组织间隙进入脊髓形成脊髓空洞。④萎缩性空洞:脊髓萎缩和退行性改变可导致脊髓内微囊腔、裂缝形成和中央管局部扩大。MRI 显示空洞常局限于脊髓软化处,一般不会扩展,也不需手术治疗。⑤肿瘤性空洞:髓内肿瘤如星形细胞瘤、室管膜瘤等形成的囊性退化空洞,内含蛋白质液体,与脑脊液不同。

2. 脊髓空洞症的确切病因和发病机制尚不完全清楚,大体概括为以下 3 种学说。

(1) 先天发育异常:脊髓中央管是由神经管的边缘互相融合组成的,覆被神经管的细胞即成为中央管和脑室的室管膜。在脊髓中央管形成过程中,走向脊髓中央部的室管膜细胞索遗留下来,并在某些因素的影响下,转变为良性瘤样的病理组织。如中央管并未闭合而继续扩大即形成脊髓积水;如在中央管闭合后出现增殖,而发生胶质增生性致密质块,中央部自行崩解后即形成脊髓内囊腔而变为脊髓空洞。如两者合并存在即成为脊髓空洞积水症。

因本病常并发其他先天性异常,如颅底凹陷、小脑扁桃体下疝、脊椎裂、脊柱侧弯畸形等,以及常有家族发病的倾向,故认为本病与遗传因素有关。

(2) 脑脊液动力学异常:1965 年,Gardner 提出脊髓空洞症是因后颅凹结构的异常,特别是小脑扁桃体下疝畸形影响到脑室内的脑脊液流注到蛛网膜下腔,导致脑脊液的搏动直接冲向开口于第四脑室的脊髓中央管内,并不断引起中央管扩张的结果。据各家统计有84% 左右的脊髓空洞症与小脑扁桃体下疝畸形并发,因此后者被视为脊髓空洞症的重要致病因素。近来也有人提出脊髓空洞的形成是在一定压力的影响下,脑脊液从蛛网膜下腔沿血管周围间隙进入脊髓内而造成脊髓空洞的。

(3) 血液循环异常:由于供给脊髓的血液循环异常,如脊髓前动脉受压或脊髓静脉回流受阻而引起脊髓内组织的缺血、坏死、液化,最后形成脊髓空洞。

脊髓空洞的形成,多不是由单一的原因造成的,而是由多种致病因素所造成的一种综合征。脊髓空洞症的主要病理表现为在脊髓横断面上可见空洞腔占据了大部分的髓质,前角背侧也可受累,前后联合结构常被破坏。随着空洞腔的进一步发展,后角也可受累,甚至包括后索的腹侧。空洞可局限于脊髓的一侧,也可占据两侧。空洞形状不一,在脊髓同一平面有可能存在多个空洞腔,它们可相互隔开,也可互相联通。此症有的与延髓空洞同时存在。空洞向上有延至脑桥与中脑者。腰段以下空洞症较少见。少数情况于脊髓末端见有小的空洞,并且与脊柱裂共存。脊髓受压变性常是空洞扩大之必然结果。空洞部位脊髓呈梭形膨隆,颜色变淡,软膜血管减少。空洞可位于中央或偏于一侧,或偏于前或后,使脊髓灰质、侧索、后索受压变性。脊髓空洞由胶质细胞及纤维构成,或由上皮细胞及胶原纤维所组成,空洞内含黄色液体。空洞之壁光滑,为增生的胶质及趋于变性的神经纤维,颜色变白,周围的神经纤维呈现水肿。晚期脊髓空洞巨大者,脊髓组织菲薄,可造成椎管腔的梗阻。

二、治疗

治疗目标:整体治疗目标是延缓病情发展,保护残存神经功能。本病一般病程长而缓慢,有的历经若干年后可自动停止发展,甚至数十年病情无大变。个别病例进展迅速,数年内即可发展到严重阶段。伴有脊髓空洞者常因影响吞咽和呼吸功能引起并发症,而在短期内造成死亡。

对本病的治疗有一般治疗和手术治疗。对轻症者可用一般治疗,给予维生素 B、三磷酸腺苷、辅酶 A 等神经营养药物。对早期病例以往曾采用深部放射线治疗,或口服碘以抑制胶质增生,防止空洞进一步扩延。

对病性较重,空洞较大者应用手术治疗。目前常采用以下 3 种术式:

1. 后颅窝减压术   此手术依据 Gardner 提出的脑脊液流体动力学理论,有效、安全、简便,适用于枕颈交界区畸形所致的脊髓空洞,常作为首选治疗方法。切除部分枕骨大孔后缘及寰椎后弓或包括颈椎 2 椎板及其粘连带,并用自体筋膜与硬脊膜做扩张性扩容缝合。

2. 空洞分流术   空洞分流术由 Albe 等在 1892 年首先施行,以直接对空洞进行减压为目的。手术方式包括空洞-蛛网膜下腔分流、空洞-腹腔分流、空洞-胸腔引流等。对于没有明显的后颅窝畸形或由于广泛的蛛网膜粘连造成的脊髓空洞症,可单纯行空洞分流手术。但对于较大的空洞在行后颅窝扩大重建术的同时实施空洞-蛛网膜下腔分流术可明显提高空洞缩小程度和闭合率。

3. 空洞穿刺术   对于散在的、大的、位于上颈段或延伸到延髓的空洞,可在行后颅窝减压术的同时行空洞穿刺术,抽出空洞内液体,行内减压。此方法安全有效,能够快速缓解临床症状。也可在 CT 引导下穿刺抽吸空洞内的液体。

(俞 兴)

参 考 文 献

1. Tan R,Ma HS,Zou DW,et al. Surgical treatment of severe scoliosis and kyphoscoliosis by stages[J]. Chin Med J,2012,125(1):81-86.

2. 潘少川. 小儿骨科学[M]. 第 2 版. 北京:人民卫生出版社,2005.

3. Crostelli M,Mazza O,Mariani M,et al. Treatment of severe scoliosis with posterior-only approach arthrodesis and all-pedicle screw instrumentation[J]. Eur Spine J,2013,22(Suppl 6):S808-814.

4. Caird J,Flynn P,McConnell RS. Significant clinical and radiological resolution of a spinal cord syrinx following the release of a tethered cord in a patient with an anatomically normal conus medullaris. Case report[J]. J Neurosurg Pediatr,2008,1(5):396-398.

5. 徐林,俞兴,郑大滨,等.脊髓拴系综合征合并脊柱、脊髓畸形临床研究[J].临床小儿外科杂志,2004,3(5):321-324.

6. Pang D,Zovickian J,Oviedo A. Long-term outcome of total and near-total resection of spinal cord lipomas and radical reconstruction of the neural placode,part Ⅱ:outcome analysis and preoperative profiling [J]. Neurosurgery,2010,66(2):253-273.

7. 杨永栋,徐林,俞兴.成人与儿童脊髓拴系综合征的临床特点及手术疗效对比分析[J].中国矫形外科杂志,2015,23(1):11-16.

8. Arvin B,Fournier-Gosselin Mp,Fehlings MG. Os odontoideum:etiology and surgical management[J]. Neurosurgery,2010,66(3 Suppl):22-31.

第三章 脊柱退行性疾病

第一节 颈 椎 病

颈椎病(cervical spondylosis)系指因颈椎间盘退变及其继发性改变,累及相邻脊髓、神经根、椎动脉和食管等组织,并引起一系列症状或体征者。流行病学调查研究显示其发病率在1.7%～17.6%,40～60岁为高发年龄。目前研究显示,青年颈椎病发病率有增加趋势,表明该疾病与长期低头伏案工作等职业密切相关。

病因主要为:颈椎的退行性变、发育性颈椎椎管狭窄、慢性劳损、颈椎的先天性异常等。

一、诊断

(一) 疾病诊断

1. 病史　通常有长期伏案工作、低头或长时间颈部转向某一方向的职业史,长时间玩手机、电脑,高枕等不良日常生活习惯,工作环境潮湿、寒冷等。

2. 临床症状　主要包括:①颈肩痛、上肢痛;②肢体麻木无力,走路不稳,踩棉花感,二便障碍等;③头晕、偏头痛,耳鸣,听力减退,心慌、心悸等;④吞咽困难等。

3. 诊断要点　①具有颈椎病的临床表现和体征;②影像学显示有颈椎间盘退变或椎间关节退变;③影像学能够解释临床表现和体征。

4. 辅助检查

(1) X线检查:正常40岁以上的男性,45岁以上的女性约有90%存在颈椎椎体的骨质增生。X线平片显示的改变,不一定有临床症状。X线检查可以发现颈椎曲度的改变,椎间隙狭窄,椎间孔狭窄,椎体前后缘及钩椎关节增生等;也可以观察到项韧带钙化,这是颈椎病的典型病变之一。X线动力位片可以观察是否存在颈椎不稳等。通过颈椎侧位X线片也可以测量是否存在发育性颈椎管狭窄。

(2) CT:能够发现椎间盘突出,了解脊髓受压情况,椎管狭窄以及骨质增生等;测量椎管矢状径、后纵韧带骨化指数等。

(3) MRI:对软组织有理想的分辨能力。能够发现椎间盘突出,间盘退变改变,脊髓或神经根受压情况,对脊髓受压情况的了解更直观。能够发现脊髓内出现的高信号等改变。对椎管内间盘和椎管内占位的鉴别具有重要作用。

（4）数字减影血管造影（DSA）：通过股动脉穿刺与插入导管，注入少量造影剂，用数字减影成像技术获得清晰的椎动脉图像，对椎动脉型颈椎病的诊断具有重要作用。

（二）分型与临床表现

目前，颈椎病主要分为以下几型：颈型、神经根型、脊髓型、椎动脉型、交感神经型、食管型及混合型。

1. 颈型颈椎病　又称局部型颈椎病。此型在临床上极为常见，是最早期的颈椎病。多数反复落枕的患者即属于此病。本病多由受凉、潮湿、姿势不当、颈肌劳损或过度疲劳等造成颈椎间盘、棘突间关节及肌肉、韧带等劳损所致。有时外伤也起重要作用。临床表现主要有：①颈部症状：颈部不适感及活动受限。主要颈部不适感有颈部疼痛、酸胀、发僵，活动或按摩后好转；晨起、劳累、姿势不正及寒冷刺激后突然加剧；活动颈部有响声；颈部肌肉发板、僵硬；用手按压颈部有疼痛点；按摩颈部有韧带"弹响"，转动颈部不够灵活等。②肩部症状：双肩发沉；肩部酸痛胀痛；颈部肌肉痉挛，按压颈部有疼痛，有时疼痛剧烈；劳累、久坐和姿势不当加重。③背部症状：背部肌肉发紧、发僵，活动后或按摩后好转；背部有疼痛点，按压明显；劳累和受寒背部不适症状加重。④头部症状：常在劳累后感觉半边头部或整个头部发紧、疼痛，休息后好转。X线片上一般没有椎间隙狭窄等明显的退行性改变，但可以有颈椎生理曲度的改变，以及椎间不稳及轻度骨质增生等变化。

2. 神经根型颈椎病　临床表现为：①颈部症状因引起根性受压的原因不同而症状轻重不一。主要因椎间盘突出压迫所致者，由于局部窦椎神经直接遭受刺激而多伴有明显的颈部痛、椎旁肌肉压痛及颈部僵直，颈椎棘突或棘突间的直接压痛或叩痛多为阳性，而且这些表现尤以急性期为明显。如系单纯性钩椎关节退变及骨质增生所致者，则颈部症状较轻微，甚至可无特殊发现。②根性痛最常见，其范围与受累椎节的脊神经根分布区域相一致。与根性痛相伴随的是该神经根分布区的其他感觉障碍，其中以手指麻木、指尖感觉过敏及皮肤感觉减退等为多见。③根性肌力障碍：以前根先受压者为明显，早期肌张力增高，但很快即减弱并出现肌萎缩。其受累范围也仅局限于该脊神经根所支配的肌肉。在手部以大、小鱼际肌及骨间肌为明显。④腱反射改变即受累脊神经根所参与的反射弧出现异常。早期活跃，而中、后期则减退或消失，检查时应与对侧相比较。单纯神经根性受累不应有病理反射，如伴有病理反射，则表示脊髓同时受累。

3. 脊髓型颈椎病　脊髓型颈椎病是由于颈椎退变如椎间盘突出、椎体后缘骨赘、钩椎关节增生、后纵韧带骨化、黄韧带肥厚或钙化等导致脊髓受压或脊髓缺血，继而出现脊髓的功能障碍，是脊髓压迫症之一，可严重致残，占全部颈椎病的 10% ~ 15%。临床表现因病变脊髓被侵袭的程度、部位和范围而异。感觉障碍多不规律，手臂的麻木常见，但客观上浅感觉障碍与病变所支配皮节不一定对应，深感觉少有受累者，可有胸或腹束带感，此时常伴有腹壁反射增强。上肢通常多以下运动神经元损害为主，表现为手笨拙、无力，具体体现在写字、系鞋带纽扣、用筷子等精细动作困难，随病情发展可有手内在肌萎缩，可出现上位其他上肢肌力减退。Hoffmann 征（霍夫曼征）多显示阳性。少数高位脊髓病变可有肌张力增高、腱反射亢进等上运动神经元损害表现。下肢多为上运动神经元损害，表现为肌张力不同程度的增高和肌力减退，膝反射和跟腱反射活跃、亢进，出现踝阵挛、髌阵挛，Babinski 征呈阳性。肌张力增高，腱反射亢进导致走路不稳，尤其快走易跌倒、步态蹒跚、可出现痉挛步态。脊髓型颈椎病较少引起排尿排便困难及括约肌功能障碍。

4. 椎动脉型颈椎病　由于颈部交感神经受激惹致椎动脉受累可引起眩晕、视力模糊等综合症状，称之为椎动脉型颈椎病、椎动脉压迫综合征、颈性眩晕、椎动脉缺血综合征、椎-基底动脉供血不足等。本病是因各种机械性与动力性因素致使椎动脉遭受刺激或压迫，以致血管狭窄、折曲而造成椎-基底动脉供血不足所致。表现有偏头痛、突发性眩晕、耳鸣、听力障碍，心慌、心悸等。临床表现：①颈椎病的一般症状：如颈痛、后枕部痛、颈部活动受限等。如波及脊髓或脊神经根，则出现相应的症状。②椎-基底动脉供血不全症状：偏头痛、迷路症状、前庭症状、记忆力减退、视力障碍、精神症状、发音障碍、猝倒。③自主神经症状：临床上以胃肠、心血管及呼吸系统症状为多。个别病例可出现瞳孔缩小、眼睑下垂及眼球内陷等。

5. 交感神经型颈椎病　由于椎间盘退变和节段性不稳定等因素，从而对颈椎周围的交感神经末梢造成刺激，产生交感神经功能紊乱。交感神经型颈椎病的特点是患者主诉多但客观体征少，症状多种多样。临床表现为：①头部症状：如头晕或眩晕、头痛或偏头痛、头沉、枕部痛，睡眠欠佳、记忆力减退、注意力不易集中等。患者常主诉头脑不清，昏昏沉沉，有的甚至出现记忆力减退；有些患者还伴有恶心，少有呕吐。偶有因头晕而跌倒者。②眼耳鼻喉部症状：眼胀、干涩或多泪、视力变化、视物不清，耳鸣、耳堵、听力下降，鼻塞、"过敏性鼻炎"，咽部异物感、口干、声带疲劳、味觉改变等。③胃肠道症状：恶心甚至呕吐、腹胀、腹泻、消化不良、嗳气以及咽部异物感等。④心血管系统症状：心悸、胸闷、心率变化、心律失常、血压变化等。⑤面部或某一肢体症状：多汗、无汗、畏寒或发热，有时感觉疼痛、麻木，但是又不按神经节段或走行分布。以上症状往往与颈部活动有明显关系，坐位或站立时加重，卧位时减轻或消失。颈部活动多、长时间低头、在电脑前工作时间过长或劳累时明显，休息后好转。⑥其他：肢体发凉怕冷，还可有一侧肢体少汗，头颈、颜面或肢体麻木等现象。

6. 食管型颈椎病　食管型颈椎病临床较少见，主要是椎体前缘出现骨赘，向前突出压迫食管，引起患者咽部不适、吞咽困难的临床症状；或者刺激或压迫膈神经出现呼吸困难；或者刺激或压迫喉返神经引起声音嘶哑等，并出现其他相应的临床表现。

7. 混合型　合并有以上2种或多种分型者。

二、治疗

治疗目标：对于颈型、神经根型、椎动脉型、交感神经型、食管型及混合型的颈椎病经非手术治疗往往可以获得比较理想的效果，包括一般治疗、药物治疗等。对非手术治疗效果不佳的神经根型和脊髓型颈椎病均需手术治疗。

（一）非手术治疗

1. 物理治疗　①注意适当休息：避免睡眠不足。②改变用枕习惯，正确使用睡枕，无论对颈椎病的预防还是治疗都具有非常重要的意义。③积极锻炼：特别是颈肩背部肌肉的锻炼，强化肌肉力量，强化正常的颈椎生理曲度、增加颈椎生物力学结构的稳定性，同时促进血液淋巴的循环，有利于颈椎病的恢复。④可使用热敷：对于缓解局部神经肌肉紧张有一定作用。⑤头颈持续（或间断）牵引、颈围制动及纠正不良体位有效。手法按摩亦有一定疗效，但应轻柔，切忌因操作粗暴而引起意外，不宜选用推拿。

2. 药物治疗　非甾体类消炎镇痛药和肌肉松弛剂改善疼痛症状。非甾体类消炎镇痛药可以治疗颈部肌肉的急慢性损伤引起的局部炎症反应和神经根受到刺激引起的损伤性炎症反应，起到消炎镇痛的作用。肌肉松弛剂可以使肌肉的痉挛得到缓解，解除了对神经、血管的刺激。神经营养药如维生素 B 族等。扩张血管药可以改善血管的血液供给。

3. 中医治疗 主要包括内治法和外治法。

（1）内治法：中医认为，风寒湿痹、痰湿阻络、脏腑气血亏虚等为导致颈椎病的病因和病机。因此，治疗上主要以祛风寒、通筋脉、止痹痛；化痰湿，活血化瘀，疏通经络，理气止痛；补肝肾，调理气血，强筋骨，止痹痛等药物治疗。

（2）外治法：①推拿法：纠正小关节紊乱，温通经脉，促进气血运行，缓解肌肉痉挛。②针刺与灸法：针刺患处引导阳气聚集，疏通经络；灸法温养经脉，行气活血。③针刀疗法：具有针和刀的作用。在针刺治疗的基础上，对病变组织进行松解，达到治疗的目的。④贴敷疗法：将药物贴敷于局部及穴位，充分发挥药物在局部的药理作用，达到活血化瘀、温经通络的作用。⑤熏蒸疗法、牵引等。

（二）手术治疗

颈椎病手术治疗的目的是对脊髓及神经组织的减压、恢复颈椎生理曲度及椎间高度以及病变节段的稳定（植骨融合或固定）。

1. 颈椎病的手术适应证 并非所有的颈椎病患者都需要手术治疗或适合手术治疗。脊髓型及神经根型颈椎病经 3 个月以上正规非手术治疗无效或非手术治疗虽然有效但病情反复发作，且临床症状、体征以及影像学（CT 或 MRI）表现三者统一的患者群，才具有明确的手术适应证；手术时机应在脊髓受压发生不可逆损害之前，这是提高手术疗效的关键；但对于非手术治疗在 4～6 周病情迅速发展者，有学者认为亦应进行外科干预；患者神经功能及二便功能障碍快速恶化者，应尽早手术。

鉴于脊髓型颈椎病的病理改变，非经手术难以解除脊髓压迫，逆转和自限的机会不多，如果没有手术禁忌，均应手术治疗。对脊髓型颈椎病的自然病史研究发现，89% 的患者呈发展或恶化倾向；统计结果表明，在起病后 6 个月之内进行手术是最适宜的。对手术远期疗效的观察表明，起病后 6～12 个月内是手术最佳时机。总之，对脊髓型颈椎病一经明确诊断即应考虑早期实施手术。

神经根型颈椎病经正规非手术疗法治疗 3 个月以上无效，临床表现、影像学所见及神经学定位相一致；有进行性肌肉萎缩及疼痛剧烈；虽然非手术疗法有效，但由于症状反复发作影响工作、学习和生活，需要手术治疗。术式以颈前路侧前方减压术为宜，不仅疗效佳，且对颈椎的稳定性影响不大。对伴有椎节不稳或根管狭窄者，亦可同时选用椎节间界面内固定术，将椎节撑开及固定融合。

对椎动脉型颈椎病的认识分歧较大，对其手术治疗的适应证、效果仍有争议。对颈椎不稳，水平移位>3mm 或成角位移>11°以上者，如伴椎动脉缺血症状，可行颈前路前方减压固定融合术；明确的钩椎关节骨质增生压迫椎动脉引起椎动脉缺血症状者，可酌情选择侧前方减压术。

2. 颈椎病的主要手术方式

（1）前路手术：颈椎前路手术首先由 Chipault 于 1895 年描述介绍，1958 年 Cloward 和 Smith-Robinson 分别报道了颈椎前路手术减压的方法和效果，以后 Bailey-Badeley 又作了发展。长期临床观察和研究结果表明，除脊髓减压外，椎间关节稳定也是保证颈椎病临床疗效的重要因素之一。1964 年 Bohler 等首先将钢板螺丝钉用于颈前路固定，1970 年 Orozco 和 Tapies 将 AO 短节段 H 型钢板用于颈前路稳定手术，经过多次改进，1980 年由 Caspar 推荐采用特殊器械和标准术式得到推广,使钢板螺丝钉在颈椎即时稳定作用中的潜能受到关注。1986 年,Morscher 等首先将中空的带锁单侧皮质骨螺钉及钢板系统应用于颈椎固定,即 AO 颈椎带锁钢板。内固定技术的应用具有以下作用:首先,其保证了植骨的稳定性,避免或减少了骨块移位等并发症的发生,同时使植骨融合率显著提高;其次,内固定使手术后椎体间隙的高度得到有效保持,颈椎生理曲度得到满意的保留或恢复。通过前路手术沿血管鞘与食管鞘间隙进入,切除椎间盘,解除脊髓和神经根压迫,同时行椎间融合或人工间盘置换术。手术效果满意,但存在加速邻近节段退变的可能及风险。

近年来,基于对邻近节段退变(adjacent segment degeneration,ASD)的再认识,颈椎前路融合与非融合手术方式的选择成为一个新的争论话题。争论的焦点是融合手术对 ASD 的影响,以及非融合手术是否能达到减少 ASD 的目的。许多研究报告指出,生物力学改变相邻节段的应力增加和椎间盘退变的自然病程均可能导致 ASD。多数学者认为脊柱融合术加速了 ASD 的发生,而 ASD 也与患者的年龄、手术时相邻节段间盘状况、术式选择、融合节段长短、钢板安放位置、植骨块或融合器大小、脊柱生理曲度变化、手术创伤、术后外固定时间长短、辅助治疗、患者自我保护与保健、工作性质与劳力强度、生活方式、坐卧姿势等有直接关系。

目前,颈椎前路减压融合术(anterior cervical decompression and fusion,ACDF)仍是治疗颈椎退变性疾病的主要选择,肯定的疗效得益于脊髓减压和脊柱稳定与脊柱序列的维持。非融合手术对于预防 ASD 存在着一定优势,颈椎人工椎间盘置换术(cervical artificial disc replacement,CADR)的设计理念是代替原来的椎间盘并行使其功能,实现保留运动节段、减少相邻节段继发性退变的目的。CADR 的适应证包括颈椎间盘突出症和颈椎病,相对适应证为颈椎间盘源性颈痛。禁忌证包括:颈椎外伤性骨折脱位,颈椎感染性病变,颈椎肿瘤,全身存在不可控制的活动性感染,有明确的对人工间盘组成材料过敏病史者,身体其他疾病不允许进行手术者。相对禁忌证包括:颈椎后纵韧带骨化症,骨质疏松症,发育性颈椎管狭窄症,颈椎不稳,颈椎畸形,术后难以配合康复训练者。CADR 仅适用于尚无明显或严重退变者,而不适用于如椎间隙明显狭窄、椎体间骨桥形成、椎体后缘巨大骨赘、小关节退变、椎间不稳、颈椎后凸、伴有严重骨质疏松或骨缺损等病症。脊柱融合术不可能被非融合所完全替代,它们应该是相辅相成的两种技术。

(2)后路手术:颈椎后路手术较之前路手术仍具有一定的优势。后路手术是利用颈椎生理前凸的"弓弦"作用,使脊髓后移,从而对脊髓起到间接减压的作用。该术式具有操作简单、术野开阔、减压节段长等优点,同时还降低了术中损伤脊髓的可能性。从减压原理看,颈椎后路手术属于间接减压,通过椎板切除或椎板成形术来扩大椎管的有效容积,从而解除退变组织对脊髓的压迫。颈椎生理前凸的存在是后路减压成功的保证,通过减压后的弓弦作用会使脊髓从前方受压结构后移,同时由于后方有效容积的存在,实现减压并减少脊柱轴向的张力,从而改善脊髓的微循环灌注。

椎板切除减压术包括半椎板切除术、扩大半椎板切除术和全椎板切除术,可通过后方减压达到解除脊髓压迫的目的。椎管扩大成形术包括单开门和双开门两种方法。单开门是一侧切断椎板,另一侧保留内层皮质(铰链侧),将椎板推向铰链侧,开门大小决定了减压程度。双开门是于棘突中部切断椎板,两侧椎板保留内层皮质作为铰链侧,将椎板向两侧打开。后路手术的缺点是出血多、损伤大、术后轴性痛、颈椎后凸等。

颈椎椎板切除术在脊髓型颈椎病、后纵韧带骨化、发育性椎管狭窄等的减压手术中，为获得充分的减压，常需行广泛扩大椎板切除。按"三柱"理论，脊柱后柱包含了后关节囊、黄韧带、脊椎的附件、关节突和棘上及棘间韧带。头部重心略偏于颈椎前方，重力有使颈椎前屈的作用，后方韧带等结构抵抗其作用，对维持颈椎稳定具有重要的意义。后方的骨或韧带结构的任何改变都可能引起承重轴的移位，破坏脊柱的生物力学稳定性。颈椎椎板切除术使承重轴向腹侧移动到椎体的前部，使大部分重量由前部椎体和间盘承受；当负荷增加时，脊柱前柱倾向于被压缩变形，后柱则处于紧张状态；因为后方张力带已经减弱，其对抗改变颈椎排列的力量减小，这将引起颈椎前凸的消失，使其排列变直或变为后凸。术后常引起颈椎畸形，导致预后不良。颈椎椎板切除术后出现不稳定或畸形的危险因素包括：①年龄可能是最大的危险因素，儿童出现畸形的风险最大。②椎板切除范围（长度和宽度）与术后颈椎稳定性有关。③椎板切除部位也是术后颈椎稳定性的重要影响因素。④髓内肿瘤影响脊髓前角，引起神经肌肉不平衡可能也与畸形发展有关。对于术后不稳定的风险，多节段减压时可考虑行预防性融合或内固定。

颈椎后路椎板成形术起源于20世纪70年代，疗效可靠，并能够明显减少椎板切除术后严重并发症的发生率。目前，颈椎后路椎板成形术是治疗多节段颈椎管狭窄症和后纵韧带骨化症的常用方法。

1973年，Oyama在切除棘突后将相应的椎板削薄，用高速磨钻或椎板咬骨钳在每一个椎板上切出一个横置的Z字。1977年，Hirabayashi手术时将$C_2 \sim C_7$的棘突和椎板暴露清楚后，用磨钻在椎板和小关节之间做出深及黄韧带的骨槽，一侧切断椎板，另一侧需小心保留很薄的椎板内侧皮质。通过翘起椎板开口、棘突向外旋转，完成扩大椎板的动作。Hirabayashi强调不要让打开的椎板复位，以免伤及已向后移动的脊髓。固定方法最早使用缝线在关门一侧的小关节囊和棘突之间作悬吊，之后逐渐发展出钛板、自体及异体骨和陶瓷垫片等一些内植物，固定效果良好。这种方法（又称平林法）在我国称之为单开门椎管扩大椎板成形术，简称单开门手术。Hukuda法弥补了平林法椎管不对称扩大的缺点，在椎板两侧均做出不切断椎板的侧沟，再用磨钻或椎板咬骨钳自后正中线打开棘突，完成椎管扩大。双侧椎板用缝线悬吊于小关节囊，椎管保持敞开状态完成手术。本法在我国称之为双开门椎管扩大椎板成形术，简称双开门手术。由于椎板成形术可与椎板切除术获得相同的减压效果，并保留了颈椎后方的重要结构，并发症明显减少，被广泛应用于临床，是使用最多的颈椎后路术式。

单开门和双开门手术均能获得良好的减压效果。有研究认为，双开门虽手术时间稍长，但术中出血量和围手术期并发症较少，特别是轴性症状发生率低。颈椎椎板成形术的适应证为三节段及以上的有明显脊髓压迫表现的颈椎病。椎板成形术的绝对禁忌证很少，通常认为颈椎后凸是其禁忌证，但在实际运用中往往需要个体化判断。有试验表明，术前$C_2 \sim C_7$前凸小于3°的患者术中监测脊髓漂浮不满意，并降低临床疗效。有人选择在椎板成形术的同时行侧块或椎弓根固定融合术以恢复颈椎前凸，达到良好减压目的。

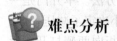 **难点分析**

颈椎病需与多种疾病鉴别，要慎重选择手术治疗。手术入路应遵循压迫来自哪里就从

哪里选择入路,具体病例也要考虑个体化治疗,如主要压迫因素来自何方、颈椎有无不稳、是否存在颈椎后凸畸形、需要减压的范围等。

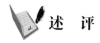 **述　评**

颈椎间盘退变及其继发病理改变累及周围组织结构(神经根、脊髓、椎动脉、交感神经等),出现相应的临床表现称为颈椎病,颈型、神经根型、交感神经型、椎动脉型及食管型多采取非手术治疗。非手术治疗无效的神经根型颈椎病和脊髓型颈椎病应手术治疗。

第二节　胸椎管狭窄症

胸椎管狭窄症(thoracic spinal stenosis,TSS)是指由胸椎椎管内韧带肥厚与骨化、椎间盘硬性突出、椎体后缘骨赘、椎管发育性狭窄等病理改变中的一种或多种因素作用导致胸椎管容积减小、胸段脊髓和(或)神经根受到压迫而产生的一系列临床症状和体征的疾病。

一、诊断

(一)疾病诊断

1. 病史　本病的发病年龄多在中年,好发部位为下胸椎。临床上常表现为胸段脊髓或神经根受压而形成的一系列症状和体征,病程长短不一。高发于 40 岁以上成人;起病隐匿;症状逐渐加重,早期仅感觉行走一段距离后下肢无力、发僵、发沉、不灵活等,休息片刻又可继续行走(脊髓源性间歇性跛行,需与腰椎管狭窄症中以疼痛、麻木为主要特征的神经源性间歇性跛行相鉴别);病情进展后出现下肢无力、踩棉花感、行走困难、躯干及下肢麻木与束带感,大小便困难、尿潴留或失禁,性功能障碍等。主要病因有胸椎黄韧带骨化、胸椎后纵韧带骨化、胸椎间盘突出伴纤维环骨化、胸椎椎体后缘骨赘、胸椎椎体后缘离断(椎体后缘软骨结节)、关节突增生等。

2. 临床症状　①一侧或双侧下肢沉、僵、无力、行走不稳;②一侧或双侧下肢广泛性麻木和(或)疼痛;③脊髓源性间歇性跛行;④大小便功能障碍或性功能障碍;⑤胸腹部束带感;⑥沿肋间神经分布的胸壁或腹壁放射性疼痛。

临床体征检查:①上运动神经元损害者,查体可发现一侧或双侧下肢肌张力高、膝腱反射或跟腱反射活跃或亢进、Babinski 征或 Chaddock 征阳性。②上、下运动神经元混合性损害者,查体可发现:如膝腱反射亢进而跟腱反射减弱,前者属于上运动神经元损害体征,而后者属于下运动神经元损害体征;常见于胸腰段椎管狭窄者。③广泛的下运动神经元损害体征且用腰椎的影像学表现不能解释:如双下肢的股四头肌、胫骨前肌、腓骨长短肌、小腿三头肌等肌力减弱,双侧膝腱反射及跟腱反射减弱,而腰椎影像学检查仅发现腰 4、5 节段椎管狭窄,单用腰椎疾患无法解释下肢的异常体征;常见于胸腰段椎管狭窄者。

3. 诊断要点　具备至少一项临床症状或体征,影像学检查显示胸椎管狭窄、胸脊髓受压,且其临床症状和体征与影像学检查所示受累脊髓节段相符者,可确诊为胸椎管狭窄症。对仅有影像学检查显示的椎管狭窄而无相应的临床症状和体征时,不能诊断为胸椎管狭窄症。

4. 鉴别诊断　胸背痛的鉴别诊断包括胸椎结核、肿瘤、感染、骨折等疾病;出现脊髓损害临床表现的鉴别诊断包括中枢神经系统的脱髓鞘和变性类疾病,如多发性硬化和肌萎缩侧索硬化症等。

5. 辅助检查

(1) X线片:胸椎平片检查可以显示椎体、小关节的骨质增生和明显的韧带骨化,但是胸椎侧位片由于肋骨、肩胛骨影像的相互重叠,韧带骨化往往不易显露或易被误诊为增生骨赘。可以存在弥漫性特发性骨肥厚、后纵韧带骨化、椎体后缘骨赘、黄韧带骨化、氟骨症、Scheuermann病或非典型Scheuermann病的特征性表现,亦可无明显异常征象。

(2) CT:对于明确胸椎管狭窄的诊断和制订手术方案具有重要价值。能够发现黄韧带骨化、后纵韧带骨化、椎体后缘骨赘、胸椎间盘突出伴纤维环骨化、椎体后缘离断等,脊髓受压变形。CT可以清楚显示椎管大小、黄韧带和后纵韧带骨化的厚度与范围,小关节突肥大增生和椎板增厚等,有助于分析引起胸椎管狭窄的因素和确定椎板切除减压的范围。通过CT横断面,可以测量椎管受压程度及残余面积,以及通过测量椎管横断面的旁中央矢状径,可以对脊髓受压程度有进一步的了解。结果好于目前所知的其他方法。

(3) MRI:能够发现黄韧带骨化、后纵韧带骨化、椎体后缘骨赘、胸椎间盘突出、椎体后缘离断等;脊髓受压变形,部分患者的T1WI、T2WI或抑脂相可显示髓内信号改变。对于观察椎间盘突出和韧带骨化对脊髓的受压更直接和理想。

(二) 分型与表现

目前,关于胸椎管狭窄症尚无统一分型。胸椎管狭窄症的主要病因为黄韧带肥厚、骨化和后纵韧带骨化等,因此临床更多的分型多以病因为依据。

黄韧带骨化(ossification of ligamenta flava,OLF)按照骨化范围可以分为:①单侧型,即为单侧骨化;②双侧型,即为双侧骨化;③两侧融合型,即为两侧骨化融合在一起。

按影像学特征及病理改变部位、范围进行分型,分为孤立型、连续型、跳跃型、混合型或合并其他部位压迫型等。通过磁共振成像检查,对黄韧带肥厚因素导致的胸椎管狭窄症的脊髓神经压迫程度进行分型:0度,未压迫硬膜囊;Ⅰ度,硬膜囊受压但未压迫脊髓;Ⅱ度,硬膜囊与脊髓受压,但是脊髓未明显受压变形;Ⅲ度,脊髓受压明显,出现软化、萎缩等。后纵韧带骨化的分型也有多种。

根据X线表现分为节段型、连续型、混合型和局灶型。也有根据矢状位上后纵韧带骨化(OPLL)的位置分为:①颈胸结合部位,前凸的胸椎节段;②位于顶椎以上的节段;③位于顶椎以下的节段。目前,应用最广泛的分型是Sakou提出的直线型、鸟嘴型、连续波浪型、连续圆柱型和混合型(2种或2种以上的前4个类型)。

北京大学第三医院综合压迫节段的位置、范围及后纵韧带骨化的形态,提出更有利于临床治疗的分型:Ⅰ型,上胸椎($T_1 \sim T_4$)局灶压迫型(1~2节段);Ⅱ型,中下胸椎($T_5 \sim T_{12}$)局灶压迫型(1~2节段),其中ⅡA不合并OLF,ⅡB合并OLF;Ⅲ型,任何节段的腹侧连续性压迫(≥3个节段),合并/不合并同节段OLF;Ⅳ型,跳跃型OPLL,ⅣA间隔≥3个节段,ⅣB间隔<3个节段。

根据脊髓受压情况进行临床分型,主要有:①后方型:致压物来自后方,主要是黄韧带肥厚增生、钙化,椎间小关节增生退变等。包括单节段和多节段。②前方型:致压物来自前方,主要是椎间盘突出、钙化,后纵韧带骨化等。包括单节段和多节段。③前后联合型:前后方同时压迫脊髓。包括单节段和多节段等。

二、治疗

治疗目标:胸椎管狭窄症手术的技术难度高,脊髓损伤的风险大,术后发生胸段脊髓损害导致症状加重甚至完全性截瘫的可能性较大。因此,对于单纯表现为胸壁或腹壁疼痛(如肋间神经刺激症状)或胸脊髓损害症状较轻者(目前尚无量化标准),可以短期试行非手术治疗,但治疗期间必须密切注意病情变化。若无效需尽早行手术治疗,解除压迫,恢复脊髓功能。

(一) 非手术治疗

1. 适当休息,物理治疗。

2. 药物治疗的目的主要是减轻局部水肿和炎症,进而改善神经功能和临床表现,有非甾体类消炎镇痛药、营养神经药(甲钴胺、多维元素片等)。

3. 中医治疗 中医认为诱发椎管狭窄的原因是先天的肾气不足、肾气虚衰,以及劳役伤肾等内在因素,而后天反复遭受外伤,慢性劳损,以及风寒湿邪的侵袭为其发病的外在因素。椎管狭窄的病理机制是肾虚不固,风寒湿邪阻络,气滞血瘀,营卫不得宣通,以致腰腿痹阻疼痛。因此治宜固肾温经、活血化瘀。

(1) 内治法:中药治疗主要以舒筋活血为主。

(2) 外治法:推拿及按摩手法避免粗暴,治疗过程中症状加重时应及时停止。

(二) 手术治疗

目前,绝大多数的临床研究结果显示对胸椎管狭窄症行非手术治疗无效,手术是治疗胸椎管狭窄症的唯一有效手段。

建议依据患者 CT 和 MRI 显示的脊髓受压情况(包括脊髓受压节段、脊髓受压程度、MRI中 T1WI 和 T2WI 髓内信号改变等),结合临床症状和体征,综合分析后确定减压节段。对于硬膜囊受压变形而脊髓尚未受压的节段可暂不手术,定期随访。

胸椎管狭窄症的手术方式选择:

1. 由胸椎黄韧带骨化单一因素导致的胸椎管狭窄症 行后路整块或分段"揭盖式"胸椎管后壁切除术或"漂浮法"脊髓减压术,手术建议使用高速磨钻或其他椎管外操作的技术装备,术中须尽量避免手术器械侵入椎管。"揭盖式"胸椎管后壁切除术的手术方法是显露病椎节段两侧椎板,应用磨钻沿小关节突内侧 1/2 处开槽,深度包括两侧的全部椎板及骨化的黄韧带。揭盖去除椎板和钙化的黄韧带前,常规用神经剥离子小心分离黄韧带和硬膜囊粘连,边分离边去除黄韧带和椎板。遇有硬膜囊及黄韧带紧密粘连无法分开时,可切除紧密粘连的部分硬脊膜。缺损的硬脊膜予以修补。黄韧带骨化导致的胸椎管狭窄常合并有硬脊膜骨化。硬脊膜、蛛网膜与骨化的黄韧带粘连在一起,很难分离,强行分离往往形成脑脊液漏。"漂浮法"就是对残留的薄骨化片予以游离旷置,可以减少脑脊液漏的发生,故"漂浮法"更适用于胸椎黄韧带骨化合并硬脊膜骨化的病例。对减压节段位于胸腰段或行多节段胸椎管后壁切除者,可行固定融合术。内固定融合术可以维持胸椎后凸,防止进一步加重,疗效优于单纯椎板减压,远期效果理想。

2. 由胸椎间盘因素(椎间盘硬性突出、椎体后缘骨赘、椎体后缘离断等)导致的胸椎管

狭窄症　行侧前方入路胸椎间盘切除减压+固定+融合术,亦可行后路经关节突胸椎管环形减压+固定+融合术。

侧前方入路能够较好地显露突出的椎间盘节段,避免对脊髓的牵拉损伤,便于操作。但是手术创伤较大。侧后方入路切除横突和肋骨的胸椎间盘切除术临床应用比较广泛,适用于外侧及旁中央型椎间盘突出。文献还有报道,采用经一侧椎弓根入路、经肋骨横突入路、经关节突入路行椎间盘切除等方法,对位于后外侧或极外侧的椎间盘突出是安全有效的,但是要彻底切除中央腹侧或偏中央腹侧的突出,还是避免不了对脊髓的牵拉刺激。北京大学第三医院在行两侧椎板上下部分切除、双侧关节突切除、肋骨横突切除的基础上,沿椎体间隙外侧将胸膜或腹膜壁层推开,这样可以更靠外侧并以与椎体后壁更小的角度切除椎间盘,可以在不牵拉脊髓的情况下切除致压物,减压后进行椎体间后凸矫正以实现间接减压。该方法可用于胸椎所有节段的椎间盘突出或致压物的切除,应用结果显示该方法疗效满意,并发症低,可作为胸椎间盘突出症(TDH)或胸腰段椎间盘突出症(TLDH)手术治疗的一种替代方法。

3. 由胸椎后纵韧带骨化单一因素导致的胸椎管狭窄症　依据后纵韧带骨化的位置、骨化块的形态、对脊髓的压迫程度等因素选择式式。后纵韧带骨化因素导致的胸椎管狭窄手术入路主要有:前方或侧前方入路;后方入路;前后联合入路等。对于 OPLL 来说,从前方减压是合理的。但是手术时间长,技术要求高,出血量多,减压范围有限且并发症相对较多。对于上胸椎($T_1 \sim T_4$)局部解剖因素等,后路手术可能是更合理的选择。从前方切除 3 个以上节段,重建脊柱序列难度大,或者合并 OLF,后路手术都应是理想的选择。

(1) 对于中下胸椎单节段的胸椎后纵韧带骨化,可行侧前方入路或后路后纵韧带骨化块切除+固定+融合术。

(2) 对于上胸椎的后纵韧带骨化或中下胸椎的短节段(2~3 个节段)后纵韧带骨化,可后路采用"涵洞塌陷法"行骨化后纵韧带切除+固定+融合术,或单纯行后路胸椎管后壁切除术。

(3) 对于多节段(>3 个节段)后纵韧带骨化且骨化块形态平坦者,建议单纯行后路胸椎管后壁切除术,此时头、尾端需分别多切除一节椎板。

(4) 对于多节段(>3 个节段)后纵韧带骨化且局部隆起明显者,建议行后路胸椎管后壁切除术+隆起节段的环形减压,可以同期采用后路"涵洞塌陷法"行脊髓腹侧减压+固定+融合术,也可以二期采用侧前方入路切除隆起节段的后纵韧带骨化块+固定+融合术。

对于骨化后凸角>23°的病例,单纯后路减压手术效果不理想,需进行后凸矫形,使脊髓向后漂移,减轻脊髓压迫。

经椎弓根的胸脊髓腹侧减压法也称作"涵洞塌陷法"或称作 360°胸脊髓环形减压术,由北京大学第三医院首先提出并开展。手术先行椎管后壁切除,去除脊髓后方压迫,术中利用超声观察胸髓腹侧压迫解除情况。对仍有明显压迫的节段,去除残留的关节突,分离并保护肋间神经血管,沿椎弓根至椎体用高速磨钻、刮匙磨刮至椎体后壁水平。高速磨钻、刮匙从椎体后壁两侧深层斜向内挖去椎体后 1/4~1/3 的松质骨,形成"涵洞"。小心分离 OPLL 和硬脊膜,将后纵韧带骨化块压向椎体涵洞内,从侧后方取出 OPLL,完成脊髓腹侧的减压。减压上下节段予椎弓根螺钉固定。

4. 胸椎黄韧带骨化合并胸椎后纵韧带骨化或胸椎间盘硬性突出　建议根据具体病情

选择手术方式。

（1）对于脊髓腹侧压迫较轻、单纯背侧减压即可实现脊髓充分减压者,可行胸椎管后壁切除术,根据减压节段、范围决定是否需加做固定融合术。

（2）对于脊髓背侧压迫较轻、单纯腹侧减压即可实现脊髓充分减压者,可行侧前方入路减压固定融合术,亦可行后路经关节突胸椎管环形减压术。

（3）对于脊髓前后方压迫均严重者,可行后路经关节突胸椎管环形减压术,也可采用前后联合入路行胸椎管环形减压术(通常是先后路,再前路)。

 难点分析

胸椎管狭窄症常因临床表现类似于颈椎病、腰椎管狭窄症等而被误诊和漏诊,术前完善的影像学资料可避免上述问题的发生。手术减压要充分,对于前后方均压迫脊髓的病例行环形减压手术可获得满意效果。

 述　评

胸椎管狭窄症是指胸椎管有效容积减小,进而胸脊髓或神经根受压而产生的一组临床症候群。发病机制与临床诊疗方面还有许多难题需要破解,如何提高手术的安全性和疗效是一项艰巨的挑战。

第三节　腰椎间盘突出症

腰椎间盘突出症(lumbar disc herniation)系腰椎间盘发生退行性变或在外力作用下致纤维环破裂、髓核组织突出,压迫神经根或马尾神经,而引起腰痛及下肢坐骨神经放射痛等临床症状为特征的腰腿痛疾患。腰椎间盘突出症是骨科的常见病和多发病,好发于 20 ~ 40 岁青壮年,男性多于女性,症状严重程度不一,轻者并不影响日常生活,重者可引起神经根、马尾神经损害,致使下肢感觉异常、肌力肌张力异常,甚至大小便功能障碍,对患者的生活、学习和工作均造成很大的影响。

一、诊断

（一）疾病诊断

1. 病史　多数患者因椎间盘退变,过度的腰部负荷、反复弯腰、扭转动作导致椎间盘损伤,引起椎间盘内压力增加。多见于体力劳动者,因劳累及寒湿环境长期工作、居住而诱发,少数可无明显诱因。

2. 主要症状

（1）神经压迫症状

1）腰背痛:腰椎间盘突出症的患者,绝大部分都有腰背痛,甚至仅有腰背痛一个症状。腰背痛既可以先于腿痛出现,亦可以伴随腿痛一起出现,甚至还可能在腿痛之后才出现。临床上所见的腰背痛可简单概括为3型:慢性持续性腰痛、腰痛的反复发作及急性腰痛。

2)坐骨神经痛:由于约90%的腰椎间盘突出症发生在$L_{4,5}$、L_5-S_1椎间盘,故腰椎间盘突出症患者多有坐骨神经痛。坐骨神经痛多为渐进性发展,疼痛开始为钝痛,逐渐呈放射性神经根性痛,部位为腰骶部、臀后部、大腿后外侧、小腿外侧至足跟部或足背部。咳嗽、打喷嚏、大小便引起腹压增加时,脑脊液压升高使神经根袖扩张,刺激或牵拉受压的神经根,皆可造成腿痛加重。除中央型常引起双侧坐骨神经痛外,腰椎间盘突出症引起的坐骨神经痛多为单侧性。患者常主诉站立、行走时腿痛加重。

3)下腹痛或大腿前外侧痛:在高位腰椎间盘突出,$L_{1~4}$神经根受压时,可刺激这些神经根、神经根间的交通支或椎窦神经中的交感神经纤维,而引起下腹部、腹股沟区或大腿前外侧区疼痛。

4)麻木:有部分腰椎间盘突出症患者,不出现下肢疼痛而是肢体麻木感,这是由于突出的椎间盘刺激了本体感觉和触觉纤维引起的麻木。麻木感觉区按受累的神经区域皮节分布。麻木与神经根受压的严重无密切关系,但是伴随肌力下降者麻木较重。

5)间歇性跛行:当患者行走时,随距离增加而使腰背痛或患肢放射痛或麻木感加重,取蹲坐位休息,上述症状明显减轻或消失,但再次行走时又出现症状,每次行走距离数十米、多则数百米不等,称为间歇性跛行。腰椎管狭窄合并腰椎间盘突出的患者,当突出的椎间盘压迫神经根或硬膜囊时,容易引起间歇性跛行。

6)肌肉瘫痪:当神经根受到突出的椎间盘严重压迫时,可出现神经麻痹、肌肉瘫痪。

7)马尾综合征:中央型腰椎间盘突出症,巨大的突出间盘压迫L_4椎体平面以下的马尾神经时,患者可有交替出现的坐骨神经痛和会阴区麻木。当马尾神经受损时,疼痛消失,出现下肢不全瘫,括约肌功能障碍,大、小便困难,男性出现阳痿,女性出现尿潴留和假性尿失禁。

(2)主要体征

1)直腿抬高试验(Lasegue试验)阳性。

2)脊柱畸形:腰椎生理前凸减小或消失,甚则出现后凸畸形。出现不同程度的侧弯,侧弯与突出的椎间盘组织和相邻的神经根部位有关。突出物在神经根的内侧(即腋下型),脊柱弯向患侧(图4-3-3-1);突出物在神经根的外侧(即肩上型),脊柱弯向健侧(图4-3-3-2)。

3)腰部压痛和叩击痛:椎间盘突出节段的椎间隙棘突旁有压痛和(或)叩击痛,有时向患侧的臀部、大腿后外侧沿坐骨神经分布区放射。

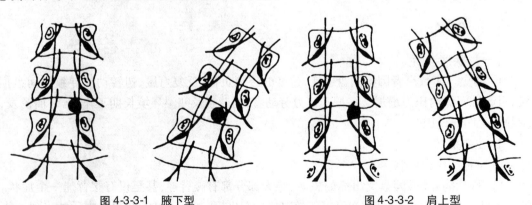

图4-3-3-1　腋下型　　　　　　图4-3-3-2　肩上型

4）腰椎活动受限:腰椎间盘突出症急性发作期,腰椎各个方向的活动度有不同程度的受限。大部分患者腰椎的屈伸和左右侧弯功能活动受限呈不对称性。

5）皮肤感觉障碍:受累的神经根支配区域的皮肤感觉出现异常,发病早期多表现为皮肤感觉过敏异常,随着病程进展,转而出现麻木、刺痛或感觉减退。

6）肌力减退或肌肉萎缩:受累神经根支配区域的肌肉,因受压的程度和时间的不同,出现不同程度的肌力减退和肌肉萎缩,严重时可出现下肢瘫痪。

7）腱反射减弱或消失:L_4神经根受累,膝腱反射可减弱或消失;S_1神经根受累,跟腱反射减弱或消失。

3. 诊断要点　典型的腰椎间盘突出症可依据临床病史、症状体征,并结合影像学检查作出明确诊断。

（1）中青年人,男性多于女性,有外伤、积累性损伤和受寒湿病史。

（2）反复发作的腰腿痛或单纯下肢痛,棘突间与椎旁有固定压痛点,并按神经根分布的区域出现放射痛,常因咳嗽、喷嚏而加重。

（3）腰椎出现侧弯、平腰甚至后凸畸形,腰部活动受限。

（4）出现按神经根分布区域表现的肌肉萎缩、肌力减弱、感觉异常和反射改变等4种神经障碍体征。

（5）神经根张力试验:直腿抬高试验（Lasegue 试验）阳性、直腿抬高加强试验（Bragard征）阳性,或股神经牵拉试验阳性。

（6）影像学检查:包括 X 线平片、CT、MRI 或特殊造影等异常征象与临床症状体征相一致。

4. 鉴别诊断

（1）梨状肌综合征:髋关节长期过度内、外旋或外展,可引起梨状肌损伤,产生臀后部及大腿后侧疼痛,常为慢性,走路或活动后可见加重,有可能出现间歇性跛行,卧床休息后可缓解。体格检查时可见臀部肌肉萎缩,坐骨大切迹处有压痛。直腿抬高试验可为阳性,但神经根性症状不明显;Freiberg 试验阳性（即伸髋时用力被动内旋髋关节可出现坐骨神经痛）,或Thiele 试验阳性（即内收、屈曲、内旋髋关节时症状加重）,梨状肌封闭可明显缓解疼痛,此为与腰椎间盘突出症的鉴别依据。

（2）腰椎管狭窄症:为导致腰腿痛的常见疾病之一,常分为中央型椎管狭窄和侧隐窝狭窄。中央型椎管狭窄表现为腰痛、腿痛和间歇性跛行。腰痛主要在下腰部,站立行走时加重,坐位和侧卧屈髋时缓解。腿痛常累及两侧,可表现为一侧重一侧轻,咳嗽时常不加重,但步行时加重,或伴有下肢感觉异常,运动乏力。由于多发生于 L_{3-4}、L_{4-5}、L_5-S_1 节段,故常出现膝腱反射减弱、跟腱反射消失,但很少出现括约肌功能障碍。体格检查时常发现直腿抬高试验阴性,但神经根管嵌压神经根严重的患者,可出现下肢感觉障碍,肌力减弱,腱反射减弱或消失,直腿抬高试验可出现阳性。X 线片中可见关节突关节增生、内聚,下关节间距缩小,椎管矢状径在 13mm 或以下时、侧隐窝前后径小于 3mm 或以下时应怀疑椎管狭窄。CT 或 MRI检查可明确椎管狭窄及病因。

5. 辅助检查

（1）腰椎 X 线片:腰椎间盘突出症患者在 X 线片可显示正常,但有一部分患者可出现以下一些征象:腰椎正位片可有侧弯,突出髓核位于神经根内侧时,腰椎弯向患侧;髓核位于神经根外侧,则腰椎弯向健侧;腰椎侧位片对腰椎间盘突出症的诊断有较大的参考价值。正常的腰椎间盘呈前宽后窄的楔形,这样可以保持腰椎的生理前凸弧度。正常的腰椎间隙宽度,除 L_5-S_1 间隙外,均是下一间隙较上一间隙宽。在腰椎间盘突出症时,除 L_5-S_1 间隙外,可表现为下一间隙较上一间隙为窄;腰椎生理前凸变小和消失,重者甚至出现后凸。另外,通过 X 线片,可发现引起神经病变的其他异常,如腰椎肿瘤、结核、椎间盘炎等。

(2) CT 检查:通过观察椎管内不同组织密度了解病变情况。表现为:椎间盘组织向后压迫硬膜囊,硬膜囊推移向一侧,或压迫神经根。也能了解腰椎管的容积、关节突关节退变、侧隐窝狭窄、黄韧带肥厚以及韧带钙化等。另外,CTM 即 CT 加脊髓造影,可使硬膜囊和神经根袖显影,用来观察神经组织与神经通道的关系,在神经通道狭窄的层面常常无造影剂充盈,有造影剂充盈的层面多无狭窄。

(3) MRI 检查:从 MRI 图像上可以表现为高、中、低密度等 3 种强度信号。通常在 T1 像中,骨皮质、韧带、软骨终板和纤维环表现为低信号,间盘组织显示均匀低信号;T2 像对病变间盘组织更加敏感,正常的椎间盘呈高亮信号,退变的间盘呈中度信号,严重退变的间盘显示低信号,T2 像中脑脊液呈高亮信号,突出的间盘压迫硬膜囊的情况就显示得更加清晰。另外,MRI 可显示椎间盘突出的不同分型,以及进入椎管髓核碎块移动后的位置。对于与椎管内良恶性肿瘤如神经鞘瘤、脊膜瘤的鉴别,MRI 亦具有较好的效果。

(4) 其他检查:包括电生理检查(如肌电图、感觉诱发电位和运动诱发电位)、超声图检查、骨扫描、腰椎穿刺和脑脊液检查等,这些检查方法主要用于排除椎间盘突出以外的病变。其中,最重要的肌电图检查,其主要功能之一是发现周围神经病变和高位或低位病变引起的散在的神经功能变化。

(二) 分型与表现

1. 根据椎间盘病理形态的不同,常分为 5 型。

(1) 膨出型:为生理性退变,由于纤维环部分断裂形成裂隙,纤维环松弛,弹性降低但表层完整,椎间盘呈对称性膨出,超过椎体软骨边缘,称为边缘性椎间盘膨出,如果不对称膨出,则称为局限性膨出,其临床症状轻微,也可无明显症状。

(2) 突出型:为纤维环完全破裂,退变和破碎的髓核经纤维环裂口突出,达后纵韧带前方,表现为椎间盘局限性向椎管内突出,多数患者有腰痛及出现典型根性症状和体征。

(3) 脱出型:退变和破碎的髓核完全穿破断裂的纤维环裂口脱出,穿过后纵韧带抵达硬膜外间隙。根据脱出的程度以及突出物与后纵韧带的关系,脱出的髓核达后纵韧带下方为后纵韧带下型;脱出的髓核穿过后纵韧带破裂口达椎管内,但未游离,为后纵韧带后型。该型的间盘突出组织压迫神经根或马尾神经引起严重症状,多需手术治疗。

(4) 游离型:髓核突破后纵韧带在椎管内游离,可游离到硬膜外,也可游离到病变节段的上或下一节段、椎间孔等,刺激周围组织引起炎症,产生严重的持续性根性症状、椎管狭窄症状。此型常需手术治疗。

(5) Schmorl 结节及经骨突出型:Schmorl 结节指髓核经上、下软骨终板发育性或后天性裂隙突入椎体松质骨内。经骨突出型指髓核沿椎体软骨终板和椎体之间的血管通道,向前纵韧带方向突出,形成椎体前缘的游离骨块。这种类型临床上无神经压迫症状。

2. 根据髓核穿过纤维环向椎管内突出所处的位置,又可分为 4 型。

(1) 中央型:指突出物位于椎管前方正中处者,主要引起对马尾神经的刺激或压迫,临床表现为双下肢及马尾神经损伤症状,其发生率约 2%~4%。

（2）旁中央型：指突出物位于中央，但略偏向一侧者，临床上以马尾神经症状为主，同时可伴有神经根刺激症状，其发生率高于前者。

（3）外侧型：指突出物位于脊神经根之外侧部者，可略有偏移，主要引起根性刺激或压迫症状。此型临床上最多见，约占85%。

（4）极外侧型：突出物位于侧隐窝外侧、椎间孔或椎间孔外侧，其发生率仅为1%左右。

3. 详细的病史了解和细致的临床查体，不仅能作出腰椎间盘突出症的诊断意见，而且能基本上作出定位诊断。这主要根据不同受累神经根产生的特有的临床症状及体征。临床上95%的腰椎间盘突出症发生在L_{4-5}、$L_5\text{-}S_1$椎间隙，形成了压迫L_5或S_1神经根，故主要表现为坐骨神经痛的症状；另外1%～2%的腰椎间盘突出症发生在L_{3-4}椎间隙，压迫了L_4神经根，可出现股神经受累症状；在L_{1-2}、L_{2-3}节段的椎间盘突出，会出现闭孔神经或股神经受累症状，见表4-3-3-1。

表4-3-3-1 常见部位腰椎间盘突出症的症状及体征

突出部位	L_{3-4}椎间盘	L_{4-5}椎间盘	$L_5\text{-}S_1$椎间盘
受累部位	L_4神经根	L_5神经根	S_1神经根
疼痛部位	骶髂部、髋部、大腿前内侧、小腿前侧	骶髂部、髋部、大腿和小腿后外侧	骶髂部、髋部、大腿和小腿后侧、小腿足跟和足外侧
麻木部位	小腿前内侧	小腿外侧或足背，包括踇趾	小腿后侧和足外侧，包括外侧三足趾
肌力改变	伸膝无力	背伸无力	足趾屈及屈踇趾无力
反射改变	膝腱反射减弱或消失	无改变	跟腱反射减弱或消失

随着CT、MRI在临床的广泛应用，结合患者症状、体征，临床上确诊腰椎间盘突出症很容易，但是有时定位却十分困难，甚至容易出现误诊和漏诊。极外侧的腰椎间盘突出症的发生率小，相关文献报道及临床研究也较少，导致临床上对其认识也相对薄弱。同时，腰椎MRI矢状位像对极外侧的腰椎间盘突出症也不敏感，患者出现症状体征与影像学结果不一致，极容易出现误诊和漏诊，因责任节段不明确，盲目行手术治疗后患者症状缓解不明显或无缓解。对于临床上怀疑是极外侧型腰椎间盘突出症的患者，有必要在行常规MRI检查的同时，加扫DESS序列的冠状位检查，可以明确显示腰骶部脊神经根的走行，补充腰椎间盘突出症神经卡压情况，增加临床诊断的准确度。另外，患者的临床症状、有效体格检查，完整的病史和重要的阳性体征，也是确诊极外侧型腰椎间盘突出症的重要指标，对于手术指征的选择也是非常重要的。另外，对于可能存在神经根畸形的腰椎间盘突出症患者来说，进行脊髓造影或DESS序列检查是十分有必要的，可以为接下来的治疗方案提供重要的依据。

二、治疗

治疗目标：通过非手术治疗缓解疼痛症状；手术治疗从根本上解除椎间盘突出、神经根受压的基本病理改变。

（一）非手术治疗

1. 一般治疗

（1）卧硬板床休息：对于急性发作的腰椎间盘突出症，建议卧床休息，患者往往可以自行找到一个最佳的缓解疼痛的体位，故不必过分强调过伸或过屈。但下床活动时需要佩戴腰围，腰部的制动是十分必要和重要的。

（2）腰部固定：适当使用腰围固定，可以维持脊柱的稳定，起到保护腰椎的作用，需注意避免长期依赖，以免使腰背肌出现失用性萎缩，同时宜适当加强腰背肌和腹肌的功能锻炼，加强肌肉力量对腰椎的代偿。

（3）牵引疗法：通过腰椎牵引使椎间隙和椎间孔增大，减轻对神经根的压迫；解除滑膜嵌顿，纠正椎间小关节的错位；降低间盘内压，使膨出髓核还纳；有利于神经根及周围组织水肿和炎症的吸收；通过紧张的后纵韧带，可将突出的椎间盘回纳，可使皱褶的黄韧带复平，减轻其对硬膜囊的压迫等。常用的牵引方法有电动骨盆牵引、持续牵引法和三维立体电脑牵引床牵引。

（4）封闭疗法

1）痛点封闭：采用利多卡因加曲安奈德行局部痛点封闭，适合每周 1 次，一般 4 次为一个治疗周期。

2）神经根封闭：是利用利多卡因、普鲁卡因等麻醉药物加激素浸润于神经根周围，以减轻神经根炎症和水肿，阻断疼痛刺激的治疗方法。常用的方法有痛点阻滞疗法、椎间孔阻滞疗法、硬膜外腔阻滞治疗。

（5）物理疗法：包括电疗法、光疗法、石蜡疗法及水疗法。在腰椎间盘突出症的恢复期宜采用物理疗法，以促进腰背肌功能的恢复，进一步改善周围组织的血液循环，促进神经根炎性水肿的吸收，缓解肌肉痉挛，促进功能恢复。物理疗法得益于现代物理机械可控性进步，仪器精度提高，操控性能增强，治疗剂量个体化，安全系数提高。

2. 药物治疗   主要应用非甾体类消炎镇痛药，以缓解神经受压所引起的非细菌性炎症症状，疼痛严重不缓解时可短期应用；肌松药，如筒箭毒碱等，松弛紧张的肌肉，以缓解疼痛；糖皮质激素，降低毛细血管通透性，减轻水肿，抑制炎性浸润和渗出，还能降低细胞膜通透性，减轻自身免疫反应，达到抑制无菌性炎症反应的目的，并防止炎性粘连。糖皮质激素是对症治疗，不针对病因，且有众多不良反应和注射并发症，只用于疼痛重者，不可反复应用。

3. 中医治疗   主要包括内治法和外治法。

（1）内治法：中药内治法根据本病的病因与外伤、感受风寒湿邪、劳损及体虚等因素有关，临床表现为本虚标实证，以虚为本责之于肝肾，以实为标主要责之于风寒湿邪及外伤瘀血的理论，以"实则泻之、虚则补之"为治则，实证以祛邪通络为主，分别采用疏风、散寒、除湿及活血通络之法；虚证以补益肝肾为要；对久病正虚邪恋者，当行攻补兼施之法。

1）风湿痹阻证：腰腿痹痛重着，转侧不利，反复发作，阴雨天加重，痛处游走不定，恶风，得温则减，舌质淡红或黯淡，苔薄白或白腻，脉沉紧或弦缓。以祛风除湿、蠲痹止痛为法，选用独活寄生汤等方加减。

2）寒湿痹阻证：腰腿部冷痛重着，转侧不利，痛有定处，虽静卧痛不减或反而加重，日轻夜重，遇寒痛增，得热则减，小便利，大便清，舌质胖淡，苔白腻，脉弦紧、弦缓或沉紧。以温经散寒、祛湿通络为法，选用附子汤等方加减。

3）气滞血瘀证：近期腰部有外伤史，腰腿痛剧烈，刺痛，痛有定处，痛处拒按，腰部板硬，俯仰活动艰难，舌质黯紫，或有瘀斑，舌苔薄白或薄黄，脉沉涩。以行气活血、通络止痛为法，选用复元活血汤等方加减。

4）肾虚证（肾阳虚或肾阴虚）：素体禀赋虚弱，加之劳累太过，或年老体弱，致肾气虚损，肾精亏耗，久之肝血亏虚，肝藏血主筋，肾藏精主骨，肾精肝血亏耗则筋骨无以濡养而发为腰痛。①肾阳虚证：腰腿痛缠绵日久，反复发作，腰腿发凉，喜暖喜揉，遇劳加重，少气懒言，面白自汗，口淡不渴，小便频数，男子阳痿，女子月经后延量少，舌质淡胖嫩，苔白滑，脉沉弦无力。治以温补肾阳，温阳通痹为法，选用右归丸加减。②肾阴虚证：腰腿酸痛绵绵，乏力，不耐劳，劳则加重，卧则减轻，形体瘦削，面色潮红，心烦失眠，口干，手足心热，小便短赤，舌红少津，脉弦细数。以滋阴补肾，强筋壮骨为法，选用左归丸加减。

中医学对治疗腰腿痛的效果一直为大众所认可。通过中医辨证治疗不同证型的腰椎间盘突出症是非手术治疗中非常重要的一种有效手段。但是，临床上腰椎间盘突出症的中医证型并非单一存在，往往是两个或多个证型相混合，若是治疗上仍简单对应一个证型进行用药，不能获得满意的临床效果。全面的分析，细致的辨证，灵活的用药，才可能收到较好的疗效。

（2）外治法：中药外治法是将药物直接作用于病变部位，具有疏通经络、活血化瘀和消肿止痛的作用，或将药物通过腧穴注入经络中，以调整人体的阴阳气血及脏腑功能。中药外治法主要有敷贴法、熏洗法、热熨法等方法。

除中药外治法，还有以下外治方法：

1）针灸治疗：针灸治疗具有舒筋、活络、止痛及扶正祛邪的作用。针灸可以缓解症状，但不能从根本上解除椎间盘突出、神经根受压的基本病理改变，因而只能是一种重要的辅助疗法。针灸治疗应在经络理论指导下，按腰腿疼痛、感觉及功能障碍分布区域，辨证选取腰背部、臀部、下肢和足部的有关经脉和脏腑腧穴来治疗，主穴可选肾俞、委中，配穴如风湿型配阴陵泉、地机、阿是穴；风寒型配腰阳关、委阳、阿是穴；血瘀型配肝俞、血海、大椎、支沟、阳陵泉；肾阳虚型配太溪、命门、次髎；肾阴虚型配太溪、志室、承山、次髎。急性期用泻法，慢性期用平补平泻法，或加用灸法。

2）小针刀疗法：针刀是将古代九针与现代外科手术刀结合的一种似针似刀的医疗器械。小针刀疗法是介于手术疗法与非手术疗法之间的闭合性松解术，其并不是针对病变椎间盘，而是松解椎管外组织，解除肌肉痉挛性缺血，改善局部血液循环，改善供氧和能量代谢。刺激穴位经络，行气通滞，活血散瘀，通而不痛。施治时要了解把握患者整体情况，并严格无菌操作。

3）理筋手法：患者俯卧，行轻柔的㨰、按手法松弛腰臀部痉挛的肌肉；患者仰卧，对骨盆进行牵引，以拉宽椎间隙、降低盘内压力；患者俯卧，固定患处，行双下肢后伸扳法，使腰部过伸以增加椎间盘外压力；采用腰部斜扳或旋转复位手法调节后关节、松解肌肉粘连；沿受损神经根分布区域行㨰、按、点、揉、拿等手法，促进局部气血循环、恢复神经根功能。

4）练功活动：肌肉韧带系统是脊柱稳定极其重要的结构，通过科学适度的运动增强肌肉力量，维持韧带弹性和强度，临床常用"小燕飞""五点支撑法"，以及水中运动等。运动疗法谨记科学适度，循序渐进，以免造成运动损伤。

（二）手术治疗

1. 手术指征　①腰腿痛病史超过半年，并经过至少6周以上的严格非手术治疗，不仅疼痛不缓解，而且直腿抬高试验阳性无改善或神经症状继续加重者；②病情重，有广泛严重下肢肌力减弱、感觉减退及马尾神经损害,严重影响工作或生活者;③合并腰椎峡部裂及脊椎滑脱者,合并较重的退变性滑脱、节段性失稳和腰椎管狭窄者;④突出的髓核钙化骨化者、较重的高位腰椎间盘突出症、极外侧型腰椎间盘突出症、伴有软骨板破裂、原位复发的腰椎间盘突出,适应证可适当放宽;⑤病史虽不典型,经 CT、MRI、脊髓造影等影像学检查显示较大椎间盘突出者;⑥初次手术失败者应尽早明确原因,再次手术。

对于合并有严重的心、肺、肝、肾疾病或兼有较广泛的纤维织炎、风湿性疾病或神经精神性疾病,一般不宜行手术治疗。

2. 常用手术治疗方法

(1) 介入治疗:临床上主要有化学髓核溶解疗法或低温等离子射频消融术。其工作原理为:经皮穿刺将木瓜凝乳蛋白酶或胶原酶注入病变的椎间盘内溶解部分椎间盘髓核组织,或利用等离子刀将射频能量气化消融部分间盘髓核组织、且利用精确的热皱缩技术使髓核体积缩小以降低椎间盘内的压力,以上的介入方法均可使突出的间盘回缩,达到消除对神经根的压迫。但这些介入手段本身对椎间盘也是一种创伤,可能存在过敏反应、神经炎等并发症,疗效不确定,指征也不太确定,临床上仍有待验证。

(2) 微创手术:主要分为后路显微内镜下椎间盘切除术(MED)和经皮内镜下椎间盘切除术(PELD)。其优点是手术创伤小、恢复快、住院时间短、治疗费用低、安全有效、不影响脊柱的稳定性、术后无明显瘢痕或粘连形成。微创手术治疗效果几乎等同于开放手术,是脊柱手术未来发展的一个方向。

(3) 开放手术:传统后路腰椎间盘髓核摘除术仍是目前最常用、疗效可靠的手术方法,包括开窗法、半椎板及全椎板切除术等,具体手术方式的选择主要取决于病变情况及施术者的熟练程度,其中开窗法软组织分离少、骨质切除局限、对脊柱稳定性影响较小,大多数椎间盘突出可采用开窗法(图 4-3-3-3 ~ 图 4-3-3-7);半椎板切除法多用于单侧椎间盘突出累及神经根管需要广泛探查或减压者;全椎板切除法适用于中央型腰椎间盘突出,尤其合并椎管狭窄如累及神经根管者。根据病变的不同情况,其他的术式有棘突或椎体间弹性固定术、人工椎间盘置换术及椎间融合内固定术等。对于腰椎间盘突出症合并有腰椎不稳或退行性滑脱者,可慎重考虑椎体间融合固定术。

各种手术治疗效果的优良率报告为80% ~ 98%。常见的手术并发症有血管损伤、神经损伤、假性脊膜囊肿、邻近节段间盘退变等,在选择手术方案时应充分考虑到各种并发症,减少或避免并发症的发生。同时,临床工作中部分腰椎间盘突出症患者术后出现复发,这给患者和主治医师造成了极大的困扰。腰椎间盘突出症术后复发,是指在腰椎间盘切除术后,经过 6 个月或更长时间无症状期或明显缓解期,同一椎间盘间隙再次突出并导致腰腿疼痛等症状者。术后复发原因主要有以下几个方面:本节段髓核再次突出,病变组织摘除尽量彻

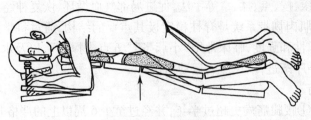

图 4-3-3-3   手术体位

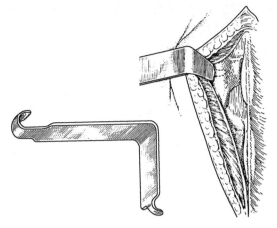

图 4-3-3-4　椎板拉钩及其牵开椎旁肌

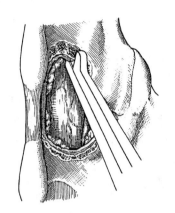

图 4-3-3-5　咬除部分上下椎板

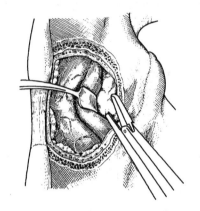

图 4-3-3-6　牵开神经根进一步显露突出间盘

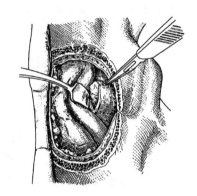

图 4-3-3-7　切开纤维环

底,除摘除突入椎管内的病变组织外,还应摘除间隙内退变的病变组织,多数学者认为,切除病变的间盘组织及椎管内退变的病变组织,保留正常的间盘组织,对维持腰椎自身的生物力学功能的完整有非常重要的意义;术后脊柱不稳导致病变椎间隙受力不均,术后早期重体力劳动、外伤及长期伏案工作可加速椎间盘退变,从而导致该间隙椎间盘更易再次突出;初次手术减压不彻底是再次手术的一个重要原因,术后椎管发生继发性狭窄、术后侧隐窝狭窄或神经根管狭窄等,术前应根据患者症状体征及影像学检查对突出椎间盘进行准确定位,术中仔细探查椎间隙、侧隐窝、后纵韧带腹侧、后纵韧带背侧与硬膜之间残余椎间盘组织,彻底摘除突出的髓核组织,以避免手术减压不彻底的发生。

　　由于椎间盘摘除术后所引起的脊柱不稳及顽固性腰痛,已引起广泛的关注,当前开展的椎间盘移植术、人工椎间盘置换术、人工髓核置换术、极外侧椎间融合术(XLIF)、轴向椎间植骨融合术等技术,以及棘突间撑开装置系统、椎弓根螺钉的动态连接装置系统(Graf 韧带系统和 Dynesys 系统)等,旨在重建椎间盘生理功能,保留韧带肌肉完整及脊柱的运动,是所关注的新课题。这些脊柱外科新技术,在国外临床刚刚开展应用,国内也对重建技术方法进行了初步探索,并观察、评估了早期疗效,但远期疗效尚有待于观察。腰椎间盘突出症是退行性疾病,有其疾病自然进展过程,在不同阶段有其对应病理特点,应针对病程进行阶梯治疗,否则即是过度治疗。诚然,阶梯治疗并不是把所有治疗过程实施一遍,而是在明确诊断后,确定病程阶段,予以对应的由非手术治疗到脊柱融合的阶梯治疗方法。

 难点分析

腰椎间盘突出症精确定位诊断需要结合病史、查体和影像学结果。手术微创化需要严格把握适应证,防止微创泛滥化。术后复发及手术邻近节段退变是一个不可回避的问题,术后功能锻炼、腰部的保护需要专人向患者宣教。

 述 评

腰椎间盘突出症是骨科常见病和多发病,治疗主要分为非手术治疗和手术治疗两大方面,严格把握手术指征是治疗腰椎间盘突出症的核心原则,目前微创治疗已在脊柱外科显示出了广阔的发展前景,值得临床进一步应用推广。

第四节 腰椎管狭窄症

腰椎管狭窄症(lumbar canal stenosis)是指由于先天或后天因素所致的腰椎管或椎间孔狭窄,进而引起腰椎神经组织受压,血液循环障碍,出现以臀部或下肢疼痛,神经源性跛行,伴或不伴腰痛症状的一组综合征。主要源于腰椎的退行性病变,好发于 50 岁以上中老年及体力劳动者,男性多于女性,好发部位为 L_4/L_5,其次为 L_5/S_1。

腰椎管狭窄分类:①发育性椎管狭窄:中央型椎管狭窄、神经根管狭窄;②退变性腰椎管狭窄:中央管狭窄、神经根管狭窄;③混合型椎管狭窄:在发育性腰椎管狭窄的基础上,再加上退变因素的作用而引起狭窄。

一、诊断

(一) 疾病诊断

1. 病史 临床上多数患者是因腰椎退行性变引起的,包括黄韧带的肥厚与松弛、小关节和椎体后缘骨质的退变增生肥大、椎间盘的突出与脱出等病理解剖改变,导致椎管容积减少;少数是因先天发育性腰椎管狭窄所致。

2. 主要症状 典型症状为间歇性跛行,主要症状为缓发性、持续性的下腰部、骶部和腿部的酸痛、刺痛或灼痛,腰部过伸活动受限,以后出现一侧或两侧下肢痛,每因站立、行走后疼痛加重。患者活动行走除疼痛麻木外,随着步行距离增加而出现小腿乏力,休息、下蹲可缓解,再度行走活动又复出现,称之为间歇性跛行。重要体征是腰部后伸受限,并引起小腿的疼痛;部分患者可出现下肢肌肉萎缩,以胫骨前肌及伸踇肌最明显,足趾背伸无力,小腿外侧痛觉减退或消失,跟腱反射减弱或消失;直腿抬高试验可出现阳性,部分患者可没有任何阳性体征;病情严重者,可出现尿频尿急或排尿困难,下肢不完全瘫痪,马鞍区麻木,肛门括约肌松弛、无力或阳痿。

3. 诊断要点 ①多见于中老年人,年龄通常超过50岁;②缓发隐匿性腰腿痛,站立行走加重,蹲下、弯腰或卧床缓解;③间歇性跛行为典型症状,进行性加重,注意与血管性跛行的鉴别;④严重者可出现马尾神经症状:可出现尿频尿急或排尿困难,下肢不完全瘫痪,马鞍区麻木,肛门括约肌松弛、无力或阳痿;⑤体征:有意义的体征为腰背伸试验阳性,亦可见下肢感觉异常,肌肉萎缩,肌力减退,临床中需注意患者主诉症状多而临床体征少甚至引不出,反射减弱或消失;⑥影像学检查:X线、CT、MRI均可提示腰椎管、神经根管、椎间孔等狭窄的改变。

目前,临床上对腰椎管狭窄症的诊断过度依赖临床症状,但有很大部分患者缺乏与临床症状相应的客观体征,或者临床症状及客观体征不典型;虽然影像学检查可以证实狭窄的存在,但是缺乏相对统一的影像学标准,且没有形成一个统一标准去评估这些影像学诊断的精确度,以及尚未形成统一的影像学参考系数,椎管狭窄到什么程度才算狭窄,各方意见并未统一,甚至相差很大;老年患者的影像学资料可以发现有明确的腰椎管狭窄症的形态学表现,但是腰椎管狭窄的具体情况与具体范围、程度不是十分清楚,缺乏真正的动态三维资料。对于腰椎管狭窄症而言,临床工作中经常会发现影像学结果和临床症状之间的关系存在很多的不确定性,通常来说影像学检查为阳性结果不一定有临床症状,如果临床症状明显必须等待影像学检查的证实后方可诊断为腰椎管狭窄症。目前,很多学者都在探索腰椎管狭窄症患者临床症状特点与影像学结果之间的关系,这是一个非常巨大且极富挑战性的工程,将会为腰椎管狭窄症的诊断、分型、术前预后评估和治疗方式的选择提供一个强有力的武器。

4. 鉴别诊断 临床需要注意神经性跛行与血管性跛行的鉴别诊断:①神经性跛行疼痛性质为混合绞痛及下肢烧灼感,疼痛不易缓解,部位多位于下腰部、臀部及下肢,常见由近端至远端的放射痛,站立、行走及腰部后伸疼痛加重,下蹲、坐位、弯腰疼痛可缓解,上坡行走时无痛。神经系统检查偶有异常,通常不对称,直腿抬高试验及股神经牵拉试验罕见阳性,足背动脉搏动存在或对称性减弱,皮肤正常。②血管性跛行疼痛性质多为紧张、绞痛(多位于小腿后部),疼痛缓解迅速,常见由远端至近端的放射痛,行走及骑自行车时疼痛加重,站立、停止活动后疼痛可缓解,上坡行走时出现疼痛。神经系统检查极少异常,如有异常多呈对称性,直腿抬高试验及股神经牵拉试验阴性,动脉搏动减弱或消失,多呈非对称性,皮肤出现毛发丧失。

由于腰椎退行性病变引起的椎管狭窄系缓慢发生的过程,神经组织起始能耐受及适应此变化,当超过神经耐受的极限则出现症状。因此,我们在临床工作中会发现一部分患者即使影像学检查出现较重的椎管狭窄,亦可无神经症状,查体无明显神经受累体征。

5. 辅助检查

(1)X线平片:所有存在神经系统症状及体征以及腰背痛超过6周的患者都应该拍摄腰椎正侧位片及骨盆正位片,其可提供以下信息帮助腰椎管狭窄的诊断:椎间隙变窄或椎间盘退行性病变,椎体后缘骨赘形成或硬化,关节突肥大或骨赘形成,神经根管狭窄,腰椎前凸丢失,退行性脊柱侧凸,腰椎滑脱等。

腰椎椎体缘骨质增生,其增生多见于椎体前缘,多不引起神经症状,椎体后缘有唇样增生可引起椎管狭窄,多见于 L_3、L_4 和 L_5 的后缘。腰椎可有侧弯或生理前凸加大、减小,其生理前凸加大或移行椎均能增加腰骶部劳损,使椎间盘早期退变,是椎管狭窄症的诱因。椎间隙变窄是椎间盘退变的表现,同时又是退变型椎管狭窄症的根源,多见于 L_4、L_5,其次是 L_5、

S_1,也可有退变性椎体滑脱现象;关节突关节退变肥大多见于椎间盘退变萎缩的病例,由于椎间隙变窄,后关节突关节互相重叠,长期劳损,以致关节突增生肥大,甚至呈球形,小关节间隙狭窄模糊,关节突硬化。

根据 X 线片测量椎管的数据来判断椎管是否狭窄,目前较为公认的是:腰椎管矢状径小于13mm 作为诊断狭窄的标准,矢状径在 10 ~ 13mm 为相对狭窄,小于 10mm 为绝对狭窄;但是临床各家根据 X 线片所测得的椎管矢状径的数据差别较大,这是因为摄片时,体位的倾斜旋转均能使显影不确切,而且退变型椎管狭窄症软组织造成狭窄的病理改变较骨性为多,管腔变窄多来自软组织增厚,所以 X 线片上测得的椎管大小的临床意义不大,测量为狭窄的不一定有狭窄症状,测量不狭窄的不一定没有狭窄症状,所以其测量数据只能作参考。

(2) CT 检查:对侧隐窝狭窄和中央型椎间管狭窄的诊断更具有优势,并适合于 MRI 检查存在禁忌的患者(眼内金属异物、体型巨大、严重的幽闭恐惧症患者)。CT 可清楚显示椎管前后径、横径大小,以及侧隐窝、椎间孔、黄韧带肥厚等情况。腰椎 CT 轴状位片示椎管矢状径<10mm,侧隐窝前后径<3mm 为椎管狭窄(图 4-3-4-1)。对椎间孔的显示一定要正切椎管,若投照倾斜,就可能造成误诊。如造影后立即进行 CT 检查,可进一步提高诊断准确率。CT 的主要缺点是解析率低于 MRI,且患者接触 X 线,有一定的辐射危害。

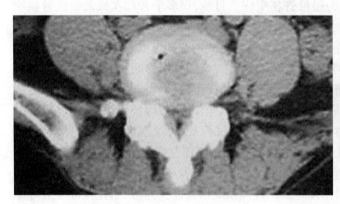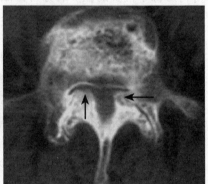

图 4-3-4-1 CT 示腰椎椎管、侧隐窝、神经根管狭窄,关节突关节增生内聚

(3) MRI 检查:是评估腰椎退行性椎管狭窄的最佳方法,能进行横断面、矢状面、冠状面多切面的扫描,可以更全面地了解椎管的解剖结构。利用 T1 加权像和 T2 加权像各自的信号特点,不仅可以显示椎间盘的信号改变,而且可直接观察纤维环膨出的程度以及脊髓、马尾神经和神经根的受压情况,T1 加权像可示多个椎间盘突出,T2 加权像示多个椎间盘信号减低,硬膜囊呈蜂腰状狭窄。

根据椎管内组织结构的不同信号强度可判断椎管狭窄的部位及范围,确定狭窄类型。先天性椎管狭窄可累及一个或多个平面的骨性椎管,MRI 矢状面和冠状面的图像可显示广泛对称性的小椎管,主要表现为椎管向心性狭窄。在横断面上,椎弓根短小,椎管的矢状径狭窄;在 T1 加权像上,局部硬膜外脂肪的高信号消失,表明脂肪间隙受压,硬膜囊由圆形变为椭圆形。后天获得性椎管狭窄,可清楚显示椎体小关节病变、椎间盘病变、椎体后缘骨质增生、后纵韧带骨化、黄韧带肥厚、腰椎滑脱(图 4-3-4-2)。

(4) 椎管造影:椎管造影为有创性检查,但可直接显示硬膜囊形态及有无狭窄。因狭窄

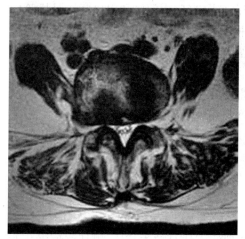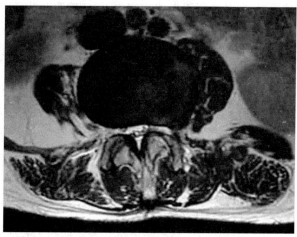

图 4-3-4-2 MRI 示椎管狭窄,黄韧带肥厚,小关节增生

节段多在下腰椎,故常选择 L_2、L_3 间隙穿刺注入造影剂,头高足低位拍摄腰椎正侧位及斜位片。全梗者可见尖形或梳状中断影,不全梗者可见硬膜囊受压,多节段狭窄可见蜂腰状影,但其不能显示侧隐窝狭窄。

(5)电生理检查:电生理研究有助于评估那些单纯椎管狭窄而无神经症状的患者,且有助于诊断或排除其他疾病,如糖尿病神经病变、多发性神经根病、肌萎缩性侧索硬化等。

(二) 分型与表现

腰椎管狭窄症的分类方法很多,结合病因将其分为原发性(先天性)、继发性(获得性)和混合性三大类,按解剖部位分为中央型椎管狭窄(椎管矢径狭窄)、侧隐窝狭窄和神经根管狭窄。临床上原发性腰椎管狭窄症较少见,主要是继发性腰椎管狭窄症,继发于椎管内组织退行性病变。

1. 结合病因分型

(1)原发性腰椎管狭窄症:出生后椎管的后部结构出现发育障碍,一般为特发性或生长过程中存在软骨发育不全。

(2)继发性腰椎管狭窄症:主要由于腰椎退变、医源性损害、创伤及其他椎弓峡部裂并椎体滑脱等所致椎管狭窄。临床多见退变性腰椎管狭窄症,是由腰椎椎体、椎间盘和关节突的退行性病变所引起的椎管腔的狭窄。医源性狭窄多见于椎板切除术后、脊柱融合术后及椎间盘切除术后。其他一些疾病如肢端肥大病、强直性脊柱炎、Paget 病也可导致腰椎管狭窄症。

(3)混合性腰椎管狭窄症:任何原发性、继发性椎管狭窄及腰椎间盘突出症的组合,指在原发性腰椎管狭窄的基础上附加有继发性腰椎管狭窄症或腰椎间盘突出症,或者是在原发性与继发性腰椎管狭窄并存的基础上,又附加有腰椎间盘突出症,三者共存的,即称为混合性腰椎管狭窄症。

2. 按解剖部位分型

(1)中央型狭窄:中央型椎管狭窄指受累区域在 2 个关节突之间,这个区域通常是由硬膜囊及其内容物占据,矢状径在 10～13mm 为相对狭窄,小于 10mm 为绝对狭窄。

(2)侧方型狭窄(侧隐窝狭窄):侧方型狭窄指受累区域在侧隐窝,神经根在此处离开硬膜囊,向外走行于上关节突之下,侧隐窝分为 3 个区(入口区、中间区和出口区),是椎管向侧方延伸的狭窄间隙。侧隐窝边界为:外侧是椎弓根,内侧是中央管,腹侧是椎间盘和后纵韧带复合体,背侧是上关节突。侧隐窝前后径正常为 5mm 以上,前后径在 3mm 以下为狭窄。

(3)神经根管狭窄:腰神经根管指神经根自硬膜囊根袖部发出,斜向下至椎间孔外口所经的管道。各腰神经发出水平不同,故神经根管长度与角度各异。

二、治疗

治疗目标:首先通过非手术治疗缓解腰腿痛症状,对于严重影响日常生活工作,非手术治疗无效的椎管狭窄症采取手术治疗。

(一) 非手术治疗

1. 物理疗法 治疗腰椎管狭窄症的较为有效的理疗方法是拉力疗法、腰肌强度锻炼和无氧健康训练。骑静止的自行车对有些患者很有效,这种锻炼腰呈屈曲位,多数患者能耐受。用马具设计的踏车行走锻炼,因腰椎不受力,故对腰椎管狭窄的患者也很有用。用于软组织理疗的方法较多,包括热疗、冰疗、超声、电刺激和牵引等方法,短期疗效较好,虽较常用但其长期疗效尚需进一步研究。腰腿痛症状减轻后,应积极进行腰背肌和下肢肌肉的功能锻炼,以增强腰部和腿部的肌力。锻炼和理疗是一种较安全的辅助治疗,可改善患者的全身情况。

2. 封闭疗法 目前,常用的有硬膜外激素封闭和神经根阻滞封闭等方法,相对便宜安全。硬膜外激素封闭治疗腰椎管狭窄症虽有硬膜外血肿、感染和化学性脑膜炎等并发症,但仍是一种非手术治疗的方法。神经根阻滞治疗腰椎管狭窄症的根性症状效果满意,其方法是患者俯卧位,在 C 型臂 X 线机透视下,对选择神经根所在区域局部麻醉穿刺,下肢神经根支配区有麻木和胀痛感时,先注入造影剂行神经根造影,确认神经根后注入利多卡因、布比卡因和地塞米松的封闭液。

3. 药物治疗 多采用抗炎药(非甾体抗炎药或水杨酸制剂)、皮质激素(仍有争论,但可缓解症状)、抗抑郁药(偶尔采用)、镇痛药(尽量避免阿片类镇痛剂,以免药物依赖)、肌肉松弛剂,其中非甾体抗炎药临床应用较多,除了能减轻神经受压所致的炎性反应外,还具有止痛效果,但尚未见到治疗腰椎管狭窄症获得确切疗效的研究,同时非甾体抗炎药可导致或加重胃及十二指肠溃疡,并影响肝肾功能。

4. 中医治疗 主要包括内治法和外治法。

(1)内治法:中医认为,本病的主要病因是先天肾气不足和肾气衰退、劳役伤肾及风寒湿之邪侵袭,主要病机是肾虚不固、风寒湿邪阻络、气血凝滞、营卫不得宣通。在辨证分型研究上,有学者分为肾气亏虚证、风寒湿阻证和气虚血瘀证 3 型,有学者分为风寒痹阻证、肾气亏虚证、气虚血瘀证和痰湿阻滞证 4 型,也有学者分为寒湿证、湿热证、瘀血证、痹证、肾虚证和肝肾两亏证 6 型等多种分型方法来临证用药。总体而言,虚、风、痰、湿、瘀已被广为认同是退行性腰椎管狭窄症的主要病因病机,其中肾虚是退行性腰椎管狭窄症发病的始动因素和根本病机,风寒湿邪是退行性腰椎管狭窄症发病的常见诱因,痰湿瘀阻是退行性腰椎管狭窄症发病的重要病理机制。

1)肾气亏虚证:肾主骨生髓,肾的精气具有促进骨骼生长发育的能力,肾之精不足,无以充养骨髓,骨髓空虚,则出现腰腿足痿弱无力。所以先天性或发育性的腰椎椎管狭窄症,与先天肾气不足有关。以滋补肝肾、疏通经脉为法,多以左归丸(肾阴虚)、右归丸(肾阳虚)或补肾壮筋汤等方加减。

2) 风寒湿阻证:风寒湿之邪是引起腰腿痛的主要外邪,腰背是足三阳经络所经过的部位,六淫之邪侵袭,从皮毛侵及经络,引起经络的气血凝滞,营卫不得宣通,不通则痛。以祛风散寒、通络止痛为法,多以独活寄生汤、三痹汤等方加减;气虚血瘀证以补气活血、化瘀止痛为法,多以补阳还五汤等方加减。

3) 痰湿阻滞证:中年以上人体气机渐衰,加之感受湿邪,痰湿之邪停滞,气滞血瘀,不通则痛,气血不达四肢,不荣则痛,甚则痿软无力。以理气化湿、祛痰通络为法,多用二陈汤和牵正散等方加减等,兼以补肾活血之品。

中医药治疗腰椎管狭窄症有广阔的发展前景,但在临床实践中存在着病名不规范、证候诊断标准不统一、治疗方案不优化、缺乏公认的疗效评定标准等问题,影响学术交流与进步,不利于临床实践的推广和发展。今后应加强从客观方面论证其临床治疗作用,以及从实验角度科学探讨其可能的病因病理、治疗作用,确定统一的疗效评定标准,优化组合各治疗方案,进一步加以深入研究。

(2) 外治法

1) 手法治疗:手法治疗本病的主要机制是通过活血舒筋、疏散瘀血、松解粘连、温经散寒、滑利关节等作用,改善局部血液循环,促进神经根周围水肿吸收,使症状得以缓解或消失。常用的有腰臀部揉按法、穴位点压法、擦法、提捏法、蹬腿牵引法、腰部按抖法、直腿屈腰法等手法,根据病情选择应用,但手法宜轻柔,禁用强烈的旋转手法。脊柱棘突两侧施行拇指弹拨法与拇指推揉法,能松解痉挛的骶棘肌,加快局部血液循环,为其他治疗手法做准备,刺激着力点在脊神经根处,能提供血清中镇痛因素——内啡肽的含量。硬膜囊矢状径与椎管长度均为伸展位比屈位少,腰椎在屈曲时能增加椎管容量,延缓退变过程,因此可研究相应的手法治疗腰椎椎管狭窄症。

2) 针灸疗法:针灸治疗腰椎管狭窄的主要机制为疏经通络,行气活血,改善周围组织的营养不良状态,促进和加强神经损伤的恢复,促使硬膜囊及周围软组织充血和水肿的消退,有利于缓解对马尾、神经根的压迫和刺激。按经络辨证,腰椎管狭窄症多属足太阳膀胱经病证,会阴部或大腿内侧疼痛、二便功能障碍多属足厥阴肝经、足少阴肾经病证,下肢肌肉萎缩与足阳明胃经有关。临床多辨证选用肾俞、志室、气海俞、命门、腰阳关、环跳、承扶、委中、阳陵泉、承山、昆仑等穴,亦有选用当归注射液、川芎注射液、丹参注射液穴位或痛点注射治疗。

(二) 手术治疗

腰椎管狭窄发展到一定程度,有明显间歇性跛行,非手术治疗不能彻底缓解症状,又严重影响日常生活和工作,影像学检查示椎管狭窄严重,则考虑行手术治疗。腰椎管狭窄症的手术治疗比非手术治疗具有更加显著的临床疗效。其手术指征:神经根痛或神经性跛行,症状严重影响生活,存在客观神经损害体征,同时 MRI 与 CT 显示病变与症状相一致,症状持续存在且严格非手术治疗 3 个月症状无改善。手术治疗的目的为缓解疼痛,增加腰椎活动能力,预防神经功能进一步损害,提高生活质量。严格把握手术指征,遵循个体化原则,主要针对责任节段及不同腰椎管狭窄类型,结合身体状况选择个体化治疗方案,对所有 50 岁以上患者及伴有内科疾病的年轻患者均应控制内科疾病。

　　具体手术方式的选择取决于以下因素:椎管狭窄的水平,狭窄累及节段的数量,狭窄的位置(中央型、侧隐窝型和神经根管狭窄),有无相关畸形(退行性腰椎滑脱或退行性脊柱侧凸),有无腰椎不稳表现。一般来讲,稳定的脊柱仅需手术减压,不稳定的脊柱需要同时融合。

　　中央型椎管狭窄需行腰椎椎板切除,以获得充分的减压,其余方法包括多节段椎板切除,腰椎椎板扩大成形术;单侧侧隐窝及神经根管狭窄症患者应在辅助定位的基础上采用半椎板切除减压,适当上下扩大,充分切除侧隐窝黄韧带和部分关节突,甚至可切除部分椎弓根骨质以扩大侧隐窝和神经根管空间,解除神经压迫。对复杂的腰椎管狭窄症伴有退行性腰椎滑脱或退行性脊柱侧凸的患者,脊柱存在不稳定,手术方式的选择亦应有所不同,以期达到良好的临床效果。伴有腰椎退行性侧弯的腰椎管狭窄症患者多见于老年人,腰椎侧弯稳定者,仍可按单纯腰椎管狭窄症处理,行半椎板切除减压;伴有旋转半脱位不稳定者,则于半椎板减压的同时,行该节段的内固定融合,并适当矫正侧弯。伴有退行性腰椎滑脱,若无不稳定征象,可行单纯椎板切除减压治疗;若存在不稳定征象,则需减压的同时给予内固定植骨融合。伴有椎间不稳定的腰椎管狭窄症,大多主张于椎板切除减压的同时,行不稳定节段的植骨融合,同时应用内固定可以提高植骨的融合率。

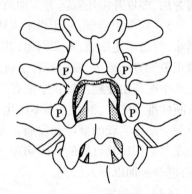

图 4-3-4-3　单节段椎板切除减压范围

　　目前,临床常用手术方法有腰椎管减压术、椎间融合及内固定术。

　　1. 腰椎管减压术　腰椎减压手术方法很多,经典术式为是腰椎椎板切除减压术,包括全椎板切除减压和有限椎板切除减压(图 4-3-4-3)。常用有限椎板切除术为单椎板开窗减压术、椎板部分切除术、半椎板切除术。近 10 年来,基于对脊柱后柱及椎旁组织的保护,显微内镜下单侧入路椎管内潜行硬膜及双侧神经根减压术已成为治疗退变性腰椎管狭窄症的标准化手术。

　　(1) 开放式椎板减压术:直接暴露下充分减压椎管和神经根出口。有许多研究表明,这种操作能够有效治疗腰椎管狭窄症。防范性椎板切除减压一直是腰椎管狭窄症的首选和标准术式,腰椎板切除减压术效果直接明显。根据狭窄部位、程度,采用彻底减压的手术方案。中央型椎管狭窄需行腰椎椎板切除,包括多节段椎板切除,腰椎椎板扩大成形术;单侧侧隐窝及神经根管狭窄症患者应在辅助定位的基础上采用半椎板切除减压,适当上下扩大,充分切除侧隐窝黄韧带和部分关节突,以扩大侧隐窝和神经根管空间,解除神经压迫。然而,其缺点也是显而易见的。第一,开放手术中剥离、去神经化、牵拉易导致神经损伤;第二,破坏了棘上、棘间韧带,继而影响了脊柱稳定性;第三,通常进行的双侧内侧椎间关节切除可能严重影响脊柱稳定性;第四,老年人术后恢复期因开放手术导致的并发症也是难以解决的问题。近年来,术后椎体不稳引起越来越多的注意,许多学者主张通过有选择性地局部减压来治疗椎管狭窄症,随着 CT 及 MRI 等先进影像学检查技术的发展,术前可以准确定位神经受压的具体部位及范围,使得有针对性的局部减压成为可能。一般认为只要不破坏小关节,单纯切除椎板,术后不会发生不稳,但如同时切除部分或全部小关节,就有可能引起腰椎不稳。

（2）单侧椎板切开双侧减压术：单侧椎板切开双侧减压术可以进一步减少损伤，不影响脊柱稳定性，术后恢复较快，并发症较少。应用这种方法要做一个正中切口，单侧骨膜下剥离，同侧椎板切开和内侧小关节切除，在椎管内借助手术显微镜通过削弱椎板进行对侧减压。可倾斜手术台提供更大对侧减压视野。这种手术可以保存后柱、对侧关节突关节和对侧肌肉组织，疗效显著，并发症发生率很低，降低医源性不稳所导致的椎间融合。

（3）微创减压：显微内镜下腰椎管狭窄减压术可以替代传统开放式椎板切除减压术。显微内镜下腰椎管狭窄减压术与开放式椎板切除一样，为患者完成了相同的治疗过程，实现腰椎管、侧隐窝、神经根管的减压，且没有明显缺点。该术式损伤小、出血少，手术时间短，切口小，住院时间短，安全性能高，术后恢复快。其方法为顺次插入扩张管以扩张肌肉，然后置入工作通道管（16mm 或 18mm），安装内镜，调整焦距及视野方向，用椎板咬骨钳咬除入路侧病变椎间隙上位椎板下缘、下关节突内侧及下位椎板上缘部分骨质，显露黄韧带并摘除，对进入侧的侧隐窝和神经根管进行充分的减压。确认神经根充分松解后，将工作通道管向对侧倾斜，以获得对侧的良好视野，同时亦可以旋转 25°内镜镜头以获得良好的视野，这样可以清楚地看到对侧的黄韧带腹侧面，咬除对侧的黄韧带、椎板及部分上关节突，对对侧椎管内潜行神经根和硬膜减压。

2. 腰椎融合及内固定术　腰椎管狭窄症大部分由于腰椎退变造成，其客观存在或潜在的腰椎不稳不可忽视。关于腰椎间不稳定的标准，一般认为在腰椎前屈后伸侧位像上，上下两椎体间前后位移达 4mm 或成角>10°即为不稳定，植骨融合及内固定术是必要的。腰椎植骨融合内固定术治疗腰椎管狭窄症能够获得满意的治疗效果，可以增加脊柱稳定性，椎体间植骨可以有效维持椎间隙高度，避免和防止继发性椎管、神经根管狭窄；可以直接、有效地维持脊柱稳定性，防止植骨块骨折、滑脱、塌陷和吸收，提高植骨融合率，并可缩短植骨融合时间；由于植骨融合内固定后脊柱能够获得即刻稳定，患者佩戴简单支具即可早期下床行走，减轻患者的痛苦，缩短住院时间；坚强内固定使椎体滑脱移位、畸形得到矫正，尽量恢复和维持椎管正常形态，有利于神经系统症状的缓解，恢复脊柱正常负重的生物力学关系，有利于康复。

临床常用术式包括前路腰椎椎间植骨融合术、后路腰椎椎间植骨融合术。单纯植骨融合率低，且术后依然存在腰痛及神经症状，随着腰椎内固定器械的不断研制和改进，植骨融合辅以腰椎内固定术可以提高融合率的观点已深入人心。在过去一个世纪，腰椎内固定器械从关节突螺钉、棘突钢丝、棘突钢板、椎板下钢丝，发展到目前的椎弓根螺钉。如今操作简便的纯钛合金内固定材料已在国内外得到广泛应用，但这导致了新的问题，临床不再重视甚至放弃植骨融合。骨科医师必须永远记住，再先进的内固定材料也只是临时固定，永久固定只能是依靠可靠的骨性融合，内固定只是手段，骨性融合才是目的。临床上由于适应证掌握不当，扩大使用内固定及融合的病例不在少数。有学者认为内固定可提高融合率，但不能提高临床疗效，但亦有学者认为经内固定融合后疗效明显提高。一般来讲，稳定的脊柱仅需手术减压，不稳定的脊柱需要同时内固定及植骨融合。

融合术是治疗不稳定脊柱退变的金标准，但脊柱融合会产生一系列问题。融合固定所产生的异常应力集中于邻近椎间盘及关节突，导致邻近未融合节段的运动范围异常增加及相关病理性变化，使患者术前症状复发或出现新的症状，一些患者不得不再次接受手术治疗。因此，有人提出了非融合固定的概念，也可称为动态固定系统。所谓动态固定系统就是在不植骨融合的情况下,帮助脊柱运动节段运动和改变符合传递的内固定系统。非融合固定系统可有效改善腰椎节段间的应力传导,从而缓解疼痛并预防邻近关节退变的发生,其远期效果在于异常活动被控制后,椎间盘在动态固定保护下可以自身修复或延缓退变。目前,初步应用于临床的有棘突间撑开系统(Wallis、X-STOP、Exten Sure、Coflex 和 DIAM 等)、经关节突固定系统(TOPS 和 TFAS)以及非融合固定系统(Graf 韧带系统及 Dynesys 系统)等。相关的研究报道很少,因此,各种非融合系统的安全性、有效性有待进一步深入研究,远期效果需要长期随访。

传统的治疗观念太过笼统,对于非手术治疗和手术治疗没有形成统一的定性和定量的评判标准,没有明确的指南,目前主要还是通过临床医师的经验去选择治疗方案。因为非手术治疗和手术治疗之间的界限不是很清楚,哪些患者可以从手术中得到远期有益的效果仍然是不确定的,对手术治疗与非手术治疗的差异以及两者对疾病预后的影响了解较少。因此,临床医师需要进一步完善治疗理念,最终形成一种诊疗指南,使得每个腰椎管狭窄症患者能获得最佳的治疗效果,生活质量能得到更大范围的提高。

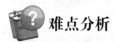

难点分析

腰椎管狭窄症的症状、体征、影像学检查、临床分类及治疗方法存在不确定性,缺乏治疗指南。手术治疗与非手术治疗的差异了解较少,临床还需要进一步完善腰椎管狭窄症的诊断标准和治疗理念。

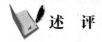

述　评

腰椎管狭窄症是指由各种原因引起的椎管或神经根管狭窄,刺激或压迫脊神经根或马尾神经而引起的一系列临床症状。对于重度腰椎管狭窄症患者经严格非手术治疗无效,可考虑手术治疗。

第五节　腰椎滑脱

腰椎滑脱(lumbar spondylolisthesis)是指上位椎体相对下位椎体发生向前或向后的相对滑移。这一疾病最早由 Herbiniaux 描述,1854 年 Kilian 首次使用"spondylolisthesis"一词来命名该疾病。1855 年,Robert 提出椎弓断裂为滑脱主要原因,认为只有椎弓断裂才能产生滑脱;1881 年,Neugebauer 却发现尽管椎弓无断裂也能发生滑脱,这些患者上、下关节突之间(峡部)有延长现象;1930 年,Junghanns 发现椎弓完整的滑脱,有人将后一种情况称为"假性滑脱",而将有峡部裂的称为"真性滑脱";1955 年,Newman 发现"假性滑脱"部位的小关节面均有明显退行性改变,首次提出退行性滑脱(degenerative spondylolisthesis)的诊断。

腰椎滑脱症是骨科常见病、多发病。本病在学龄早期的发病率为 4.4% ~5%,随着年龄的增长发病率逐渐增加,成人发病率约为 6% ~7.2%,男性发病率高于女性。人种不同,本病发病率也有所不同。腰椎滑脱好发于 L_5 及 L_4 椎体,约占 95%,其中 L_5 椎体的发生率为

82%～90%,其他腰椎少见。

滑脱的确切发病原因目前尚不清楚,但是多认为是由遗传与获得性因素联合作用而产生特异性的脊柱解剖和生物力学环境,并最终导致移位的发生。

1. 生物力学　由于腰椎终板的倾斜朝向,施加于椎间盘的负荷由轴向应力和剪切应力组成。纤维环、后纵韧带、腰椎后侧的结构阻止了椎体的前移。在屈曲及高骨盆指数的情况下,剪切应力加大并可能导致上位椎体前移及其椎弓的断裂。

2. 脊柱平衡　近年来,矢状位力线在腰椎滑脱中得到了重视。过齿突垂线在矢状位上经过 C_7 椎体,位于腰椎后侧并经过 S_1 椎体。当该线位于骶骨前侧时,腰骶连接处的旋转中心也位于 L_5-S_1 椎间盘前侧,增加了这一节段的剪切应力和轴向应力,增加了腰椎滑脱的易感性。由于骶骨和骨盆的位置相对固定,因此骨盆、髋关节和脊柱必须适应滑脱状态来维持躯干的直立姿势。Mac-Thiong 等发现,低度的腰椎滑脱患者能维持基本正常的姿势,但是高度滑脱的患者脊柱骨盆平衡被破坏,特别是在那些骨盆旋转的患者。

3. 骶骨骨盆对线　由于骶骨骨盆的相对位置固定,骨盆和髋关节在腰骶椎朝向和脊柱矢状位平衡中起重要作用。骨盆和骶骨的形状被认为是腰椎滑脱产生的重要因素。许多解剖学特点可以在 X 线片上量化,包括骨盆倾斜度、骶骨倾斜角、骨盆指数和腰椎前凸角。许多研究显示,腰椎滑脱的患者骨盆指数明显要高,腰椎滑脱的程度与骨盆指数存在线性相关,骨盆指数越大的患者骨盆倾斜度、骶骨倾斜角、腰椎前突越大,骶骨终板越垂直,导致经过腰骶联合的剪切应力越大。高度滑脱的患者几乎总是有较高的骨盆指数,这一现象表明低度滑脱、较小骨盆指数的患者几乎不进展到高度滑脱。高度滑脱的患者可以进一步分为平衡骨盆和非平衡骨盆的患者,平衡骨盆的患者骨盆倾斜度较低而骶骨倾斜角较大,非平衡骨盆的患者骨盆倾斜度较大而骶骨倾斜角较小。

4. 腰骶椎发育不良　峡部发育不良是发育不良性腰椎滑脱的成因,但是也可能继发于应力反应或反复骨折后的不愈合。Curylo 等发现,62% 的滑脱患者有后部组成结构的发育不良。腰骶联合处的发育不良使腰骶椎抵抗剪切应力的能力降低,并可能导致脊柱滑脱的产生和发展。

一、诊断

(一) 疾病诊断

1. 病史　绝大多数峡部裂性腰椎滑脱病例的自然病程是良性的,受累的节段最终能自身恢复稳定。尽管如此,峡部裂性腰椎滑脱仍然是儿童和青少年引起下腰痛和放射性下肢痛最重要的原因。峡部裂滑脱的成年患者,其下腰痛预后和工作能力与正常人群相比没有显著差别。成年患者的背痛程度与以下因素相关:滑脱超过 25% ; L_4 椎体滑脱;早期椎间盘退变;较低的社会经济学地位;较大的职业腰背部负荷;严重的精神心理压力。

目前仍不清楚为什么有些滑脱的患者最终出现症状,而其他绝大部分患者没有临床表现。目前也不清楚为什么 L_5 以上椎体的滑脱要比 L_5 椎体滑脱的症状要严重。疼痛可能的来源包括峡部本身的缺损、受累椎间盘和韧带,但是确切机制仍不太清楚。

2. 主要症状　绝大多数腰椎滑脱患者并没有临床症状,临床上以下腰痛来就诊的患者,即使 X 线片上发现有峡部崩裂或腰椎滑脱,也不一定是引起该症状的原因。有症状的患者,症状严重程度可从轻度下腰痛到严重的腰痛伴放射性神经痛、麻木等,甚至出现肌肉萎缩、马尾综合征。引起下腰痛的可能原因有腰椎前凸增加引起肌肉慢性牵拉、矢状位失衡或退变的椎间盘与关节突关节引起的牵涉痛。下腰痛的具体机制目前仍尚不清楚。神经症状可能是由于病变部位纤维软骨增生或椎体终板骨赘形成压迫神经根引起,也可由椎体滑移引起神经根牵拉引起。

大部分患者步态和姿势多正常,腰椎活动度可能由于肌肉痉挛或疼痛而减低,触诊时腰椎局部可能有压痛,并且在较多病例中可触及滑脱部位棘突的台阶感。患者 Lasègue 征通常为阴性,大多数患者肌力、反射和下肢皮肤感觉正常。在滑脱较严重的患者中,患者会出现姿势异常。骶骨因为骨盆的翻转而处于垂直位。腰骶联合处出现驼背,腰椎出现代偿性的过度前凸。脊柱可能出现侧凸并失平衡。患者在站立或行走时不能完全伸直其髋膝关节,并于行走时可能出现骨盆摇摆。患者可能出现神经损伤的体征,但让人惊奇的是,即使在滑脱非常严重的病例中也较少出现神经症状。

(1)先天发育不良性腰椎滑脱:虽然发病率较高,但因其病程发展中可自行停止并稳定于某个阶段,故临床上并不多见。1/3 的患者滑脱在 25% 以内,患者的症状和移位程度并无相关,有些完全性滑脱的患儿并无症状。可因异常外观前来就诊。至青春期,运动增多,滑脱进展迅速,腰背肌、腘绳肌明显痉挛,出现异常的步态,跛行或左右摇摆可伴有腿痛,外观上腹部前凸,臀部后凸,躯干部前倾,下腰部可见凹陷或台阶,脊柱后下部弧形曲线消失。青春期后在滑脱椎体间纤维组织增生,骨桥形成,病情趋向稳定,上述症状亦可缓解。与其他类型的腰椎滑脱不同,先天性腰椎滑脱很少伴椎间盘突出和退行性改变。X 线拍片对诊断帮助很大,前后位像,常见受累节段出现脊柱隐裂,椎板狭窄、分离,棘突缺如,菱形椎及移行腰椎。侧位像上可见以下一些征象:L_5 前向移位,伴不同程度的轴向旋转;腰骶关节小、结构不良,趋向水平;峡部狭长而薄弱;骶骨上关节面凹凸不平,前上缘圆滑,相应腰椎下关节面也有适应的改变;滑脱腰椎楔形变,后径变小。

(2)峡部崩裂性腰椎滑脱:多见于 50 岁以下的患者,多为青少年,6 岁左右开始发病,11 ~ 15 岁高发,女性的发病率是男性的 4 倍。峡部崩裂可在脊柱任何水平发生,也可以多节段同时发生。以单纯峡部崩裂多见。出现滑脱一般在 20% ~ 30%。单纯峡部崩裂及滑脱程度<10% 者即使从事重体力劳动常常也无不适,但不能适应长时间的腰背伸体位。临床主诉一般为腰背痛及下肢痛。可由该病变本身引起,亦可由椎间盘病变、滑脱节段或其他节段退变等并发症引起。病变部位可有棘突压痛。Lasegue 征多为阴性,双腿同时抬高会有腰痛。合并椎间盘突出者会出现根性疼痛。X 线片检查时,左右斜位上多会发现"狗戴项圈征"。滑脱患者,狗颈断裂。CT 对峡部裂诊断率较高,CT 检查还可辅助诊断椎体退变和椎间盘病变。

(3)退变性腰椎滑脱:为临床上最常见的腰椎滑脱,多见于 50 岁以后发病,随年龄增长,发病率增高,女性多于男性。由于椎体结构完整,又称假性滑脱,滑脱程度一般在 30% 以内,有些术后患者滑脱加重。多发于 L_4 ~ L_5 节段,也可多节段性。多数患者没有症状,当出现椎管狭窄等并发症时会出现腰腿痛。腰椎退行性改变及下腰不稳定引起的症状,患者主诉以腰骶部疼痛或酸胀感,可向大腿后部或整个大腿放射,有时至膝部,患者自觉难以描述。腰椎管狭窄引起的腰腿痛不同于根性痛,因不伴有感觉障碍和肌萎缩。主要为小关节退行性病变及腰骶关节紊乱所引起。故腰椎不稳定时,会有以下一些特点:休息时会意识到疼痛和下肢僵硬感。活动可稍缓解,长时间站立、蹲起活动会加重,再休息又会缓解。退行性腰椎滑脱是一种进行性病变,一般不会自行稳定。当明显的椎管狭窄和神经根管狭窄发生时,会有整个下肢或双下肢疼痛,并伴有各种运动感觉障碍,如肌肉僵硬、皮肤刺痛、麻木,有些患者会出现间歇性跛行,物理检查阳性发现较少,患者可向前弯腰,腰背伸受限。因腰背伸时,由于黄韧带折叠等因素可使腰椎管狭窄加重,故稍年轻的患者可骑自行车但却不能步行走远路。部分患者可伴随椎间盘突出症,神经牵拉征阳性。

3. 诊断要点　本病的诊断要点是长期慢性腰痛,伴或不伴放射性神经根性疼痛,检查时可见腰椎前凸增大,滑脱明显时棘突间可触及"台阶感"。X线检查是诊断本症的主要方法,侧位X线片是用于腰椎滑脱测量的重要手段。在斜位X线片上,峡部断裂时在"狗颈部"可见一透明裂隙。此外,腰椎CT和腰椎MRI有助于椎管狭窄程度的判断及辅助进一步诊断、鉴别诊断。

4. 鉴别诊断

(1) 腰背部肌筋膜炎:患者可出现腰背部的疼痛,疼痛可呈游走性,与受凉、劳累、不良姿势有关,清晨时疼痛较轻,活动后减轻,经过保暖、肌松剂、非甾体抗炎药治疗后,疼痛可好转,X线检查可无阳性发现。

(2) 腰椎间盘突出症:患者可出现腰痛及放射性下肢痛,可伴有麻木,经卧床休息等非手术治疗后症状可缓解,活动后症状加重,CT和MRI检查可发现腰椎间盘突出,压迫神经。

(3) 腰椎结核:患者可有全身结核中毒症状,长期的腰部钝痛感,休息好转,下肢疼痛较腰痛症状晚,腰椎可呈后凸畸形,X线片及MRI可提示椎体破坏。

(4) 腰椎肿瘤:腰椎或腰骶椎管原发或继发肿瘤可出现腰痛及下肢痛,疼痛持续加重,可出现括约肌功能障碍,影像学无退行性改变,椎管造影及MRI可见椎管内占位性病变。

5. 辅助检查

(1) X线平片:对腰椎滑脱的诊断和治疗方案的制订十分重要,高质量的站立位的前后位、侧位、左右斜位及动力位X线片是必要的。X线片上可见小关节呈退行性骨关节炎改变,关节突肥大,不对称,关节面水平或呈矢状,两侧小关节内聚,小关节突入椎管,压迫马尾神经;有时向前突出,使侧隐窝狭窄。椎体向前或向后滑脱,但椎体的前后径(椎体前缘至棘突后缘长度)不变。椎板增厚,不规则,骨密度增高,象牙化,椎板间隙变小,可呈叠瓦状。滑脱椎体间隙狭窄,相邻椎体边缘有骨质增生,椎间盘及韧带结构可骨化或钙化。

前后位像(图4-3-5-1):一般不显示峡部病变,有时在椎弓根阴影下有一密度减低的斜行或水平裂隙,多为双侧,宽度约2mm。明显滑脱的患者,滑脱的椎体因与下位椎体重叠而显高度减小,椎体倾斜、下缘模糊不清、密度较高,与两侧横突及骶椎阴影相重叠,称为Brailsford弓形成。滑脱腰椎的棘突可向上翘起,也可与下位椎体之棘突相抵触,并偏离中线。

侧位像(图4-3-5-1):对于腰椎峡部崩裂和腰椎滑脱的诊断有重要价值,是用于腰椎滑脱测量的主要手段。多数患者峡部可见斜行透明裂隙,其宽度与滑脱程度有关。有些患者虽然峡部未见裂隙,但峡部细长而薄弱。由于滑脱的椎体不稳,活动度大,椎间盘塌陷而使滑脱椎体间隙狭窄。滑脱椎体相邻边缘骨质硬化,可见爪形骨刺或牵张骨刺。骶椎前上缘可变得圆钝。椎体向前滑脱一般只有数毫米,尤其是退行性腰椎滑脱。明显滑脱患者亦不少见,严重者椎体脱位至下一椎体的前面,而不是在其顶部。有时滑脱椎体会呈楔形变。假性滑脱者,小关节呈明显退行性改变,关节间隙不清,关节突变形,密度增高。侧位像更重要

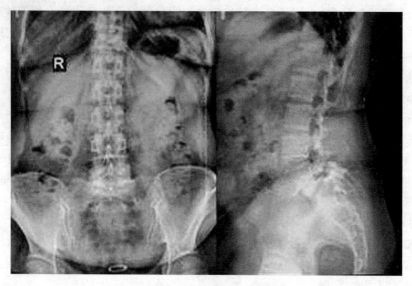

图 4-3-5-1   L₅ 峡部裂 II 级滑脱

的作用是用于测量滑移程度、观察滑脱进展、制订手术方案、推测预后等。Meyerding 按照腰椎侧位 X 线片的上位椎体相对于下位椎体的滑移程度,将滑脱分为 4 级(图 4-3-5-2): I 级:上位椎体向前滑动不超过下位椎体中部矢状径的 25%;II 级:超过 25%,但不超过 50%;III 级:超过 50%,但不超过 75%;IV 级:超过 75%,但未完全脱出。近年来,有学者提出将滑脱>

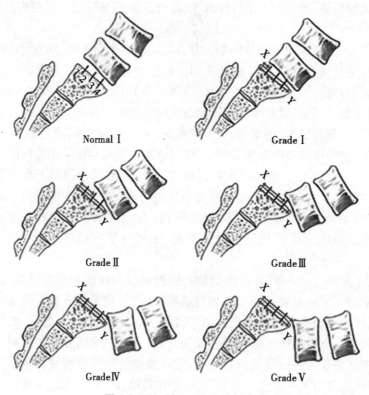

图 4-3-5-2   Meyerding 分级方法

100%者称为Ⅴ级滑脱,又称腰椎脱垂。其中Ⅰ级、Ⅱ级合称为轻度腰椎滑脱,Ⅲ级、Ⅳ级、Ⅴ级称为重度腰椎滑脱。Taillard提出以百分数来表示上位椎体相对下位椎体在前后径上滑移程度的分级方法,由于此方法能够被更加准确地重复,已被大多数学者所接受。

斜位像:腰椎滑脱可由站立腰骶部侧位X线片进行诊断,较多病例可以在侧位片上看到断裂的峡部,如果断裂显示不清,双斜位会清晰显示峡部病变。正常椎弓附件在双斜位像上投影成一狼狗影像:狗嘴为同侧横突,狗耳为上关节突,狗眼为椎弓根纵断面,狗颈为椎弓峡部线称关节突间部,身体为同侧椎板,狗腿为同侧及对侧下关节突,狗尾为对侧横突(图4-3-5-3)。在椎弓崩裂时,峡部可出现一带状裂隙,称为狗戴项圈征(图4-3-5-4)。有时上位腰椎下关节突向下插入缺损峡部,将裂隙部分掩盖,如已有腰椎滑脱,裂隙变宽,尤如狗头被砍断样外观。急性峡部崩裂者早期可显示清晰的骨折线,于后期裂隙两端骨密度增高,表面光滑,出现假关节样改变。

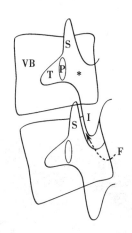

图4-3-5-3 正常双斜位片狼狗影像
上关节突(S),下关节突(I),关节突关节(F),椎弓根(P),峡部(＊),横突(T)

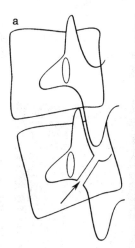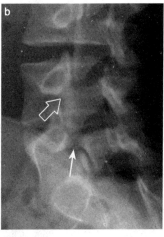

图4-3-5-4 腰椎峡部裂斜位像
图a中的箭头和图b中下方箭头显示断裂的狗颈,图b中上方箭头显示正常的狗颈

过伸过屈位片:过伸过屈侧位片可以用来评估腰椎滑脱部位的稳定性或可以诱发腰椎滑脱(图4-3-5-5)。需评估两种不稳。平行不稳指上位椎体相对于下位椎体于身体屈时前滑,伸时后滑,两个椎体终板之间的角度改变不明显。成角性不稳指上位椎体相对于下位椎体终板角度的异常改变。Leone等的结论表明,正常患者上位椎体相对于下位椎体平行移位的上限为4mm,角度改变的上限为10°。需要注意的是,在中立位正常的患者可能在过伸过屈位上表现出腰椎滑脱。

(2)CT:可以显示包括椎管和椎间孔等解剖结构(图4-3-5-6)。峡部异常、中央管狭窄、椎间孔狭窄、退行性椎间盘疾病和关节突关节病均能显示。CT还可以显示X线或磁共振检查不能显示的骨性结构。在一些情况下,CT能显示峡部不完全缺损而不导致椎体滑移的病变。这些疾病的早期诊断和适当处理可以减小疾病的进展程度,因此可以阻止腰椎滑脱的发展。

(3)MRI:磁共振在显示腰椎滑脱并发椎管和椎间孔狭窄方面很有价值,也能很好地显

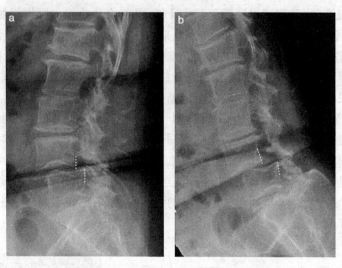

图4-3-5-5 过伸过屈位平行不稳

a 显示 $L_{4\cdot5}$ 椎体前滑。b 显示随着屈曲，$L_{4\cdot5}$ 滑脱从 I 级增加到 II 级，L_4 下终板和 L_5 上终板间成角不明显

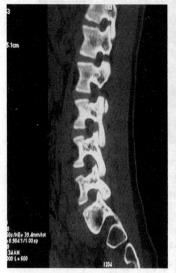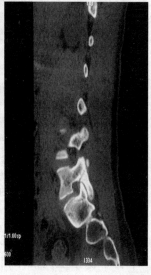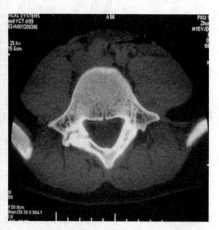

图4-3-5-6 L_5 右侧峡部裂

示关节突关节病变和椎间盘退行性改变(图4-3-5-7)。检查费用较高、幽闭恐惧症以及相应的禁忌证如起搏器和人工耳蜗植入等限制了磁共振的使用。磁共振对骨的空间分辨率低于CT，除此之外磁共振的扫描时间明显长于 CT。由于骨科人工植入物的伪影，磁共振的诊断率可能显著下降。有时磁共振不安全的物体不适当进入磁共振室，会对患者造成伤害。

（二）分型与表现

1. Wiltse 分型 目前，临床上应用较多的分类法是 Wiltse 分类法（表4-3-5-1），由 Wiltse 与 Newman 等于 1975 年提出。他们根据腰椎滑脱的病因将其分为 5 类，并得到了国际脊柱学会的认可。

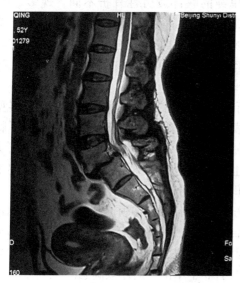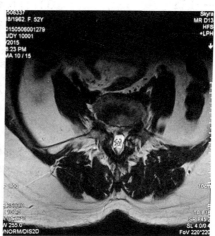

图 4-3-5-7　L₅峡部裂滑脱

表 4-3-5-1　Wiltse 分型

类型	简　述
I	先天发育不良性——上骶椎或 L₅椎弓先天发育异常而导致滑脱
II	峡部病变性——峡部缺损
IIA	疲劳骨折性——峡部的疲劳骨折
IIB	峡部狭长而薄弱——峡部延长但是完整
IIC	良性骨折——急性骨折
III	退变性——由长时间的相邻节段间不稳导致
IV	创伤性——除了峡部外脊柱后部结构的急性骨折
V	病理性——全身或局部的骨病破坏脊柱后部结构或脊柱术后滑脱

　　(1) 先天发育不良性腰椎滑脱：由于骶骨上部或第 5 腰椎椎弓发育异常，从而缺乏足够的力量阻止椎体的前移倾向，最终上位椎体向前滑出，常伴有关节突关节半脱位。该型腰椎滑脱伴发脊柱裂的概率很高（94%），也可伴有浮棘、菱形椎等其他下腰部畸形。该疾病具有遗传性，有报告父母与子女均患有腰椎滑脱的病例。

　　(2) 峡部病变性腰椎滑脱（图 4-3-5-8）：其基本病变在椎弓峡部，约 1/3 合并脊柱裂。仅有峡部病变而椎体向前滑移者又称峡部崩裂（spondylolysis），可进一步分为 3 个亚型。

　　1) 峡部疲劳骨折：常见于 50 岁以下人群，其中 7~15 岁最常见，尤其是运动员，这与该年龄段人群活动剧烈和长时间取背伸坐位有关，使腰椎峡部承受更大的压力和剪切应力从而发生峡部疲劳骨折，上位椎体向前滑出。

　　2) 峡部狭长而薄弱：该型滑脱峡部经过重复多次的疲劳性微小骨折并愈合，使峡部延长并椎体前移。薄弱的峡部最终会断裂，但在 X 线片或手术中发现残根的长度要大于正常

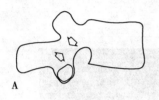

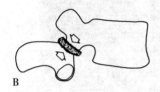

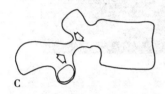

图 4-3-5-8

A. 椎弓峡部（箭头）　B. 峡部缺损（峡部裂）　C. 峡部延长

人,这一点与单纯的峡部疲劳性骨折不同。现多数学者认为,狭长的峡部是先天发育不良所致,并将其归入第一类。

3）良性峡部骨折:常常继发于严重的创伤引起峡部骨折,可同时伴有椎体滑脱,但更常见的是仅有腰椎峡部崩裂而无滑脱。

(3) 退行性腰椎滑脱:为最常见的滑脱类型,多见于老年患者,女性发病率高于男性。由于长时间持续的下腰不稳或应力增加,使相应的小关节发生磨损、退行性改变,关节突变得水平,加上椎间盘退变、骨质疏松等病变,椎体逐渐发生滑脱,但峡部仍保持完整,故又称假性滑脱。

(4) 创伤性腰椎滑脱:创伤引起任何阻止椎体前滑脱的后部结构如椎弓、小关节、峡部等的骨折,不是峡部孤立骨折,进而影响其维持脊柱正常对线的能力致滑脱,常伴其他脏器的联合损伤,非手术治疗的疗效满意。

(5) 病理性腰椎滑脱:由于全身或局部骨病,累及椎弓、峡部、上下关节突,使椎体后结构稳定性丧失,发生椎体滑脱。腰椎手术会破坏脊柱后结构,因此术后发生的滑脱,又称医源性或获得性滑脱。

Wiltse 分类法是从滑脱病因来进行分类的,但该分类法也存在疾病间分型不清的缺点,如临床实践上很难区分发育不良性滑脱与峡部病变性滑脱,并且该分型方式对治疗没有太大的指导意义。

2. Marchetti 和 Bartolozzi 分型(表 4-3-5-2)　Marchetti 和 Bartolozzi 分型是目前临床上应用最多的腰椎滑脱分型之一。该分型以病因为分类基础,最早于 1982 年提出,并分为两种类型——发育性和获得性腰椎滑脱。获得性腰椎滑脱类型包括医源性、创伤性和病理性 3 种。1994 年,Marchetti 和 Bartolozzi 对该分型进行了修改,将发育性腰椎滑脱进一步分为高度和低度腰椎滑脱亚型,获得性腰椎滑脱组添加了创伤性亚组。

(1) 发育性滑脱:发育性滑脱进一步分为两种:根据 L_5 或 S_1 后部组成结构

表 4-3-5-2　Marchetti 和 Bartolozzi 分型

发育性滑脱	获得性滑脱
	创伤性滑脱
	急性骨折
高度发育不良性滑脱	应力性骨折
峡部断裂	术后滑脱
峡部延长	病理性滑脱
低度发育不良性滑脱	局部
峡部断裂	全身
峡部延长	退变性滑脱
	原发
	继发

的发育不良改变的程度分为高度与低度发育不良。每一种分类又进一步根据椎弓延长和断裂而进一步分类。发育不良最常见的变异为关节突关节发育不良和脊柱裂。显著地发育不良常包括明显的腰骶椎驼背、圆形骶骨顶、垂直骶骨、L_5 椎体梯形变和横突发育不良。具有高度发育不良特征的患者更易发生显著的滑脱和畸形进展并导致明显的矢状位失衡。低度发育不良患者的特点为 L_5 椎体形状良好,骶骨顶形态基本正常,腰骶结合部外形正常。低度

发育不良性患者滑脱进展的概率更低。

（2）获得性腰椎滑脱：获得性腰椎滑脱可以进一步分为创伤性、术后、病理性和退变性腰椎滑脱。这些分型又根据特异的发病原因或发病的急慢性而进一步分为亚型。获得性腰椎滑脱中应力性骨折这一亚型与发育不良性腰椎滑脱不同，该型多见于运动员特别是体操运动员，患者没有发育不良的局部特点，多继发于椎弓的反复应力和屈伸疲劳。术后的腰椎滑脱多见于脊柱后部结构的过度切除并固定不良。

该分型系统强调了发育不良作为腰椎滑脱发病因素的作用及其对腰椎滑脱畸形进展的重要性。但是该分型系统的缺点为发育不良类型缺乏确切的定义，高度与低度发育不良分型间缺乏适当的区别，并且没有考虑骶骨骨盆的对线情况。

二、治疗

治疗目标：并不是每一个腰椎滑脱和峡部崩裂的患者都需要治疗，即使需要治疗的患者，其中大多数也可以通过非手术治疗得到有效缓解，最终只有约10%的患者需手术干预。

1. 儿童和青少年腰椎滑脱的治疗 对于症状较轻、滑脱小于25%的儿童和青少年患者，以非手术治疗为主。非手术治疗方案包括减少活动量、加强腰背部和腹部肌肉的锻炼或佩戴支具或围腰。在这一阶段，需充分告知患者与家属该疾病的病程为良性，症状经常能自行缓解，特别是几个月之后。运动员建议应该改变训练方式来减少引起疼痛的锻炼，没有停止所有活动的必要。处于生长发育高峰期前的患者应6~12个月随访并影像学复查以了解疾病的进展情况，因为该年龄段患者疾病可能进展。

儿童和青少年腰椎滑脱患者的手术指征为：非手术治疗症状缓解不明显；年龄很小的患者而滑脱超过25%（即使症状很轻），为防止进一步进展行手术治疗；患者有明显的姿势异常或步态紊乱；严重滑脱伴神经损害。手术方式的选择依赖滑脱的程度，以及外科医师的个人经验和偏好。表4-3-5-3为推荐的治疗方针，最终的治疗方案需要根据患者的骨骼成熟度、性别、滑脱的解剖学特征、配合程度以及患者父母的治疗意愿。

表4-3-5-3 儿童和青少年腰椎滑脱的治疗

滑脱度（%）	症状	治疗
0~25	−	随访
0~25	+	非手术治疗；后外侧融合；直接修复
25~50		后外侧融合
>50		前路融合
>50+腰骶椎驼背		前后路联合融合
100		复位，联合内固定融合

对于峡部断裂、滑脱程度及症状均较轻的患者，建议行缺损峡部的直接修复和固定（如螺钉、环扎铁丝、蝴蝶钢板、钩板系统）。术后建议佩戴塑形胸腰骶椎支具3~6个月。中期手术效果与后外侧融合效果相当。

对于滑脱程度低于50%、非手术治疗不能明显缓解症状的患者，可以行非内固定后外侧自体髂骨融合术，即使在椎间盘造影或MRI上有退变征象，滑脱上位节段也常不需要固定。

患者手术后制动 2~3 天,术后佩戴软围腰 3 个月,1 年内禁止行剧烈体育运动,患者骨性融合良好后活动没有特殊限制。该治疗方式安全且有效,并且没有特殊的并发症。在青少年患者,90% 的患者能够获得骨性融合,82%~96% 的患者主观感觉效果满意。大多数病例即使没有获得骨性融合,症状也会消失。

对于滑脱大于 50% 的患者,生理性的腰骶椎前凸下降,出现进展性的脊柱后凸畸形。生物力学上考虑,没有前侧的支撑仅行后侧和后外侧融合不足以阻止疾病的进展。建议行经腹膜入路、自体髂骨移植行前路椎体间融合术。对于有显著腰骶椎后凸畸形(超过 10°~20°)的患者,有必要行前侧和后外侧联合融合来阻止滑脱的进一步进展。没有必要将病变失稳之外的节段进行融合。术后患者需制动 2~3 天,之后佩戴软围腰 3~6 个月。严重滑脱的患者行前路或前后路联合融合的效果与后路或后外侧融合的效果相当。但是前路的并发症发生率要高,术中可能大量出血、术后可能血栓形成,并且在男性患者可能出现逆行射精。但是有经验的医师以上并发症发生率极低。

滑脱复位目前在技术上可行,但是目前为止并未发现滑脱复位的术后效果优于原位融合。行滑脱复位会使并发症发生率增高。部分学者考虑只需给完全滑脱的儿童和青少年患者行滑脱复位。只有极少数出现神经损伤的年轻患者需要行椎板切除减压。如果患者处于生长发育期,需要行节段性融合来阻止滑脱的进一步进展。

2. 成年患者腰椎滑脱的治疗 成人腰椎滑脱的主要治疗方式为非手术治疗。患者应首先行包括减轻负重、背部和腹部肌肉的锻炼、局部封闭、理疗、佩戴围腰及口服止痛药物等治疗方式的非手术治疗。一些患者需要改变其工作环境。需向患者强调该疾病的良性病程,并且长远来看该疾病最终会自身恢复稳定。

手术指征主要为:经非手术治疗无明显改善的持续性腰腿痛或神经源性跛行,生活质量明显降低;出现马尾神经(直肠和膀胱)症状;腰椎有进一步滑脱风险,即使临床症状不严重。与青少年患者相比,手术方式的选择更加困难。患者年龄越大,滑脱节段以外引起症状的可能性越大,因此手术前一定要明确患者的症状是否仅由影像学上的腰椎滑脱引起。除了病史和查体外,需对患者的各方面情况进行认真的分析。需要评估患者的疼痛程度及患者的精神状态。对于引起疼痛原因不明确的患者,除了分析患者病史与查体外,可以行过伸过屈位 X 线片、椎间盘造影或诊断性峡部封闭来明确疼痛的来源。

手术方式的选择依赖于术前工作的结果。以下腰痛为主要表现的患者,治疗多选择经椎弓根内固定后外侧融合术。如果患者以神经根性症状为主,需行减压手术来使神经根松弛,术中需切除椎板并清理双侧椎弓断裂处的假关节组织,并切除内侧和下部椎弓来获得神经根完全减压。该手术方式适合于滑脱节段椎间盘严重退变但是节段相对稳定的患者,否则需进一步行内固定。近侧融合的范围需要根据滑脱椎体以上的脊柱节段的情况来决定。

比较年轻、滑脱较轻、MRI 上显示椎间盘退变较轻的患者可行峡部直接修复。以 L_5 椎体滑脱为例,滑脱较重(>50%)的患者需减压并内固定融合到骶骨,有时候需根据滑脱角、椎间盘和关节突关节的情况融合到 L_4 椎体。如果患者症状严重且伴有姿势异常,可行 L_5 椎体切除并融合 L_4 椎体和骶骨;该手术风险极高,需由经验丰富的脊柱外科医师来进行。大多数成年峡部裂患者并不需要复位。

峡部裂性滑脱患者手术的治疗效果难以预测。因患者入选标准各异、经济社会情况不同,相关的治疗效果文献报道并没有太大的指导意义。有研究表明,成年患者非内固定后外侧原位融合率约为88%,但手术临床成功率仅为55%。代偿病例和形成假关节患者的预后较差。中年男性、吸烟、术前有放射性神经痛的患者倾向于预后更差。另一研究表明,94%的经椎弓根内固定的患者可以获得坚强的融合。他们报道了大量的内固定相关并发症,包括螺钉移位、螺钉松动和椎弓根破裂。没有证据表明椎间融合器的使用会改善患者的预后,绝大多数融合器相关并发症没有临床意义,但是内固定物的潜在威胁很明显。应该由有经验的脊柱外科医师来进行。

近年来,随着脊柱外科技术和医疗设备的不断更新,脊柱微创技术得到了迅速发展和普及,微创手术在达到甚至超过传统手术治疗效果的同时,大大降低了手术所带来的创伤。目前,常用的术式有微创后路腰椎滑脱手术、腹腔镜前路腰椎滑脱术、微创经皮前路腰骶椎间轴向融合术等。Wu等进行的一项关于开放与微创经椎间孔椎间融合术(TLIF)的定量汇总分析显示,两种手术的植骨融合率均在90%以上,但微创组的并发症发生率稍低。Tsutsumimoto等从临床观察中也得出结论,微创TLIF与开放手术的临床疗效及融合率差异无统计学意义,但微创手术对椎旁肌的损伤更小。各类微创手术的近期疗效满意,远期疗效有待进一步随访。

3. 腰椎滑脱手术治疗的并发症　最近发表的研究显示,手术治疗腰椎滑脱的并发症发生率为9.2%,该研究来自于回顾性分析10 242位成年退变性或峡部裂性腰椎滑脱的患者。退变性腰椎滑脱的患者手术并发症发生率(8.5%)显著高于峡部裂性患者发生率(6.6%)。成年患者腰椎滑脱术后最常见的并发症为假关节形成、神经损伤、硬膜撕裂、滑脱进展、内固定失败、血管事件和感染。在术前评估患者并发症可能的发生率很重要,对手术医师和患者均有益处。引起并发症发生率增高的因素包括高度的腰椎滑脱、退变性腰椎滑脱、患者年龄大于65岁。各种手术入路的并发症发生率没有显著差异,包括翻修手术。

儿童患者术后愈合率要好于成年人,因此并发症发生率要低于成年人。不同报道显示儿童患者并发症发生率不同,总体发生率为10%~47%。较常见的并发症包括感染、出血、假关节形成、神经损伤、内固定相关并发症(如螺钉引起神经损伤、断钉、椎间融合器的移位)等。总体上来说,术前注意并且具有畸形和相关的解剖知识,手术治疗腰椎滑脱相对安全。关于最常见手术并发症知识的教育、如何避免以及教育患者及家属注意事项也很重要。

难点分析

儿童和青少年轻度腰椎滑脱主要采取非手术治疗,如非手术治疗无法缓解疼痛,滑脱程度超过25%,姿势、步态甚至神经系统功能障碍,需采取融合手术。成人滑脱患者的治疗需结合影像学评估、椎间盘造影、诊断性峡部阻滞术等来判断疼痛来源,治疗主要选择减压、融合手术。

述　评

腰椎滑脱为脊柱外科常见病,根据病因可将其分为发育不良性、峡部病变性、退变性、创伤性和病理性腰椎滑脱,治疗方式以非手术治疗为主,近年来中医以手法结合针灸、牵引、中药等治疗方式取得了满意的效果。手术治疗应严格掌握手术适应证。

（杨群　柳根哲　李淳德）

参 考 文 献

1. Adam L. Wollowick, Vishal Sarwahi. Spondylolisthesis. Springer, 2015.

2. Goldberg A. Oxford Textbook of Trauma and Orthopaedics. Oxford University Press, 2010.

3. S. Terry Canale, James H. Beaty. Campbell's operative orthopaedics. 12th Edition, 脊柱分册(英文影印版), 天津出版传媒集团, 2013.

第四章　脊柱外科技术新进展

第一节　脊柱微创技术

一、脊柱微创外科的发展历史

由于脊柱疾病在治疗上的专业性和特殊性,使得脊柱外科手术具有创伤大、风险高的特点,患者对脊柱外科手术存有高于其他外科手术的惧怕心理。

微创医学是医学和微创理念与人文思想融合的一种医学。微创是指用最小的创伤,完成最佳的手术治疗。患者能在最短的时间内恢复其运动功能,较以往传统手术治疗有明显的优势,最大的区别体现在对病损周围组织破坏少,切开小,疗效好,康复快,心理效应更好。

微创脊柱外科的出现和发展是一场深刻的技术革命。微创脊柱外科是开放的学科,包含、涉及许多理念和技术。微创外科技术是指经非传统手术途径,并借助医学影像技术、手术显微镜、内镜等特殊手术器械和仪器对脊柱疾患进行诊断和治疗的微创技术和方法。

在骨科范围内,脊柱微创诊疗技术的起步虽然略晚,但近 10 年来却取得了长足的进步,使人有耳目一新之感。微创脊柱外科技术已经发展到了几乎所有的脊柱外科疾病,其手术时间短、术中出血少、术后引流量少、康复快、脊柱稳定性好、无明显并发症的优点,成为近年来脊柱外科手术的发展方向。

脊柱微创外科的发展上,一直是致力于应用先进的工具(如计算机、特殊的穿刺针、特殊的拉钩和影像设备等),通过特殊的手术入路完成传统的手术,以达到对患者产生最少的组织损伤、最轻的心理影响、最快的康复和最好的手术效果。微创外科不是经验外科,而是一门全新的技术和学科。

二、微创技术

1. 椎间盘疾病的经皮微创治疗　1963 年,Smith 等首先报道用木瓜蛋白酶进行髓核化学溶解术治疗腰椎间盘突出症;1975 年,Hijikata 等报道了经皮腰椎间盘切除术;1983 年,Kambin 等进一步发展了经后外侧入路的经皮腰椎间盘切除术;1985 年,Onik 等设计了经皮椎间盘切除术自动切削系统;1984 年,Ascher 等则报道把 ND：YAG 激光用于腰椎间盘突出症的治疗;1989 年,HijiKata 把经皮技术引至颈椎间盘疾病的治疗,利用经皮穿刺颈椎间盘髓核切吸术(percutaneous cervical discectomy,PCD)治疗颈椎间盘突出症和由颈椎间盘突出引起的各型颈椎病。2000年，Saal等把电热技术引入椎间盘疾病的微创治疗；同年美国首次成功利用经皮腰椎射频消融髓核成形术（coblation nucleoplasty）治疗腰椎间盘突出症。

（1）髓核化学溶解术：目前用于临床的髓核化学溶解术（chemonucleolysis，CN）的溶核酶包括木瓜凝乳蛋白酶和胶原酶两种。木瓜凝乳蛋白酶可将髓核内的蛋白多糖解聚，使髓核溶解、脱水，从而实现椎间盘的间接减压；胶原酶则主要通过特异性地水解Ⅱ型胶原而发挥作用。Wittenberg等的5年随访结果表明，木瓜凝乳蛋白酶（4000IU）和胶原酶（400 ABC units）的疗效并无显著性差异，但胶原酶所导致的并发症的发生率和严重性都高于木瓜凝乳蛋白酶，故一般认为木瓜凝乳蛋白酶更为安全、有效。

（2）经皮椎间盘切除术：Hijikata等报道经皮髓核切除术（percutaneous nucleotomy，PN）后，Kambin和Gellman于1983年利用插入椎间隙的Craig套管实现髓核摘除。1985年，Onik发明了兼有切吸功能的钝头探针，从而将经皮椎间盘切除术改良为自动经皮椎间盘切除术。

（3）经皮激光椎间盘减压术：1984年，德国学者Ascher和Heppner率先应用二氧化碳和钕激光行经皮激光椎间盘减压术（percutaneous laser disc decompression，PLDD）治疗腰椎间盘突出症，有效率为70%～80%。他们认为，即使切除很少量的椎间盘组织也可使椎间盘内的压力显著下降。20世纪90年代初，Choy等将激光代替机械手动方法用于临床，随后，多种波长的激光都曾试用于临床，如KTP激光、钕激光（Nd：YAG）和钬激光（Ho：YAG）。比较性研究表明，钬激光具有独特的脉冲发生器，可控性好，且疗效确切。Choy等进行了518例752个椎体间盘的PLDD手术，成功率为75%～89%，迄今全球30 000病例成功率为75%，并发症发生率为0.4%～1%。

另外，20世纪90年代，Mayer等将内镜技术和激光技术结合，以求在直视下确定切除椎间盘的量。此后，Casper等又报道侧面发光钬激光，术后随访1年的有效率为84%。

（4）经皮射频椎间盘髓核成形术：随着高能射频技术的发展，射频消融髓核成形术（radiofrequency ablation nucleoplasty）先后被用于治疗腰椎间盘突出症和颈椎间盘突出症。低温等离子体消融即"冷消融"（coblation）技术是利用射频电场产生等离子薄层，使离子获得足够动能，打断分子键形成切割和消融效果，使大分子分解成单元素分子和低分子气体（O_2、H_2、CO_2）。冷消融过程是一种低温（40～70℃）状态下细胞分子链断裂，功能有切割、紧缩、止血、焊接作用。当所设置的能量低于产生等离子体的阈值时，组织的电阻会导致热效应，从而使组织收缩或起止血作用。射频消融髓核成形术用于治疗颈、腰椎间盘盘源性疼痛和椎间盘突出症，术中行脊柱正侧位透视，确保射频刀头位于责任间盘中部（图4-4-1-1），运用40℃低温射频能量在椎间盘髓核内部切开多个孔道，移除部分髓核组织，完成椎间盘内髓核组织重塑，并配合70℃热凝封闭，使髓核内的胶原纤维汽化、收缩和固化，缩小椎间盘总体积，从而降低椎间盘内的压力，达到治疗目的。

该技术是美国Arthro Care公司开发的一项技术，起初用于关节镜手术、骨科腱性炎症打孔术、颅脑外科及耳鼻喉科等。由于是采用低温冷融切技术，因此组织损伤小、安全性较好。该技术作用原理与PLDD有所不同，主要是将低温等离子体消融与微创热疗技术相结合，用冷融切的低温（约40℃）汽化技术去除部分髓核组织，再利用加温技术使胶原纤维收缩变性及聚合固化，使椎间盘体积减小，从而达到快速有效的椎间盘减压的目的。该技术由于临床应用时间较短，病例有限，暂未见明显并发症的报道。

经皮射频消融术颈椎髓核成形术的适应证与禁忌证。适应证：颈肩部疼痛、上肢放射

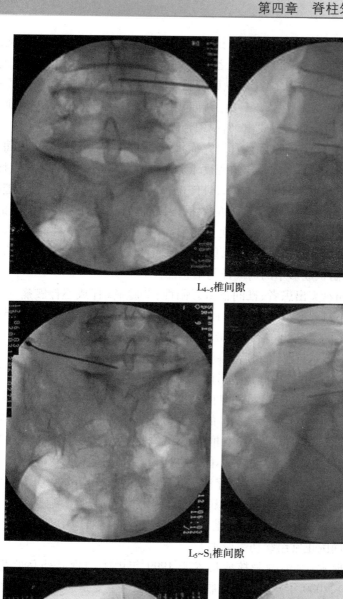

L$_{4\sim5}$椎间隙

L$_5\sim$S$_1$椎间隙

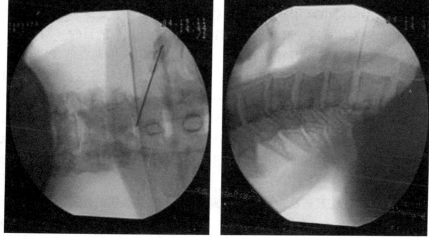

C$_{5\sim6}$椎间隙

图 4-4-1-1 术中行正侧位透视确认刀头的位置

痛、麻木或有眩晕,排除其他相关疾病,且 MRI 证实有颈椎间盘突出的患者。①单纯的颈椎间盘膨出或突出患者;②以膨出或轻度突出患者效果好;③中度突出也能收到满意的疗效。禁忌证:以下患者不宜进行髓核成形术:①后纵韧带肥厚;②椎体后缘骨质增生;③重度黄韧带肥厚及椎管狭窄;④颈椎短及肥胖者,$C_{6\sim7}$由于肩部阻挡,不易看清椎间隙,手术应小心不要损伤周围组织;⑤巨大椎间盘突出或脱出,出现颈脊髓压迫征象者。

在临床实践中把握好手术适应证,除认真研究症状及体征外,仔细研究 MRI 中每个椎间隙在矢状面和冠状面的突出部位、方向及压迫程度十分重要。单纯的颈椎间盘突出症患者,过伸、中立、过屈的动态位 MRI 或 CT 检查显示,过伸位脊髓压迹加重、而过屈位压迹减轻的患者,射频消融髓核成形术能取得确切而良好的效果;过屈位脊髓压迹无明显减轻的患者,说明其纤维环已破裂,后纵韧带的弹性也差,而且已引起一定程度脊髓变性的患者,射频消融髓核成形术效果不佳;对部分颈髓变性患者,射频消融髓核成形术后也可有较好的恢复。

经皮射频消融术腰椎髓核成形术的适应证与禁忌证:

适应证:①轻中度椎间盘突出患者,椎间盘造影阳性;②腿痛(伴或不伴腰痛)6 个月以上,非手术治疗无效而又不具备开放手术指征者;③根性症状腿痛大于腰痛,直腿抬高试验阴性;④MRI 证实包含型椎间盘突出(后纵韧带下或外层纤维环下),其突出物小(<6mm),只有 1~2 个节段突出,CT 显示纤维环和后纵韧带没有破裂;⑤椎间盘源性下腰痛,椎间盘高度和邻近正常椎间盘相比>50%,椎间盘造影阳性。

禁忌证:①脊柱和椎间盘严重退变,椎间盘的高度丢失多于 33%,椎间盘内含水量严重减少;②椎间盘脱出,其脱出物大于椎管矢状径的 1/3;③髓核游离;④侧隐窝狭窄;⑤椎间隙狭窄。另外,国外学者 Salvatore 等报道的还有椎体前移、先天性椎体发育异常、椎间盘及椎体感染、马尾综合征、椎间盘造影阴性及椎体不稳等也列为其禁忌证。

(5) 椎间盘内电热疗法:椎间盘内电热疗法(intradiscal electrothermy,IDET)由 Saal 医师于 20 世纪 90 年代发明,其通过产热导索对病变的纤维环进行加热,收缩胶原纤维、烧灼肉芽组织、凝固入侵的神经末梢,进而稳固纤维环并减轻患者的疼痛。IDET 的特点是温度可控性和近距离加热,对周围正常组织伤害较小等。

(6) 冷消融髓核成形术:冷消融髓核成形术于 1999 年由美国食品药品监督管理局(FDA)批准用于脊柱外科,2000 年开始逐渐在临床上使用。它主要是通过组织间电极发出中高频射频波,使组织发热或改变其生物学特性,以达到治疗疾病的目的。

2. 经皮椎体(后凸)成形术及相关技术　20 世纪 90 年代中期以前,经皮椎体成形术(percutaneous vertebroplasty,PVP)主要用于脊柱的血管瘤或转移瘤等的治疗,对骨质疏松性椎体压缩性骨折(osteoporotic vertebral compression fracture,OVCF)的治疗报道较少。1997 年,Jensen 等在美国首次报道应用 PVP 治疗 OVCF29 例 47 个椎体,每个椎体平均注入骨水泥 7.1ml,术后 24 小时患者疼痛改善率为 89.7%(26/29),2 例出现无移位肋骨骨折,2 例骨水泥漏至下腔静脉,9 例漏至椎间盘,但都无明显临床症状。尔后,许多国家均开展了此类手术。

随着 PVP 技术的普及,其广泛应用于骨质疏松性骨折等疾病的治疗,但是,PVP 较高的骨水泥渗出率和不能使压缩的椎体复位的特点,困扰着众多骨科医师。1998 年,一种可膨胀性气囊获得美国 FDA 的批准,可应用于骨折复位和(或)在松质骨内造成空腔。Garfin 等首先提出了经皮椎体后凸成形术(percutaneous kyphoplasty,PKP)的设计构想。2001 年,Lieberman 等利用 PKP 技术治疗 30 例 70 个椎体,随访发现 70% 的椎体高度增加 47% 以上,椎体骨水泥渗漏率仅为 8.6%。

（1）经皮椎体成形术的应用:PVP 本于 1984 年首先在法国 Amiens 大学医学放射科由 Galibert 和 Deramond 开展,受最初 PVP 成功病例的鼓舞,法国里昂大学附属医院的神经放射科和神经外科临床医师使用一种略加改良的技术(18 号针)给 7 例有椎体病变的患者椎体内注射骨水泥,其中 4 例患者有骨质疏松性椎体压缩性骨折,2 例为椎体血管瘤(vertebral hemangioma,VH),1 例是脊柱转移性肿瘤,结果 7 例患者的近期疼痛缓解良 1 例,优 6 例。我国于 2000 年由中山大学附属第二医院最早引进这一术式,随后北京、苏州等地也有大量报道。

PVP 技术应用前,除了卧床休息和疼痛的对症处理外,对骨质疏松性压缩骨折可用的治疗方法不多。据报道,PVP 有较好的近、远期疼痛缓解疗效,于是 PVP 很快成为治疗骨质疏松性椎体压缩性骨折可接受的治疗方法,并且对既往标准的临床治疗方法——卧床休息和止痛药构成了挑战。

另外,随着肿瘤转移患者生存时间的延长,他们在生活质量和疾病的最后阶段能够活动的要求也随之提高。据报道,在脊柱转移瘤患者中,PVP 能够缓解疼痛并且在结构上加强溶骨破坏的椎体,使得患者的痛苦减轻而且能够继续日常的负重活动。

（2）经皮椎体后凸成形术的应用:为了减轻或消除骨质疏松性椎体压缩性骨折(OVCF)引起的疼痛,同时改善或预防脊柱后凸畸形,将达到这种治疗预期的手术方法称为经皮椎体后凸成形术(percutaneous kyphoplasty,PKP)。这种方法是将球囊样的装置经皮置入压缩椎体,并使该装置膨胀,从而抬高终板,恢复椎体高度(图 4-4-1-2)。从理论上讲,这种方法有望增加肺活量、增进食欲和延长寿命,同时减少椎体进一步塌陷或再骨折的可能性。PKP 是在 PVP 的基础上发展起来的。由于 PVP 不能恢复椎体高度和纠正后凸畸形,因而不能更好地重建脊柱的稳定性,并且由于该技术骨水泥渗漏率高而增加了手术风险。

PKP 既恢复压缩椎体的强度和硬度,又可部分恢复压缩椎体的高度,重建脊柱的稳定性,达到缓解疼痛、矫正后凸畸形、改善患者生活质量的目的;并且充气后使椎体内压力降低,使骨水泥注入更加安全,取得了较 PVP 更好的治疗效果。PVP 和 PKP 均用于各种原因引起的椎体压缩性骨折。自 1998 年美国 FDA 批准 PKP 运用于临床以来,以其疗效可靠、安全等潜在优势而备受青睐,与 PVP 相比,具有较少的并发症,疗效也大大提高。

适应证:最初适应证是由骨质疏松、椎体血管瘤、椎体的溶解浸润破坏或肿瘤侵犯而引起的椎体压缩性骨折。有椎体压缩性骨折高危因素的患者(如明显骨质疏松有椎体压缩性骨折的患者同时有症状严重的脊柱后凸畸形、因感应性疼痛而长期服用类固醇激素的患者)进行预防性经皮椎体成形术意义显著。经皮椎体后凸成形术并没有常规性用于预防性治疗,同时也没有研究证明其用于预防性治疗的有效性。

椎体压缩性骨折患者在 X 线片上可以显示其骨折的节段和平面,在体格检查时可触及该部位疼痛的患者,进行经皮椎体后凸成形术可以取得很好的临床效果。在经皮椎体成形术之前,患者通常是接受药物治疗或卧床休息,效果不是很明显。急性椎体压缩性骨折的、有疼痛的、需住院治疗的患者,现在都提倡在伤后几周内尽早治疗。

具有正常骨密度、由外伤引起的椎体压缩性骨折的年轻患者不是行经皮椎体后凸成形术的适应证。然而经皮椎体后凸成形术成功地用于 50 岁以下的非外伤引起的椎体疾病。

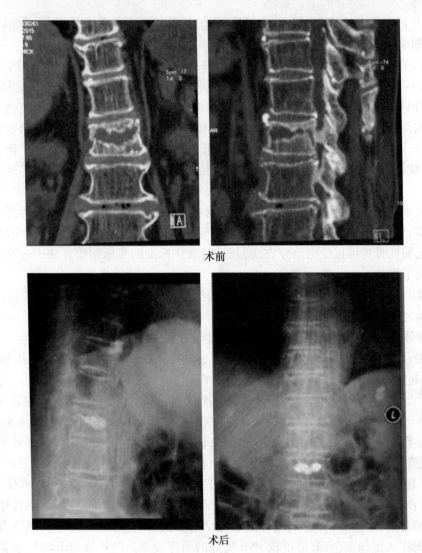

术前

术后

图 4-4-1-2   PKP 手术前后腰椎正侧位透视

目前多采用美国放射学会制订的手术适应证:①难治性骨质疏松性椎体压缩性骨折所致的疼痛,口服止痛药不能或仅轻微缓解,或虽能缓解但药物的副作用太大,影响行走等日常生活;②疼痛性的椎体骨折或良、恶性骨肿瘤(如血管瘤、骨髓瘤和转移性肿瘤)引起的骨破坏而存在骨折危险者;③疼痛性的椎体骨折伴有骨坏死;④不稳定压缩骨折;⑤骨质疏松引起多节段椎体压缩性骨折,并可能造成肺功能障碍、胃肠道功能紊乱或重心移位导致跌伤危险增加;⑥骨折后不愈合或囊性变。

术中恢复椎体高度的可能性主要取决于骨密度与骨折时间,对于陈旧性压缩骨折是否采取手术,应由 MRI 等影像资料及临床医师的经验来判断;近期发生 OVCF(通常<36 个月)或继发性骨质疏松症患者(如正在接受激素治疗的患者)中较易出现骨密度降低或松质骨变脆者,可否进行预防性治疗应予以考虑。

禁忌证:急诊经皮椎体后凸成形术比较少见。骨髓炎和硬膜外脓肿是经皮椎体成形术的绝对禁忌证。另外,术前必须纠正凝血机制障碍,有发热或败血症者手术必须推迟至热退。椎体高度丢失70%以上者比较难以治疗。即使进针方向正确,手术医师在所剩椎体高度内很难或根本不可能获得满意的置针位置。下列情况之一者可视为相对禁忌证:①无痛的OVCF或OVCF不是主要疼痛原因。②骨髓炎或全身性感染的存在。③向后方凸出的骨块,或者是位于后方的可能危及椎管的肿瘤团块,必须先对向后凸出的骨块和位于后方的肿瘤块进行治疗前的评估,因为这些实质性团块在球囊扩张时可能会被挤压后进入椎管。④椎体压缩程度超过75%者。⑤病变椎体周壁特别是后壁骨质破坏或不完整者。对前壁缺损行分次骨水泥灌注,第一次应使骨水泥少量、稠厚,低压充填以封堵缺损区;第二次可行正常充填;对侧壁与后壁破裂者,术中持续动态影像监测,当骨水泥充填至椎体周壁时立即停止,仍能够避免术中渗漏的危险,不过这样无疑增加了术者的X线照射,是否可行仍有待探讨。⑥椎弓根骨折。⑦椎体骨折合并神经损伤。⑧成骨性转移性肿瘤者。⑨出凝血功能障碍或有出血倾向者。⑩严重心肺疾病或体质极度虚弱不能耐受手术者等。

3. 经皮内镜下椎间盘切除术(percutaneous endoscopic lumbar discectomy,PELD)　该技术来源于经皮腰椎间盘穿刺技术。1973年,Kambin等研究了腰椎安全三角,使人们找到了经皮进入腰椎间盘的较安全的通道。1975年,日本学者Hijikata设计机械性手动经皮穿刺髓核切吸术。1983年,Forst等介绍了关节镜原理下腰椎间盘摘除(arthroscopic microdiscetomy,AMD)的方法。1985年,Onik等发明了经皮自动腰椎间盘切除技术,提出经皮自动髓核切除术的概念。由于临床疗效等问题,该技术并没有在临床上得到广泛的应用。

1997年,Antony Yeung研制出第三代脊柱内镜(yeung endoscopy spine system,YESS)。至此,AMD的适应证也由单纯膨出、突出的椎间盘发展到极外侧型椎间盘突出,其他如游离型等各种类型的椎间盘突出症,同时也可以做小关节切除椎间孔成形术、侧隐窝减压术等。过去远处游离的、钙化的,认为需要融合的病例,许多都可以通过内镜的方法进行治疗,大大提高了椎间盘摘除的效率。

(1)PELD原理:侧后路脊柱内镜属于椎管外手术,避免了进入椎管及干扰椎管内结构,其原理有两种:①椎间盘内减压使突出物回纳,间接解除对神经根的压迫;②切除突出的椎间盘,甚至切除增生的骨赘、小关节,椎间孔成形,侧隐窝减压,直接解除对神经根的压迫。

(2)器械:经皮脊柱内镜具有多个进出通道口。YESS系统(图4-4-1-3)的手术器械:①多通道的20°视野椭圆形脊柱内镜,工作通道直径2.7mm并整合有特殊的冲洗管道(进水和出水),能与外鞘、镜顶端和工作通道相连;②开槽的工作套管设计,在到达椎弓根和关节

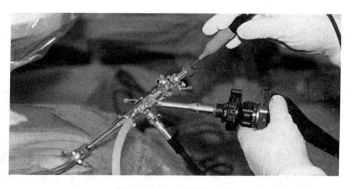

图4-4-1-3　YESS系统

突时,可以保护神经组织,便于椎间孔成形;③标准的可持续冲洗脊柱内镜,工作通道直径2.2mm,用于椎间盘内的组织碎片切除;④70°视野可持续冲洗脊柱内镜,工作通道直径4mm,用于单侧或双侧椎间盘内的组织碎片切除及韧带下的组织碎片切除;⑤用于椎间盘内和椎间盘外组织碎片切除的特殊器械;⑥用于关节突切开和椎间孔成形的器械。

主要手术器械有穿刺针、导针、扩张器、工作套管、环锯(纤维环分割器)及各种设计的髓核钳。另外还需要的设备有手术床、C 型臂 X 线机、影像增强器、主机、图像监视器、脊柱外科专用的 Ellman(Elliquence)4.0/1.7MHz 双频射频机、可伸缩可弯曲双极射频电极电凝、连续冲洗装置等。脊柱内镜技术已经应用到颈椎、胸椎和腰椎,其中最广泛应用于腰椎。

(3) 腰椎间盘突出症的内镜适应证和禁忌证选择

1) 适应证:①非手术治疗无效的没有退行性变的旁侧型腰 4、5 的椎间盘突出;②腰 5 骶 1 椎间盘突出症;③极外侧椎间盘突出;④病史较短的钙化型椎间盘突出;⑤高髂嵴的腰 5 骶 1 椎间盘突出;⑥远处游离的椎间盘突出;⑦狭窄程度较轻,以坐骨神经痛为主的椎管狭窄;⑧高位腰段椎间盘突出(腰 2、3 以上间隙);⑨介入治疗术后疗效不好者;⑩开放手术或内固定术后症状复发。

2) 禁忌证选择:①病史较长的重度骨性腰椎管狭窄;②退行性脊柱侧弯出现坐骨神经痛;③退变基础上的不稳定高位腰椎间盘突出症。

所谓适应证和禁忌证是相对的,随着内镜技术及器械的进步和术者技术的熟练,许多早期认为是禁忌证的患者也可用经皮内镜技术处理,适应证的范围逐渐扩大。

(4) 经皮脊柱内镜后外侧手术过程:国际上流行美国 Antony Yeung 介绍的 YESS 方法和 Thomas Hoogland 介绍的 TESSYS 方法。两种方法各有优缺点,在此不赘述。常用的后外侧手术入路方法:

1) 穿刺点的确定:在 C 型臂 X 线机监视下确定准备穿刺的椎间隙。将一克氏针置于腰上方,首先透视下画出沿棘突连线(后正中线),再画出所要穿刺的椎间隙的体表背部平行于椎间隙的横线。一般情况下,距中线棘突连线患侧旁开 8 ~ 10cm 处平行于此椎间隙处定位进针点,然后画出标记。当患者较胖时,侧穿刺点略向外移;较瘦时,穿刺点稍向内移。但若太靠外侧,则有可能进入腹腔,引起肠穿孔导致严重并发症;若太靠近中线,则需要进行椎间孔成形。

2) 穿刺过程:在穿刺点与躯干矢状面成 45°角左右(30° ~ 60°)进针,与椎间隙平行穿刺,边注入麻醉药,边旋入穿刺针,直至纤维环后外侧触到纤维环时,可感到针有韧性感,透视下确定穿刺针尖位置是否正确。

理想后外侧入路针尖位置应该是:在正位透视下针尖位于椎弓根内侧缘连线以外,侧位透视下针尖位于相邻椎体后缘的连线上,这样穿刺位置适用于大多数脊柱内镜后外侧手术。但是对于椎间孔外的椎间盘突出则穿刺位置及放置器械位于椎弓根外侧线上。穿刺针必须进入"工作三角区",工作三角区的上边界为穿出的神经根,下界为下方椎体的终板上缘,内缘为硬膜和硬膜外脂肪组织;工作三角的后方为关节突和相邻节段的关节突关节。手术穿刺技术是侧后路内镜下椎间盘切除术的关键技术,是手术成功与否的关键。

穿刺位置的精确定位、工作通道的正确放置对于建立良好的镜下手术视野和精确去除病变组织十分重要。理想的放置位置通常尽量靠背侧和头侧,从而可以安全暴露走行的神经根、硬膜外脂肪和突出的椎间盘。因此,穿刺针放置在椎弓根内侧缘,而不是椎弓根的中央。若工作通道尽量靠头侧,则可显露穿过该椎间孔的出口根以及由它构成的"工作三角区"。穿刺针必须进入"工作三角区",在冠状面"工作三角区"可分为3个层面——椎弓根内缘线(代表椎管外界)、椎弓根中线和椎弓根外侧线。

手术时间也取决于穿刺的熟练程度。穿刺过程中除了熟悉脊柱的解剖外,术中 C 型臂 X 线机的监视十分重要。决定最佳穿刺进针点和穿刺路径的因素包括:正确的手术体位,摄正位片、侧位片和特殊体位片 C 型臂 X 线机的正确放置;术前对患者的脊柱解剖及病理状况,如脊柱侧弯及前凸等的影像学了解。运用几何概念正确判断角度、高度和空间范围的能力和理解每个腰椎节段解剖变异的空间变化。

定位针穿刺完毕后,拔出针芯,可行椎间盘造影术。腰椎间造影:由后外侧向安全三角区插入 18G 穿刺针,循着关节突滑行、穿刺入椎间盘、造影,并做唤醒实验。造影剂和亚甲蓝混合使用,便于术中 C 型臂 X 线机实时监控操作和蓝染退变的椎间盘,以利于病变的切除。游离的髓核呈深蓝色,退变性的椎间盘组织染色为浅蓝色,而正常的脂肪、血管、骨质不被染色。术中摘除染色的椎间盘组织即可。使用可弯曲的射频探头探查硬膜外间隙,一则可以止血,二则看清硬膜外结构及是否残留移位的髓核碎片。以往对于大块的或无移位游离椎间盘往往需要双侧行穿刺的所谓双侧入路技术,此操作费时、损伤大、术中接受 X 线量大,目前各种髓核钳的设计已经能很好地去除髓核组织,双侧入路技术已很少采用。手术完成前,转动工作通道,调节内镜视野,辨认神经结构,仔细检查椎间盘、硬膜外脂肪、后纵韧带、神经根等,并用电凝探头止血。取出内镜,拔除工作套管,创可贴包扎切口,手术结束。

PELD 是经后外侧入路,通过椎间孔"安全三角工作区"进入椎间盘。该区位于纤维环的后外侧,可允许器械安全通过而不至于损伤出行神经根(exiting nerve root)。后外侧经皮椎间孔镜下微创椎间盘切除术可局麻下操作,这样术者可以在置入工作通道时获得患者的直接反馈以避免损伤神经根。尽管该手术的优势显著,如极少的出血、微小手术创伤与瘢痕,但仍存在一些缺陷。而且当椎间盘碎片已经游离,则手术操作比较困难。对于需要全麻或深度镇静的患者,神经根损伤的风险也较高。如患者椎间隙已塌陷,就很难找准通道的精确置入点。尤其不适用于髂嵴位置较高的 L_5-S_1 患者。鉴于大部分 L_5-S_1 患者椎板间隙相对较宽,S_1 神经根较早分出,所以有可能应用经皮椎板间隙入路完成内镜下椎间盘切除术,并且脊柱外科医师熟悉后方入路,其技术与 MED 技术相似,只是更微创而已。经皮椎板间隙入路除了具有 PELD 的优点外,还具有以下优点:①内镜下解剖与开放椎板切除术相似,脊柱外科医师较为熟悉,学习操作更容易;②与后外侧入路相比,更直接进入突出椎间盘;③可以冲洗致痛化学介质,有助于术后症状改善;④易于取出游离的椎间盘组织;⑤尤其适用于髂嵴较高的患者。

4. 显微内镜下椎间盘切除术(microendoscopic discectomy,MED)　1997 年,美国 Foley 和 Smith 研制出了经腰椎后正中入路的 MED,美国美敦力枢法模·丹历(Medtronic Sofamor Danek)公司推出 MED 治疗腰椎间盘突出症的新技术,将微侵袭技术应用于脊柱外科。有学者称其为后路内镜,其器械在操作时,达到的深度和操作的可视工作区为:椎管后壁的椎板、关节突、黄韧带、椎管腔内容物(脂肪、硬脊膜囊、神经根、静脉丛)、椎管前壁结构(后纵韧带、后突椎间盘),椎管为其主要操作区。其操作有别于以往内镜技术,尽管都属微创技术,但两者无论是在手术入路上,还是在神经根减压方式上都截然不同,MED 采用的是与传统手术相同的后方入路,手术适应证较宽,医师更易掌握,能够在直视下切除突出物质,解除神经根压迫。

MED 是一种经后路椎板间隙的腰椎内镜手术,其特点是在内镜辅助下通过一个直径1.6~1.8cm 的工作通道完成突出髓核摘除的全部手术操作(图 4-4-1-4)。随着 MED 微创手术器械的不断改进和手术技术的成熟发展,MED 已成为治疗腰椎间盘突出症的一种非常重要的手术方式,甚至在多数国外医疗中心已替代"开窗术"成为常规标准化术式。综合大量文献报道,其近期、远期疗效优良率已超过90%,达到甚至超过常规手术疗效。

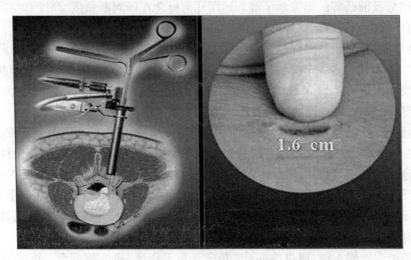

图 4-4-1-4　MED 系统

(1) MED 器械设备、手术适应证及禁忌证:MED 操作必须借助一整套内镜设备与器械才能完成,手术医师除了需掌握使用用于手术操作的各种器械,包括建立工作通道的管状扩张器,用于减压、髓核摘除的咬骨钳与髓核钳,以及吸引器、神经拉钩、双极电凝等,还需要对镜头、光源、监视器等配套设施的性能与操作有一定的了解。只有这样,才能及时处理术中出现的各种问题与一些影响干扰手术视野的故障,在确保清晰视野的前提下准确、安全地操作,从而顺利完成手术摘除突出髓核与神经根减压。此外,适应证的严格掌握也是确保获得良好手术疗效的关键。

1) MED 系统设备组成:MED 系统由显示设备、手术通道及手术器械三部分组成。内镜及手术器械经特制的手术管道进入体内,操作者能通过显示设备所示的影像实时监控手术进程,利用放大系统轻松辨别各种组织及其关系,并可同步录像以供研究及示教之用。常规器械与设备包括:①显示监视系统:由镜头、显示器、冷光源、摄像机和录像设备组成;②引导器械:穿刺针、不同直径的肌肉扩张管(5.3mm/10mm/14.5mm)、管状工作通道、固定于手术床的自由臂装备;③常规器械:椎间盘切除所需的枪状咬骨钳、髓核钳、神经剥离器、直头刮匙及弯头刮匙,其长度和直径受工作通道的限制。

2) MED 适应证与禁忌证

MED 适应证:普遍认为 MED 适应证与经非手术治疗无效的传统的开放腰椎间盘突出手术适应证相似,原来很多认为不适合甚至是手术禁忌的,通过术者手术经验的积累、手术器械及手术技术的改进,也逐渐成为相对适应证或适应证。适应证的选择经历了由窄至宽的变化过程。MED 几乎能完成所有常规开放手术所能完成的操作。但手术成功的关键在于根据自己的手术能力来选择。

首先从最简单的病例开始逐渐扩大手术适应证,比如最初选择椎板间隙较宽的 L_5-S_1 间隙开始为好,在腰椎中 L_5-S_1 间隙最容易,随着节段的上移,椎板间隙越来越狭窄,手术难度增加。经过 5 例 L_5-S_1 间隙 MED 操作后,再逐渐进行 30 例左右 $L_{4.5}$、$L_{3.4}$ 间隙的腰椎间盘突出 MED 操作,积累一定的经验后,再挑战 70 例左右腰椎间盘突出中的向上下移行的、中央型突出、极外侧型突出、复发性突出、终板钙化 MED 操作后(经过至少 100 例腰椎间盘突出症的操作经验后),逐渐将适应证扩大到腰椎管狭窄症。

MED 禁忌证:①腰椎不稳定;②单纯腰痛并无下肢症状;③影像学与临床症状体征不一致者。

由此可见,MED 适应证选择的逐渐扩大体现了对于这项微创手术技术认识的不断加深,手术医师应根据自身操作熟练程度、经验以及所具备的手术条件来选择合适的适应证。在学习曲线阶段应从简单到复杂,从单节段到双节段,即使是有经验者也应该对一些不典型与困难病例充分评估 MED 可能带来的利与弊,对于应该行开放手术的病例不能为了单纯追求微创而勉强采用 MED 术式,否则只能适得其反,不熟练的操作以及过长的操作时间带来的只能是更大的手术创伤,从而失去了 MED 真正的微创意义。

(2) MED 操作步骤:MED 操作步骤主要包括术前术中目标节段定位、建立工作通道、椎板与黄韧带切除、髓核摘除等,其中建立工作通道对于手术能否顺利完成尤为重要,手术者应该做好充分的术前准备,以及要有应对每一手术步骤中可能出现的各种意外的处理措施及思想准备,严格规范的操作,在达到预期手术目的的同时尽可能减少不必要的损伤,并尽可能缩短 MED 学习曲线。

1)麻醉及体位:MED 可采用局麻、硬膜外和气管插管全麻多种麻醉,在开展 MED 初始可选择全身麻醉以消除患者和术者的紧张情绪,并达到肌肉松弛的目的。患者俯卧位于手术台上,特别需要注意的是要避免腹部受压,尤其是肥胖者,以免术中硬膜外静脉丛出血过多而影响术野操作。

2)切口与手术节段定位:以 $L_{4.5}$ 间隙为例,透视下确认该间隙,切口为 L_4 椎板下缘,该间隙棘突旁外侧 1cm,以此为中心切开皮肤 1.6～1.8cm,并切开筋膜,最初使用 5.3mm 最细的扩张管进入腰椎板的下缘,并放置在合适的位置。因使用定位克氏针有误伤硬膜的危险,一般不建议使用。

3)递增置入扩张管及建立工作通道:然后将其余扩张管按递增顺序套入,最后置入工作通道套管,自由臂一端与固定在手术床的固定架连接,另一端连接到工作通道套管上,并确认位置牢固。透视确保通道位置无误。

4)放入内镜:内镜同时也置入工作套管内,显微内镜可 360°放置在圆形工作通道套管内的任何位置,但通常固定于头端。通过黑色旋钮实现图像清晰对焦,视频图像上有一个 V 形标识,其代表内镜在圆形工作通道套管中的位置,即 V 形标识在视频屏幕上所处的位置与内镜在工作通道套管内的位置是一致的。

5)显露椎板间隙:用髓核钳摘除椎板上及椎板间隙上的影响术野的软组织,显露黄韧带和椎板下缘,使用刮匙剥离椎板下缘和黄韧带之间以便椎板咬骨钳容易进入。

6)部分椎板切除:为扩大椎板间隙,使用椎板咬骨钳咬除部分椎板下缘和关节突内侧,当椎板增生变厚、合并有侧隐窝狭窄,使用椎板咬骨钳困难时,可使用高速磨钻和骨凿处理。

7）咬除黄韧带：首先使用带鞘间盘刀横切黄韧带浅层，使用刮匙头尾侧剥离浅层，深层使用剥离子头尾侧纵向分离，安全进入硬膜外腔，确认硬膜外脂肪后，使用椎板咬骨钳咬除部分黄韧带、椎板。为防止使用椎板咬骨钳损伤硬膜，左手用吸引器的头端向腹侧轻压硬膜，留出右手的椎板咬骨钳插入的空间。显露硬膜和神经根，神经根显露不充分时，再使用椎板咬骨钳和骨凿进一步咬除外侧黄韧带和关节突内侧。如果扩大咬除范围仍然不能良好显露，则需要采用"wanding"法移动工作套管。

8）确认神经根与椎间盘髓核摘除：神经根确认后，使用剥离子剥离神经根和突出间盘，用吸引器向内侧轻柔牵拉神经根，显露突出椎间盘髓核组织，根据需要切开纤维环，常规髓核钳摘除突出间盘；如为破裂型，可先用髓核钳将破裂的髓核取出，需注意其与神经根、硬膜与后纵韧带之间可能存在的粘连，为防止摘除残留，应充分摘除后纵韧带后的退变髓核，髓核钳插入1.5cm左右可以充分摘除，不经意插入3cm以上会损伤腹部大动脉，这是非常严重、致死率高的并发症，操作时应引起高度重视。如为游离型，则需于神经根袖周围、神经根管、硬膜前方甚至椎间隙上下平面进行探查，最后需用不同角度与方向的髓核钳或清除椎间隙内残留的髓核组织，检查所有摘除的髓核组织，如发现取出量与影像学不一致，则需要根据术中具体情况再进行探查，以免遗漏游离部分。

9）关闭切口与引流：完成髓核摘除与神经根减压后，用盐水彻底加压冲洗椎间隙与术野，需做到彻底止血。常规放置1根硅胶引流管，缝合筋膜，皮内缝合皮肤，术毕。

（3）显微内镜的特点：由于在工作通道内操作，手术视野狭窄，临床上使用25°倾斜角的内镜，可利用工作通道的适当平移、角度的改变（采用"wanding"法移动工作套管）及内镜位置的调整，从不同的角度进行观察，获得较皮肤切口更广泛的手术视野，便于椎管内全面观察。内镜能深入病灶部位并放大显示在监视器上，使硬膜囊、神经根等重要组织得以分辨清晰，虽操作范围局限，可使操作更加准确精细，可以避免误伤神经根，手术可安全进行。随着手术临床经验、技巧的不断积累，精巧微创手术器械的不断改进，在MED系统治疗椎间盘突出症的基础上，有学者将显微内镜技术用于退变性腰椎管狭窄症的手术治疗，并取得了初步成功。2002年，日本学者Yoshida等使用METR$_x$™系统取代McCulloch的椎管显微外科减压术，将显微内镜技术用于腰椎管狭窄症（LCS）的治疗（显微内镜下椎管扩大术，microendoscopic laminotomy，MEL），以更小的皮肤切口，通过单侧入路保留椎间关节的椎管双侧神经根、硬膜减压，取得了良好的临床疗效。脊柱MEL治疗LCS与MED不同，也同样存在学习曲线的问题，如能够熟练掌握MED，并随着手术技巧和经验的不断提高，在技术上行椎管内双侧减压术是完全可行的。即使是重度腰椎管狭窄，由于手术操作被放大8～64倍左右，在显示器可以清晰观察到硬膜、神经根受压范围及椎管内双侧的视野，使用高速气动弧形磨钻、角度椎板咬骨钳行双侧潜行减压，避免减压不够或椎管过度扩大化，并减少硬膜及神经根发生损伤的可能。

由此可见，将MED技术扩展运用到椎管减压（MEDL）治疗腰椎管狭窄症是可行的，具有切口小、组织剥离损伤少、出血少、并发症少、术后恢复快的优越性，其疗效相似甚至优于常规开放手术。单侧入路双侧潜行椎管扩大减压获得良好疗效的具体原因包括：

1）采用扩张管扩张技术建立工作通道，无需广泛剥离骶棘肌和损伤其支配神经支，良好保留了术后骶棘肌尤其是多裂肌功能；单侧入路也直接避免了对侧软组织的损伤。

2）腰椎管狭窄病理性压迫改变大多出现在椎板间隙水平，以关节复合体水平最严重，也就是工作通道显露区域,便于镜下减压操作。

3)由于术野放大6.4倍,可精确确定咬除椎板和关节突的范围,最大限度保留大部分关节突,较好地保留了维持脊柱稳定的骨性结构;镜下操作更加准确,粘连松解能更精细,能有效避免神经根或硬膜囊损伤。

4)对侧椎管为潜行减压,保留了对侧椎板外层及大部分关节突结构,同时也保留了棘突与棘上韧带,这些后柱骨与韧带结构的保留有利于维持术后脊柱稳定性。

利用METRx手术系统单侧入路可以清楚显示同侧硬脊膜囊、侧隐窝及神经根管处,通过调节工作管道角度及方向还可显示椎管对侧后部,从而对对侧椎管进行减压。笔者体会,显露对侧椎弓根对于双侧减压是极其关键的,直视下减压对侧的侧隐窝及神经根管是足够安全的。

5. 显微内镜下椎管扩大术(microendoscopic laminotomy,MEL) 内镜下减压手术操作与MED相似,其成功的关键在于工作通道的建立以及如何通过单侧工作通道获得对侧侧隐窝的显露与手术减压。术者需具备良好的开放椎管减压与MED基础,熟悉病理解剖知识,需经过一定时间的技能培训,熟练掌握使用MED系统各种设备与器械,同时还需要具备一些特殊的设备诸如带保护袖套的微动力磨钻、各种角度的枪状咬骨钳等。术中椎管内硬膜外静脉丛出血往往是影响手术操作与进度的主要因素,术者需具备丰富的镜下手术经验,操作轻柔,及时合理地止血以确保术野清晰,否则易造成硬膜撕裂或神经根损伤,尤其是进行对侧椎管减压操作时。如何判断减压是否充分非常重要,尤其是对于单侧入路,常规开放手术通过单侧入路是无法显露椎管的对侧部的,通过将工作通道倾斜并运用30°角度镜头增大视野范围使得内镜下单侧入路清晰显露对侧部成为可能,尽管如此,工作通道视野的局限性导致对侧神经根管的显露还是受到一定程度的限制。

(1)手术适应证与禁忌证:①适应证:单节段或双节段腰椎管狭窄症;②禁忌证:脊柱侧弯、不稳定需矫正、固定,先天性腰椎管狭窄,超过3个节段腰椎管狭窄。

(2)术前处理与准备:术前均行腰椎正侧位、过伸过屈动力位、CT及(或)MRI、椎管造影检查,必要时行CTM检查、3D神经根MRI。CT能很好地显示韧带钙化、关节增生及关节突关节的方向;MRI矢状切面图像可显示神经根孔情况;椎管造影和CTM能较好地显示侧隐窝狭窄与神经根压迫程度,较CT与MRI能更加直观体现狭窄程度。如何选择各项影像学检查主要取决于现有影像学资料是否与临床表现一致,如不一致则需要进一步的检查,最后根据临床表现、体征、影像学检查明确诊断,并排除存在狭窄节段不稳。手术工具与设备主要包括椎间盘镜与术中透视设备。

(3)MEL操作步骤:①体位与工作通道的建立详见MED操作步骤。②进入侧和对侧椎管减压。用髓核钳摘除椎板上及椎板间隙上影响术野的软组织,双极电凝止血,显露黄韧带和椎板下缘,使用高速磨钻打磨上位椎板下缘、关节突内侧,下位椎板上缘与黄韧带的附着处;将工作通道向对侧倾斜,以便在25°角度内镜进行对侧椎管背部空间的减压操作。打磨对侧上位椎板的腹侧、上关节突内侧及下位椎板上缘与黄韧带的附着处,见黄韧带向上浮动和搏动,将黄韧带从中间结合部分离,向两侧分离黄韧带和硬膜间隙,使用椎板咬骨钳咬除黄韧带,如果不能良好地显露硬膜和双侧神经根,则需进一步扩大咬除进入侧和对侧的侧隐窝和神经根管,减压致可见双侧神经根外缘及硬膜搏动(图4-4-1-5)。③缝合切口与留置引流管:大量生理盐水冲洗术野,拔出工作通道,放置引流管,缝合筋膜、皮肤切口,术毕。

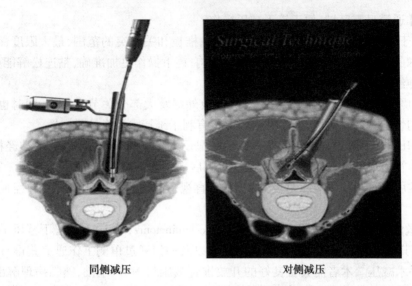

同侧减压　　　　　　　　　　对侧减压

图4-4-1-5　显微内镜下椎管扩大术(MEL)

（4）并发症及其预防措施：硬膜撕裂是最常见的并发症，即使术中出现这种情况，也不至于出现长期的严重后果，只要术中及时发现与处理，小破裂口用脑棉片压迫即可，大破裂口则需做相应处理。减压完成后应仔细止血，否则尽管有术后引流也还有可能出现术后硬膜外血肿形成，严重者会导致症状复发。

（5）显微内镜下椎管扩大术的特点：完整保留了后部张力支持系统（棘上韧带、棘间韧带和棘突）及对侧椎旁肌。在保证神经根减压的同时最大限度保留了腰椎的稳定性，并保留了对侧椎板轮廓，对脊柱稳定性的影响甚小。另外，由于完好地保留了肌肉在棘突侧方和椎板的附着点，使术后脊柱两侧肌力基本保持平衡，避免椎体发生旋转应力而产生腰痛症状。由于死腔小，降低了术后感染的风险。在美容上，不仅皮肤切口小，因保留棘突而具有保留腰部的正常轮廓的特点。本术式与 McCulloch 的椎管显微外科减压术相比较，在椎板处不剥离椎旁肌，系列扩张管在肌间隙扩张后，置入工作通道，对椎旁肌损伤小，使失神经症状控制到最小。另外，与椎管显微外科减压术相比，本术式存在缺乏三维立体视觉的缺点，二维影像和手、眼在空间上的分离能造成极大的定向力障碍。Cuiot 等在尸体上行显微内镜下减压术和开放式椎板切除术，CT 评价减压效果，结果显示，内镜下手术与开放式椎板切除术同样可获得充分的减压，且被证明能有效减少常规术后并发症和降低其发生率。

LCS 很多情况伴有椎间关节增生肥大，此为寻求稳定的一种代偿性生理反应。MEL 通过椎板间开窗进行椎管内潜行对双侧神经根和硬膜减压；而对侧与以往减压概念不同，行腰椎管内潜行减压，不涉及椎管外结构，在椎管内对对侧椎板、黄韧带和椎间关节内部的压迫因素进行处理减压，使病理压迫组织切除减小到最小。后路 MED 系统根据腰椎管狭窄症的病理特点，减压选择的目标是针对椎管内压迫神经的因素，保留椎管外的增生骨刺等，因可抑制滑脱并最大限度地保持了脊椎稳定性。

Yshida 对 290 例腰椎管狭窄症患者进行了内镜下的单侧入路双侧减压术，其中 265 例得到随访，随访率 91.3%，平均随访 3.2 年；男 133 例，女 113 例，平均年龄 67.7 岁，其中神经根型 119 例、马尾型 58 例、混合型 69 例、单节段 143 例、双节段 99 例、三节段 4 例，平均出血 25.5ml,住院时间平均 10 天,JOA 评分术前 14.4 分,最终术后随访得分为平均 23.7 分,改善率 63.9%,术后复查 CT 显示椎管双侧减压充分,关节突关节最小限地切除得以大部分保留,临床疗效满意。(图 4-4-1-6)。

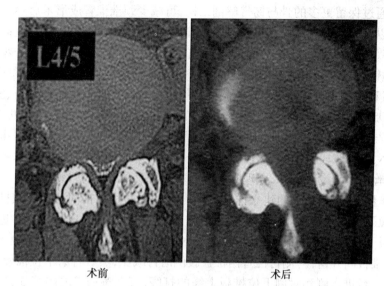

术前　　　　　　　　　　　术后

图 4-4-1-6　MEL 手术前后 CT 图像对比

6. 显微内镜下后路颈椎椎间孔切开和椎间盘切除术　近年来,脊柱内镜微创技术不断发展,不仅在腰椎手术中得到成功应用,在颈椎后路手术中也得到广泛应用。后路椎间孔切开减压术(cervical microendoscopic foraminotomy/discectomy,CMEF/D)是另一种有效术式,与前路手术最大不同之处是无需对病变节段行椎间融合,从而保留了该节段术后的活动度。这一点优势显然是颈椎前路减压融合术(ACDF)无法比拟的,同时也不存在前路手术的一些入路相关并发症的发生以及邻近节段退变、假关节形成等问题。对于极外侧型椎间盘突出及椎间孔狭窄,通过椎间孔切开即可获得满足手术操作空间的需要,而无需将脊髓牵拉推向内侧,从而避免造成脊髓损伤,因此是该手术的最佳适应证。文献报道,由于椎间孔狭窄或极外侧型椎间盘突出所引起的神经根型颈椎病,92% ~97% 的患者接受后路椎板椎间孔切开术后症状减轻;即使对于脊髓型颈椎病,也有 63% ~83% 的患者术后神经功能有所改善。

近年来开展的后路内镜下颈椎椎板间孔切开与颈椎间盘髓核摘除术的目的就在于通过后路内镜微创操作技术直接镜下减压与摘除病变髓核,从而既能获得与前路手术相同甚至更好的手术效果,又能避免常规后路开放手术所带来的肌肉广泛剥离致颈椎轴性症状的出现。

手术适应证与禁忌证

1)适应证:①极外侧型颈椎间盘突出症;②单个颈椎间孔狭窄造成同侧神经根症状,神经根型颈椎病非手术治疗无效或复发者;③后方压迫的脊髓型颈椎病(黄韧带钙化、椎间关节囊肿等);④前路椎间融合术后仍然存在同节段神经根症状;⑤无法行颈前路手术,如已接受气管切开或放疗者。

2)禁忌证:①单纯颈部轴性痛而无神经症状者;②合并颈椎不稳;③颈髓腹侧范围过大的病变(如广泛的后纵韧带骨化,连续性、混合型)者;④发育型颈椎管狭窄;⑤中央型颈椎间盘突出症。

7. 显微内镜下颈椎管狭窄减压术 内镜下颈椎管狭窄减压术(cervical microendoscopic decompression of stenosis, CMEDS)类似于内镜下单侧入路双侧硬膜及神经根减压术治疗腰椎管狭窄症,通过保留更多的骨与韧带解剖结构,可减少颈椎椎管成形术后颈椎前凸丢失甚至后凸畸形,以及术后硬脊膜周围粘连等并发症的发生。CMEDS 的手术适应证为由于中央型颈椎管狭窄(包括黄韧带与小关节增生)造成的脊髓型颈椎病与脊髓神经根型颈椎病。

本技术关键在于使用带弧度的磨钻磨除棘突基底以及对侧椎板足够多量的骨质,以避免在减压的过程中压迫硬膜及脊髓,这需要术者具有丰富的镜下操作技术与经验。尸体研究显示,CMEDS 可扩大颈椎椎管 43% 的容积,临床应用也获得了满意疗效。由此可见,单侧入路 CMEDS 与 CMEF/D 一样,相比常规颈椎后路椎管扩大成形术具有切口小、出血少、肌肉剥离损伤小、保留节段活动度、术后疼痛减轻、术后恢复快等诸多优点。术者应掌握好适应证,结合经验技术与设备条件,合理应用这一一式治疗颈椎退行性疾病。

手术操作步骤:工作通道的建立详见显微内镜下后路颈椎椎间孔切开和椎间盘切除术的操作。内镜下单侧入路双侧硬膜及神经根减压术:用金刚石高速磨钻打磨进入侧病变椎间隙上位椎板下缘和棘突的根部,直到看到对侧视野,通过打磨进入侧和对侧上位椎板的下缘,进入侧行椎板间开窗,对侧行椎管内椎板腹侧潜行减压;然后打磨下位椎板上缘,和打磨上位椎板一样,行进入侧和对侧下位椎板上缘的打磨,直至黄韧带的附着处,最后行进入侧和对侧椎间关节内缘的打磨,通过行椎管内 360° 打磨,使整块黄韧带向上膨隆,将黄韧带从中间结合部分离,向两侧分离黄韧带和硬膜间隙,使用椎板咬骨钳咬除黄韧带,外侧减压范围的标准是能够看到硬膜的外缘,最后充分减压并确认硬膜搏动为止。(图 4-4-1-7)

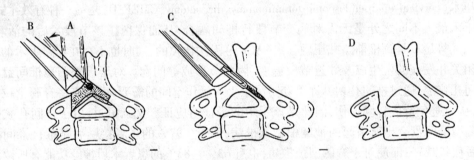

图 4-4-1-7　内镜下颈椎管狭窄减压术(CMEDS)
A、B. 进入侧椎板开窗减压　C. 对侧潜行减压　D. 去除黄韧带,充分扩大椎管

8. 经皮椎弓根钉固定技术 经皮椎弓根钉固定技术(percutaneous pedicle screw placement, PPSP)是通过透视或图像导航引导下经皮穿刺置入导针,肌肉软组织扩张后在导针引导下置入椎弓根钉,采用皮外穿棒设备另外戳一皮肤小切口,将已预弯与预切长度的棒按设计既定轨迹经皮下、椎旁肌钝性潜行穿行,最终置入椎弓根钉螺帽内并匹配,通过螺钉延长杆可掌握椎弓根钉置入时的内聚角度以及进行椎间隙撑开、加压、置入螺塞并锁紧、最后折断螺帽的操作。

实际上,PPSP 技术关键在于经皮与肌肉置棒并锁紧固定,通过以上操作可获得常规开放手术椎弓根钉固定相似的内固定效果与术后融合率,同时充分体现了其切口小、肌肉损伤小、出血少、术后恢复快等诸多微创优点,并已作为节段性脊柱不稳内固定方式广泛应用于各种脊柱微创手术中,包括各种小切口入路腰椎体间融合术(PLIF、TLIF、ALIF、XLIF、AxiaLIF)与经皮脊柱骨折内固定。

(1)经皮椎弓根钉固定手术适应证与器械设备:经皮椎弓根钉固定技术对手术适应证、操作技术以及配套工具设备具有较高的要求,术者首先应具备开放手术置钉的经验,需熟练掌握经皮置钉与置棒器械的使用,并根据现有条件包括有良好的影像学透视设备,并选择合适病例来采用这一技术,从而减少置钉操作所带来的手术创伤,同时需综合考虑应采取何种术式进行减压与融合,并尽可能与其他脊柱微创手术联合应用。

1)适应证与禁忌证

适应证:最适用于腰椎退行性病变后路单节段与双节段固定。①腰椎退变性疾病后路固定,可配合镜下减压融合;②腰椎、胸腰椎骨折后路固定,可以体位复位或无需复位减压的骨折,不稳定 Chance 骨折无神经受损且不能耐受长时间支具外固定者;③患侧经椎间孔椎间融合术(TLIF),对侧经皮椎弓根钉内固定;④椎间盘源性腰痛行前路腰椎椎间融合术(ALIF),后路经皮椎弓根钉内固定;⑤极外侧椎间融合术(XLIF),后路经皮椎弓根钉内固定;⑥单纯轴向椎间融合术(AxiaLIF)后融合失败需翻修术与后路固定;⑦骨质疏松性骨折或肿瘤病变导致椎体塌陷且不能承受开放手术,PVP 联合经皮椎弓根钉固定(较短期的脊柱稳定与内固定需要);⑧化脓性脊柱炎或椎间盘炎经皮椎弓根钉固定能迅速减轻疼痛,避免长时间卧床。

禁忌证:①T_{10} 以上节段;②超过双节段的胸腰椎后路固定(相对禁忌证);③胸腰椎骨折椎管内明显脊髓压迫必须减压者,骨折脱位伴小关节交锁者,陈旧性骨折;④严重腰椎后凸、侧凸畸形、旋转,难以穿入前凸预弯的棒;⑤恶液质与极瘦者;⑥已行后路椎弓根钉固定术后需行翻修术者。

2)手术器械与设备:需具备经皮椎弓根钉置入与穿棒工具,与之配套的中空多轴椎弓根钉,术中二维以上透视设备(G 臂或三维透视)。目前可选用的有以下产品:①CD HORIZON SEXTANT M_8 系统;②expedium viper/viper2 系统;③hover-t 微创系统。

以 CD HORIZON SEXTANT 系统为例,该系统主要依靠与螺帽相连接的位于皮外的螺钉延长杆精确调整各螺帽的轴线来使棒容易从钉帽槽内穿过,与延长杆尾端连接的穿棒器确保棒能经小的皮肤戳口按照设计好的弧形几何轨道,穿过肌肉筋膜,精确地将棒置入螺钉 U

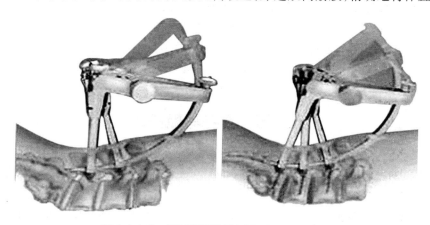

图 4-4-1-8 CD HORIZON SEXTANT 系统图

形螺帽头内,可以容易地初始拧入螺塞及最终拧入螺钉,通过螺钉延长杆进行加压及撑开操作。CD HORIZON M8 多轴万向椎弓根钉系统的 M8 中空万向螺钉规格包括直径 5.5mm、6.5mm、7.5mm,长度 30～50mm。已预弯和预切长度的棒长度规格为直径 5.5mm,长度 30～90mm,单节段固定用以 5mm 递增,双节段固定用以 1cm 递增。单节段与双节段 SEXTANT 系统工具有所不同(图 4-4-1-8,图 4-4-1-9)。

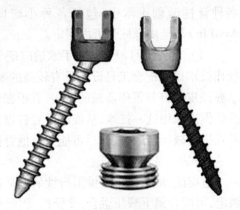

图 4-4-1-9 M8 中空多轴万向螺钉

(2)经皮椎弓根钉固定手术方法:①手术体位与切口定位;②穿刺椎弓根与置入导针;③扩张软组织建立椎弓根钉工作通道;④置入螺钉;⑤安置穿棒器与置棒;⑥锁紧螺帽。

难点分析

脊柱微创技术的难点在于学习曲线陡峭,技术难度极高,手术风险较大,一旦发生手术并发症将带来灾难性后果。微创脊柱外科手术的核心在于减少医源性损伤的同时获得同开放手术一样的疗效。由于是靶点治疗,需要精确的定位,完善的多项影像学检查是必需的,又因绝大多数为进口设备,价格昂贵。另外,目前相关规范化培训及制度较少,培训的时间、技术条件、水平以及培训规模还远不够微创脊柱外科发展的需要。

述 评

微创脊柱外科手术开始于 20 世纪 70 年代初,它是在显微外科和经皮介入治疗脊柱疾患技术基础上逐步发展而来。随着现代微创外科技术的不断进步与发展,近 10 年来,经皮椎体成形术与经皮椎体后凸成形术等方式主要用于骨质疏松性脊柱骨折及转移性脊柱肿瘤的治疗。后侧经椎板间隙入路内镜(MED)、后外侧椎间孔镜(PELD)下微创椎间盘切除术,微创脊柱经皮内固定技术等得到了突飞猛进的发展。微创脊柱外科手术也发生了革命性的改变,甚至颠覆了以往对脊柱外科的常识性认识,促使传统的开放手术转为微创。随着更好的光学和成像仪器、通道、器械系统及新的生物材料的临床应用,将使大部分传统"开放"手术以微侵袭的方式进行。适应证在不断扩大,从而极大地促进了现代脊柱外科事业的发展。

第二节 脊柱导航技术

计算机辅助手术导航系统(compute-assisted surgery navigation system,CASNS)是经典(框架)立体定向技术、现代影像诊断技术、微创手术技术、电子计算机技术和人工智能技术结合的产物。1986 年,美国的 Roberts 等率先将这一技术应用于神经外科临床以来,CASNS 已得到迅速发展,现已逐步被各国外科医师和研究人员所接受,在神经外科以外的领域也得到了研究和推广。20 世纪 90 年代,Steinmann 等将 CASNS 用于脊柱外科,有些学者认为是脊柱外科发展的一个里程碑。

一、概述

CASNS 在脊柱外科的应用和发展是由以下三方面的因素决定的:①现代影像技术的发展,尤其是计算机断层成像(CT)和磁共振成像(MRI)技术,使外科医师术前能够制订详细的手术计划;②脊柱外科手术过程和植入物日趋复杂,脊柱外科医师和患者都迫切需要一项新技术来提高手术安全性,降低手术并发症;③微创脊柱外科的快速发展需要具有高准确性的引导设备。近 20 余年来,CASNS 在世界范围内得到迅猛推广和发展,现有的 CASNS 可概括为 3 类:①被动导航系统:这种导航系统将手术视野中植入物准确位置的实时资料提供给外科医师,外科医师根据导航提供的实时信息进行操作;②主动导航系统:或称之为机器人系统,这种导航系统在进行预定的手术操作时,不需外科医师参与;③半主动导航系统:这种导航系统下外科医师可在术前预定的范围内进行手术,如果手术超越此范围,该系统则会终止操作。

二、CASNS 的原理和结构

与经典立体定向技术相比,现代 CASNS 最大的特定是"无框架"。外科区域的真实结构和位置通过术前三维影像资料(CT 或 MRI)、术中二维透视影像或术中三维影像来确定,无需任何机械框架,通过一个运动分析系统来引导外科医师进行操作。目前辅助外科医师确定器械空间位置的信号包括光学(红外线)、磁(电磁场)和声学(超声)信号,相应的导航系统分别称为光电、磁电和声电导航系统,其中临床应用最广泛的是安装有红外线发射二极管(LEDs)的光电导航系统。

脊柱手术中的光电导航系统由以下几个主要部分组成:①装有 LEDs 的器械:这些含 LEDs 的器械坚固,不易弯曲,标有刻度,它们的几何参数测量值储存于计算机中。②固定于手术部位装有 LEDs 的动态参考基(dynamic reference base,DRB):这保证系统能够正确把握外科部位的空间位置,以弥补患者呼吸或外科医师操作引起的运动造成的脊柱空间位置变化。③红外相机系统(信号接收系统):这一系统能够精确识别术野中器械和 DRB 上配备的 LEDs 信号,并传输至中心计算机。④中心控制器和监测仪(工作站):由计算机图像处理系统和导航软件组成,主要接收图像资料,通过计算机对图像资料进行处理,进行三维图像重建、构建导航坐标系统。工作站根据手术径路中遇到的神经血管结构,制订导航手术计划,同时接收术中定位系统的信号,通过与图像资料对比、计算来确定手术位置范围。

三、脊柱导航技术特点

Kevin Foley1992 年首先将光电导航用于脊柱外科,当时采用的是术前三维影像(CT)导航技术,随后逐渐出现了术中 X 线透视影像导航技术(1999 年)及术中三维影像导航技术。目前,这三种脊柱导航技术在临床均有应用,各有特点。本部分内容将这三种导航技术的特点、优缺点作一综合性分析。

(一) 术前三维影像导航技术

1. 技术过程　术前对手术部位脊柱进行层厚 1.5mm 连续轴向 CT 扫描,将 CT 图像资料输入导航工作站,通过导航软件制订手术计划,如设计椎弓根螺钉的进针点、进针方向及螺钉直径和长度。术中显露尽可能避免破坏骨表面结构,显露后进行这种导航技术最重要的过程:术中匹配。

术中匹配过程包括对点匹配(point-to-point matching)和表面匹配(surface matching)两部分。①对点匹配:术前在导航计算机虚拟图像上选择不在一条直线上的至少 3 个解剖标记点(根据术者经验可增加到 5 个),这些点之间的距离在允许范围内应尽可能的大、应分布在不同平面。术中外科医师在对应椎体上确定术前选择的相应标记点,并通过一个导航识别的特定工具将这些点数字化,这种工具因此被称为指针。工作站将虚拟图像和术中采集的"实际情况"进行计算分析吻合,吻合成功即为匹配成功,这个过程称为对点匹配。②表面匹配:术中外科医师在操作节段椎板表面随机选择 10～15 个点,这些点尽可能呈对称分布,通过导航将这些点数字化,计算出实际情况的骨性表面,与工作站内术前三维重建的骨性表面进行吻合,吻合成功即为匹配成功,这个过程称为表面匹配。绝大部分导航系统常建议同时使用上述两种匹配过程以增加正确率。每一个椎体均应单独进行各自的匹配过程,因为术前 CT 扫描时体位为仰卧位而手术过程中为俯卧位,体位变化会改变不同运动节段之间的位置关系,术中一些体位变动也会产生相同影响,而每个椎体本身是一个实性结构,因此单一椎体的匹配是不受脊柱位置改变影响的。

匹配完毕后,按导航监测仪上术前制订的方案引导进行。

2. 特点分析

优点:①与传统 X 线透视法相比,仅需术前进行一次性的图像扫描,术中根据该图像资料即可在多个三维角度观测到手术器械的路径,而无须 C 臂或 G 臂的重复定位,因此很大程度地减少了患者和医师的 X 线被动辐射;②可提供多种手术途径路线,有利于术者选择最佳路线;③可从三维图像资料上测量钉道长度、角度及螺钉直径,便于准确选择螺钉,使椎弓根螺钉手术更精确、简便、快速和安全,减少术后并发症的发生;④基于上述优点,可简化手术操作,减小手术窗口,更有利于微创手术的开展。

缺点:①该导航系统仅仅适用于椎体结构完整的病例。②由于术前体位和术中体位差异,匹配必须每一椎体单独进行,这是一耗时过程;此外,术中各种因素引起的体位改变需要导航重新进行匹配过程,有时匹配不成功需改为传统方法。③尽管匹配过程正确,受一些因素的影响,椎体数字化过程可发生计算偏移导致导航系统出现误差。④存在一个学习曲线过程。⑤术前计划的精确度可受 CT 扫描资料重建时叠加和伪影的影响。

(二) 术中 X 线透视影像导航技术

1. 技术过程　术中 X 线透视影像导航技术的出现是导航手术的一大进展,其脊柱导航技术过程如下:DRB 固定在合适的棘突上,采集正位和侧位透视图像,有时可同时采集双斜位图像,图像输入导航工作站,如果图像质量满意,移开透视机,手术医师选择采集的图像用作导航,工作站显示屏同时最多可显示四张图像,导航时不需要对点匹配和表面匹配,显示屏上图像呈静止状态,操作器械可在图像上实时显示。此技术也称为"虚拟透视"。

2. 特点分析

优点:①手术医师对术中透视过程非常熟悉,学习曲线过程短,任何脊柱手术的开展均需有透视系统(不需额外购置导航以外的设备);操作简便。②透视过程中自动注册,避免了耗时的匹配过程。③透视图像在手术体位下采集,并可随时采集增入导航工作站。④患者和医师的 X 线被动辐射量显著减少。

缺点:①直接透视所得图像并不能反映椎体真实的解剖结构,其精确度达不到影像辅助手术的要求。为了达到导航所需图像的精确度,必须对透视系统进行校准,即对透视机在不同位置下的放射束进行确切计算,消除放大率对图像的影响。②其缺少断层图像,即参照二维图像进行三维操作,会存在一些几何误差。③对于解剖复杂多变、椎弓根影像解剖标志显示不清的颈椎和上胸椎及脊柱重度屈曲旋转畸形的患者应用受限。④肥胖、肠气、肋骨和肩胛骨遮挡及患者体位的设计等因素均可影响图像质量。

(三) 术中三维影像导航技术

1. 技术过程 术中三维影像导航技术是在术中 X 线透视影像导航技术基础上的又一发展。该技术的出现得益于西门子公司 SIREMOBIL Iso-C^{3d} 的等中心设计和 190°轨道运动,从而使术中三维影像成为可能。

术前将 SIREMOBIL Iso-C^{3d} 与脊柱导航系统连接,并调至工作状态。DRB 固定在合适的棘突上,随后 SIREMOBIL Iso-C^{3d} 采集手术区域脊柱三维资料(自动等中心旋转 190°,采集 256 帧二维影像图片,重建三维图像),采集完毕后将影像资料传输至脊柱导航系统工作站(数据线直接连接,传输仅需 1 分钟)。导航监测仪上图像呈动态,操作器械可在图像上实时显示。现临床应用的术中三维影像包括 SIREMOBIL Orbic-C^{3d}、Medtronic O-arm 等。

2. 特点分析

优点:①只需术中一次三维扫描,不存在体位误差,不需匹配过程;②对脊柱后路结构完整性无要求;③二次手术、创伤导致解剖结构破坏不清或脊柱畸形存在解剖变异的病例更能体现其优势;④三维层面引导器械操作,提高手术精确度,减少了脊柱手术风险;⑤学习曲线短,操作简便,免除了椎弓根探针、扩张器及克氏针定位等步骤,简化了手术操作,缩短了手术时间;⑥无须对小关节突等椎旁组织做过多剥离以显露骨性标志,减少术中创伤;⑦用于经皮微创手术,患者和医师的 X 线被动辐射量降低至最少。

缺点及注意事项:①价格昂贵;②在上胸椎图像质量稍差;③术中体位变动会造成导航漂移;④棘突上的 DRB 务必安装牢靠,术中避免碰撞、移动,如发生松动则会导致影像漂移;⑤参考架、操作器械与双目红外线摄像机之间无遮挡;⑥手术操作忌粗暴、宜轻巧。

总之,随着术中影像技术的改进、图像清晰度的提高,术中三维影像导航系统以其精确度高、操作简便可靠,将逐渐成为未来脊柱导航的主流。

四、脊柱导航技术的临床应用

1. 椎弓根螺钉植入 自 1959 年 Boucher 首先将椎弓根螺钉用于后路腰椎融合术以来,经过 Harrington、Roy-Camille、Steffee 等的改进和发展,椎弓根螺钉固定系统已为各国学者广泛接受。但随着椎弓根螺钉固定系统的广泛应用,其并发症也逐渐增多,如内固定植入物的松动断裂、螺钉穿透骨皮质导致的血管、神经、内脏等损伤等,而产生并发症最主要的原因与椎弓根螺钉植入位置(定点、定向、定深)不佳有关。文献报道,传统手术方法 10% ~40% 的椎弓根螺钉放置不理想,甚至不正确,Putzier M CT 术后发现有 28% 的螺钉位于椎弓根外。国内殷渠东等认为椎弓根螺钉的位置和手术的效果密切相关,螺钉穿出椎弓根不仅可以带来神经根损伤、脑脊液漏、感染等并发症,而且减低了椎弓根螺钉的固定作用,甚至完全失败,因此可以说椎弓根螺钉放置位置直接决定了手术的成败。尽管随着医师经验的积累,置钉正确率会得到提高,但对于上胸椎或有畸形变异的病例其失败率仍占很高比例,且拔钉后再安装其固定作用将明显减低,因此一次性精确植入椎弓根螺钉是手术成功的重要保证。自 1992 年 Kevin Foley 将 Stealth Station 导航系统应用于脊柱外科以来,椎弓根螺钉的导航应用最为广泛。脊柱导航系统可将患者术前或术中影像数据和术中患者的解剖结构准确对应,术中跟踪手术器械,并将手术器械的位置在影像上以虚拟探针的形式实时显示,使医师对手术器械与患者解剖结构的位置关系一目了然,从而使手术更加精确、安全、快速,充分体现了现代微侵袭外科的要求和特点。Laine T 等在 100 名 T_9 ~ S_1 椎弓根螺钉的患者中随机比较了脊柱导航和传统方法的临床效果:导航组椎弓根螺钉穿破率为 4.1%,而传统技术穿破率为 15.9%($P=0.004$)。Merloz 等报道导航方法椎弓根螺钉位置不佳为 9%,而传统技术为 40%。Putzier 等回顾性比较 100 例采用传统技术(70 枚胸椎螺钉,474 枚腰骶椎螺钉)和 100 例采用光电导航系统(112 枚胸椎螺钉,508 枚腰骶椎螺钉)患者螺钉植入情况,导航组椎弓根穿破率为 4.8%,而传统组穿破率为 15.4%,穿破达到 2mm 或以上者仅见于传统组。笔者应用术中三维影像导航引导的胸腰椎弓根螺钉植入结果显示导航组螺钉穿破率(4.7%)明显低于传统技术组(15.9%),在翻修手术(椎板切除后解剖标志不清)或脊柱畸形病例中导航引导的椎弓根螺钉植入时间和优良率与解剖结构正常的退变病例组导航引导的椎弓根螺钉植入相似。

2. 颈椎手术　Welch 等、Foley 等和 Bolger 等报道了 CASNS 在颈椎临床成功应用的结果。Welch 等报道的 11 例病例中包括经口齿状突切除、C_1 ~ C_2 螺钉固定和肿瘤切除,导航系统用于制订术前方案和引导器械,未出现并发症。Foley 等报道 24 例患者 CASNS 辅助的后路侧块螺钉固定手术,术后 CT 显示所有病例螺钉位置均正确。Bolger 等报道了 27 名寰枢椎半脱位的病例(类风湿关节炎和 C_2 骨折)采用 CASNS 行 C_1 ~ C_2 螺钉植入的情况:4 例患者术前 CT 检查发现存在解剖异常,不适合此区域内进行螺钉固定;1 例术中匹配出现问题;其余的 22 例成功使用了导航系统进行螺钉固定。

3. 骶髂关节　Laine T 等在胸椎和腰椎区域验证了导航系统的可靠性和准确性后,将导航系统应用于骶髂关节。他们应用 CASNS 在 2 名成年患者进行了单侧的松质骨螺钉固定骶髂关节,在一名 14 岁继发于腰骶段脊髓空洞的脊椎侧弯女孩进行双侧骶髂关节和骶骨螺钉固定。术后 CT 检查发现,此 3 例患者螺钉位置均符合术前计划,未出现神经并发症。Jacob 等报道了 20 例 CT 引导经皮植入骶髂螺钉固定骶骨骨折的临床结果,部分病例同时采用了 CASNS,这些病例导针均一次成功,未出现技术相关性并发症。

五、脊柱导航系统临床评价

经椎弓根螺钉内固定技术已普遍应用于各类脊柱外科手术,传统的方法是根据医师的临床经验和术中二维 X 线透视结果来确定螺钉的位置、角度和长度,由于脊柱解剖的个体差异和二维影像的局限性,即使是经验丰富的脊柱外科专家,螺钉穿破椎弓根、位置错误、神经损伤也时有发生,临床文献报道,根据术后 CT 检查资料,椎弓根穿破率高达 21.1% ~ 39.8%。多年来人们一直致力于寻找能够提高椎弓根螺钉植入准确率的方法,随着 CT 图像为基础的计算机导航系统引入脊柱外科,外科医师能够在第一时间根据实时的三维图像调整椎体内的器械,椎弓根螺钉植入的准确率大为提高。如前文所述,多项临床研究结果已证实了这一项技术可改进椎弓根螺钉植入的准确性和安全性。

计算机辅助脊柱导航系统的主要优点:①定位精确,减少神经副损伤。图像引导手术能够让外科医师清楚地了解脊柱解剖结构和椎弓根钉植入的位置和方向,提高手术准确度。Rampersaud 等通过几何模型计算出椎弓根螺钉安全植入允许的最大移位和旋转误差为 T_5 的 0.3mm/0.5°至 L_5 的 3.8mm/22.7°。Nolte 等研究发现光电脊柱导航系统的准确率可达到 1.0~1.7mm,这由术前 CT 扫描的层厚、导航仪的精确度和术中匹配情况所决定。此外,Grange 等报道,光电导航系统不受环境中铁磁效应的影响,与电磁导航系统相比,精确度更高。②有利于缩短手术时间,减少手术创伤。在应用脊柱导航手术初期,由于操作不熟练,可能会在一定程度上增加手术时间,熟练掌握后,加之手术定位准确,减少不必要的操作和重复,可使手术时间缩短,解剖结构越复杂、脊柱畸形越严重,越能体现导航系统的优越性、越能缩短手术时间。③提高外科医师对手术部位脊柱解剖结构的辨别能力。脊柱导航系统可提供手术区域三维结构,这有利于术者全面了解术中脊柱脊髓的解剖,提供手术质量。

总之,CASNS 在脊柱领域的应用方兴未艾,随着科学技术的不断发展,尤其是计算机、立体定向技术的发展和日趋完善,可以预言未来许多脊柱外科的手术可用导航系统技术解决,而且结合现代网络化信息传递技术,使远程遥控脊柱手术的实现变得可能。

难点分析

脊柱导航技术的难点在于普及度相对较低,其主要限制因素:①设备价格昂贵;②脊柱外科医师的理念和热情有待提升;③应用的领域相对狭窄。未来脊柱导航技术发展的难点就是降低设备价格、扩大导航在脊柱外科应用的领域以及在广大脊柱医师中普及导航及智能化的理念。

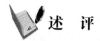

述 评

计算机辅助导航系统对现代脊柱外科医学具有深远的影响。脊柱导航系统已大大提高了开放性椎弓根螺钉植入的准确性和安全性。脊柱导航系统研究和应用的热点包括:①利用导航系统定位精确和三维引导功能,将这一技术用于经皮椎弓根螺钉内固定手术;②将导航技术应用于脊柱内镜手术,进一步发展微创脊柱外科技术;③将导航技术应用于脊柱外科椎弓根螺钉内固定以往的其他复杂手术,如脊柱肿瘤、脊髓畸形、脊髓肿瘤等手术;④将导航技术与手术机器人有机结合是未来精准医学发展的方向。

第三节 脊柱非融合技术

1911 年,Hibbs 和 Albee 首次将脊柱融合术应用于脊柱外科以来,脊柱融合术已逐渐成为脊柱外科最常用的手术治疗方法。其基本理论依据是,通过坚强固定,限制脊柱节段间异常活动,缓解由此带来的相关症状。但随着对脊柱生理功能研究的不断深入,人们逐渐认识到脊柱融合术后发生的运动功能丧失同样会影响脊柱的正常功能,其伴随的相邻节段应力集中和负荷增加导致的退变、融合部位假关节形成以及供骨区疼痛等并发症,依然困扰着脊柱外科医师,尤其是胸腰交界区和腰骶交界区发生上述问题的概率更高,因此常常需要再次手术。为解决以上问题发展出的脊柱非融合技术,已成为近年来的热点。

非融合技术的设计初衷,是通过模拟脊柱功能单位正常的生物力学环境,在消除节段间异常活动带来症状的同时,防止出现相邻节段退变。它必须和脊柱正常解剖结构一起发挥作用,协助正常结构分担应力,具有保留运动范围和改善载荷传递的作用,既保留尽可能多的正常活动,同时避免异常活动。非融合技术的理念包含 3 个要素:①提供必要的稳定性;②保留手术节段的部分运动功能;③减少邻近节段退变性疾病的发生。

应该承认,非融合技术的设计理念是先进的。在使用初期,它亦因此赢得了大批支持者,出现了很多正面的临床研究报告。众多生物力学研究也证明了其保留运动节段功能和防止相邻节段应力集中的优势。大量近、中期回顾性临床研究认为,非融合技术在一定程度上保留了手术节段的运动,同时,影像学检查亦显示相邻节段退变减缓。然而脊柱非融合技术经过 30 余年的临床实践,临床数据令人欣喜的同时一些问题也接踵而至,如人工椎间盘置换后的自发性融合、异位骨化、假体塌陷和移位等,后路非融合植入物疲劳断裂、医源性椎管狭窄等。因此,学者们仍需冷静思考和深入研究非融合技术。

脊柱非融合技术主要包括人工椎间盘置换术、人工髓核置换术、腰椎经椎弓根固定的动态稳定技术和腰椎棘突间固定等非融合技术。本节将就各种非融合技术的应用历史、设计理念、分类、适应证、禁忌证等进行逐一介绍。

一、颈椎人工间盘置换术

1. 应用历史　自从 20 世纪 60 年代 Robinson 和 Smith 首先报道应用颈前路减压植骨融合术治疗颈椎病以来,颈前路减压植骨融合术一直被认为是治疗颈椎病最有效的方法。但后来人们发现其术后可发生相邻节段继发性退变和不稳定,从而影响术后远期疗效,因此颈椎非融合技术应运而生。1964 年,Reitz 和 Jouber 报告使用金属假体置换颈椎间盘治疗顽固性头痛和肩臂痛,因治疗效果差限制了其在临床的进一步开展。1966 年,Femstrfim 报告不锈钢球在椎间盘切除后植入颈、腰椎间隙的研究结果,但发现术后 4～7 年只有 12% 的椎间隙高度可以得到维持,其他大多数因接触面的高应力而使金属球移入椎体内,这个假体随后被放弃。1974 年,Ray 提出纤维编织半透膜包裹凝胶假体,理论上凝胶内可含有成纤维细胞生长因子,植入椎间隙后既可吸水膨胀维持椎间隙高度,保持一定的活动度,又可在周期性载荷下逐渐释放上述物质,从而促进纤维环愈合和恢复髓核功能。20 世纪 80 年代后,Point-illart 设计了一种钛材料颈椎间盘假体,能允许在碳质受力面和上位椎体终板之间活动。但是,应用该假体的 10 例患者中有 8 例在 2 年内出现继发融合而不能维持节段性运动功能。Cummins 等使用不锈钢制成简单的具有球窝型关节的 Bristol 型颈椎间盘假体,也就是众所周知的 Cummins-Bristol 关节,对于大部分患者可以保留有限的颈椎运动功能;但也出现了螺钉部分拔出、折断及假体半脱位和吞咽困难等并发症。以上的研究和应用均未获得满意的临床效果,但这些前期工作为颈椎间盘置换的可行性打下了基础。

2002 年,Goffin 报道应用 Bryan 人工颈椎间盘置换术以来,随后 Sekhon 也报道了相关的临床应用。之后在世界范围内,这一类假体得到了广泛应用。Prestige 颈间盘置换假体是最初 Bristol/Cummins 间盘假体的进一步改进。第 1 代的 Prestige/Frenchay 假体有一个纵向的槽,替代了 Bristol/Cummins 假体所具有的球面型臼。这种半限制的设计允许假体在旋转时能有更大角度的移动。该型假体在其他方面也有了很大的改进。第1代和第2代Prestige假体中所用的固定锁钉在第5代的Prestige STLP中已经不再使用。第6代的生物型假体材料已经演变成钛-聚合体，它的表面涂层附有抗生素。在其中线的两侧各有一个固定杆，此杆将固定在事先于终板上钻好的固定孔内来提供早期的固定作用。

国内2003年开始应用该项技术，大量研究报道表明，如适应证选择恰当，手术操作规范，其临床疗效令人满意。目前，尽管其临床应用价值已得到广泛肯定，但其远期疗效仍需进一步证实。同时，与其相关的并发症也不容忽视，如假体松动、假体磨损、异位骨化、自发性融合等。因此，在目前情况下，颈椎前路融合术仍然是治疗颈椎病的主流。而人工椎间盘置换术只是其中一种可供选择的治疗方法。今后，随着新型人工颈椎间盘假体的不断问世，人工颈椎间盘置换术可望成为治疗颈椎病的重要方法，但其难以取代颈椎融合术的地位。

2. 设计理念 颈椎人工间盘置换(artificial cevical disc replacement)的设计理念是在前路椎间盘切除后，通过在椎间隙植入人工颈椎间盘系统代替原来的椎间盘，从而维持椎间隙高度并模拟正常颈椎间盘的功能，保证近期疗效良好的同时，有效解决了传统颈椎前路融合固定术后颈部活动受限、远期相邻节段退变加速的并发症等问题。

颈椎人工间盘置换术在解除颈椎间盘病理变化及其继发性的周围组织病理变化所造成的神经、血管等结构功能异常后，维持颈椎节段运动，降低相邻节段的应力传导以期减少相邻节段的颈椎退变，并重建手术节段部分颈椎生理功能。人工颈椎间盘假体还应维持原有活动度及应力传导，保证人工椎间盘与后方关节突关节的匹配，不改变运动时的瞬时旋转中心。人工椎间盘运动范围的限制设计应尽可能接近正常椎间盘。过度限制的设计将导致假体疲劳断裂，产生大量磨屑，不能恢复正常脊柱运动。不加限制的设计将导致脊柱活动范围过大，后部关节突关节负荷加重，加速其退变，甚至可能造成神经组织的牵拉损伤。

理想的假体设计应该具备以下原则：保持椎间关节的运动，维持颈椎的生物力学性能；重建椎间高度；有良好的生物相容性；耐久安全性；牢固固定；可翻修。

3. 分类 目前，国际上常用的颈椎人工间盘有：Bryan、Prestige、Prodisc-C、PCM、Active-C、Mobie-C、Discover等(图4-4-3-1)。人工椎间盘分为三大类型：无关节结合面、单一关节结合面和双关节结合面。人工椎间盘可以是组合式的或非组合式的，有些还配有与椎体固定的螺钉，个别人工椎间盘终板的设计具有促进骨质长入的生物固定作用。从运动方面来看，人工椎间盘可以是限制性的、半限制性的或非限制性的。

人工椎间盘假体材料的选择应该考虑到假体表面、假体与椎体之间的界面这两个方面的需要。假体表面包括金属-金属、金属-聚合物、陶瓷-聚合物、陶瓷-陶瓷等类型。此类聚合物主要包括超高分子聚乙烯或者聚氨基甲酸乙酯。金属材料多为钛、不锈钢或铬的合金，该类金属具有很强的抗腐蚀性能。此外，金属材料的抗磨损作用远远强于聚乙烯。理想的椎体接触表面涂层材料能促进骨质的长入，该类涂层材料多选用磷酸钙、羟基磷灰石和多孔的钛质材料。

4. 适应证 人工颈椎间盘置换的手术适应证基本是过去的短节段前路融合手术适应的病例，但是原单节段邻近间隙不佳的病例选择融合手术比较困难，反而选择人工间盘置换术更容易。

(1) 颈椎间盘突出症，颈椎间盘突出造成临床症状者：①脊髓型，造成脊髓压迫症状者；②神经根型，造成神经根症状者；③混合型，同时造成脊髓和神经根症状者；④运动神经型，

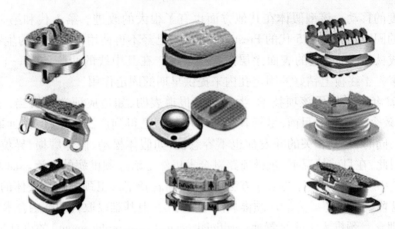

图 4-4-3-1 颈椎人工间盘假体

造成单髓节支配区的运动障碍和肌萎缩,目前认为是脊髓前角细胞或颈神经前根受到压迫产生障碍;⑤交感神经型,颈神经受压,造成头晕、耳鸣、恶心等复杂症状;⑥外伤性脊髓损伤型,外伤后脊髓损伤。

(2)退行性颈椎管狭窄症,椎体边缘增生和韧带肥厚造成椎管或根管狭窄并出现症状者,不包括存在发育性椎管狭窄的病例。①脊髓型;②神经根型;③混合型;④运动神经型;⑤交感神经型;⑥外伤性脊髓损伤型。

相对适应证包括:①颈椎间盘突出症颈痛型,颈椎间盘突出只造成颈痛包括肩痛症状者。②间盘源性颈痛症,颈痛,有骨质增生表现,无椎管狭窄影像,排除小关节性颈痛症。上述适应证应同时满足目标椎间隙机械稳定。6周非手术治疗无效,无手术禁忌证。

5. 禁忌证 颈椎间盘置换的手术禁忌证:①颈椎不稳定,滑移超过 3mm 或比邻近节段的活动度大 11°以上;②颈椎外伤性骨折脱位;③手术需超过 3 个节段;④对移植物过敏;⑤严重关节突关节病变;⑥严重的椎间关节退变(桥状骨赘、间隙高度丢失>50%、间隙活动度<2°);⑦颈椎感染性病变或全身感染;⑧颈椎肿瘤;⑨自身免疫性脊柱关节病,如风湿性关节炎或其他代谢性骨病(如 Paget 病、骨软化);⑩身体其他疾病不允许进行手术者。

相对禁忌证包括:①颈椎后纵韧带骨化症;②骨质疏松症;③发育性颈椎管狭窄症;④颈椎畸形;⑤术后难以配合康复训练者。

6. 并发症及防治 颈椎人工间盘置换术的早期并发症包括术后血肿、吞咽困难、发音困难、脑脊液漏、假体错位或置入物失用;中远期并发症包括假体下沉、磨损、松动、椎旁骨化、节段性运动丧失等。

针对上述并发症,术者需熟悉颈前解剖,术前完善相关影像学检查,选择合适的人工间盘假体,术中细心操作,勿过度牵拉,间盘置换完成后需透视确认假体置入位置准确,逐层缝合并注意电凝止血,放置引流管。术后预防性服用非甾体抗炎药物。向患者强调术后颈部功能康复锻炼。

7. 总结 颈椎人工间盘置换主要用于治疗间盘突出所引起的神经和(或)脊髓受压症状和体征,即神经根型颈椎病和(或)脊髓型颈椎病,典型置换为 C_{3-4} 到 C_{6-7} 的间盘突出;大多数具有单节段前路减压融合指征的病例;急性间盘突出和退变引起的颈椎关节强直并非首选。充分减压是手术近期疗效的保证,必须严格掌握适应证,这直接影响治疗的中远期疗效。研究表明,单节段颈椎人工间盘置换在防止或减缓邻近椎体退变方面较颈椎前路融合手术具有显著优势。近年来,国内外学者也开展多节段颈椎人工间盘置换,但远期效果如何仍有待进一步临床观察。并且人工间盘假体种类繁多,各有特色,尚无大量临床资料证实其优劣性,不同假体的手术技术亦会有所差异,存在一定的学习曲线。

二、腰椎人工髓核置换术

1. 应用历史　腰椎人工髓核置换术的研究历史要追溯到 1962 年,有学者进行尸体试验,在退变椎间盘的髓核内注入硅橡胶,硅橡胶在 30 分钟后凝固成橡胶样固体,然后进行纵行加压测试,发现硅橡胶假体无论有无纤维环加强,应用时均显得力学强度太低。国外从 1996 年开始将人工髓核置换术应用于临床,初期获得了较满意的临床疗效。但其存在假体下沉和假体脱出等并发症。目前,国内外对人工髓核置换术仍存在不少争议,其临床应用处于缓慢发展状态,但其仍具有一定的临床应用价值和前景。

2. 设计理念　自从 1934 年 Mixter 和 Barr 首先报告腰椎间盘突出症并成功施行髓核摘除术以来,髓核摘除术一直被认为是治疗腰椎间盘突出症的最佳方法。但行髓核摘除术后,椎间隙空虚继发椎间隙变窄,椎体间异常活动增加,小关节移位可导致小关节综合征和椎管狭窄。虽然行脊柱融合术后,早期可重建脊柱稳定性而缓解疼痛症状,但却改变了脊柱的生物力学特性,可促使周围组织和相邻椎间盘退变,约有 30% 术后远期疗效不佳,甚至引起下腰椎手术失败综合征。

腰椎人工髓核置换术(nucleus pulposus replacement)是在手术切除椎间盘组织的基础上于同一椎间隙置入人工髓核假体,以替代原有髓核的治疗方法,通过恢复椎间盘的高度使椎间孔扩大、纤维环处于适度紧张状态,从而保证生理负荷沿椎间盘中央传递,减少了周边区域纤维环组织的负荷传递,由于在治疗腰椎退行性疾病的同时保留了脊柱的运动功能,从而减少术后椎间盘源性腰痛的发生及相邻节段退变的发生或加剧,理论上可以克服腰椎融合术的缺点(图 4-4-3-2)。

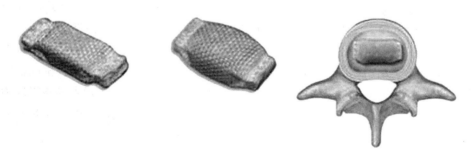

图 4-4-3-2　腰椎人工髓核置换术示意图

在椎间盘退变的早期,髓核首先丧失膨胀性,导致周围的纤维环和终板承受应力负荷的能力下降,这种状态可导致疼痛及加速椎间盘退变。髓核假体的设计是为了通过恢复椎间盘膨胀、纤维环的张力以及椎间盘传递应力的正常机制来重建椎间盘的正常功能。大多数设计应用黏弹性聚合物,将其以单体形式放置或注射进入椎间,在原位聚合。

3. 分类　人工髓核假体(prosthetic disc nucleus)是其中唯一一个在临床上广泛应用的产品。人工髓核假体由编织的聚乙烯外壳及所包绕的水凝胶片状内核组成。人工髓核假体在脱水状态下从后外侧或侧方切开的纤维环置入椎间,接着水凝胶吸水,膨胀,从理论上重建了髓核功能。

人工髓核假体置入后有学者观察到终板的重塑现象。终板硬化可能由植入物传递负载的反应导致,而这种反应并不波及整个终板,因而并不能完全恢复正常椎间盘所具有的均一传递负载的特性。如果没有疼痛且椎间高度保留,那么终板重塑并不会引起临床症状。然而,终板重塑明显且椎间高度丢失严重的患者亦见报道。针对这种现象,人工髓核假体装置进行了改良以增加其水容量从而加强其顺应性。最大限度加大与终板的接触面积并减小植入物硬度有助于减少终板重塑的发生。髓核置换的远期效果需要通过随机试验来检验,另外,亦需要较长的随访时间来验证腰椎在日常生活中所承受的大量应力条件下髓核假体不发生疲劳损坏。

4. 适应证   腰椎人工髓核置换术的适应证包括:①腰椎退行性病变的慢性腰背痛患者行非手术治疗后疗效不佳者;②椎间盘突出具有典型的放射痛,合并或没有腰背痛的患者。

5. 禁忌证   腰椎人工髓核置换术的禁忌证包括:①纤维环不完整或缺损者,如果存在纤维环不完整或缺损,就有可能导致假体术后脱出而引起相应的神经症状;②腰椎小关节面增生、腰椎中央和外侧神经根管狭窄、腰椎不稳、Ⅰ度以上的脊柱滑脱、腰椎峡部裂、腰椎畸形、手术节段有明显的 Schmorl 结节;③严重的骨质疏松或骨软化;④体质指数(BMI)≥ $30kg/m^2$;⑤病变部位为 L_5-S_1 节段,而患者体重 90kg 以上。

6. 并发症及防治   腰椎人工髓核置换术最严重的并发症是髓核假体移位脱出,可导致神经根受压而需再次手术。因此术者需要注意以下几点:严格掌握适应证,选择大小、形状合适的假体;选择合适的手术入路;术中用试模适当扩大椎间隙,试模及假体均应轻轻推入或以手掌轻击而进入椎间隙,避免过度撑开;术中彻底清除髓核组织;置入假体位置正确(中央略偏前);术后适当延长卧床时间等。术后腰痛较常见,多在术前症状缓解后间隔一段时间出现,MRI 检查可见类似于椎间盘炎的表现。可通过卧床休息和应用非甾体消炎药得到缓解,严重者可适当使用激素以减轻炎症反应。

7. 总结   理想的髓核置换技术应该能恢复病变节段的椎间盘高度、运动功能和负荷分配,有良好的长期效果。腰椎人工髓核置换术为退变性腰椎间盘疾患提供了一种有效的治疗途径,部分研究显示可保留手术节段活动功能、短期疗效好,但尚缺足够的临床数据评估其长期临床疗效、运动功能维持的远期效果。在未来,研究出更加符合人体腰椎间盘的生物力学特性的假体材料,如何减少手术相关并发症,以及研究微创的方法置入髓核将成为学者们的一个重大课题。人工髓核置换作为常规手术的补充和改进,是一种具有潜力的治疗方式。

三、腰椎全人工间盘置换术

1. 应用历史   国外从 20 世纪 80 年代开始进行人工腰椎间盘置换的临床应用研究。2004 年,美国 FDA 批准 Charité SB Ⅲ型腰椎人工椎间盘置换术用于下腰痛患者的治疗。有文献报道,Charité SB Ⅲ型腰椎间盘置换的临床疗效与前路椎间融合基本相同,如手术指征选择恰当,人工腰椎间盘置换术可替代前路椎体间融合术。但长期随访结果表明,人工腰椎间盘置换存在多种并发症,如假体下沉、松动、移位和自发性融合等。因此,近年来国内外行人工腰椎间盘置换术呈减少趋势。

2. 设计理念　腰椎全人工间盘置换术(total disc replacement)是切除疼痛来源的椎间盘后,通过植入物直接替代椎间盘负载应力。运动节段的保留可以减少邻近节段退变的发生并允许矢状面代偿与姿势的调整。学者们设计出一些腰椎人工间盘假体植入物,通过应力分散将椎间盘与关节突去负载。设计目标包括患者疼痛得到有效缓解控制,重建椎间隙高度以保护神经组织及恢复脊柱运动以避免减小或增加关节面的负荷。假体应最大程度接近正常生理椎间盘的尺寸和运动功能以避免减小或增加关节面的负荷。

与髓核假体置换不同,人工腰椎间盘假体完全将病变椎间盘取代。理想的人工腰椎间盘假体需要重建椎间盘的高度、病变节段的运动,可产生脊柱三关节复合体的运动,能吸收震荡。人工腰椎间盘假体的目标是模仿正常椎间盘的运动和承受负荷,从而不加速相邻椎间盘的退变。腰椎人工间盘假体设计需满足4个条件:①需在生理载荷下维持50年而不发生假体失败;②假体的运动学特性需保证不发生后方关节突关节僵硬;③需保留足够的活动以减少邻近节段退变的发生;④假体界面与切迹的设计需减少下沉与松动的可能。若假体不能满足以上4个条件,那么其远期疗效将无法与融合相比。应用黏弹性材料时需考虑到其能较好地重复负载压缩、扭转及剪切应力。

3. 分类　目前,全世界在临床上广泛应用的腰椎人工椎间盘主要有 SB Charité、ProDisc、Active-L、Maverick 和 FlexiCore(图 4-4-3-3)。目前,在全球范围内临床应用最多的是 SB Charité 椎间盘。

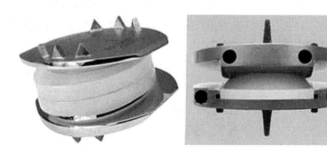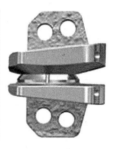

图 4-4-3-3　腰椎人工间盘假体

SB Charité 是目前为止研究最深入的人工腰椎间盘假体,由 2 个钴铬合金终板及介于之间的超高分子量聚乙烯滑动髓核组成。上下 2 个金属终板的前后方具有齿样突起结构,将齿样突起敲入椎体终板内而完成初始固定。依靠金属终板喷涂表面的骨长入而实现后期的固定。为适应 L_5-S_1 间隙的倾角,金属终板根据倾角不同设计出不同规格;假体允许较小的剪切平移,是限制较少的装置,可以实现 20° 的屈伸活动、10° 的侧弯和 3° 的旋转。这种假体关节的设计完全符合生理,腰椎前屈时,人工髓核相对后移,即腰椎屈伸活动时其旋转轴不是固定的,而是可动的,这样在腰椎前屈时,可以避免上位椎体的相对前移,从而避免了后方关节突关节发生撞击,有效防止其发生退变。

ProDisc 假体是典型的球-槽连接体,为限制型假体。能抵抗前方剪切力并减少关节突负载,但假体及假体-骨界面则需承受极大的应力。而限制前后剪切力较少的装置则增加了关节突的负荷。由于限制性 TDR 在脊柱功能单位(FSU)旋转时遵循运动轨迹而在过伸运动时后方结构无法重复三维运动轨迹,那么最终限制性假体会导致脊柱在一些极度运动时后方关节突关节承载较高的应力。

4. 适应证　腰椎全人工间盘置换术的适应证主要为椎间盘源性腰痛。一般是年轻患者,单节段椎间盘退变,无骨质疏松,不伴严重的小关节病变,不伴腰椎不稳,无椎管狭窄或后方神经根受压。

美国骨科医师协会(AAOS)将腰椎全人工间盘置换术的适应证列为:①有症状的椎间盘破裂;②有症状的椎间盘退变;③脊柱融合所致邻近节段退变不稳。

5. 禁忌证　腰椎 TDR 的禁忌证包括:手术节段脊柱畸形;严重骨质疏松;Ⅱ度以上腰椎滑脱;骨性椎管狭窄;手术瘢痕粘连引起的腰痛;术前手术节段关节突病变。

6. 并发症及防治　大多数腰椎全人工间盘置换术的并发症可以归纳为 4 个相关因素:手术入路相关因素、术者相关因素、患者相关因素、移植物假体相关因素。早期并发症主要有伤口感染、腹膜后血肿、术后肠梗阻、尿道损伤、男性患者术后逆行射精、大血管损伤、椎体及终板骨折,假体位置不良、关节突关节过度撑开;晚期主要并发症是椎间盘或关节面的退变、假体下沉及自发性脊柱融合。

术前充分评估,明确间盘源性退行性病变的诊断,严格筛选患者及掌握手术适应证和禁忌证,排除潜在关节突关节和骶髂关节来源的腰痛,确定合适的手术入路,选择合适的假体,术者熟练掌握前路腹膜后入路的手术操作及修复腹部血管损伤的能力,术中细心操作,严格处理手术节段间盘终板,精确置放移植物假体。

7. 总结　腰椎全人工间盘置换术的适应证应严格限制在间盘源性腰痛,对以腿痛为主的病例进行人工间盘置换应慎重。腰椎全人工间盘置换术短期的疼痛缓解和功能恢复效果是良好的;目前植入的假体,在短期内是相对安全的;并发症往往和手术入路、手术操作有关,并非早期的移植失败;相对于脊柱融合术,缩短了术后康复时间。

但从 20 世纪 80 年代腰椎人工间盘置换技术开展至今仍未得到广泛开展和推广,其可能原因有:腰椎人工间盘置换对术者技术要求高、学习曲线长、并发症多且比较严重、翻修难度大,此外腰椎人工间盘假体设计仍不完善。随着人工腰椎间盘假体的设计理念不断更新和新产品的问世,人工腰椎间盘置换术仍可望有较好的临床应用价值和前景。

四、腰椎经椎弓根固定的动态稳定技术

1. 应用历史　Graf 韧带系统是最早应用于腰椎后路的内固定装置之一,由 Graf 于 1988 年首先设计,由 5~7mm 钛制椎弓根螺钉和 8mm 的环状聚酯带组成,成为椎弓根螺钉-韧带系统的代表。ISObar TTL 系统作为第一款半刚性椎弓根螺钉固定系统由法国 Albert AIby 于 1993 年设计报道,其关键部件为一独特的减震关节,内部由叠加的钛环构成,减震元件的弹性活动度与脊柱正常生理状况相似,起到震荡吸收器的作用。1994 年,Dubois 改进 Graf 韧带系统设计出 Dynesys 系统,采用钛合金椎弓根螺钉,螺钉间由对苯二甲酸酯聚乙烯非弹性张力带相连,并在张力带间增加一较硬的聚碳酸酯型聚氨酯的管状袖套。通过椎弓根钉连接产生的动态推拉关系,提供固定节段的稳定性,整套装置的内在稳定性可对抗折弯力和剪切力,在各个平面控制异常活动,同时保留一定的活动。2004 年,Sengupta 在 Graf 韧带的基础上改进设计 FASS 系统,即杠杆辅助软固定系统,用于解决在 Graf 系统中遇到的两个问题。原理是以杠杆为后方支点,通过恢复生理前凸减小椎间盘后方压力并且保护关节突关节。2004 年,韩国人设计发明镍钛合金弹簧棒稳定系统(Bio-Flex),作为后路动力稳定系统治疗退变性腰椎疾病。

2. 设计理念　腰椎经椎弓根固定的动态稳定技术作用原理为可卸载退变椎间盘和小关节的压力负荷,保留正常活动度,增加脊柱稳定性,防止和减缓邻近关节段退变。通过控制节段间异常活动和异常载荷传递,消除节段间不稳及由此导致的腰痛症状;通过支撑力来恢复椎间盘高度;在节段间异常活动不可避免时,比如行椎板切除或椎间盘切除后,将其活动恢复到接近正常水平;在解除疼痛的同时,避免或减缓相邻节段的退变。由于它必须和脊柱正常解剖结构一起发挥作用,必须使二者间的动力学特性无冲突,即协助正常结构分担应力,而不应当单独承担应力,否则就会造成内植物失败。作为一种动态稳定装置,经椎弓根固定的动态稳定系统应当具有保留运动范围和改善载荷传递的作用,即保留尽可能多的正常活动,同时避免异常活动。

近年来,国内外不少前瞻性和回顾性研究结果表明,其临床效果和传统的融合内固定基本相似,但也有文献报道其远期疗效欠佳,手术翻修率较高。

3. 分类　目前后路经椎弓根动态固定主要包括以下两大类:①椎弓根螺钉-韧带系统:Graf 韧带系统、Dynesys 系统、FASS 系统等;②半刚性椎弓根螺钉固定系统:ISO 系统、Flex 系统、DSS 系统等。其中以 Graf 韧带系统和 Dynesys 系统应用最为广泛(图 4-4-3-4,图 4-4-3-5)。

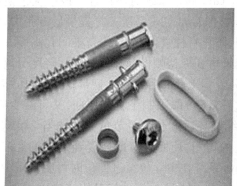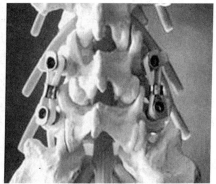

图 4-4-3-4　Graf 韧带系统

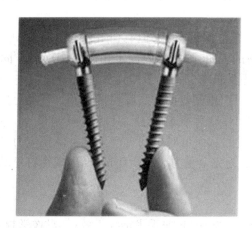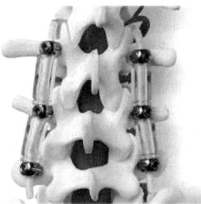

图 4-4-3-5　Dynesys 系统

　　Graf 韧带系统是报道较多的弹性固定系统。该装置包括钛制椎弓根螺钉与人造韧带连接,通过韧带的张力来维持脊柱功能单位(functional spine unit)的前凸。本系统于 1992 年由 Graf 首次报道,是最早的非融合动态固定系统,其由 2 根与椎弓根螺钉相连的涤纶韧带组成。腰椎不稳造成的疼痛是由病变的关节突牵拉与轴向旋转时的半脱位所致,植入物是为了维持关节突关节的前凸并消除椎间病理性的活动。Graf 韧带固定的理念包括:通过小关节面的接合起到稳定作用,维持腰椎的前凸;改变纤维环和软骨终板的载荷分布;纤维环后部压缩,使撕裂的纤维环闭合;运动节段的制动,有助于损伤组织修复;术后 4 ~ 6 个月聚酯带松弛,使固定节段恢复运动功能。有至少 2 年的随访研究发现,与前路 cage 椎体间融合治疗慢性下腰痛相比,93% 使用 Graf 韧带的患者获得满意的疗效,同时腰椎保留一定的屈伸活动。但 Graf 韧带将腰椎限制于前凸位置并锁住关节突关节,通过椎间盘前部的应力必将转至纤维环的后部,增加了纤维环侧方及后部的压力,从而加速椎间盘的退变。理论上后方纤维环的过度负载应受到重视,但在平均随访 3 ~ 4 年的调查研究中,并未观察到后方椎间高度的丢失。此外,该装置另一个潜在的问题是医源性侧隐窝狭窄,维持腰椎前凸会加剧侧隐窝狭窄,因此 Graf 韧带不适用于术前存在关节突关节退变、侧隐窝狭窄、腰椎前凸后发生黄韧带内折增厚的患者。

　　Dynesys 系统是由 Stoll 等在 1994 年改进 Graf 韧带系统时所设计。该系统包括钛合金椎弓根钉、聚酯索带和 PCU 套管,聚酯索带能够像 Graf 韧带系统一样提供后方张力,限制脊柱过屈,与此同时,PCU 套管则抵抗后方压力,防止脊柱过伸,通过维持椎间孔高度并减轻后方纤维环压力来防止神经根管变窄。PCU 套管可在保持腰椎前凸位和脊柱轻度分离的情况下发挥固定作用,通过这一靠近运动轴的载荷分享支点和后方弹性韧带,将后方压缩力转变成前方分离力,以减少椎间盘和小关节负荷。该系统既限制了脊柱屈曲,又可减少后伸,还允许限制性运动,克服了 Graf 韧带系统加重纤维环后方和小关节负荷的缺陷。生物力学实验显示,Dynesys 系统可起到维持脊柱稳定性的作用,使固定节段恢复到接近正常椎体活动水平,较坚强内固定有一定的柔韧性。Dynesys 系统在中立位至过伸位时可明显减少椎间盘压力,而在中立位到屈曲位以及轴向旋转时压力无明显改变。相对传统内固定器械而言,Dynesys 系统的优势在于,可避免应力遮挡,内植物寿命更长。然而,目前的研究集中在把它作为一种真正的后方动态稳定装置来使用,它是在 Graf 韧带系统基础上开发的,被视为第二代动态稳定装置。

　　尽管 Dynesys 的临床效果比 Graf 韧带系统似乎好一些,但有研究经过 4 年随访发现,47% 的病例出现相邻节段退变。生物力学测试表明,与坚强内固定相比,以 Dynesys 固定的脊柱节段其活动度并无显著统计学差异。是否能减少邻近节段退变的发生尚待进一步研究。有研究报道,MRI 显示手术节段椎间盘退变,椎间盘前方高度明显降低。有限元分析表明,Dynesys 的节段运动范围较正常脊柱减小,显著限制屈曲,对旋转限制最小。同时,Dynesys 以 PCU 套管为支点,允许较大范围后伸,从而可对椎间盘产生异常牵拉应力。而临床研究中发现限制后伸优于前屈,在后伸时成为完全受力装置。Dynesys 出现螺钉松动或断裂的并发症可高达 17%。

　　4. 适应证

　　(1) Graf 韧带系统的手术适应证:①腰痛症状明显,非手术治疗无效;②影像学提示轻、中度椎间盘退行性变;③Ⅰ度退变性滑脱或峡部裂伴或不伴Ⅰ度滑脱;④椎管狭窄或其他神经卡压综合征腰痛难以忍受;⑤融合节段的相邻椎间盘退变引发临床症状;⑥行椎间融合术同时应用 Graf 韧带稳定邻近有症状的节段;⑦腰椎不稳伴或不伴神经根症状。

（2）Dynesys 系统的手术适应证:①腰椎管狭窄或轻度退行性腰椎滑脱导致的神经源性疼痛或腰背痛;②单节段或多节段椎间盘退变导致的腰背痛;③减压手术导致的医源性腰椎不稳;④退行性脊柱侧弯导致的腰椎管狭窄并处于进展期。

5. 禁忌证

（1）Graf 韧带系统的手术禁忌证:①Ⅱ度以上的峡部裂性或退变性滑脱;②骶骨前移大于 2mm;③严重退变性椎间盘疾病;④椎体骨折脱位、肿瘤或感染。

（2）Dynesys 系统手术禁忌证:①Ⅱ度以上腰椎滑脱及椎弓根峡部裂;②全身或局部活动期的感染;③严重的椎间盘源性腰痛;④椎弓根直径过小,难以置钉;⑤椎体骨折、脱位、肿瘤或结核;⑥患者存在心理障碍;⑦严重的骨软化症,骨质疏松症或骨量减少,代谢性骨疾病,长期类固醇使用者;⑧>Ⅰ度的脊椎前移,峡部的脊椎前移或椎骨脱离椎弓根骨折;⑨骨骼未成熟,>10°的脊柱侧弯;⑩对金属、聚合物、聚乙烯、聚碳酸酯乌拉坦、聚乙烯对苯二酸盐（酯）过敏者。

6. 并发症及防治　一般为内植物相关并发症（螺钉松动、断裂）和矫形丢失,但螺钉松动断裂的发生率很低。Graf 韧带固定限制了脊柱屈曲,不能限制后伸,加重了纤维环后方小关节负荷。手术存在以下问题:对于已有关节突关节退变或黄韧带折叠的患者会导致椎间孔的狭窄及神经根受压,此并发症与其早期效果不佳有关;将负荷从椎间盘前部转移到后部,导致后部纤维环的压力增加、退变加速,可导致椎间盘源性疼痛,远期临床效果不佳。而 Dynesys 系统也存在 3 个潜在问题:圆柱形弹性管会限制脊柱的前屈运动,并且如果置入后使棘突过度撑开,置入物会引起脊柱后凸;施加在圆柱形弹性管上的压缩负荷会对椎弓根螺钉产生弯曲力矩,从而引起螺钉断裂或松动;圆柱形弹性管使装置的刚性增加,故其防止邻近节段退行性变的作用值得怀疑。

7. 总结　腰椎经椎弓根固定的动态稳定技术是脊柱非融合技术的重要组成部分,在此主要介绍 Graf 韧带系统和 Dynesys 系统。Graf 韧带固定术对退行性椎体滑脱和屈曲不稳的患者长期疗效较好,对退行性脊柱侧凸和（或）椎体侧向滑脱患者治疗的临床效果较差,可以维持脊柱前凸和保存节段间活动。故建议该系统应用于低度的退行性椎体滑脱和屈曲不稳,退行性脊柱侧凸或椎体侧向滑脱。Dynesys 系统可单独用于腰椎退行性变疾病、复发性椎间盘突出、脊柱轻度不稳,尤其是腰痛较腿痛明显、不适合康复治疗或经非手术治疗无效的患者,也可与强制性固定融合一起用于预防边缘区域病变。Dynesys 系统在去除病变的同时保留手术节段功能,可减少手术创伤并最大限度避免潜在的神经损伤风险,椎间盘应力分布更符合生理状态,在减少椎间盘负荷的同时又能保证一定范围内的运动,也为椎间盘自身修复或未来的基因治疗创造了一定的条件。目前临床研究表明,腰椎经椎弓根固定的动态稳定技术早期疗效较好,国外 10 余年随访研究表明对延缓相邻节段退变优于传统的坚强固定,但尚缺大量系统性研究,有待于进一步研究。

五、腰椎棘突间固定技术

1. 应用历史　腰椎棘突间固定（interspinous process）最早出现于 20 世纪 50 年代,Knowles 将一种圆形钢质的"塞子"移植物植入棘突间,主要用于治疗腰椎管狭窄症,但术后容易脱落,从而必须取出,导致该手术终止。法国学者 Senegas 于 1986 年研制出一种由人工韧带捆绑固定的钛制棘突间撑开器 Wallis 系统,此后 20 多年间,陆续有多种新型棘突间固定系统研制成功并应用于临床,如 X-STOP、ExtenSure、DIAM、Coflex 等,其中 X-STOP 和 ExtenSure 已被 FDA 批准在美国应用于临床。

2. 设计理念 腰椎棘突间固定的作用机制是在棘突间置入一个动态装置,通过内固定装置产生的撑开力可使手术节段发生相对后凸,使皱褶的黄韧带张开以减少对椎管内的侵入,椎体间产生的纵向撑开力可增加椎间孔直径,从而减轻相邻椎体间的退变;它的材料包括异体骨、钛合金、聚醚醚酮以及弹性复合物等;预期的临床目的包括治疗退变性椎管狭窄、椎间盘源性下腰痛、关节突综合征、腰椎间盘突出症、腰椎不稳等多个方面。

应用腰椎棘突间固定系统撑开脊柱后方结构可以使手术节段产生相对后凸,从而使皱褶的黄韧带伸平,减少对椎管的侵占;植入腰椎棘突间固定系统必须移除或破坏腰椎后方韧带复合体(posterior ligamentous complex,PLC)的一种或多种结构,包括必须牺牲棘间韧带并部分破坏棘上韧带的完整性;有学者认为腰椎棘突间植入系统(interspinous process,ISP)在后方棘突间撑开的同时可以卸载后方纤维环的负荷,而后方纤维环负荷的卸载和纤维环的拉长可以减少椎间盘内压力进而影响椎间盘的退变;腰椎棘突间固定系统植入后可以部分减少手术节段的活动度,但对邻近节段活动度没有产生明显的影响。

相比椎弓根钉为基础的动态稳定系统、腰椎前路椎体间稳定系统(人工腰椎间盘和人工髓核),腰椎棘突间固定系统的优势:单纯作用于脊柱后柱,操作简单,手术风险小;对脊柱正常结构干扰小;一旦失败,仍保留二次手术的机会。

3. 分类 腰椎棘突间固定系统可以分为静态系统和动态系统(图 4-4-3-6)。静态系统包括 X-STOP、ExtenSure、Wallis 和 Inswing 系统。它们都是不能动态伸缩的棘突间间隔物,目的都是维持棘突间一定程度的撑开。由于腰椎节段的活动性,植入物在腰椎屈曲时松弛、后伸时紧张。动态系统包括 Coflex 和 DIAM 系统;系统本身由于特殊的设计或材质而使其具有伸缩特性;它们在被轻度压缩的状态下植入棘突间,在腰椎屈曲时能够进一步撑开,起到弹性缓冲的作用。在此主要介绍在我国应用于临床的 Wallis 系统和 Coflex 系统(分别作为静态系统和动态系统的代表)。

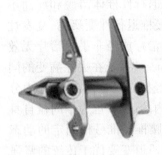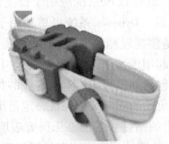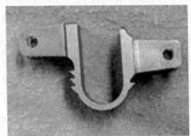

图 4-4-3-6 腰椎棘突间固定系统

Wallis 系统设计包括棘间垫和两条聚酯编织带制成的人工韧带。第一代 Wallis 系统诞生于 1987 年,最初称之为"生物力学正常化系统",棘间垫为钛合金材料;第二代将其改进为聚醚醚酮(polyetheretherketone,PEEK)材料,使棘间垫更有弹性(PEEK 材质的弹性模量比钛质低 30 倍,与腰椎后柱的弹性模量更接近)。Wallis 系统的两条人工韧带用来环绕棘突,在

"韧带"中有一条 X 线不可透过的标记物,韧带在一定的张力下固定于棘突上,这些人工韧带可以承受 2000N 的张力,并且在过载导致失败之前还可以延长大约 20%。

整个系统构成了一个对手术节段没有固定的"漂浮"装置,在减少手术节段屈曲和旋转幅度的同时,也起到了吸收振荡的作用。当脊柱承受负荷时,棘间垫取而代之将力学约束转移到脊柱背侧,并且降低作用于椎间盘和小关节上的负荷。它在植入的过程中除了棘间韧带以外的其他解剖结构基本得到完好保留,也为二次手术时取出植入物和实施融合术提供了可能。

Coflex 系统是由法国学者 Samani 在 1994 年设计提出的。因其侧面观为横行的 U 型,所以最初它被称为"棘突间 U 型系统"。在 U 型主结构的上下尾部有两对侧翼(上位偏前、下位偏后)可以将其固定在上下棘突上。该系统的材料是钛合金。Coflex 系统的植入也要移除棘间韧带,它是在预压缩的状态下被植入棘突间隙,这种状态使它在腰椎屈伸状态能够同上下棘突边缘产生对抗压力,从而最大化地保证了其动态稳定性能。

为了增加该系统在侧屈和旋转方面的稳定性,改良后的 Coflex rivet 系统通过 2 枚螺钉和螺帽将上下 2 个侧翼固定在棘突上,这样的固定比原系统更加牢固。然而这种固定方式对棘突的要求更高:首先需要棘突有足够的强度,在重度骨质疏松的患者身上则不能保证;同时要考虑棘突的大小,L_5 的棘突相对较小、容易发生骨折。

4. 适应证

Wallis 系统适应证:适用于 Pfirrmann MRI 分类标准中的 Ⅱ 度、Ⅲ 度、Ⅵ 度病变,分别为:①巨大的椎间盘突出切除术后导致椎间盘组织丢失;②椎间盘突出术后复发行二次椎间盘切除术;③L_5 骶化伴过渡节段的椎间盘突出;④融合部位相邻节段的椎间盘退变性疾病;⑤单纯的 Modic Ⅰ 型终板退变导致的慢性下腰痛。同时,Senegas 也提出 Wallis 系统结合全腰椎间盘置换在治疗退变性腰椎间盘疾患方面具有很好的应用前景。

Coflex 系统首选适应证是退变性椎管狭窄,其他适应证包括腰椎间盘突出症、退变性椎间盘疾病、退变性腰椎侧弯和腰椎不稳。另外,还用于坚强固定节段的邻近节段,作为固定区域和非固定区域之间的过渡区。

笔者结合 Wallis 系统、Coflex 系统以及其他棘突间动态稳定系统推荐的适应证和国内外的生物力学研究和临床应用经验,总结制定了我们应用棘突间动态稳定系统治疗腰椎退变性疾病的适应证。包括:①椎间盘源性下腰痛,尤其佩戴支具后可缓解的病例;②巨大腰椎间盘突出症;③轻度腰椎管狭窄症,尤其是椎管狭窄症状在腰椎后伸时加重、屈曲时减轻的病例;④腰椎需融合节段的邻近节段轻度退变而又未达到需减压融合的程度;⑤腰椎跳跃节段的退变,有一处未达到需减压融合的程度,避免长节段减压固定。在应用中还需根据患者年龄及腰椎节段活动度选择相应的棘突间动态稳定系统:年龄轻、腰椎活动度相对好的患者,选择动态固定系统 Coflex 系统;年龄大、腰椎活动度相对差的患者,选择静态固定系统 Wallis 系统。

5. 禁忌证　腰椎棘突间固定系统不适用于术前已经存在严重滑脱(尤其是峡部裂)的患者、严重骨质疏松的患者以及严重侧弯的患者,这在临床上已成共识。

6. 并发症及防治　腰椎棘突间固定系统的并发症主要包括器械直接相关并发症和非器械直接相关并发症。器械直接相关并发症主要包括棘突骨折、假体松动移位、假体断裂;非器械直接相关并发症包括硬膜囊损伤、神经根损伤、伤口感染、腰椎间盘突出复发等。

器械直接相关并发症多数与手术操作相关,如棘突骨折可能是由于术中放置假体时过度挤压棘突或过度加紧固定装置,也可能是假体与棘突不匹配,导致术后疲劳性棘突骨折;假体断裂可能与术中植入时敲击过猛或加紧固定翼时,固定器没有完全进入滑槽而造成固定翼异常受力等原因有关。这些需要术者更了解假体的特性和更为精细的手术操作来避免。

非器械直接相关并发症主要是由腰椎棘突间固定系统的应用对手术本身提出了更高的要求,棘上韧带的保留和包括棘突、椎板在内的更多骨性结构的保留导致减压范围的缩小,手术操作空间的减小导致硬膜囊和神经根等神经结构损伤的风险增高;而术后腰椎间盘突出主要可能由于应用ISP后造成腰椎局部节段后凸,对脊柱整体力线和局部节段负荷造成不良影响,另外手术节段的非融合固定、保留一定活动度也客观上增加了腰椎间盘突出的可能性。严格的手术适应证选择和精细的手术操作可以减少非器械直接相关并发症的发生。

应用腰椎棘突间固定系统治疗腰椎退变性疾病已经越来越引起学术界的关注。该技术理念先进,学习曲线较短,翻修容易,在国内推广较快,自从2007年Wallis系统和Coflex系统应用于临床以后,国内广泛开展,但作为一项新的脊柱外科技术,腰椎棘突间固定系统仍然处于起步阶段,其适应证的选择、中长期的疗效等关键问题仍不确定,然而最近随着越来越多的关于其并发症的报道,人们开始重新审视和更加理性应用这一腰椎非融合技术,需要更为精确的生物力学实验数据和更为详尽的随机对照研究数据以及更长的临床随访时间来加以确证。

 ## 难点分析

脊柱非融合技术应用的难点在于适应证的选择缺乏有效的循证医学证据。目前,多数临床研究未按照循证医学要求进行严格的前瞻性随机对照设计;主要关注患者单一运动功能或影像学表现,而未对整体生活质量作出评价和比较,其结论难有说服力。随着更多长期、严格的前瞻性对照研究结果的出现,根据临床效果的循证医学证据对适应证进一步规范是脊柱非融合技术应用的有效性和安全性的重要保障。脊柱非融合技术应用的难点之二在于目前的非融合产品很难达到完全的仿生,由于脊柱的运动非常复杂,目前任何一种脊柱非融合的产品都没有达到完全模拟脊柱的正常活动,因此对于脊柱三维运动的进一步研究以及开发更加仿生的非融合技术和产品是其生命力所在。

述　评

脊柱非融合技术为脊柱退行性疾患的治疗带来了新的理念和希望,其目的是解决脊柱融合固定所带来的脊柱活动度下降、邻近节段退变等问题,甚至一度被国内外学者寄予厚望有望挑战脊柱融合技术这一金标准。然而任何一项新技术的出现无疑会体现出理念与技术的创新,但最终能否成为有实用价值的技术手段,必须经过长期严格的临床验证。目前,我们在临床实践中要探索合理的适应证,关注长期应用后的器械并发症,谨慎开展,既不因其理念新颖而盲目扩大适应证,亦不因出现并发症而从此裹足不前,这样才能更加准确、客观地评价该技术,使之更好地为患者服务。

（李春根　柳根哲　俞兴　李淳德）

参 考 文 献

1. 李健.脊柱微创外科手术学[M].北京:人民卫生出版社,2009.

2. Alexander R. Vaccaro,Christopher M. Bono. 微创脊柱外科精要[M].吕国华,王冰译.北京:人民军医出版社,2009.

3. Singh V,Derby R. Percutaneous lumbar disc decompression[J]. Pain Physician,2006,9(2):139-146.

4. 唐海.椎体成形术及椎体后凸成形术[M].北京:北京大学医学出版社,2012.

5. Wardlaw D,Cummings SR,Meirhaeghe JV. Efficacy and safety of balloon kyphoplasty compared with non-surgical care for vertebral compression fracture(FREE):a randomised controlled trial[J]. Lancet,2009,373(9668):1016-1024.

6. 陈安民,田伟.骨科学[M].第2版.北京:人民卫生出版社,2014.

7. Roberts DW,Strohbehu JW,Hatch JF,et al. A frameless stereotaxic integration of computerized tomographic imaging and the operating microscope[J]. J Neurosurg,1986,65(4):545-549.

8. Steinmann JC,Herkowitz HN,El-Kommons H,et al. Spinal pedicle fixation:Confimation of an image-based technique for screw placement[J]. Spine,1993,18(13):1856-1861.

9. Laine T,Lund T,Ylikoski M,et al. Accuracy of pedicle screw insertion with and without computer assistance:a prospective randomized controlled clinical trial of 46 consecutive patients[C]. International Society for the Study of the Lumbar Spine,26th meeting,Kona,Hawaii,1999.

10. Schwarzenbach O,Berleman U,Jost B,et al. Accuracy of computer-assisted pedicle screw placement. An in vivo computed tomography analysis[J]. Spine,1997,22(4):452-458.

11. Merloz P,Tonetti J,Pittet L,et al. Pedicle screw placement using image guided techniques[J]. Clin Orthop,1998(354):39-48.

12. Putzier M,Lang K,Zippel H. Comparative results between conventional and computer-assisted pedicle screw insertion in the thoracic, lumbar, and sacral spine [C]. Computer Assisted Orthopedic Surgery, Fourth International Symposium,Davos,1999.

13. Welch WC,Subach BR,Pollack IF,et al. Frameless stereotactic guidance for surgery of the upper cervical spine[J]. Neurosurgery,1997,40(5):958-963.

14. Foley KT,Smith KR,Smith MM. Frameless stereotactic guidance of cervical spine lateral mass screw placement[M]//Nolte LP,Ganz R. Computer assisted orthopedic surgery. Seattle Toronto Bern:Hogrefe & Huber,1999.

15. 徐林,俞兴,郑大滨,等.脊柱导航系统的临床应用现状和前景[J].中国矫形外科杂志,2003,11(24):1661-1663.

16. 徐林,俞兴,郑大滨,等.脊柱导航-术中三维影像系统在椎弓根螺钉固定术中的应用[J].中国矫形外科杂志,2004,12(23-24):1895-1897.

17. Laine T,Schlenzka D,Lund T. Sacro-iliac screw fixation with computer assistance[C]. Computer Assisted Orthopedic Surgery,Fourth International Symposium,Davos,1999.

18. Fisher CG,Sahajpal V,Keynan O,et al. Accuracy and safety of pedicle screw fixation in thoracic spine trauma[J]. J Neurosurg Spine,2006,5(6):520-526.

19. Acosta FL,Thompson TL,Campbell S,et al. Use of inra-operative isocentric C-arm 3-D fluoroscopy for sextant percutaneous pedicle screw placement:Case report and review of the literature[J]. Spine,2005,5(3):339-343.

20. 俞兴,徐林,毕连涌,等.术中三维导航引导的腰椎椎弓根螺钉植入效果分析[J].中华医学杂志,2008,88(27):1905-1908.

21. 俞兴,徐林,毕连涌,等.三维导航在脊柱畸形或翻修手术患者椎弓根螺钉置入中的应用[J].中国脊柱脊髓杂志,2008,18(7):522-525.

22. Ling JM,Dinesh SK,Pang BC,et al. Routine spinal navigation for thoraco-lumbar pedicle screw insertion using the O-arm three-dimensional imaging system improves placement accuracy[J]. J Clin Neurosci,2014,21(3):493-498.

23. Kim CW,Lee YP,Taylor W,et al. Use of navigation-assisted fluoroscopy to decrease radiation exposure during minimally invasive spine surgery[J]. Spine,2008,8(4):584-590.

24. Schouten R,Lee R,Boyd M,et al. Intra-operative cone-beam CT(O-arm)and stereotactic navigation in acute spinal trauma surgery[J]. J Clin Neurosci,2012,19(8):1137-1143.

25. Nolte LP,Zamorano L,Visarius H,et al. Clinical evaluation of a system for precision enhancement in spine surgery[J]. Clin Biomech,1995,10(6):293-303.

26. Grange S,Bunke T,Cooper J,et al. Comparing electro-optical and electro-magnetic guidance in the preparation in minimal access surgical training environments[C]. Computer Assisted Orthopedic Surgery,Fourth International Symposium,Davos,1999.

27. 俞兴,徐林.三种脊柱影像导航技术特点分析[J].中国组织工程研究与临床康复,2007,11(suppl):58-59.

28. Cepoiumartin M,Faris P,Lorenzetti D,et al. Artificial cervical disc arthroplasty:a systematic review[J]. Spine,2011,36(25):1623-1633.

29. Martino A D,Vaccaro A R,Lee J Y,et al. Nucleus pulposus replacement[J]. Spine,2005,30(Suppl):S16-S22.

30. Rigby M,Selmon G,Foy M,et al. Graf ligament stabilisation:mid-to long-term follow-up[J]. Eur spine J,2001,10(3):234-236.

31. Schwarzenbach O,Berlemann U,Stoll TM,et al. Posterior Dynamic Stabilization Systems:DYNESYS[J]. Orthopedic Clinics of North America,2005,36(36):363-372.

32. Kabir SM,Gupta SR,Casey AT. Lumbar interspinous spacers:a systematic review of clinical and biomechanical evidence[J]. Spine(Phila Pa 1976),2010,35(25):E1499-1506.

第五篇 关 节 疾 病

第一章 骨关节炎性疾病

第一节 骨 关 节 炎

骨关节炎(osteoarthritis,OA)是一种以关节软骨退行性变和继发性骨质增生为特征的慢性关节疾病,又称为骨关节病、退行性关节炎、增生性关节炎、老年性关节炎或肥大性关节炎等。本病累及关节软骨或整个关节,包括软骨下骨、关节囊、滑膜和关节周围肌肉。好发于负重较大的膝关节、髋关节、脊柱及远侧指间关节等部位。

一、诊断

(一) 疾病诊断

1. 病史　多见于中老年人,女性多于男性。本病有原发性和继发性两种。原发性骨关节炎为病因不明者,一般认为与增龄、外伤、内分泌、软骨代谢、免疫异常和遗传因素等多种危险因素有关;继发性骨关节炎为继发于某种明确疾病,如创伤、感染、代谢病和内分泌病等。

2. 主要症状　骨关节炎的主要症状表现为疼痛,早期为轻微钝痛,后逐渐加剧。活动时症状加剧,休息后好转。也有患者表现为静止时或晨起感到疼痛,轻微活动后减轻,称为"休息痛"。但活动过量时,关节面摩擦可产生疼痛。疼痛可与天气、季节、居住活动地是否潮湿等因素相关。

患者经常自觉关节活动不灵活,上下楼困难,晨起或长时间固定某个体位关节僵硬,稍活动后减轻。关节活动时会有各种不同的响声,有时可出现关节交锁。

3. 诊断要点　①多见于中老年人,起病缓慢。②初起隐痛,逐渐加重,伴关节僵硬、活动不利。症状时轻时重,其加重与气候有关。逐年加重,反复缠绵难愈。③关节轻度肿胀,周围压痛,活动时有摩擦音。严重者肌肉萎缩、关节畸形。④X线表现关节间隙有不对称狭窄、边缘性骨质增生和骨桥、软骨下骨硬化和囊变、关节腔游离体等。⑤实验室检查多无异常。⑥临床上依据病史、症状体征和辅助检查可作出明确诊断。(图5-1-1-1)

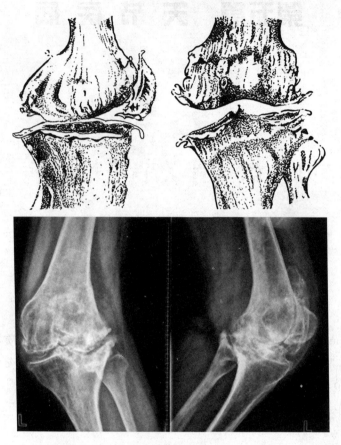

图 5-1-1-1   膝骨关节炎示意图及 X 线表现

4. 鉴别诊断

（1）类风湿关节炎：本病好发于腕、肘、髋、膝、踝等大中关节和手指的掌指关节和近侧指间关节，红细胞沉降率多增快，类风湿因子常为阳性。受累关节的肿胀多为软组织肿胀。常有全身症状和贫血及皮下结节等。

（2）牛皮癣性关节炎：本病有时只侵犯手指的远侧指间关节，但患者多同时发现皮肤和指甲病损，可帮助鉴别。

（3）痛风性关节炎：患者血尿酸增高，关节症状最初为发作性，关节液中常可查到尿酸盐的针状结晶。耳廓等处痛风石的发现可以帮助鉴别。

（4）大骨节病：为地方性疾病，发病于幼年，严重者可见身材矮小。关节病变以手指各关节和踝关节最明显。踝关节病变主要为距骨关节面凹凸不平和跟骨结节发育不良。

5. 辅助检查

（1）实验室检查：血常规、蛋白电泳、免疫复合物及血清补体等指标一般在正常范围。伴有滑膜炎的患者可出现 C-反应蛋白和红细胞沉降率轻度升高。继发性骨关节炎患者可出现原发病的实验室检查异常。

（2）影像学检查

骨关节炎的 X 线分级标准：0 级：正常；Ⅰ级：关节间隙可疑变窄，可能有骨赘；Ⅱ级：有明显的骨赘,关节间隙轻度变窄;Ⅲ级:中等量骨赘,关节间隙变窄较明确,软骨下骨轻度硬化改变,范围较小;Ⅳ级:大量骨赘形成,可波及软骨面,关节间隙明显变窄,软骨下骨硬化明显,关节肥大及明显畸形。

关节镜下软骨损伤的分度:0度:正常关节软骨;Ⅰ度:软骨表面纤维化;Ⅱ度:软骨纤维束样改变;Ⅲ度:软骨脱落,软骨下骨暴露。

CT、MRI检查有助于本病的诊断,可更明确地了解骨质增生、软骨退变程度及关节周围软组织的退变程度。

(二) 分型与表现

不同部位的骨关节炎的临床特征如下。

1. 膝关节 原发性骨关节炎在膝关节最常见;继发性的也较多,可继发于膝部内、外翻畸形,半月板破裂,剥脱性软骨炎,髌骨习惯性脱位或关节内骨折和韧带损伤之后。主要症状为疼痛,关节交锁、胶着和运动受限;常可触及摩擦感,偶有关节积液,浮髌试验可阳性。

2. 髋关节 继发性多见,多为单侧关节,常继发于髋臼发育不良、股骨头坏死、髋部炎症和骨折、脱位之后。主要症状为疼痛、跛行和功能受限,疼痛常放射到膝关节内侧,患髋常有轻度屈曲内收畸形;X线可见髋臼上缘,或在股骨头内常见较大的囊样透亮区,关节间隙狭窄、半脱位。

3. 指间关节 多为原发性,常见于远侧指间关节,偶见于近侧指间关节,常见多个关节受累。患者多为45岁以上女性,常有家族遗传史,Heberden结节可能是受性别影响的常染色体单基因遗传表现。急性发作的结节局部红肿、压痛,触之较软且有波动感;受累关节常有轻度屈曲畸形。

4. 肘关节 继发性多见,常与慢性劳损有关,木工、矿工、体操运动员、杂技演员及关节内骨折、脱位患者发病率高。若骨折发生于骨骺闭合之前的儿童时期,常见桡骨头增大。主要症状为疼痛和功能受限,常为双侧性。

5. 脊柱 原发或继发均较多见,常继发于脊柱先天畸形、侧弯、骨折和骨结核之后,好发于活动度较大、负重较多的颈椎下段和腰椎下段,可伴有脊髓或神经根受压症状。X线可见椎体上下缘骨质增生,甚者可见骨桥;椎间隙及关节突间隙变窄,椎管狭窄。

二、治疗

治疗目标:延缓疾病发展、减轻疼痛,保护和改善关节活动度,预防和减少关节功能障碍。

(一) 非手术治疗

1. 一般治疗 症状较轻的患者,可采用以下治疗方法。

(1) 患者教育:尽量避免不合理的运动,适量锻炼,避免生活及工作中的不良姿势,避免长时间或过度的跑、跳、蹲,减少或避免爬楼梯。可以进行适量的自行车、游泳等有氧运动,适度在非负重位下进行关节屈伸锻炼,同时进行适当的肌力锻炼,对于超重或肥胖患者应告知减轻体重。

(2) 物理疗法:主要包括热疗、水疗、超声波治疗、经皮神经电刺激(TENS)等,目的在于增加局部血液循环、减轻炎症反应。

(3) 行动支持:对于需要的患者可以采用手杖、拐杖、助行器等来减少受累关节负重。

（4）改变负重力学：根据骨关节炎所伴发的内翻或外翻畸形情况，采用相应的矫形支具或矫形鞋以平衡各关节面的负荷。

2. 药物治疗   治疗骨关节炎的药物可分为控制症状、改善病情药物和软骨保护剂，可根据关节疼痛情况选择药物治疗。药物治疗骨关节炎强调用药个体化，应根据病情、部位、患者的反应进行选择。

（1）局部药物治疗：首先可采用非甾体抗炎药（NSAIDs）的乳胶剂、膏剂、贴剂和擦剂等局部外用药。可以有效缓解关节中度疼痛，且不良反应轻微。

（2）全身镇痛药物：根据给药途径不同可分为口服药、针剂、栓剂。非甾体抗炎药可以有效缓解疼痛，软骨保护剂可以在一定程度上延缓病程，改善患者症状。

（3）关节腔药物注射：①注射透明质酸钠可以起到润滑关节，保护关节软骨和缓解疼痛的作用。②对于非甾体抗炎药治疗4～6周无效的严重骨关节炎患者或不能耐受非甾体类药物、持续疼痛、炎症明显者，可以进行关节腔内注射糖皮质激素。但是长期使用糖皮质激素可加剧关节软骨的损伤，加重症状。因此，不主张随意选用糖皮质激素进行关节腔内注射，更反对多次反复使用，一般每年不超过3～4次。

3. 中医治疗   主要包括内治法和外治法。

（1）内治法：骨关节炎属中医学"痹病"范畴，基本病机为本虚标实，以肝肾亏虚、筋骨失养为本，风寒湿外邪侵袭、痹阻脉络为标；其治则以补益肝肾、强筋壮骨为主，活血祛瘀、散寒除湿、祛风通络为辅。

1）风寒湿痹型：治则补益肝肾、祛风通络、除湿止痛，方选独活寄生汤加减。

2）血瘀阻痹型：治则活血化瘀、祛风散寒、理气止痛，方选身痛逐瘀汤加减。

3）肝肾亏虚型：治则补益肝肾、强壮筋骨，方选补肾壮筋汤加减。

4）阳虚寒凝型：治则温阳通脉、散寒化痰，方选阳和汤加减。

（2）外治法：①中药熏洗：可用海桐皮汤或五加皮汤局部热敷、熏洗；②针灸治疗：能缓解疼痛，改善症状；③理筋手法：根据病情，可选用点穴、舒筋、揉膝、推髌等手法；④牵引疗法：有神经根刺激症状者可行牵引疗法，如颌枕带牵引、骨盆牵引。

（二）手术治疗

骨关节炎持续疼痛伴明显关节破坏、关节间隙狭窄及明显功能障碍者，可考虑手术治疗。手术方式主要包括关节镜术、截骨术、关节融合术、关节成形术。

（1）关节镜术：关节镜下灌洗关节腔或兼做清理术，适用于骨关节炎合并关节内紊乱。清理术包括增生滑膜刨削、去除剥离的关节软骨、修平关节面、切除骨赘、摘除关节内游离体、软骨缺损部钻孔、破裂半月板修复等。

（2）截骨术：适应于髋膝骨关节炎的矫形，通过截骨矫正关节力线和受力分布，达到缓解疼痛、增进功能的目的。①胫骨高位截骨术：适用于胫股关节内侧骨关节炎伴膝内翻畸形。②股骨粗隆间截骨术：适用于关节力线缺陷所致髋骨关节炎中青年患者。③手足骨关节炎：拇指腕掌关节骨关节炎，可采用大多角骨切除、韧带重建、肌腱间置术与单纯大多角骨切除术；足部适用于做跖、趾骨部分截骨矫正畸形，改善功能。

（3）关节融合术：适用于单发的下肢负重关节，关节破坏严重而患者又比较年轻，需要多走路或站立工作的患者。髋关节在切除髋臼和股骨头的软骨面后，将骨粗面对合，并用髋人字石膏固定3～4个月。膝关节和踝关节在切除残存软骨面后可用加压融合。

（4）关节成形术:适用于疼痛严重,关节破坏较多的老年人,或双髋受累或一髋一膝同时受累的中年患者。关节成形术可以是关节切除、部分或全部的置换术,对严重的骨关节炎治疗以人工关节置换术为主,髋膝关节置换术已经成为常规手术,肘关节和肩关节置换术也取得较好的临床效果。

难点分析

骨关节炎的治疗要根据膝关节退变的程度,选择不同的治疗,其中适当休息、减轻体重、功能锻炼应该贯穿整个治疗的始终,如何正确处理骨关节炎的活动与休息之间的关系是目前治疗难点之一。中医药治疗骨关节炎具有独特的优势,但存在临床诊疗的规范化及疗效标准的统一化等众多"瓶颈"问题,如何综合运用现代科学技术的新理论、新技术、新方法,揭示中医药防治骨关节炎的作用机制及优化临床诊疗方案是亟待解决的问题。

述 评

骨关节炎是力学和生物学因素共同作用下导致软骨细胞、细胞外基质和软骨下骨三者降解和合成正常偶联失衡的结果。目前,骨关节炎的治疗研究虽然取得了一定的进展,但因软骨细胞是无神经血管淋巴的结缔组织,加之软骨细胞总的细胞更新率较低,软骨一旦开始受损,其自主修复速度往往跟不上软骨的破坏速度,而且现在对骨关节炎的确切病因、软骨细胞死亡的细胞内过程的认识及调控等还不是十分清楚。因此,尚无有效的方法来阻止骨关节炎软骨进行性病理破坏,各种疗法主要是对症治疗,以缓解症状、改善功能、提高患者生活质量为目的,即便外科手术治疗也只是补救措施,人工关节置换终究是假体,不可能真正模拟并替代复杂的人体关节结构。因此,最根本的是要进一步深入研究和揭示骨关节炎的病因,并进行针对性的防治。目前,就骨关节炎治疗的现状看,局部使用成软骨的生长因子和软骨保护剂的研究和临床应用,以及软骨及软骨细胞移植、组织工程软骨移植等,可能将是未来治疗骨关节炎的希望所在。

第二节 类风湿关节炎

类风湿关节炎(rheumatoid arthritis,RA)是一种以关节滑膜为主要靶组织的慢性全身性自身免疫性疾病。初期以关节滑膜炎症为主要表现,后累及关节软骨及软骨下骨,其次为浆膜、心、肺、眼等结缔组织广泛性炎症。临床特点为反复发作的对称性多发性小关节炎,以手、腕、足等关节最常受累;早期呈红、肿、热、痛和功能障碍,晚期关节可出现不同程度的强硬和畸形,并伴有骨和骨骼肌萎缩,是一种致残率较高的疾病。

一、诊断

（一）疾病诊断

1. 病史 本病以女性多发,男女比约为(1:2)~3,起病大多隐匿,发病缓慢而渐进,疾病发作与缓解交替出现。

2. **主要症状**　类风湿关节炎的主要表现为晨僵、关节肿胀与疼痛。最常累及的关节是腕关节、掌指关节、近端指间关节等，大多为持续性、对称性。除关节症状外，患者可有关节外表现，包括低热、乏力、全身不适、体重下降、类风湿结节、类风湿血管炎、心包炎，以及肺、血液、神经系统等的累及。

3. **诊断要点**　类风湿关节炎的诊断应根据病史、临床表现、血清学及影像学综合分析。1987 年美国风湿病学会推荐的分类标准是具备下述 7 项中的 4 项者，可诊断为类风湿关节炎：①晨僵至少持续 1 小时；②3 个或 3 个以上关节肿胀；③腕、掌指及近端指间关节肿胀；④对称性关节肿胀；⑤皮下类风湿结节；⑥类风湿因子阳性（所用方法在正常人中阳性率不超过 5%）；⑦X 线可见手部出现骨质疏松和关节间隙狭窄。上述 1～4 项必须持续超过 6 周，短暂的肿痛非类风湿关节炎的特性。

4. **鉴别诊断**

（1）强直性脊柱炎：多数为男性发病；发病年龄多在 15～30 岁；与遗传基因有关，同一家族有较高的发病率，HLA-B27 阳性达 90%～95%；血清类风湿因子为阴性，类风湿结节少见；主要侵犯骶髂关节及脊椎，四肢大关节也可发病，易致关节骨性强直，椎间韧带钙化，脊柱呈竹节状；手和足关节极少发病；如四肢关节发病，半数以上为非对称性；属良性自限性疾病。

（2）风湿性关节炎：是风湿病的一个症状，临床表现以关节炎和心肌炎为主。关节炎的典型表现是游走性关节炎，对称性地发作于膝、踝、肩、腕、肘、髋等大关节，局部红、肿、热、痛。急性期消退后，关节功能完全恢复，不遗留关节强直或畸形，常有反复发作的特点；慢性期可见到各种风湿性心瓣膜病变。

（3）痛风性关节炎：病变以血中尿酸含量增高为特点，多发于男性，与饮食有关，好发于第 1 跖趾关节。病变发作时极度疼痛，难以忍受，缓解后如常人，活动自如，X 线可见穿凿性骨缺损。

（4）关节结核：一般为单发病变，局部可有轻微疼痛和压痛，肌肉痉挛，关节僵硬感和畸形；随后出现功能障碍，各方向活动均受限。局部皮肤无红、热等急性炎症表现，形成寒性脓肿，四肢脓肿多局限于病灶附近。寒性脓肿破溃后形成窦道，经久不愈。全身可见低热、乏困无力、盗汗、消瘦、贫血等。多数伴有肺结核病。

（5）系统性红斑狼疮：可有小关节的炎症，多见于年轻女性；关节炎症不重，一般无软骨和骨质破坏。全身症状明显，有多器官损害；可有面部红斑，狼疮细胞、抗 ds-DNA 抗体阳性。

5. **辅助检查**

（1）实验室检查：血红蛋白减少，白细胞计数正常或降低，但淋巴细胞计数增加。大约70%～80% 的病例类风湿因子阳性，但其他结缔组织疾病也可为阳性。红细胞沉降率加快，C-反应蛋白增高，血清 IgG、IgA、IgM 增高。关节液混浊，黏稠度降低，黏蛋白凝固力差，糖含量降低，细菌培养阴性。

（2）影像学检查：X 线可见早期关节周围软组织肿大，关节间隙增宽，关节周围骨质疏松，随病情发展关节周围骨质疏松更明显，关节面边缘模糊不清，关节间隙逐渐狭窄。晚期关节间隙消失，最终出现骨性强直。CT 扫描有助于早期发现关节侵蚀、关节脱位等病变。MRI 能够早期显示关节软骨、肌腱、韧带及滑膜的病变。

（二）分型与表现

1. 关节表现

（1）关节疼痛和压痛:绝大多数患者是以关节肿胀开始发病的。肿胀是由于关节腔内渗出液增多及关节周围软组织炎症改变而致,表现为关节周围均匀性肿大。手指近端指间关节的梭形肿胀是类风湿患者的典型症状之一。关节疼痛的轻重通常与其肿胀的程度平行,关节肿胀愈明显,疼痛愈重,甚至剧烈疼痛。

（2）关节肿胀:凡受累的关节均可出现肿胀,提示炎症较重。典型的表现为关节周围均匀性肿大,如近端指间关节的梭形肿胀。反复发作后受累关节附近肌肉萎缩,关节呈梭形肿胀。

（3）晨僵:病变关节在夜间静止不动后,晨起时出现较长时间的受累关节僵硬和活动受限。常伴有肢端或指(趾)发冷和麻木感。95%以上的患者出现晨僵。病情严重时全身关节均可出现僵硬感。起床后经活动或温暖后症状可减轻或消失。

（4）关节摩擦音:检查关节运动时常可听到细小的捻发音或握雪感,此表明关节存在炎症,以肘、膝关节为典型。

（5）多关节受累:受累关节多为双侧性、对称性,掌指关节或近侧指间关节常见,其次是手、腕、膝等关节。

（6）关节活动受限或畸形:病变持续发展,关节活动受限;晚期关节出现不同程度畸形(图 5-1-2-1),如手指的鹅颈畸形,掌指关节尺偏畸形,膝关节内、外翻畸形等。

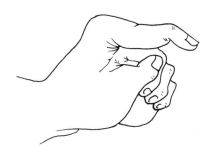

图 5-1-2-1　手指的鹅颈畸形,掌指间关节屈曲、近侧指间关节过伸、远侧指间关节屈曲

2. 关节外表现

（1）类风湿结节:本病特殊的皮肤表现,多位于关节隆突部及受压部位的皮下,其大小不一,无痛,对称性分布于尺骨鹰嘴突处、腕及指部伸侧等处。

（2）类风湿血管炎:可观察到指甲下或指端出现的小血管炎,在眼部可造成巩膜炎,严重者因巩膜软化而影响视力。

（3）其他方面:部分患者出现肺间质病变、肺内结节样改变、胸膜炎或心包炎等。

二、治疗

治疗目标:减轻关节炎症反应,抑制病变发展和骨质破坏,保护关节和肌肉功能,防止关节畸形。治疗原则:早期治疗、联合用药和功能锻炼,同时应结合患者的全身与局部条件、家庭与经济情况制订个体化治疗方案。

（一）非手术治疗

1. 一般治疗　主要包括急性期必须卧床休息,症状基本控制后注意饮食应含丰富的蛋白质及维生素,如有必要可适当补充营养制剂,改善工作环境,注意休息,采取物理疗法,适当进行康复锻炼。

2. 药物治疗　目前没有任何药物可以完全阻止病变发展,常用的药物分为三线。

（1）一线药物:用于初发或轻症病例,可以达到消炎止痛的效果。包括水杨酸制剂、消炎止痛药物、灭酸类药物、丙酸类药物、吡唑酮类药物和苯乙酸类药物,如水杨酸钠、阿司匹林、吲哚美辛(消炎痛)和塞来昔布等。

(2)二线药物:一线药物未能控制病情者,可应用二线药物。如金制剂(硫代苹果酸金钠、硫代葡萄糖金钠、硫代硫酸金钠)、抗疟药(氯奎、羟氯奎、D-青霉胺)。

(3)三线药物:免疫抑制剂,如硫唑嘌呤和环磷酰胺等。肾上腺皮质激素和促肾上腺皮质激素,如泼尼松、地塞米松、ACTH 等,这类药物的消炎止痛作用非常突出,既迅速又完全,居各种药物之首,但不能根治,停药后症状迅速复发又加剧,故不列为常规用药。

3. 中医治疗 主要包括内治法和外治法。

(1)内治法:类风湿关节炎属中医学"痹病"范畴,又称为"周痹""历节""顽痹""骨痹""肢体痹"等,基本病机为本虚标实,正气不足是发病的根本内部原因,外感六淫之邪是发病的外部因素,内生痰浊瘀血,痹阻经络,则本病缠绵难愈,其治则以扶正祛邪、标本兼治为主。

1)行痹:治则祛风除湿、通络止痛,方选防风汤加减。

2)痛痹:治则散风止痛、祛风通络,方选乌头汤或麻桂温经汤加减。

3)着痹:治则除湿消肿、祛风散寒,方选薏苡仁汤或除湿蠲痹汤加减。

4)热痹:治则清热通络、疏风胜湿,方选白虎汤加减。

5)尪痹:治则补肾祛寒、通经活络,方选补肾祛寒治尪汤或真武汤加减。

(2)外治法:①中药外敷:采用熏洗、膏贴、蜂疗等方法,不仅较好地改善了药物的吸收过程,有效减缓了一些药物的毒副作用,同时也很大程度上提高了治疗效果;②针灸治疗:采用皮肤针刺,按病取经,循经弹刺,远近结合;③理筋手法:关节功能障碍者,可进行推拿理筋治疗。

(二)手术治疗

手术可以矫正畸形,延缓病情发展,改善关节功能。病变早期可行关节清理、关节滑膜切除术,减少炎症渗液,防止血管翳形成,保护软骨和软骨下骨的骨组织,改善关节功能;病变晚期,依据病情和患者要求,行关节融合术、关节成形术和人工关节置换术。

 难点分析

类风湿关节炎尚无特效疗法,一般采用联合治疗,以缓解临床症状为目的。研究表明,积极的规范治疗可有效完全缓解多数患者的病情、改善预后,而关键的问题在于如何及时和正确的治疗。激素药物可快速缓解活动性类风湿关节炎的临床症状及改善功能,停用激素后临床复发率高。因此,如何取舍激素药物的疗效和长期使用的副作用是医学界的一个难题,目前尚无统一答案。

 述 评

类风湿关节炎临床表现变化多端,预后往往较差,晚期可引起关节强直、畸形和功能严重受损。类风湿关节炎是一种难治性疾病,其病因病机尚不十分清楚,因此很难根治。西医治疗类风湿关节炎方法多样,但尚缺乏特效药物。中医药治疗类风湿关节炎历史悠久,在整体观念、辨证论治的理论指导下,取得了一定的成效,但其治法方药不一,辨证分型多样,中药成分复杂机制不清,限制了其广泛的临床应用。因此,今后要注重中西药物相互配合应用的研究,借助现代分子生物学方法,从基因表达及调控角度探讨其机制,筛选中药复方的药效物质基础,研制出低毒价廉的生物制剂及高效低毒的免疫抑制剂,建立规范的辨证分型和诊疗标准,为中西医结合治疗类风湿关节炎提供新的切入点。

第三节 痛风性关节炎

痛风性关节炎(gouty arthritis,GA)是尿酸代谢异常,体内尿酸积聚过多而产生的疾病,其中半数以上患者首先在第 1 跖趾关节发病,以关节急性剧痛和红肿反复发作、血尿酸增高、痛风石形成为主要特征。其病理特点是高尿酸血症,尿酸盐结晶沉积在关节内及关节周围,具有发病急骤、疼痛剧烈等临床特点,多数患者病情反复发作,迁延不愈,最终导致关节畸形、功能丧失,可伴随严重肾功能损害。

一、诊断

(一)疾病诊断

1. 病史 本病占关节炎的3%~5%,多有家族史,好发于30~50岁的男性,男女比约为20:1。痛风性关节炎是因嘌呤代谢紊乱引起尿酸盐沉积在组织内所引发的病变,可分为原发性和继发性两类。原发者与家族遗传有关,有阳性家族史者约占所有病例的50%~80%。继发者与饮食习惯、体重、生活方式及精神因素等有关,另外某些疾病(肾脏病、血液病、恶性肿瘤等)、药物、中毒、感染也可诱发本病。

2. 主要症状 本病是一种忽发忽愈、有急性肿痛症状的慢性无菌性关节炎。多见于第 1 跖趾关节,其次为跖跗关节,大关节受累时可有关节积液。约有1/3的患者可见肾损害的表现,随着病变的加重可导致肾功能不全或肾衰竭。

3. 诊断要点 ①常见于中年男性,可有家族史;②可有劳累、暴食、吃高嘌呤食物、饮酒、受凉史;③第 1 跖趾关节处疼痛反复发作,昼轻夜重,关节、耳廓可有皮下结节;④血尿酸增高及尿酸盐试验阳性;⑤X 线可见病变关节骨质有穿凿样改变或有痛风石;⑥抗痛风药物治疗效果好。

4. 鉴别诊断

(1)足踇囊炎:第 1 跖骨头处红肿热痛,但位置靠内侧,多为中老年女性,常有踇外翻和第2、3 跖骨头胼胝体。X 线无穿凿样改变,血尿酸正常。

(2)骨关节炎:多见于老年人,无红肿发热,X 线常有增生性改变,血尿酸正常。

(3)类风湿关节炎:病变关节常为对称性,发作与缓解交替出现。病变活动期类风湿因子阳性,X 线有骨质破坏,同时出现明显的骨质疏松征象。

5. 辅助检查

(1)实验室检查:血尿酸增高,若超过 $416\mu mol/L$ 对本病诊断有意义,但也有少数患者急性期血尿酸正常。急性发作期,白细胞计数可增高,红细胞沉降率增快。24 小时尿尿酸测定有助于判断高尿酸血症是由于尿酸生成过多还是尿酸排泄减少,或者是混合型。关节液、痛风结节镜检有针状结晶,尿酸盐试验阳性,具有确诊意义。

（2）影像学检查：早期关节部位 X 线仅见软组织肿胀，晚期可见关节软骨破坏，关节间隙狭窄，关节边缘可见虫蚀样或蜂窝状骨质破坏，痛风结节可见钙化影。因尿酸盐结石 X 线不显影，腹部 X 线一般不能发现结石，需行腹部 B 超或静脉肾盂造影才可确定是否存在肾结石及肾间质病变。

（二）分型与表现

原发性痛风在临床上可分为 4 期：无症状期、急性期、间歇期、慢性期。

1. **无症状期**　不少患者在关节和肾脏症状出现之前，仅有血尿酸持续性或波动性增高，此期可历时很长。

2. **急性期**　首次发病常在夜间，发病急骤，突发性第 1 跖趾关节红肿热痛、功能障碍，有自限性，多在数天至数周内自行缓解，缓解期功能良好。多数患者在 1 年内复发，以第 1 跖趾关节、跖跗关节交替发病居多，也可累及踝关节、膝关节；随后反复发作，间歇期缩短，以及从单个关节到几个或多个关节受累。

3. **间歇期**　间歇期最初常为数月或数年，患者无任何关节症状，血尿酸正常或升高，在发作过的关节中可检出尿酸盐结晶。

4. **慢性期**　特点是持续性、多发性、对称性和破坏性关节炎，单发或多发痛风石，泌尿系结石或痛风性肾病，持续性高血尿酸，X 线可见关节的破坏征象。随着病程延长，受累关节增加，呈持续性疼痛，不能缓解，最终导致关节畸形和功能丧失。特征性的痛风结节或痛风石，常见于耳轮、第 1 跖趾关节、指间关节、腕、膝、肘等处。

二、治疗

治疗目标：控制急性发作，预防复发，纠正高尿酸症及预防关节破坏。

（一）非手术治疗

1. **一般治疗**　改善饮食，避免高嘌呤饮食，如动物内脏、沙丁鱼、虾、蟹、蚝、蛤等海鲜，戒酒尤其是啤酒，宜食用牛奶、各类蔬菜及谷类制品等低嘌呤食物。多饮水，多食黄绿色蔬菜及瓜类等碱性食物，以利碱化尿液，促进尿酸排出。避免使用利尿药、阿司匹林等抑制尿酸排泄的药物。避免过度疲劳、精神紧张、湿冷环境及关节劳损。适当理疗有助于缓解症状及改善关节功能。

2. **药物治疗**　主要分为抗炎镇痛与缓解症状类药物、降低血尿酸类药物两大类。

（1）抗炎镇痛与缓解症状类药物

1）秋水仙碱：急性痛风性关节炎的经典治疗药物，可以有效缓解关节疼痛、肿胀，减轻尿酸盐晶体导致的炎症反应。但该药物有胃肠道反应及肝、肾、神经系统的不良反应，避免长期应用。

2）非甾体类消炎镇痛药（NSAID）：急性期可以有效缓解症状、改善关节功能。

3）肾上腺皮质激素：在病情比较严重且使用上述两种药物疗效不显著时，可短期使用，可较快控制症状。也可于单关节病变时做关节腔或滑囊注射，一般只注射 1 次。

（2）降低血尿酸类药物

1）促尿酸排泄药物：抑制尿酸的重吸收，促进尿酸的排泄。适用于饮食控制后血尿酸仍高，有痛风石，肾功能正常或轻度损害者，包括苯溴马隆（立加利仙）、丙磺舒、磺吡酮等。

2）抑制尿酸合成药：主要是别嘌醇，适用于尿尿酸也有明显升高的患者，说明尿酸排出能力尚可，故应减少尿酸的生成。可用于肾功能中度以上损害，尿酸结石反复发作，大量排尿酸药物无效者。

3. 中医治疗　主要包括内治法和外治法。

（1）内治法：痛风性关节炎属中医学"痹病"范畴，基本病机为本虚标实，以脾肾亏虚为本，湿浊、痰饮、浊毒痹阻经脉、骨节为标，其治则为发作期治标、缓解期治本。

1）湿热蕴结型：治则清热利湿、祛风通络，方选宣痹汤加减。

2）瘀热阻滞型：治则活血化瘀、祛热通痹，方选化痰通痹汤加减。

3）痰浊阻滞型：治则祛痰通络、化痰泄浊，方选桃红饮加减。

4）肝肾阴虚型：治则滋补肝肾、通经活络，方选虎潜丸或独活寄生汤加减。

（2）外治法：①中药外敷：如意金黄散、四黄散、金黄散、双柏膏等外敷，或用舒筋活络、止痛消炎药水外擦；②针灸治疗：循经取穴进行针灸；③理筋手法：根据病变部位选取相应的主要穴位，由轻到重进行手法治疗。

（二）手术治疗

少数患者需要手术治疗，包括痛风结节较大，影响关节功能或侵犯肌腱、神经；皮肤溃疡、窦道形成，术后有较高伤口不愈合率；关节破坏致关节不稳、畸形。手术应在间歇期内进行，手术方法主要是病灶清除术、关节镜手术及人工关节置换术。

 难点分析

痛风性关节炎主要是因为人体嘌呤代谢异常或尿酸排泄较少，导致过量的尿酸沉积于关节腔而发病。人体内嘌呤来源主要是体内自身会产生与食物摄入，但只从控制饮食方面治疗痛风性关节炎是远远不够的。痛风性关节炎本质是人体内环境失衡所致，因此治疗的根本在于恢复内环境的稳态，治疗方法应因人因地制宜。

 述　评

痛风性关节炎随着人们生活水平的提高，已成为一种常见病、多发病，如何有效缓解疼痛是临床和科研工作者一直关注的焦点问题。综合现有的临床研究证据不难发现，西医对痛风性关节炎的治疗方法多以消炎止痛、促进尿酸盐排泄、降低血尿酸为主，但药物安全性尚需要进一步的探讨和研究。中医辨证论治的特色、标本兼治的优势和中药配伍灵活组方的特点，使中医药治疗痛风性关节炎具有显著优势，不仅在临床治疗上获得了很好的疗效，并能够减轻西药治疗所引起的不良反应，但中医对其病因病机的认知缺乏共识，辨证分型难以统一，导致治疗方法不统一。因此，如何运用现代科技方法，揭示痛风性关节炎的分子发病机制，探索体内调节尿酸转运体的药物靶点，以此靶点为筛选模板，采用计算机网络药理学技术建立中药复方治疗痛风性关节炎的药物分子数据库，为研制治疗痛风性关节炎的中药分子复方提供新的突破点。

（李西海）

参 考 文 献

1. 陈孝平,汪建平. 外科学[M]. 第 8 版. 北京:人民卫生出版社,2014.
2. 吴孟超,吴在德,黄家驷. 外科学[M]. 第 7 版. 北京:人民卫生出版社,2008.
3. 胥少汀. 实用骨科学[M]. 第 4 版. 北京:人民军医出版社,2012.

第二章 滑膜疾病

第一节 滑膜软骨瘤病

滑膜软骨瘤病是一种滑膜来源的肿瘤样病变,但是,近年来认为是滑膜内非分化间叶细胞化生而来的肿瘤样病变。根据来源可分为原发滑膜软骨瘤病及继发滑膜软骨瘤病,多时可达数百软骨颗粒。本病可累及任何关节,以滑膜丰富的关节多见,如膝关节、肘关节、髋关节、肩关节等,男:女为4:1。

一、诊断

(一)疾病诊断

1. 病史　表现为受累关节进行性疼痛、肿胀、肥大及活动受限。可以出现"交锁"现象,休息或改变位置后可自动解锁。

2. 主要症状　受累关节进行性疼痛、肿胀、肥大及活动受限。

3. 诊断要点　可以出现"交锁"现象,休息或改变位置后可自动解锁,游离体多时可扪及滑膜囊内结节样颗粒,还可出现滑膜增厚、肥大形成的肿块,关节常有少量积液,检查有响声,发生在关节时可有股四头肌萎缩。

4. 鉴别诊断

(1)剥脱性骨软骨病:本病是一种病因不明的局限性软骨缺损,可有外伤史,以青壮年男性多见,关节肿胀不明显,滑膜增厚不明显,游离体形成仅1~2个。关节镜下可以渐变滑膜软骨瘤病与剥脱性骨软骨瘤。

(2)退行性关节炎:X线片上表现为关节边缘唇样增生,关节间隙变窄,骨赘形成,软骨退变,关节内可见游离体位于非关节面对应的周边间隙。滑膜也可以有增生肥厚,但游离体与滑膜无关。

(3)神经营养性关节病:本病是一种继发于中枢或周围神经病变导致关节神经营养障碍的疾病,如脊髓空洞症、周围神经损伤等。表现为关节破坏并软骨损伤、半脱位等关节内有大量不规则碎片,滑膜病变不显著。

5. 辅助检查

(1)X线片:Ⅰ期无钙化显影,年龄大时可有非特异的关节退变;Ⅱ期、Ⅲ期可见关节内钙化游离体。大小在3~20mm,圆形、卵圆形或盘形。典型影像学表现为中央高密度钙化核心,周围为软骨基质钙化形成致密环。有时滑膜包裹游离体突破关节囊在关节邻近结构中形成包裹性软肿块。

（2）CT:可以发现早期 X 线片上表现阴性的多发钙化小体。

（3）关节镜:可以确定诊断。

（二）分型与表现

结合 Milgram 病理表现及 X 线表现将本病分为 3 期:

Ⅰ期:病变局限于滑膜内,无脱落软骨小体,X 线片阴性。

Ⅱ期:软骨小体形成并开始与滑膜分离,X 线片可见少量骨化小体。

Ⅲ期:广泛大量小体形成,看不到明显的滑膜小体形成过程。

二、治疗

治疗目标:手术摘除关节腔内游离体,并行病变滑膜切除术。Milgram 分期治疗原则:第Ⅰ、Ⅱ期肿瘤切除,加部分或全部滑膜切除;第Ⅲ期则没有必要做滑膜切除,将游离体摘除即可。

手术治疗:本病以手术治疗为主,术后应该 CPM 功能锻炼,尽量减少关节活动障碍程度。一般采取游离体摘除和滑膜切除术,对游离体数目较少者,可在关节镜下手术;数目较多者,必须开放关节手术;如病变的滑膜组织未能得到彻底切除,可能较易复发;个别指(趾)末端者可做截肢处理,不经手术治疗者由于肿瘤的生长、慢性关节的损伤将导致难以彻底清除的后果;对晚期合并严重骨关节病者,主张行人工关节置换术;对是否可恶变为滑膜软骨肉瘤,则尚有争议。有半数病例合并骨关节炎。

第二节 滑膜皱襞综合征

膝关节滑膜皱襞反复受到损伤或刺激,使滑膜皱襞变性、增生而引起的一系列膝关节不稳、弹响、疼痛等膝关节内病变,称为膝关节滑膜皱襞综合征。滑膜皱襞是滑膜退化的残留物,出现的部位有:①髌上皱襞,国内报道出现率为 20% ~70% ,在髌上囊与膝关节腔之间。此皱襞位于膝关节各关节面上方约 1cm 处,通常不产生挤压症状。②髌下皱襞:出现率为100% ,位于髌骨髁间窝前交叉韧带之前。此皱襞一般不受挤压。③髌内侧皱襞:出现率为39% ~45% ,其上端多数附于膝关节囊内侧襞,少数与髌上皱襞相连,下端与翼状皱襞相连,伸进髌骨和股骨髁之间者占 10% 。此型受挤压,产生滑膜皱襞综合征。

一、诊断

（一）疾病诊断

1. 病史 患者有外伤病史,对滑膜皱襞有直接钝性损伤,或者导致膝关节内扰乱(如半月板损坏、关节游离体)造成的创伤性滑膜炎;患者往往有大量长期的膝关节运动锻炼或使用(如竞赛)使得滑膜炎症的形成,使滑膜皱襞出现水肿、增厚。

2. 主要症状 临床上滑膜皱襞综合征和其他膝关节内扰乱有许多相似之处,病史上多有外伤史,伤后疼痛,关节积液。有时感到关节不稳定,伸屈活动时在内侧有弹响伴有疼痛,疼痛部位往往在髌股关节的上侧及内侧间隙,坐久后疼痛最明显。也有些患者感到膝关节伸屈过程中,髌骨有突然卡住的感觉。体征如下:

（1）和其他膝关节内扰乱相仿的体征:股四头肌萎缩,关节有时有积液。

（2）压痛点多在髌骨上极的内侧或外侧,有时或在股骨内髁上。

（3）髌内滑膜皱襞有时可在髌骨内缘摸到,呈索条状,随膝关节伸屈在股骨内上髁上滑动,伴有疼痛。

（4）膝关节伸屈过程中,可感到髌下有摩擦音。

（5）当症状不明显时,可推动髌骨向内以诱发疼痛和摩擦音。

3. 诊断要点　多有外伤史,伸屈活动时在内侧有弹响伴有疼痛,疼痛部位往往在髌股关节的上侧及内侧间隙,坐久后疼痛最明显。也有些患者感到膝关节伸屈过程中,髌骨有突然卡住的感觉。

4. 辅助检查

（1）X线片常无阳性发现。关节腔空气造影,采用髌骨轴线位,关节内旋20°内侧切线位、关节伸直和屈曲80°~90°,侧位可见滑膜皱襞。

（2）关节镜检查,镜下可见滑膜皱襞增厚、颜色苍白、弹性较差的改变。关节镜检查可更直接观察到滑膜皱襞的位置、走向及范围,尤其是根据其色泽、厚度及充血情况来判断其是否有慢性炎症,同时还能看到关节内软骨的情况,并能排除其他膝关节疾患。

（3）关节造影可显示清楚的滑膜皱襞影像。

（二）分型与表现

1. 髌上滑膜皱襞　髌上滑膜皱襞将髌上囊与其下关节腔横向分离开,但很少完全隔绝,而往往在中央部位有孔相通,更多见的情况是内侧或外侧遗留一半月形的皱襞（图5-2-2-1A、B）,内侧半月形皱襞最多见。

2. 髌内滑膜皱襞　多沿膝关节内侧壁斜行走向,其上端靠近滑膜皱襞处,下端连于覆盖在髌下脂肪垫表层的滑膜上（图5-2-2-1C）。

3. 髌下滑膜皱襞　又称滑膜韧带,其一端起于股骨髁间窝,然后下行,渐变宽,经膝关节腔的前部止于髌下脂肪垫,整个皱襞呈带状,其后方与前交叉韧带相接但不一定连成一体。它很少将内外侧完全隔开（图5-2-2-1D）。

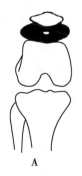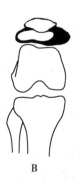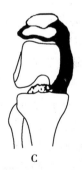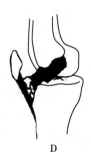

A　　　　B　　　　C　　　　D

图 5-2-2-1　滑膜皱襞

二、治疗

（一）非手术治疗

1. 一般治疗 早期患者可限制活动,股四头肌等长收缩锻炼。

2. 药物治疗 消炎镇痛药物常能控制滑膜炎症;泼尼松龙类药物加普鲁卡因局部封闭,对部分患者有效。

3. 中医治疗 主要包括内治法。

内治法

1）瘀滞证:膝部肿胀、刺痛、压痛,得热时痛增,膝关节活动不利;治宜活血通络,如舒筋活血汤、活血舒筋汤。

2）虚寒证:膝部疼痛、麻木,遇寒冷者可有发冷,膝关节活动不便;治宜调养气血,温经通络,如当归四逆汤。

（二）手术治疗

经长时间非手术治疗无效者可行手术治疗。在关节镜观察下,用电刨削除内侧皱襞及外周受累的滑膜,亦可做膝前内侧切口,切除髌内侧嵌入的滑膜皱襞以后,疗效多满意。

第三节 色素沉着绒毛结节性滑膜炎

色素沉着绒毛结节性滑膜炎(PVNS)是一种少见的来源于关节滑膜、黏液滑囊和腱鞘的良性增生性病变,以滑膜增生、黄棕色绒毛结节突和含铁血黄素沉着为特点。1865 年由 Simon 首先描述这种病症成滑膜黄色素瘤,通常为单关节发病,以膝关节最常见,占 80% 左右,其次为髋关节、踝关节和足部。

一、诊断

（一）疾病诊断

1. 病史 发病原因尚不明确。目前研究发现,此病发病因素主要有以下 4 种:①脂质代谢紊乱;②创伤及出血;③炎症;④肿瘤。

2. 主要症状 弥漫型膝关节色素沉着绒毛结节性滑膜炎的症状主要为关节疼痛、肿胀、关节积液,常反复发作。在疾病早期,如果无外伤史,关节积液并非为血性而是淡黄色。常被误诊为关节结核或类风湿关节炎。查体时可见髌上囊肿胀,皮温增高或正常,触诊有"揉面团"样感觉,关节间隙压痛,浮髌试验阳性,关节伸屈活动正常。疾病进展期,患者症状持续存在,关节肿胀更加明显,疼痛加重,关节积液转变为血性。伴随股四头肌失用性萎缩,关节伸屈活动受限。某些病例侵犯关节周围组织,形成局部包块。晚期,关节周围病变更多见,关节肿胀较前减轻,关节积液减少,关节骨质破坏严重,关节变形严重,关节功能进一步丧失。局限型病变主要位于髌下脂肪垫内,关节肿胀,关节积液少见,主要表现为髌前下疼痛、关节交锁等症状。常被误诊为髌下脂肪垫损伤或半月板损伤。

3. 诊断要点 查体时可见髌上囊肿胀,皮温增高或正常,触诊有"揉面团"样感觉,关节间隙压痛,浮髌试验阳性,关节伸屈活动正常。疾病进展期,患者症状持续存在,关节肿胀更加明显,疼痛加重,关节积液转变为血性。伴随股四头肌失用性萎缩,关节伸屈活动受限。某些病例侵犯关节周围组织,形成局部包块。晚期,关节周围病变更多见,关节肿胀较前减轻,关节积液减少,关节骨质破坏严重,关节变形严重,关节功能进一步丧失。

4. 辅助检查 影像学检查中,X 线及 CT 检查对疾病的诊断意义不大,无特异性。MRI 对于本病的诊断有较好的辅助作用,有特征性表现。弥漫型表现为:在 T1WI 上,表现为滑膜弥漫性增厚,呈绒毛状或结节状,表现为中等信号或中等偏低信号(信号的高低主要由增生滑膜中含铁血黄素的含量决定,含铁血黄素含量越高,信号越低)。

（二）分型与表现

1. 根据病理分型

（1）弥漫型:病理检查会观察到弥漫型 PVNS 关节腔内有大量绒毛和滑膜结节增生,累及范围达整个关节。滑膜厚度有时可达 1～2cm,表面不平整,易皱褶,病灶呈棕色、黄褐色或红棕色。形态学上可将绒毛分为两种:一种病灶以绒毛为主,多数长而细,少数则呈较短、末端呈球形的"棒槌状";另一种以结节为主,结节形状各异,大小不等,有单个散在的,也有多个聚集成片存在的。多数结节基底部较短,近端的绒毛与末端结节相互聚集存在。组织学上可见多层滑膜细胞出现在绒毛膜的表面,结缔组织、增生的血管和炎性组织细胞也可在绒毛膜中出现。脱落的含铁血黄素颗粒附着在滑膜绒毛表面。滑膜结节为淋巴细胞、泡沫细胞、浆细胞等多细胞融合形成的多核巨细胞。含铁血黄素沉着于细胞内。

（2）局限型:局限型病变的表现主要是单个的呈红棕色或红褐色的滑膜结节,质韧,大小不一,直径小至数毫米,大至数厘米。组织学上表现为含有相当量的胶原纤维及网状纤维。大量的细胞附着在纤维上。主要是吞噬细胞、多核巨细胞、滑膜细胞、泡沫细胞、巨细胞和纤维母细胞,骨关节破坏较轻。

2. 关节镜下分型

（1）绒毛型:关节镜下绒毛型 PVNS 主要表现为全关节腔内病变滑膜重度广泛增生,滑膜变长、变厚,分泌大量的血性关节液,肉眼观呈"珊瑚状"漂浮于关节腔内。关节液含有大量的血细胞,病程长久者红细胞破裂,释放含铁血黄素沉着于滑膜上,致病变滑膜呈黄褐色或红棕色。此型病灶较少突破关节腔,腘窝处极少见有病灶。

（2）结节型:结节型 PVNS 在关节镜下主要表现为滑膜结节成簇分布。结节呈黄色,表面光滑,大小相仿。一般多个结节融合在一起分布在关节腔的某些特定部位,如关节腔内外侧间隙、关节腔后部,少数见单个结节散落在关节腔的各个部位。本型的一个明显特征是结节病灶容易突破后侧关节囊,呈"珍珠样"聚集在腘窝内。

（3）绒毛结节型:本型多为上述两型的混合型。表现为滑膜广泛增生,但滑膜较绒毛型短,绒毛的末端相互交织,成为单个的结节。结节呈黄色,表面光滑,广泛分布,关节内及关节外都可存在。

二、治疗

（一）非手术治疗

1. 基因治疗 随着对 PVNS 疾病发病机制研究的深入,科学家们提出了一些新的治疗方法,如基因治疗。PVNS 是一种具有特定基因改变的良性瘤性增生性疾病,一个特殊的染色体易位 t(1;2),包括 2 号染色体长臂 35 上的 COL6A3 基因和 1 号染色体短臂 13 上的 M-

CSF 基因(又叫 CSF1),在 PVNS 或腱鞘巨细胞瘤患者的部分病变细胞中出现。这个融合基因 t(1p13;2q35)编码一种融合蛋白,这种融合蛋白通过旁分泌途径诱导非肿瘤细胞表达 M-CSFR 受体。根据这一理论提出如此假设,CSF 受体阻断剂如伊马替尼可能会破坏这种促进 PVNS 生长的旁分泌途径效果。

2. 中医治疗 主要包括内治法和外治法。

内治法:本病属于"痹病"范畴。《内经博议》有云:"病在阳曰风,病在阴曰痹。故痹也者,风寒湿杂至,犯其经络之阴,合而为痹。痹者闭也,三气杂至,壅闭经络,血气不行,故名为痹。"不同年龄患者的病因与病机是不同的。

年轻患者多由于膝关节扭伤、挫伤,导致关节组织损伤,脉络受损,血溢于外,阻塞经络,致气滞血瘀。风寒湿邪侵袭机体,气血为病邪阻滞,经气不畅,络血不行,阳气不达,导致关节肿胀、积液。病症以邪实为主,兼有或没有正虚之证。年轻患者关节肿胀明显,积液量大,而骨质破坏及关节变形少见。临床治疗以活血化瘀,利湿消肿为主。

病程长的患者,消耗大量气血,导致肝肾亏虚,筋骨失养,逐渐转变以正虚为主。

老年患者,年老体衰,肝肾亏虚,营卫失调,气血亏虚,脾虚,病症以正虚为主,风寒湿邪乘虚而入,初犯经络,继入筋骨,痹阻经络使气血不行,关节闭塞,筋骨失养,故常见骨质破坏及关节变形。临床治疗应扶正祛邪,以补益肝肾为主,利湿消肿为辅。

本病属"痹病"范畴,不同年龄患者的病因与病机是不同的,临床治疗中应辨证施治,结合患者具体情况,谨慎调理。高文香应用关节镜切除滑膜,术后辅助利湿消肿中药治疗 9 例患者,发现中药对缓解患肢疼痛及消退肿胀有明确的疗效。韩旭应用散结祛瘀利水方结合灌洗疗法治疗膝早期色素沉着绒毛结节性滑膜炎 6 例,取得良好效果,随访 3 个月至 5 年,优良率达 83.33%。术后辅助中药治疗的中远期疗效以及能否防止复发有待长期随访观察。

(二) 手术治疗

1. 单纯手术治疗 纯手术治疗包括传统的关节切开滑膜切除术和关节镜下滑膜切除术。后者具有创伤小,恢复快,滑膜切除彻底,复发率低,可以早期功能锻炼,关节功能恢复好等优点,已成为目前治疗该疾病首选的手术方式。但是对于晚期患者,由于滑膜纤维化严重,骨质破坏明显,关节镜无法切除纤维化的滑膜,难以清除骨质中的病变,常常需要行传统关节切开病灶切除术。此外,有学者担忧关节镜下较大的局限型病变分次(非一次性完整切除)切除,可能导致病变扩散种植,导致术后复发,也主张行传统关节切开包块完整切除术。

2. 手术联合放射治疗 虽然关节镜器械精巧,具有放大功能,能够提高病变检出率及清除率,但是由于关节内特殊结构的存在,做到完全彻底的切除滑膜是不可能的,所以单纯手术治疗术后的复发率较高。术后辅助放射治疗,可以有效降低复发率。术后放射治疗包括体外放射治疗和体内放射治疗。体内放射治疗是将放射性物质[如胶体磷酸铬($Cr_{32}PO_4$)本身是惰性物质,分子量为148,物理半衰期3天,注入体内不溶解,不易被吸收]注入关节腔内,均匀分布于关节腔内表面,利用放射性物质自身发出射线,照射周围仅几毫米组织,消灭术后残余病变。该方法存在放射性物质外露,损伤关节周围重要组织的风险。同时对于注射的剂量难以准确计算。如果存在关节外病变或关节软骨破损严重,软骨下骨质外露也不适合体内放射治疗。体外放射治疗包括普通放射治疗和适形放射治疗。适形放射治疗是一种新兴的放射治疗方式,通过与肿瘤科医师沟通,说明残余病变的部位,经 CT 定位,避开重要血管神经,设 3~4 个照射部位。与普通照射相比,减少了照射次数及照射总量,最大程度减少了对患肢的血液循环及肌肉组织的副损伤,最大限度保留关节功能。不管是体内放射治疗还是体外放射治疗,都会造成不同程度的放射治疗损伤,如骨髓抑制、放射性皮炎、骨骼生长发育受限、关节僵硬,甚至恶变为滑膜肉瘤。因此,术后是否需要辅助放射治疗一直存在争议。Frank 等认为对于初诊患者术后放射治疗仅适用于有明显病变残留者。King Sley 认为放射治疗并不能降低术后复发率,只有彻底清除病变组织才能有效防止局部复发。考虑到本病的肿瘤性质,以及不可能完全彻底清除病变,单纯术后复发率较高。

3. 冷冻手术 也叫液氮喷剂,被广泛用于多种肿瘤的辅助治疗。Mohler 和 Kessler 采用切开手术切除滑膜联合冷冻手术治疗了 3 例弥漫型 PVNS 患者,2 例是复发性患者和 1 例是关节镜不能切除的患者。所有非软骨表面的疾病都采用冷冻手术治疗。经冷冻手术治疗的患者未发现并发症,都获得了良好的关节功能恢复。术后 14 个月、30 个月、31 个月,没有临床症状的复发现象

4. 人工关节置换手术 对于病程长,关节骨质破坏严重,疼痛明显,关节功能差的晚期患者,上述治疗方法的疗效均不理想。对于这些患者,人工关节置换手术或关节融合术是比较合适的治疗方法。在手术过程中,一定要彻底清除病灶,以免术后复发,导致手术失败。

 难点分析

由于色素沉着绒毛结节性滑膜炎早期无特征性,有助于诊断的临床表现较少,早期诊断困难。本病易漏诊、误诊,有以下几个方面原因:①发病率低,临床少见,大多数医师对本病认识不足;②早期病例游离体不含骨质,亦无钙质沉着,放射学表现可能正常,需行 MRI 或关节镜检查方能初步诊断;③术中、术后未追究关节游离体来源,即简单地将游离体认为是创伤所致的撕脱性骨折。

放射治疗损伤病变组织细胞的同时,关节周围正常的组织细胞也会受到损伤,从而理论上存在放疗并发症发生的可能。治疗期间的并发症可能有放射性皮肤炎症、关节周围水肿及皮肤瘙痒等不良反应。远期常见并发症一般有:射野区域内皮肤色素沉着、患膝关节僵直等,儿童患者存在发生侏儒症的风险。对于放射治疗后的复发患者,有文献报道这可能与放射治疗的时机有关:当 PVNS 处于早期时,病变富含大量的血管及滑膜细胞,对放射线较敏感,从而疗效更好;而在病变的晚期阶段,由于纤维素含量较多,对放射线的敏感性较低,从而疗效差,容易复发。对于膝关节弥漫型 PVNS 患者,由于肿胀、疼痛等原因,患者常常不敢用力行走或弯曲膝关节,长时间保持伸直制动位。制动位会造成肌肉、肌腱萎缩、纤维化,支持带粘连等病理改变,从而导致膝关节活动受限,具体如下:髌骨支持带出现挛缩或粘连在股骨上;在髌股关节处由于关节腔内的积血或炎性渗出物发生机化形成致密的纤维条索,使髌骨在股骨滑车轨道上的滑移功能障碍;股中间肌纤维化与髌上囊发生粘连、挛缩,股四头肌及肌腱与股骨远端粘连、挛缩;髂胫束因膝关节长时间制动,出现挛缩,与膝关节粘连等。当患者行关节镜下增生滑膜病灶切除术,将增生的滑膜最大限度清除后,患膝关节肿胀极大减轻,产生的炎性因子减少,疼痛缓解,配以术后早期的 CPM 机功能锻炼及后期的主动功能锻炼,从而可提高患膝关节的活动度。

述 评

目前对色素沉着绒毛结节性滑膜炎的诊断存在争议,单纯依据临床症状、体征以及放射学检查,不易确诊。特别是仅表现为关节功能障碍的症状和体征而放射学无阳性发现者,诊断更加困难。必须结合临床、放射学检查及病理表现,才能作出最后诊断。其中病理表现是确诊的关键,术中发现滑膜有病变,病理检查证实滑膜组织有软骨化生者才能确诊为本病,单凭关节内外出现游离体不能确诊本病。

(孙永强)

第三章 运动医学

第一节 膝关节运动性不稳定

膝关节的稳定是由构成关节的骨骼、韧带、关节囊、半月板及周围的肌肉共同维持的。当膝关节的稳定结构(特别是各种韧带)发生部分或全部损伤后,在某种运动状态时会发生不稳定的症状,称为膝关节运动性不稳定。根据胫骨近端相对于股骨远端的异常位移,通常将其定义为某一方向的不稳(如前方、后方、内侧、外侧或旋转不稳)。不稳定的方向取决于受损的结构,可以是单个或多个结构损伤。与膝关节稳定(或不稳定)相关的主要结构有前交叉韧带、后交叉韧带、内侧副韧带复合体和后外侧角。

一、诊断

(一)疾病诊断

1. 病史　损伤的机制决定病变的特点,但患者在就诊时往往难以表述清楚。如果患者能够站立,在询问病史时要尽量让患者重现损伤时的情景,特别是扭转的方向。受伤时患者或在场的人听到的响声也非常重要,前交叉韧带(anterior cruciate ligament,ACL)和后交叉韧带(posterior cruciate ligament,PCL)损伤时往往会伴有撕裂声。要询问受伤后膝关节的哪些动作受限,上下楼、扭转、下蹲或跑动转向时是否有疼痛或交锁感。另外,区分疼痛和不稳也非常重要,这两种症状可能同时存在。疼痛可以掩盖潜在的不稳,所以在查体前要了解引起患者疼痛不适的一些特殊动作,这样在后续的体格检查时可以避免患者产生抗痛姿势。

2. 主要症状　首先要仔细观察患者的膝部外观,是否有畸形和急性损伤的炎性反应,如血肿、肿胀、发红、肌肉紧张或局部凹陷等。要注意观察患者的行走方式:在上检查台之前,要求患者进行前后走动,检查者分别在前方和侧方观察是否有膝关节不稳定的表现和患者的保护性动作。无论是关节不稳定还是抗痛动作都会使患者的步态发生改变,如行走中的内摆提示可能外侧副韧带(LCL)撕裂。可以让患者用一个手指指出感觉不稳定的确切部位,并尽量让患者重现损伤时的机制以及不稳定最严重的体位。除此之外,有许多特殊检查可以用来区分不稳定的类型和确定损伤结构。这些特殊检查大致可分为4类:应力试验、滑动试验、轴移试验和外旋试验。

3. 诊断要点　明确损伤机制,观察特有畸形和急性损伤的炎性反应,如血肿、肿胀、发红、肌肉紧张或局部凹陷等,患者的行走方式变化等。

4. 鉴别诊断 膝关节运动性不稳定应与非创伤因素导致的膝关节不稳定相鉴别:关节过度松弛综合征,幼儿期发病,全身多关节活动范围过大,无外伤史;炎性疾病导致的膝关节不稳定,慢性病程,合并类风湿关节炎等疾病,膝关节韧带受累松弛或骨缺损后造成膝关节不稳定。另外,各种类型的膝关节运动性不稳定之间也需要相互鉴别。

5. 辅助检查

(1) X线检查:尽管大部分韧带损伤患者的 X 线片可能无异常表现,但常规应拍摄膝关节前后位及侧位 X 线片。在有些患者,X 线片可以看到间接征象,如胫骨平台外缘与外侧关节囊相连的撕脱骨折,称为"Segond 骨折"或"外侧关节囊征",则强烈提示 ACL 损伤,少数 PCL 撕裂的患者也可以合并 Segond 骨折。另一个间接征象是侧位片股骨外髁的切迹。正常的股骨外侧髁表面是光滑的圆弧,生理性凹陷的深度<1.5mm。当 ACL 损伤时,胫骨对股骨外髁的撞击可导致深度大于 1.5mm 和不规则的切迹,表示股骨外侧髁有一个凹陷骨折,与 ACL 损伤高度相关。侧位 X 线片可显示胫骨的前后移、髁间棘或胫骨后方的撕脱骨折,提示 ACL 或 PCL 损伤。腓骨头的撕脱骨折可能提示外侧副韧带(lateral collateral ligament,LCL)或后外侧角(posterolateral corner,PLC)损伤。怀疑内侧副韧带(medial collateral ligament,MCL)损伤时可拍摄双膝关节应力位 X 线片。一般认为,内侧间隙相差 5 ~ 10mm 为内侧副韧带部分断裂,当膝关节内侧间隙加宽>10mm,则为内侧副韧带完全断裂。PLC 损伤时,负重位 X 线片可有膝关节外侧间隙增宽。陈旧性 PLC 损伤可见外侧间室和髌股关节的骨关节炎征象。

(2) MRI 检查:MRI 是评估 ACL、PCL、MCL 及 PLC 最有效的辅助检查。当怀疑上述韧带损伤而其他方式不能确定时可以进行 MRI 检查。典型的完全性 ACL 损伤在 MRI 大多表现为 ACL 连续性中断或明显增粗伴高信号,韧带周围积液或出血,ACL 松弛呈波浪状改变,或者可见远端附着点的撕脱骨折。除 Segond 骨折、股骨外髁凹陷、骨髓水肿等间接征象外,ACL 损伤后 PCL 也可能发生迂曲、松弛等走行异常。急性损伤时可以看到股骨外髁的骨挫伤,以及伴随的半月板和其他韧带损伤的征象。而病史较长的陈旧性 ACL 损伤可能出现韧带纤维的完全缺失。

PCL 的不完全损伤在 MRI 表现为纤维间有间断出现的 T2 相高信号。PCL 完全损伤则表现为韧带消失、变细、不连续、水肿增粗和信号异常,后者胫骨平台后方可见骨折块并有明显移位。间接征象包括胫骨近端的骨挫伤、内侧 Segond 骨折或内侧关节囊撕脱等。陈旧性 PCL 损伤可见韧带纤维的完全缺失。

MCL 浅层起源于内收肌结节,毗邻内侧髌股韧带附着部,垂直向下附着于关节线下 5cm 胫骨近端,在冠状位 MRI 表现为一连续低信号带。MCL 深层纤维形成内侧关节囊,沿膝关节内侧的中间 1/3 走行。不同程度的损伤在 MRI 的表现不同,Ⅰ级:表现为韧带的浅表水肿,或是韧带内实质轻度增厚、水肿,但是没有深层或浅层纤维的断裂或回缩;Ⅱ级:涉及浅层的部分撕裂,表现为浅层纤维的部分中断或松弛回缩,但深纤维完整;Ⅲ级:MCL 完全撕裂,浅层和深层纤维破坏,撕裂的纤维松弛和回缩。陈旧性损伤可表现为韧带区域的组织增厚或(和)钙化。间接征象可有股骨内髁的皮质下骨髓水肿,暴力较大的剪切损伤可以合并股骨外髁或胫骨外侧平台的骨挫伤。

MRI 对 PLC 结构的准确评价要建立在对解剖结构透彻理解的基础上,需结合不同平面的图像进行综合分析。根据损伤的程度,将各种结构的损伤分为挫伤、部分撕裂或完全撕裂。LCL、股二头肌腱和联合肌腱在冠状位图像显示最佳;腓肠肌外侧头最好用矢状位图像进行评价,腓肠肌外侧头的撕脱或断裂往往提示明显的 PLC 损伤;腘肌和腘肌腱最好要把冠状位和轴位图像相结合来进行观察,腱肌结合处的挫伤意义不大,但该处的完全撕裂则说明严重的 PLC 损伤。后外侧关节囊结构,包括关节囊、外侧半月板后角的半月板关节囊连接、弓状韧带和腘腓韧带,在矢状位和轴位 T2 加权相上可得到最佳显示。外侧结构中的髂胫束在冠状位 MRI 上显示为一条细带样结构,远端止于 Gerdie 结节。髂胫束损伤的 MRI 表现为与股骨外侧髁同一平面的软组织水肿,少数可见髂胫束的增厚以及股骨外髁皮质下的骨髓水肿。

（二）分型与表现

1. 前交叉韧带损伤　多数 ACL 损伤属于非接触性损伤,与运动时膝关节的弯曲角度、股四头肌的拉力以及地面对腿部的反作用力使膝关节的外翻力矩增大有密切关系,常发生在竞技性体育运动跳起落地、斜切动作、交叉变向及跑动急停时。损伤方式主要有以下几种:①内翻或外翻扭伤:膝关节于近伸直位内旋内收时(膝内翻),可损伤 ACL 的后外束;于 90°位外展外旋(外翻)时,可损伤前内束。②过伸损伤:最常见的受伤动作是足球运动时踢空脚,或膝部前方被撞引起膝关节突然过伸。③屈曲位支撑伤:大腿前方受到撞击,股骨髁向后错位,可使 ACL 单独受伤。ACL 损伤造成膝关节前后向不稳,胫骨可异常前移。前抽屉试验、Lachman 试验、轴移试验可阳性。

2. 后交叉韧带损伤　PCL 损伤多为复合型损伤的一部分。屈膝时胫骨近端受到直接向后的暴力是最常见的损伤机制,且多属单纯型 PCL 损伤,如驾驶车辆时胫骨结节撞击仪表盘造成 PCL 损伤,即所谓的"仪表盘损伤"。过伸也能引起 PCL 损伤,如跳远落沙坑时的动作。暴力常首先导致 ACL 撕裂,继而累及 PCL 和后关节囊,多数情况下会合并半月板损伤。PCL 损伤亦造成膝关节前后向不稳,胫骨可异常后移。后抽屉试验、外旋试验、拨号试验可阳性。

3. 内侧副韧带损伤　当膝关节在屈曲状态下承受使膝关节严重外展、外旋的直接或间接暴力时,就可导致 MCL 损伤。膝关节伸直位时,膝外翻及外旋的应力首先作用于 MCL 浅层,然后是 ACL、后关节囊、MCL 深层。当屈膝位小腿外展时,承受外翻应力的静力结构主要是 MCL 浅层,所以 MCL 浅层最容易受伤。MCL 损伤造成膝关节内侧不稳定,应力试验可阳性。

4. 后外侧角损伤　膝关节过伸的同时内翻或外旋、严重的内翻和严重的外旋等均可造成 PLC 损伤。另外,其他韧带损伤的同时也会造成 PLC 撕裂,如膝的过伸合并外旋,严重的内翻和严重的外旋均可造成 PLC 损伤。另外,当膝关节处于屈曲和胫骨外旋状态下,胫骨向后方的力量也能造成 PLC 损伤。PLC 损伤可造成膝关节后外侧不稳定,后外侧抽屉试验、外旋试验、拨号试验可阳性,膝关节可出现反屈。

二、治疗

治疗目标:修复或重建受损稳定结构,恢复膝关节稳定性。

（一）非手术治疗

1. 前交叉韧带损伤　非手术治疗主要适用于活动量较少且膝关节稳定性影响较小的患者,包括一些 ACL 急性不完全断裂和慢性损伤的病例。非手术治疗的措施主要是股四头肌功能锻炼、减少急性期渗出和增加膝关节活动度。

2. 后交叉韧带损伤 对于单纯后交叉韧带损伤的治疗,以前学者们大多认为非手术而积极的股四头肌锻炼可恢复膝关节的稳定性,但现在越来越多的研究支持对急性单纯性后交叉韧带损伤的早期修复或重建。

3. 内侧韧带复合体损伤 包括膝关节制动、理疗与中医治疗。膝关节制动指石膏或支具外固定,内侧副韧带行非手术治疗或手术后均应石膏固定,将膝屈曲 20°～30°,前后托外固定,早期做股四头肌功能锻炼以预防股四头肌萎缩。目前,国内大多数医师主张 I 度损伤采用非手术治疗,1 周后戴石膏下地行走,6 周后拆除石膏,拆除石膏后,辅以理疗。

4. 后外侧角损伤 膝关节 PLC 损伤大多是复合伤,常并发 PCL 等其他韧带损伤。I 度和 II 度损伤可采用非手术方法治疗;采用伸膝位固定 3～4 周,固定期间行股四头肌功能训练,练习推髌骨,疼痛能忍受时逐步开始负重;6～8 周开始闭锁式运动;10 周内避免腘绳肌锻炼;12～14 周可自由训练。

5. 多发韧带损伤 非手术治疗主要适用于对功能要求低的高龄患者或因其他医学状况不能耐受麻醉和手术的患者,主要措施是膝关节制动,包括长腿石膏托、管型石膏、支具及外固定架。临床研究和荟萃分析的结果均显示非手术治疗对于多发韧带损伤的疗效欠佳。

（二）手术治疗

1. 前交叉韧带损伤 ACL 重建的方式也存在一些争论,骨隧道的位置和方向对术后的疗效影响较大。相对于胫骨隧道,股骨隧道的变化更多,在股骨外髁内侧面的进针点和导针的方向对骨隧道的方向、长度和安全性都有很大影响。ACL 等长重建在过去一段较长时间内广为接受,其目的是使重建的韧带在膝关节屈伸运动时保持等长。该技术胫骨隧道的关节内出口定位于外侧半月板前角延长线、PCL 止点前方约 7mm 处。股骨隧道则根据钟表法(如左膝 1—2 点,左膝 10—11 点)和股骨内髁后壁的保留厚度来确定,多采用经胫骨隧道做股骨隧道。近年来,随着对膝关节运动学和移植物生物力学的理解,倾向于对 ACL 进行解剖重建,即在股骨端和胫骨端都按照 ACL 的解剖附着点进行重建。该技术要求胫骨和股骨隧道的关节内开口都位于 ACL 原始附着点的中心,股骨隧道多通过内下方的通道来操作而非经胫骨隧道,髌下内侧或经髌韧带的辅助通道可以获得股骨外髁内侧面的良好观察视野。ACL 重建的另一个争议是双束重建的优势。ACL 附着点的宽度足以容纳 2 个骨隧道,理论上对前内束和后外束分别重建更接近解剖和生理状态,可望获得更佳的临床效果。目前普遍接受的观点是,解剖重建的效果优于等长重建,而双束重建的长期效果与单束重建并无显著性差异。

2. 后交叉韧带损伤

(1) 急性损伤的治疗:非手术治疗主要强调的是早期制动和积极的康复训练。急性损伤可用长腿石膏托功能位外固定、冷敷等来减少关节内的出血,缓解疼痛和关节肿胀。在疼痛和肿胀消退后,开始关节活动以及针对下肢肌肉力量的训练,特别是恢复股四头肌的肌力。

手术修复对于 PCL 止点撕脱性骨折的病例,在伤后 3 周内尽早进行手术复位内固定,可在关节镜下或以内外联合的手术方法,用粗丝线、钢丝或螺钉做起止点修复。

韧带重建对于韧带纤维断裂的病例,修复术后的交叉韧带难以维持一个具有完全活动度的稳定膝关节。因此,对于年轻活跃患者和伴有后侧或后外侧不稳的病例应进行 PCL 重建手术。韧带重建的材料来源主要有自体组织(包括骨-髌腱-骨、腘绳肌腱、带髌骨骨块的股四头肌腱和阔筋膜等)、异体组织(带或不带骨块的异体肌腱)及人工材料。手术技术包括全关节镜下重建(经胫骨隧道重建)和经后方辅助切口的胫骨 Inlay 技术重建。前者经胫骨结节下内侧向后方关节线下方 PCL 附着点做骨隧道,移植物经胫骨隧道引入,经由胫骨后方穿出后穿过股骨内髁骨隧道固定。股骨隧道的多采用外-内法制作,重建方式包括前束的解剖重建、PCL 等长重建、PCL 前束和后束的联合重建、多束的 PCL 重建等,各种方式的利弊仍有争论。多数研究发现,单束重建可获得与双束重建相似的临床效果,重要的是要重建前外侧束和恢复屈曲时的张力。至少在生物力学研究中发现,经胫骨隧道的重建容易在胫骨后方韧带的拐角处产生磨损和切割,而胫骨 Inlay 技术能避免该潜在并发症,具有更可靠的预后。

(2)陈旧性损伤的治疗:目前对于陈旧性后交叉韧带损伤的治疗效果不甚理想,治疗方案因人而异。部分患者通过肌肉训练等非手术治疗可以缓解症状,非手术治疗无效、关节明显失稳者可考虑手术。但术前需明确不稳定的原因及程度、患者的实际诉求和对患肢功能的预期、关节退变的程度和关节周围肌肉的条件等。重建方式与急性损伤相同。

3. 内侧韧带复合体损伤 对于Ⅱ度、Ⅲ度损伤多主张手术修补。根据不同的损伤类型,治疗方法各有不同。

(1)新鲜 MCL 损伤的手术治疗:MCL 完全断裂若为单纯中部断裂者,无论浅层或深层,可将断端重叠缝合修补并做减张缝合加强。对于损伤严重、修复后欠牢固的患者,在直接缝合的基础上,同时用半腱肌转位,在 MCL 起止点上牢靠固定加强修复。若单纯 MCL 附着部撕脱或有撕脱骨块者,可在韧带撕脱处骨质凿一浅槽,并在前后缘各钻一孔,用粗丝线经过钻孔固定缝合;撕脱骨块较大者,可用螺钉或克氏针固定。若合并关节囊后方撕裂,修复后则将半膜肌肌腱缝合到后内侧角以加强腘斜韧带。若合并关节囊前方有撕裂,修复后则采用鹅足成形术,即解剖出鹅足,切断并游离,向上提拉至髌腱内缘加强前内侧。MCL 完全断裂合并内侧半月板和(或)ACL 损伤,必须遵循由关节内至关节外循序进行修复的原则。如果合并两者都损伤(即所谓膝关节损伤三联征),修复的顺序依次是半月板、ACL,最后是 MCL。若半月板边缘附着处轻度撕裂,缝合修补半月板的破裂。若半月板撕裂较严重,可先切除半月板再修补 MCL。

(2)陈旧性 MCL 损伤的手术治疗:MCL 急性损伤后如处理不当,损伤部位会在内侧松弛的张力状态下瘢痕愈合、拉长而造成膝关节内侧松弛或不稳定。远期还可因关节软骨磨损而发生继发性骨关节炎,应进行积极的手术修复。手术修复方法主要有静力修复法、动力修复法、静力动力相结合的修复法 3 类。

静力修复法系利用膝关节附近软组织,对损伤的韧带及缺损进行修补,常用材料有半腱肌肌腱、股薄肌肌腱或阔筋膜等,以恢复 MCL 的张力。此种方法往往可起到"立竿见影"的效果。但是久之则再造韧带弹性降低而逐渐松弛,所以远期效果往往不太理想。

动力修复法是将正常肌腱移位,利用肌肉拉力,达到稳定膝关节的目的。动力修复后需要经过一定的训练和适应才能较好地发挥作用。

4. 后外侧角损伤 Ⅲ度 PLC 损伤需要手术治疗,手术时间越早越好,急性损伤的修复宜 2~3 周内进行。手术方法有一期修复、加强后外侧结构的提升和重建。

(1)急性损伤的治疗:对于急性Ⅲ度 PLC 损伤,手术切开解剖修复是适宜的治疗方法。外伤后 2 周内行 PLC 解剖修复非常重要,新鲜创伤后外侧结构原位加强缝合固定,韧带能愈合,可完全恢复其稳定性。2周后直接缝合修复疗效差,需要用韧带移植重建后外角结构。此外,损伤部位瘢痕组织导致解剖层次不清、组织脆弱,难以缝合。特别是在合并腓总神经损伤时,因瘢痕组织很快包绕神经,延期 PLC 重建手术会增加神经损伤的风险。修复前行关节镜检查除有助于诊断 PCL 损伤外,还可同时诊断和修复合并的半月板和交叉韧带的损伤。Ⅲ度 PLC 损伤常合并 ACL 损伤,对于急性 ACL 及 PLC 复合损伤应早期行 PLC 修补,同期行 ACL 关节镜下重建。手术先行 ACL 重建,然后行 PLC 结构修补,以免关节镜重建过程中液体外渗影响解剖结构的辨认。

（2）慢性损伤的治疗:治疗目的是要恢复膝关节内翻和外旋的稳定性,使患者最大程度地恢复运动能力并减少骨关节炎发生的机会。

慢性 PLC 损伤的治疗较为困难且争议很多,重建方法有很多,但因 PLC 损伤较为少见,究竟哪种方法疗效最好,目前尚无共识。伤后广泛的瘢痕形成和继发下肢力线异常均是影响手术的因素。由于慢性损伤后瘢痕形成,局部解剖不清,一般不采用直接修复的办法,手术治疗主要以股骨侧 PLC 结构移位紧缩术、髂胫束和股二头肌肌腱加强术、自体和同种异体韧带重建术为主。存在膝内翻和内摆步态时,由于外侧存在反复牵拉,仅将后外侧软组织重建将会失败。必须在重建之前或同时行胫骨近端外翻截骨术,矫正下肢力线以保护修复结构。如果截骨术后 6 个月仍存在 PLC 不稳,应考虑手术重建。慢性 PLC 损伤但下肢力线正常者,宜考虑 PLC 结构修复。

5. 多发韧带损伤　多发韧带损伤的手术时机非常重要,当合并血管损伤导致肢体缺血或神经损伤严重时应急诊手术。但多发韧带损伤多为严重外伤,除膝关节损伤外往往合并其他脏器或系统的问题。如果不是需要急诊处理,手术的时间可以延后以提高手术的安全性。肢体的急性炎症在伤后 10 ~ 14 天会显著减轻,膝关节可以获得部分活动度,肌肉张力部分恢复,这些都有利于取得好的手术效果。在伤后 2 ~ 3 周进行交叉韧带和后外侧角修复或重建时关节囊已经愈合,这样方便采用关节镜进行手术。但如果手术推迟超过 3 周,因侧副韧带和后外侧结构会出现广泛的瘢痕形成而妨碍组织修复,此时应在关节活动度恢复后重建其稳定性。

理想的治疗方法是修复或重建 ACL、PCL 以及所有Ⅲ度损伤的侧副韧带和关节囊,重建膝关节稳定性,恢复关节活动度和功能。常见的情况有两种,一种是 ACL、PCL 和 MCL 同时损伤,另外一种是 ACL、PCL 和 LCL 或 PLC 同时损伤。应于关节镜下完整交叉韧带的重建,然后采用内侧或外侧曲棍球入路完成 MCL/内侧关节囊或 LCL/PLC 的修复或重建。按顺序分别做 ACL、PCL 股骨侧和胫骨侧骨隧道,如侧副韧带需要重建时,股骨侧应做盲端隧道。移植物的固定推荐顺序如下:PCL 移植物拉入股骨隧道并固定;ACL 移植物拉入股骨隧道并固定;PCL 移植物在屈膝 90°、前抽屉应力下胫骨端固定;ACL 移植物在伸膝位后抽屉应力下胫骨端固定;侧副韧带在屈曲 20° ~30°拉近固定。多发韧带损伤在少数情况下 PCL 完整或部分损伤,则不需要重建。

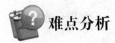 **难点分析**

对膝关节运动性不稳定的理解要建立在对解剖、生物力学和损伤机制充分理解的基础上;ACL 解剖重建和双束重建对骨隧道的位置和方向要求较高,需要熟练的关节镜操作能力

和精确的定位技术;PCL重建,无论是经胫骨隧道技术还是 Inlay 技术,均存在一定难度,需一定的学习曲线;PLC 的解剖组成及相互关系应得到充分认识以便于理解。

述 评

膝关节运动性不稳定是膝关节稳定结构损伤的结果,各种韧带修复和重建的目的是早期恢复稳定性和膝关节的动力学,防止远期的并发症。ACL 是研究最广泛和重建最多的韧带,但也存在一些争议,如自体肌腱与异体肌腱、单束重建与双束重建、经胫骨和经内侧通道的股骨隧道技术以及肌腱固定方式等。解剖重建和双束重建的远期效果仍在探讨中,需要长期随访和生物力学数据来进一步验证。Ⅰ度和大多数Ⅱ度 PCL 损伤可以采用非手术治疗,Ⅲ度 PCL 损伤和合并 PLC 或 MCL 损伤时的治疗选择对医师是个考验。自然病程显示,Ⅲ度 PCL 损伤会导致内侧间室和髌股间室的软骨退变,宜采用手术治疗。MCL 损伤是最常见的膝关节韧带损伤,但其具有很好的自愈能力。由于 MCL 修复通常有效,MCL 重建并不常使用。PLC 损伤常合并其他韧带损伤,对于严重的 PLC 损伤,应在伤后 2～3 周进行一期修复。超过此期限后,需要考虑韧带重建。

第二节 膝关节半月板损伤

半月板是位于股骨髁和胫骨平台之间的半月状软骨,冠状位切面呈三角形,其外侧厚、内侧薄。每个膝关节各有内、外两个半月板,内侧半月板呈"C"形,外侧半月板近似呈"O"形。半月板是膝关节的重要解剖结构,具有吸收震荡、传递负荷、润滑和营养关节软骨、增加关节接触面积、维持膝关节稳定等重要功能,并可在一定程度上弥补股骨髁与胫骨平台外形之间的不一致性。正常情况下,半月板与胫骨平台关系密切,膝伸直时,半月板向前移动,屈曲时向后。急性损伤多数有明显外伤史,慢性损伤则无。膝关节半月板损伤通常的损伤机制是膝负重状态下屈伸旋转扭伤,挤压和研磨力量是造成半月板损伤的主要原因。当下肢承重,膝关节固定在半屈曲位,身体及股骨部猛然内旋,内侧半月板在股骨髁与胫骨之间承受的旋转压力超过一定极限就导致撕裂;屈曲、外旋位时,膝关节旋转导致外侧半月板受到股骨外髁的研磨而损伤破裂。在严重创伤病例,半月板、交叉韧带和侧副韧带可同时损伤。如果半月板有变性,其含水量下降,脆性增加,有时即使较小的扭伤力也可以导致半月板损伤。骨关节炎患者,关节面不平整,容易磨损导致半月板撕裂,以内侧半月板多见。

一、诊断

(一)疾病诊断

1. 病史 患者多为青年,男性略多于女性,外侧半月板损伤多于内侧半月板损伤。急性期膝关节有明显疼痛、肿胀和积液,关节屈伸活动障碍,因此很难通过临床检查来确诊,需要通过辅助检查及排除其他外伤来诊断。急性期过后,肿胀和积液可自行消退,但活动时关节仍有疼痛,尤以跑、跳、蹲起、上下楼等动作时疼痛更明显,部分患者有"交锁"现象或在膝关节屈伸时有弹响。

2. 体征　关节间隙内侧或外侧压痛。病史较长者可有大腿肌肉萎缩,特别是股四头肌内侧头出现最早,表现最明显。如果关节存在交锁,则活动度受限明显。特殊体格检查,包括 McMurry 试验、Apley 试验、过伸试验(Jones 征)、下蹲试验等。①McMurry 试验(麦氏试验):又称半月板旋转试验,用来检查内侧和外侧半月板。患者仰卧位,完全屈膝,检查者一只手放在膝关节,拇指及示指在关节线水平,另一只手内旋胫骨,检查外侧半月板损伤;同样外旋胫骨,检查内侧半月板。如果旋转时,患者疼痛且伴弹响,则提示内侧或外侧半月板有破裂,并依疼痛发生时膝关节角度来判定半月板破裂的部位。屈曲最大限度时疼痛,应疑为后角破裂;屈曲呈 90°时为中央破裂,伸直时为前角破裂。②Apley 试验:又称研磨试验,膝关节旋转提拉或旋转挤压试验。患者俯卧,膝关节屈曲 90°,检查者将小腿用力下压,并做内旋、外旋动作,使股骨胫骨关节面产生摩擦,若外旋产生疼痛,提示为内侧半月板损伤。此后将小腿上提,并做内旋、外旋动作,如外旋引起疼痛,提示内侧副韧带损伤。③膝关节过伸试验:又称 Jones 征。患者仰卧,检查者一手固定膝部,另一手握住小腿下部向上提,将膝关节过度伸展,使半月板前角受到挤压,如有疼痛可能为半月板前角损伤或肥厚的髌下脂肪垫受到挤压所致。④下蹲试验:又称鸭式摇摆试验。患者站立,然后做中蹲动作,使膝关节极度屈曲,同时患者前后左右摇摆,挤压半月板后角,如有后角撕裂,即可引起膝关节疼痛和不能完全屈膝或关节后部有尖细响声和不适感。

3. 诊断要点　①有膝关节突然旋转、跳起落地扭伤史。②疼痛、压痛局限于膝关节间隙,位置较固定;膝关节交锁、行走时有关节不稳或滑落感;病久者常有股四头肌萎缩;回旋挤压试验、髌骨研磨试验阳性。③MRI 有助于半月板损伤的定性定位诊断。关节镜既可作为检查帮助诊断,也是治疗的工具。

4. 鉴别诊断

(1) 交叉韧带、侧副韧带损伤:半月板损伤时,有时合并交叉韧带或(和)侧副韧带损伤,因此在诊断半月板损伤时一定要检查交叉韧带、侧副韧带。前后抽屉试验和 Lachman 试验阳性提示交叉韧带损伤。侧方应力试验阳性提示侧副韧带损伤。一般鉴别不难,但需要注意避免漏诊。

(2) 关节游离体:有反复交锁症状,但疼痛部位不固定,经常变换,而半月板损伤的交锁为一侧关节间隙固定性交锁。X 线片可显示较大的骨性游离体,MRI 显示半月板形态完好,有游离体存在。

5. 辅助检查

(1) X 线:虽然 X 线检查不能显示出半月板形态及损伤情况,但对鉴别诊断非常重要,如排除其他膝关节病变及损伤、骨关节炎、骨肿瘤等。

(2) MRI:MRI 是目前诊断半月板损伤最主要且无创的检查手段,可以清晰显示半月板及关节内其他结构影像,判断损伤部位、类型及严重程度。半月板撕裂的 MRI 表现为半月板内出现异常高信号区。半月板在 MRI 上的异常信号分为 3 度:Ⅰ度,半月板内点状信号;Ⅱ度,半月板内线状信号,不达上下关节面和边缘;Ⅲ度,半月板内线状信号,达关节面或边缘。Ⅱ度信号提示半月板变性,Ⅲ度信号提示半月板撕裂。

(3) 膝关节造影:膝关节造影对诊断仅有一定意义,而且可增加患者痛苦,目前较少使用。

(4) 关节镜:目前,最直观、准确的检查方法为膝关节镜检查。通过关节镜可以直接观察半月板损伤的部位、类型和关节内其他结构的情况,有助于疑难病例的诊断。诊断的同时,还可以进行各项关节内手术操作,及时治疗。

（二）分型与表现

O'Connor 将半月板撕裂分为 5 类:纵行撕裂、水平撕裂、斜行撕裂、放射状撕裂、其他（包括瓣状撕裂、复合撕裂和退变半月板的撕裂）。

1. 纵行撕裂　也就是垂直撕裂,又称纵裂,通常发生在半月板周缘部分,多见于年轻活跃的患者。撕裂常沿垂直方向走行,可穿过半月板全层或只穿过其部分。撕裂的走向平行于半月板边缘,垂直于半月板表面,通常是由于外伤直接撞击或随关节囊的撕裂而形成。如果纵行撕裂裂口较大,内侧游离缘就会产生可移动的内侧裂块,如内侧裂块移位进入髁间窝,形成典型的提篮状撕裂,也常称为桶柄状撕裂。

2. 水平撕裂　又称层裂,多见于老年患者,由退变引起,微小损伤导致。常见于内侧半月板体后部或外侧半月板的体部,由于受剪切力而发生水平面上的撕裂,从而将半月板的上、下面分开,类似鱼口,又称"鱼口状撕裂"。

3. 斜行撕裂　又称斜裂,是从半月板内侧游离缘斜行至半月板体部的全层撕裂。斜向后角方向的称为后斜裂,反之称为前斜裂。

4. 放射状撕裂　类似于斜行撕裂,也垂直于半月板走行,从半月板的内侧游离缘向周边滑膜缘扩展。当撕裂累及半月板周缘部分时,会对周围神经末梢产生张力,引发症状。发生在外侧半月板后角的放射状撕裂,是半月板从后方附着部或根部撕脱,多与 ACL 损伤密切相关。

5. 复合撕裂　可能包含所有上述的撕裂类型,最常见于慢性半月板病变或老年退行性半月板。大部分是由于慢性、长时间、反复多次损伤形成,而并非一次明确损伤而致。

二、治疗

（一）非手术治疗

1. 一般治疗　急性损伤后,一般有疼痛和关节肿胀,如果没有交锁,可以支具固定 2~3 周,服用非甾体消炎镇痛药止痛,加强股四头肌功能锻炼。如不再出现症状,可以非手术治疗和康复锻炼。如果肿痛反复发生或伤后有交锁症状,一般需要手术治疗。对于慢性损伤,一般稳定的半月板纵裂损伤,裂口小于 10mm 或非全层撕裂（<50%）,多无症状,可以非手术治疗。非手术治疗手段主要是加强下肢肌肉力量练习,以达到稳定和保护关节的目的。

2. 药物治疗　关节腔内注射软骨保护药物、补充关节腔内黏度药物也具有一定疗效。

3. 中医治疗　主要包括内治法和外治法。

（1）内治法:筋脉失养证,治法为养血壮筋,通利筋络。方选壮筋养血汤（《伤科补要》）加减。常用药:当归、白芍、川芎、川续断、红花、生地黄、牛膝、牡丹皮、杜仲等。瘀血留滞证,活血化瘀,消肿止痛。方选桃红四物汤（《医垒元戎》）加减。常用药:桃仁、红药、赤芍、生地黄、当归、川芎等。

（2）外治法:交锁患者可以进行整复以解除交锁。患者仰卧,患膝抬起,助手扶持并固定患侧大腿。术者一手握其踝部牵引,同时做旋转、晃动、伸膝动作;另一手拇指按压在患膝的关节间隙疼痛处,同时向内按压,使膝呈伸直位,活动恢复,即为解锁,解锁后症状多可消除。早期还可选用双柏膏或四黄散等外敷,以活血消肿止痛;中、后期外用下肢损伤洗方熏洗,以利关节功能的恢复。针刺治疗主穴:阳陵泉、曲泉、犊鼻、内膝眼。配穴:悬钟、侠溪、行间、膝关、梁丘、足三里等。直刺 2 寸,令患者局部有酸麻胀感,每天 2 次。

(二) 手术治疗

经非手术治疗无效,若关节肿痛明显,呈交锁状态或经常发生交锁,反复打软腿,复发性积液,应及时手术治疗。

开放式半月板损伤切除术作为治疗半月板损伤的常规手术方法已有百余年历史。传统的切开切除半月板手术,创伤大,且由于切除了半月板,丧失了半月板的缓冲、分泌及稳定作用等功能,引起长期膝关节功能不全和骨关节炎,目前开放手术已被废弃。随着关节镜技术的发展,关节镜已成为目前临床上半月板损伤治疗的最佳方法。该手术主要具有创伤小、围手术期并发症少、术后关节功能恢复速度快、总体治疗效果好等优点。半月板损伤关节镜治疗方法包括半月板全切除、半月板次全切除、半月板部分切除、半月板缝合修复等。由于半月板切除后会影响膝关节功能,加重骨关节炎表现,目前半月板修复研究正朝着生物材料和生物工程,如半月板移植、半月板支架等方向发展。

1. 半月板切除

(1) 半月板切除的类型:O'Connor 依据切除半月板组织的量,把半月板切除分为 3 种类型:半月板部分切除术、半月板次全切除术、半月板全切除术。

1) 半月板部分切除术:仅切除游离、不稳定的半月板碎片,如切除桶柄状撕裂可移动的内侧缘、瓣状撕裂的瓣或斜行撕裂的瓣。在半月板部分切除术中,保留稳定、平衡、健康的半月板周缘组织。

2) 半月板次全切除术:即将半月板组织绝大部分切除,仅保留半月板前后止点冠状韧带和很少一部分边缘组织,但不应超过 2mm,也就是需要切除部分半月板周缘。所谓"次全"是因为在大多数病例中保留了半月板的前后角和部分边缘组织。适用于半月板斜裂和横裂较大、裂口接近半月板周缘,半月板后角的复合撕裂或退变性撕裂。

3) 半月板全切除术:适用于半月板实质部严重损伤而不能愈合者,碎裂严重造成膝关节严重的功能紊乱者。若半月板与其周边滑膜附着部位脱离,并且半月板内病变和撕裂较广泛时,则需要行半月板全切除术。如果与周边部分分离的半月板体部可以挽救,则不必行全切除术而应考虑做半月板缝合术。

(2) 半月板切除的手术技术:半月板切除前,首先要对半月板损伤进行仔细探查和分类,以确定准确半月板切除术的类型。未能准确全面地分类及探查,常导致不必要地切除健康半月板组织。观察半月板时,将探针探入半月板胫侧面,探查有无撕裂,推压半月板股骨面有无异常移动现象,探查半月板撕裂的部位和深度。

行内侧半月板切除时,将小腿屈曲下垂于手术床下,强力外翻膝关节,扩大膝关节内侧间室间隙,以便进行操作。进行外侧半月板切除时,屈曲膝关节 60°~80°强力内翻位,以加大外侧间室关节间隙。半月板撕裂较大,如纵裂、桶柄样撕裂,可以整块切断损伤的半月板并取出,对较复杂、变性或撕裂组织可应用蓝钳零星咬除。

手术的目的是切除撕裂的、活动的半月板碎片并修整周边的边缘,保留一个平衡稳定的半月板周缘。半月板部分切除术总是优于半月板次全或全切除术。半月板全切除术消除了半月板全部承载保护功能,降低了关节的稳定性,尤其是在伴有韧带松弛时,容易导致骨关节炎。保留完整而平衡的半月板周缘,因其具有承受载荷的功能,有助于稳定关节和保护关节面。因此,半月板切除的手术原则是尽可能多地保留健康、稳定的半月板组织,尽量不做全切除。

手术处理半月板损伤时,要注意处理半月板表面或半月板裂口内增生滑膜,以完全解除患者症状。外侧半月板切除应注意保护勿损伤腘肌腱。半月板切除后不要留下陡峭的边缘,可以采用射频气化将内侧缘修成斜坡状,使其切除后的外形类似于正常半月板形态。外侧半月板前角有部分纤维参与到前交叉韧带在胫骨的附着处,半月板前角切除时要注意保留这些纤维。后角切除时,不要太深,防止损伤腘窝深处的血管、神经。半月板切除后,应依次检查关节内的软骨关节面、交叉韧带是否正常,有无游离的组织碎屑,如有,要反复冲洗,彻底清除。

2. 半月板损伤的修复　半月板撕裂后是否需要修复及修复的效果,取决于撕裂的部位、程度、患者年龄、病程长短等。由于半月板不同区域血液供应的差别,不同损伤部位半月板愈合潜能的差异,半月板红区及红白区的纵行撕裂,有较好的愈合潜能。半月板撕裂范围大,愈合潜能降低。撕裂后病程长者,裂口边缘变性,愈合潜能降低。老年患者,组织修复能力差,半月板撕裂愈合潜能低。

(1) 半月板修复的适应证:半月板修复的最常见指征包括:位于血管区的长度大于 1cm 的垂直纵行撕裂;撕裂不稳定的,可移位进入关节内;40 岁以下活动多的患者;膝关节稳定或通过韧带重建能够获得稳定;桶柄部分和保留的半月板边缘条件良好。

(2) 半月板修复的手术技术:关节镜下半月板修复缝合通常包括 3 种基本技术,即内向外技术(inside-out)、外向内技术(outside-in)和全内技术(all-inside)。

1) 内向外缝合技术:从关节内拉向关节外进行缝合的由内向外缝合技术,常用。将载有细针和缝线的套管插入关节内,从里到外穿针和缝线,穿过半月板撕裂部位,垂直缝合撕裂缘。缝线穿过半月板外缘再通过滑膜和关节囊出关节腔,将缝线在关节囊外收紧结扎。手术中缝针从关节内穿出到关节外时可能损伤血管、神经,须另做后内或后外侧切口暴露后侧关节囊,用牵开器保护血管、神经组织,有时还可能损伤外侧的腓总神经和内侧的隐神经。

2) 由外向内缝合技术:从关节外开始拉线的由外向内缝合的方法。将载有缝线的腰穿针从小的后内或后外侧皮肤切口穿入关节囊,针尖从外到内贯穿关节囊和滑膜,再横穿半月板撕裂部位,可以将缝线拉到关节外打结,然后将打的结拉回半月板表面,关节外的缝线通过和另一针缝合的关节外缝线打结,即内、外都打结法;但最常用的方法是缝线进入关节后,通过第 2 针送入的线环将缝线从附近拉出后用缝线自身的两端在关节囊表面打结。

3) 全内缝合技术:目前各种新型固定器材的不断发展,使全内缝合技术逐渐具有修复和缝合准确、操作简单、创伤小、手术时间短等优点,但需要特别的器械及内固定装置(如 T-fix、Fast-fix、半月板锚钉等)。

3. 半月板移植　随着对半月板认识的深入,半月板缺如必将导致载荷传导紊乱,造成关节与关节软骨的退变乃至肢体力线的变化。目前普遍认为手术时应尽量保留半月板,损伤严重难以通过一般手术方法进行修复而不得不全切时,宜采用相应的替代物重建,以维持膝关节的稳定性,减缓骨、软骨的退变。半月板移植的目的是:减少一些患者由于半月板切除引起的疼痛;阻止半月板切除后软骨及软骨下骨的退变;避免或减少半月板切除后骨关节炎的发生;恢复半月板切除后膝关节的机械模式。虽然半月板移植经历近 20 年发展,目前仍非成熟的技术。

（1）半月板重建的替代物种类：半月板移植物大体可分为三大类：合成材料及组织工程、自体组织移植、同种异体移植等。其中，合成材料及组织工程包括聚四氟乙烯树脂、碳纤维、硅橡胶及半月板支架等；自体组织移植常采用脂肪垫、软骨膜组织、跟腱、股四头肌腱及髌韧带等。目前，由于自体其他组织移植替代半月板的疗效远不及预期，合成及组织工程材料的诸多技术问题有待解决，因此研究和临床应用较多的为同种异体半月板移植。同种异体半月板移植时，由于半月板结构的特殊性，组织缺乏血液和淋巴液供应，被认为是相对无免疫原性的。但半月板异体移植，即使配型相近，异体半月板也必然存在一定的抗原性。研究及临床实践观察到，异体半月板移植时，尽管患者并没有感受到免疫排斥反应的存在，但出现异体移植物及其周围关节软骨退化，愈合延迟等现象。到目前为止，大多认为同种异体半月板移植后的临床效果是肯定的，只是移植早期在局部产生一定的免疫反应，但不足以引起全身性以及对异体半月板的强烈排异反应。

（2）手术适应证、禁忌证：半月板移植为膝关节结构和功能重建提供了可能，但是应严格掌握其手术适应证。目前，公认的半月板移植适应证为：半月板切除后膝关节疼痛不适、年龄 20～50 岁、下肢力线良好、膝关节稳定性好，有充分时间进行康复训练的患者。对于无临床症状，但膝关节退行性变进行性加重者，也可采用半月板移植。

禁忌证包括：年龄>55 岁；重症关节炎，软骨磨损严重，关节边缘有明显骨赘形成者；患肢力线不正，存在膝内、外翻；膝关节不稳定、关节骨骼出现畸形；膝关节感染等等。

（3）手术技术：半月板移植的早期多为开放性手术，近来多为关节镜下移植手术。移植固定技术大体分为通过骨栓或骨块固定和软组织固定两大类，无骨块技术因对移植物大小匹配要求较小，更易操作。半月板前后角的固定是半月板移植的关键技术，目前通常采用的方法有 3 种：单纯与周围软组织固定；用骨桥固定；前后角骨栓固定。不管采用哪种方法，均要求半月板解剖位固定，固定牢靠。内侧半月板移植通常采用前后角骨栓固定（Shelton-Goble 法），但目前无骨块或骨栓的内侧半月板移植已经被越来越多的术者使用。外侧半月板移植则大多采用带有连接前、后角骨块的骨桥固定方法（Key-Hole 法）。

（4）术后处理：半月板移植术后的处理，保守一些的做法理论上更值得提倡，因为新鲜移植的半月板过早过重的负荷会导致早期变性。在制订术后康复程序时，应注意个性化，需要根据不同的表现及时调整方案。术后支具保护，术后 2 周内允许膝关节在 0°～60°屈伸，术后 2～4 周限制膝关节不能超过屈曲 90°，6～8 周才能完全恢复膝关节的活动范围。术后 4 周内进行等长收缩训练，以防止肌肉收缩，可进行少量的部分负重，渐进性负重，避免移植物早期过度受压。6 周后开始步态训练，8～12 周恢复正常步态，开始早期本体感觉训练。4～6 个月后，在康复师指导下可以逐步进行跑步等体育锻炼；6 个月以上方考虑进行完全训练或运动。

 难点分析

对于半月板解剖和生理作用的认识正逐步完善，半月板损伤对膝关节应力分布的改变将影响关节软骨的转归；各种半月板修复技术难度不一，应依据不同的损伤类型和手术条件熟练掌握。

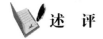 **述 评**

半月板对膝关节的作用是增加稳定性、缓冲应力、分散负荷和本体感觉。半月板损伤后应尽量保留健康的半月板组织是当前半月板手术的首要目的。近年来也有大量通过使用纤维蛋白凝块或富血小板血浆来提高半月板修复的研究，但结果尚待进一步观察。另外，半月板根部断裂已越来越被重视，因为该部位的半月板损伤可导致膝关节的应力改变，根部损伤的修复方法近年来已得到发展。对于晚期半月板病变，半月板移植是一个不错的选择，但对其适应证仍有争议。

第三节 肩峰撞击综合征和肩袖损伤

肩峰撞击综合征

肩峰撞击综合征的概念首先由 Neer 于 1972 年提出，是指由于解剖结构或动力学原因，在肩的上举、外展运动中因肩峰下组织发生撞击而产生的临床症状。肩峰撞击综合征按解剖学定位可分为出口撞击征和非出口撞击征，从病因学角度分为解剖学和动力学两大类。近年来，随着对肩峰撞击综合征研究的日益深入及关节镜外科的发展，肩关节镜在治疗肩峰撞击综合征中的应用日益增多。

一、诊断

（一）疾病诊断

1. 病史 肩峰撞击综合征可发生于自 10 岁至老年人。部分患者具有肩部外伤史，相当多的患者与长期过度使用肩关节有关，多发生在经常做上举动作的游泳、棒球和网球运动员，建筑工、油漆工和中老年人群，表现为肩关节运动疼痛和活动受限，尤其在上举或持物时疼痛加重。

2. 主要症状 主要表现为在肩关节前屈上举或内旋时，肱骨大结节与喙肩弓反复撞击，使肩袖组织产生炎症甚至断裂而引起肩关节的疼痛或活动受限。

3. 诊断要点 在病程较长的患者可出现冈上肌和冈下肌的萎缩，压痛点主要在肩峰的前外侧缘。除此之外，还有一些特殊检查，如 Neer 征、Hawkin 征阳性，疼痛弧，牵拉外展实验阳性。

4. 鉴别诊断

（1）肩周炎：目前文献上所出现的肩周炎常特指粘连性关节囊炎，其病因不明，主要临床表现为疼痛和肩关节活动受限，因而又被称为"冻结肩"。本病的好发年龄在 50 岁左右，女性多见，大多无外伤史，肩关节被动活动差，肩周压痛点广泛，X 线片示肩关节间隙窄，骨质疏松，一般肩峰外形正常；但肩峰撞击综合征如果病程较长，可带来肩周炎表现，有时鉴别困难。

（2）肩袖损伤：肩峰撞击综合征可致肩袖损伤，尤其见于年龄较大的女性患者，一旦出现肩袖损伤，具有特殊的临床特征，诊断参考后续章节，易于鉴别诊断。

5. 辅助检查

（1）实验室检查：血常规、C-反应蛋白、红细胞沉降率（ESR）常规检查，排除感染性因素的存在。

（2）影像学检查

1）X线检查：应常规拍摄肩胛骨正位及肩峰出口位片。正位片上可以显示因反复撞击形成的肩峰下骨赘及肱骨大结节的囊性变；肩峰出口位片可以观察到肩峰的形状。根据肩峰的形状可以将肩峰分为3型：I型为平直型肩峰，II型为弧形肩峰，III型为钩型肩峰。III型肩峰容易出现肩峰撞击综合征。

2）CT检查：三维CT重建检查可以明确观察到肩峰的形状。

（二）分型与表现

目前，国内仍采用Neer法分型。Neer根据肩袖损伤的程度，将其分为3期：第一期为肩袖水肿和出血期；第二期为纤维化期；第三期出现骨赘形成和肩袖断裂。第一、二期疼痛明显，第三期可能出现力量减弱的表现。

二、治疗

治疗目标：镇痛、改善活动度、重塑或恢复正常的生物力学，避免带来继发的肩袖损伤。

（一）非手术治疗

所有患者应先采用非手术治疗，多数患者通过非手术治疗可获得满意效果。治疗包括休息、冰敷、理疗、口服消炎止痛药物、肩峰下封闭和肩袖肌力训练等。

中医治疗　主要包括内治法和外治法。

（1）内治法：本病属中医"痹病"范畴，基本病机为肩部过度活动致局部筋骨损伤，加之风寒湿外邪侵袭，痹阻经脉气血而致。

1）风寒闭阻型：治则祛风散寒、温经通络，方选防风汤加减。

2）寒湿痹阻型：治则温经散寒、祛湿通络，方选附子汤加减。

3）气血亏虚型：治则补气养血、荣筋止痛。方选八珍汤加减。

4）气滞血瘀型：治则理气活血、祛瘀止痛，方选定痛活血汤加减。

（2）外治法：①中药外敷：可采用如意金黄散、双柏膏、云南白药等外敷，起到散瘀消肿、通络止痛的目的。②针灸治疗：采用局部痛点加循经取穴进行针灸治疗。③理筋手法：主要在肩峰周围软组织由轻到重进行手法治疗，并可配合循经穴位点揉，达到疏经通络止痛的目的。

（二）手术治疗

经过正规非手术治疗3～6个月，患者症状不缓解，可采用手术治疗。手术采用肩峰下间隙减压术，包括前肩峰成形、肩峰下滑囊切除、肩锁关节骨赘切除。如果肩锁关节退变严重，可行锁骨远端切除。开放肩峰成形术的疗效已有报告，而随着肩关节镜手术方法的不断发展，关节镜肩峰成形术也愈普遍（通过肩关节镜进行"肩峰下减压术"或"肩峰下成形术"）。与切开手术比较，肩关节镜手术的优点主要表现在：①手术创伤小，术后疼痛轻，恢复快；②可同时检查盂肱关节，发现关节内合并损伤，并给予相应治疗；③可准确评估肩峰下间隙和肩袖损伤的程度。

肩关节镜下肩峰减压术的手术步骤:患者采用全身麻醉或颈丛加基础麻醉,体位可采用侧卧牵引和半坐卧位两种。半坐卧位可以为镜下操作提供足够空间,术中可以自由活动患肩,采用半坐卧位也便于中转切开手术。关节灌注液为等渗盐水,术中采取控制性降压,将收缩压控制在 95~100mmHg。经后入路镜入肩峰下间隙,观察肩峰下滑囊的炎症表现。并经前方入路进入刨刀,切除肩峰下滑囊,观察肩峰下表面撞击现象。建立肩峰外侧入路,位于肩峰外缘外侧2cm,前缘后方1cm。经外侧入路进入射频,清除肩峰下表面软组织,暴露肩峰下表面骨面,明确肩峰内缘、前缘及外缘,切断部分或全部喙肩韧带(尽量保留),并对出血点进行烧灼止血。根据术前 X 线片,行前肩峰成形术。经后入路观察,外侧入路进入磨钻,从肩峰前外缘开始,从外侧到内侧,从前方到后方,逐步磨平肩峰前缘。肩峰外侧入路入关节镜,后入路入磨钻,将已切除部与未切除部之间的嵴磨平。

肩 袖 损 伤

肩袖损伤(rotator cuff injury)是引起肩周疼痛、肩关节功能障碍最常见的疾病之一,严重影响了患者的生活质量及工作效率。随着我国工业化进程加快及人口老龄化,肩袖损伤的数量也在逐年上升。

一、诊断

(一) 疾病诊断

1. 病史　肩袖损伤可以是急性创伤造成,也可由于反复的劳损引起,而中老年人常由于肩袖退行性改变、质地变脆引起,因此一般发生于惯用肩。由于影响肩部功能较大,患者易于就诊,病史一般不长。

2. 主要症状

(1)疼痛:绝大多数患者有严重的肩关节疼痛,且历时很长,多数表现为肩前方疼痛和肩部弥漫性钝性疼痛,不能患侧卧位。夜间痛是肩袖损伤的典型表现。疼痛严重时,常用的消炎止痛药物不能明显缓解疼痛。肩关节前举诱发疼痛加重。疼痛多数局限在肩周及三角肌区,合并肱二头肌长头腱炎时,疼痛会放散到肘部。

(2)压痛:常见部位是肩前方,比如结节间沟和大结节前部。

(3)关节活动范围受限:由于长时间肩部疼痛,患肩关节会出现继发性凝肩,表现为肩关节内收、外旋、内旋主动和被动活动范围减小;但随着时间的延长,疼痛的缓解,肩关节被动活动范围会逐渐改善,多数肩袖完全性撕裂患者肩关节被动活动范围基本正常,但主动活动范围可能会持续性受限。

(4)肌力降低:肩袖全层撕裂者会出现损伤肌肉支配方向活动的力量下降。对于部分撕裂者,由于疼痛导致肩袖功能失常,也会出现肌力下降。

(5)肩关节摩擦感:肩袖损伤常常伴有肩峰下及三角肌下滑囊炎性增生和粘连,被动活动肩关节可以感受到关节活动时的摩擦感。

(6)肩关节不稳定:常见于巨大肩袖撕裂患者。表现为肱骨头向前上方半脱位。

3. 诊断要点　疼痛,关节活动范围受限,肌力降低,肩关节摩擦感,肩关节不稳定。

4. 鉴别诊断

(1) 肩周炎:本病的好发年龄在 50 岁左右,女性多见,大多无外伤史,肩关节被动活动差,肩周压痛点广泛,X 线片示肩关节间隙窄,骨质疏松;而肩袖损伤一般被动活动可,压痛点仅限于冈上肌及冈下肌止点。

(2) 肱二头肌长头腱炎:压痛点主要在肱二头肌间沟,虽也会出现疼痛弧,但是不典型,二头肌间沟封闭可立即见效;而肩袖损伤压痛点在大结节,有典型疼痛,疼痛多在上举外旋时,大结节部位封闭可立即使疼痛减轻。

5. 辅助检查

(1) X 线片:X 线平片是肩关节影像学检查的首选方法,常规投照肩关节正位、内旋、外旋及轴位片。但 X 线片对本病诊断无特异性。在 1.5m 距离水平投照时,肩峰与肱骨头顶部间距应不小于 12mm,如小于 6mm 一般提示存在大型肩袖撕裂。在三角肌牵引下,可促使肱骨头上移。X 线平片显示出肩峰下间隙狭窄。部分病例大结节部皮质骨硬化,表面不规则或骨疣形成,松质骨呈现骨质萎缩和疏松。此外,存在肩峰位置过低,钩状肩峰,肩峰下关节面硬化、不规则等 X 线表现,则提供了存在撞击因素的依据。患臂上举运动的动态观察,可以观察大结节与肩峰相对关系及是否存在肩峰下撞击现象。X 线平片检查还有助于鉴别和排除肩关节骨折、脱位及其他骨、关节疾患。

(2) MRI 检查:MRI 被认为对于诊断肩袖损伤具有很高的敏感性和特异性,是目前临床上常用的诊断肩袖损伤的方法;其完全无创、软组织分辨力高,而且能多平面成像。MRI 不仅能显示肩袖完全撕裂,还能直接显示肩袖内部及滑囊侧的撕裂。此外,MRI 结合肩关节造影形成 MRI 造影术,也可以应用到肩袖损伤诊断中。

T2 像高信号病灶对于诊断冈上肌、冈下肌、小圆肌的肌腱损伤来说,具有重要的意义。需要注意的是对于肩胛下肌腱损伤来说,这种高信号的表现往往不明显。此时一些间接征象如肱二头肌长头腱脱位,更有助于提示患者可能存在肩胛下肌腱的损伤。

近年来,越来越多的研究认为,肩袖肌腱断裂后脂肪变的严重程度对于提示肩袖修补后患者的预后情况,具有重要的参考意义。Goutallier 在 1994 年首先发表了基于 CT 检查的肩袖肌肉脂肪浸润情况的分级标准,目前被广泛应用在临床研究中。而近年来这一分级标准更多地应用于肩关节的 MRI 检查。

(3) 肩关节造影:在正常解剖情况下盂肱关节与肩胛下肌下滑液囊及肱二头肌长头腱腱鞘相通,但与肩峰下滑囊或三角肌下滑囊不相交通。若在盂肱关节造影中出现肩峰下滑囊或三角肌下滑囊的显影,则说明其隔断结构——肩袖已发生破裂,导致盂肱关节腔内的造影剂通过破裂口外溢,进入了肩峰下滑囊或三角肌下滑囊内。盂肱关节腔的造影对肩袖完全断裂是一种十分可靠的诊断方法。但对于肩袖的部分性断裂不能作出正确诊断。

造影剂进入肩峰下滑囊及三角肌下滑囊盂肱关节造影不仅能显示肩袖破裂,而且可根据造影剂溢出部位及范围判断损伤程度,此外还能识别肩袖间隙分裂、盂肱关节挛缩、冻结肩及盂肱关节不稳定等病理改变。如做泛影葡胺及气体的双重对比造影(前者 45ml,后者 20～25ml),于肩外展 90°的轴位相还能清晰显示盂唇及关节囊的解剖形态,对于没有条件做 CT 扫描的医疗单位,无疑是一种有用的辅助诊断方法。

(4) 超声检查:超声是一种无痛无创的影像技术,其诊断肩袖撕裂的优点是:无创性、可动态观察、可重复性、诊断全层撕裂准确率高,能发现冈上肌以外的其他肩袖撕裂;操作方便、省时、费用低;能同时对肱二头肌长头疾患作出诊断;对肩袖撕裂术后随访有独特的价值。缺点是因仪器及操作者水平的差异,诊断的准确率与个人的操作技术和经验有很大的相关性。

(5)关节镜检查:肩关节镜技术的发展非常迅速,已经成为多种肩关节疾病的主要治疗手段。一般用于疑诊为肩袖损伤、盂唇病变、上方盂唇前后方向损伤(SLAP)病变以及盂肱关节不稳定的病例。

(二)分型与表现

肩袖损伤可依据肩袖肌腱受累的程度分为部分损伤和全层损伤。目前世界上对于肩袖肌腱全层损伤比较流行的分型方法有两种:Post 在 1983 年发表了一种针对肩袖全层损伤的分型系统,将累及肌腱宽度小于 1cm 的损伤定义为小型损伤;1~3cm 的为中型损伤;3~5cm 的为大型损伤;而大于 5cm 的则为巨大肩袖损伤。Gerber 则在 1994 年提出了另一种分型方法,以肩袖损伤所累及肩袖肌腱的数目作为分型的主要依据,累及 1 根肌腱的即为小型损伤;而累及 2 根及 2 根以上肌腱的定义为大型损伤。Gerber 还同时提出了所谓不可修复性肩袖损伤的概念:如果损伤累及超过 2 根肌腱,且在术中肩关节外展 60°时断裂的肩袖肌腱断端经过充分松解后仍不能复位至其止点的表面时,称为不可修复性肩袖损伤。

二、治疗

治疗目标:缓解疼痛,改善肩关节活动范围,恢复肩关节主动运动功能。

(一)非手术治疗

对于非巨大撕裂(大于 5cm 的肩袖撕裂为巨大肩袖撕裂),特别是伤后少于 3 个月者,多数研究者主张非手术治疗。主要采用休息制动、中药或非甾体抗炎药口服、外用药物、封闭及肌力的锻炼等。对非手术治疗的适应证及治疗持续时间,目前尚无统一的意见,多数学者认为对病程较短、撕裂较小,患者年龄较大、对肩部功能要求不高者,适宜非手术治疗。对非手术治疗的已知肩袖撕裂的患者,Ken 建议每年随访,以免延误手术治疗时机。

中医治疗　主要包括内治法和外治法。

(1)内治法:本病属中医学"痹病"范畴。急性损伤病机为筋脉受损,气血瘀阻;慢性损伤多为劳伤筋骨,复加风寒湿外邪侵袭,闭阻经脉而致。

1)风寒闭阻型:治则祛风散寒、温经通络,方选防风汤加减。

2)寒湿痹阻型:治则温经散寒、祛湿通络,方选附子汤加减。

3)气血瘀阻型:治则理气活血、祛瘀止痛,方选定痛活血汤加减。

(2)外治法:①中药外敷:可采用消瘀止痛膏、接骨续筋膏等外敷,起到散瘀消肿、舒筋止痛的目的。②针灸治疗:选用肩三针(肩髃、肩髎、肩贞)配合局部阿是穴、条口穴透刺承山等进行针灸治疗。③理筋手法:急性损伤忌用手法治疗,慢性损伤可在肩关节周围用穴位点按、拿捏、摇肩、牵抖等手法,并配合肩外展及上举被动运动,促进肩关节功能恢复。

(二)手术治疗

对于非手术治疗无效的肩袖损伤往往需要手术治疗。肩袖修补术经历了一个从切开修补到小切口修补再到镜下修补的发展历程。镜下修补有其独特的优势,主要包括:术中三角肌损伤较小;手术创伤小,患者恢复快;术中可以同时处理肩关节的合并损伤;并且手术对于外观的影响也较小。随着关节镜技术以及器械的不断发展,镜下肩袖修补术已逐渐获得了越来越好的手术效果。Gartsman、Tauro、Burkhart、Wilson、Murray 以及 Warner 等均有比较大宗的病例随访研究及病例对照研究证实镜下肩袖修补术后患者可恢复与小切口修补术后近似的肩关节功能,两者在患者术后满意度方面也十分接近。大的和巨大的肩袖撕裂,由于冈上肌腱回缩、粘连、滑囊瘢痕化,应行开放手术修复。

常用方法有:①单纯肩袖修补术:用于小的撕裂,且不伴有其他病理改变及撞击征者。肩袖缝合方法目前常用的有常规的冈上肌缝合法和锚钉固定缝合法。②McLuahing 法:是目前常用的方法之一,是在肱骨大结节上方使肌腱与骨固定或以肩袖残端埋入解剖颈骨槽内并固定。③肩袖手术同时行肩峰成形术:此法由 Neer 提出并用于伴有撞击综合征者,包括切除喙肩韧带、增厚的肩峰下滑囊、肩峰前下部分,直到臂在上举外展时不发生撞击为止。④关节镜下手术:关节镜可对盂肱关节腔进行全方位检查,对病变原因、病理变化作出较全面、客观、准确的评估;关节镜下可行肩袖残端清理术、滑膜切除术、肩袖修补术、肱二头肌长头切断术等,疗效可靠、软组织损伤较小、术后疼痛较轻,可以更早地进行功能锻炼,但缺点是不适用大型撕裂者,操作困难,需要相当经验。根据肩袖缝合的固定方式可分为单排固定、双排固定及缝合桥技术。

难点分析

对肩峰撞击综合征的治疗选择要明确其病因(原发性或次发性撞击);关节镜下良好的视野是手术顺利进行的关键,尤其是肩峰下间隙。巨大肩袖损伤的修复仍是治疗的难题,应区分是否可修复性缺损。

述 评

相比于切开方式,关节镜下肩峰成形术在保护三角肌附着点方面具有显著的优势。肩关节镜下肩袖修复是目前的治疗趋势,但对于巨大、不可修复性肩袖损伤仍需要切开方式进行治疗。肩峰撞击与肩袖撕裂会构成互为因果的恶性循环,治疗中应充分考虑。虽然生物力学研究表明在术后即刻双排固定的强度优于单排固定,但目前报道的临床结果各不相同。未来还应关注肩袖重建后促进肌腱愈合的生物学方面的研究。

第四节 肩关节不稳定

肩关节不稳定(shoulder instability,SI)一词首先由 Bankart 于 1923 年使用,指盂肱关节脱位导致盂唇或关节囊自盂缘撕脱产生的不稳,后人称为 Bankart 损伤。其后不稳的范围逐渐扩大,Cofield 于 1987 年将其定义为肩关节创伤或非创伤引起的单向或多向脱位或半脱位。

一、诊断

（一）疾病诊断

1. 病史 先天性或发育性肩关节不稳定在儿童或青少年时期即出现症状。全身韧带松弛症可有家族史。特发性肩关节松弛多见于 20 岁左右之女性。创伤后遗复发性肩脱位有急性外伤史，或上臂过头反复活动史，多见于青中年男性，有统计创伤脱位的复发率 20 岁以下为 90%，20 ~ 40 岁为 60%，40 岁以上为 10%。老年人脱位常合并肩袖破裂或肱骨大结节骨折，脱位的复发率较青年人低。

2. 主要症状 主要为疼痛及功能障碍。出现肩部间歇性钝痛，在劳动或运动时加重，静止时可缓解。70% 患者有自觉肩关节不稳定或滑出、滑进的感觉，常在肩上举或外展到某一个角度时出现。同时出现弹响、弹跳或自觉的振动与弹响感。有乏力感，易疲劳，尤其在劳动提举重物时，难以坚持长时间工作。约 1/3 的患者有肩周围麻木感。复发性完全脱位后可出现典型的畸形及功能障碍，在某种动作时易发生，如外展、外旋并上举肩关节时脱出，但较易整复。

3. 诊断要点 疼痛（肩部间歇性钝痛），外伤（脱位）史，肩关节不稳定或滑出、滑进。

4. 鉴别诊断 肩关节不稳的诊断可根据病史、体检确定。在诊断中应注意一些相似病症。

（1）肩关节前方不稳定

1）好发于青壮年，25 岁以下占 80%，40 岁以上较少见。男女之比为 45∶1，右侧明显多于左侧。绝大部分患者有明确外伤史和首次脱位史。

2）肩关节活动：肩关节主动和被动活动范围一般正常，有时有外旋、外展超过健侧的可能，提示前方或下方关节囊松弛。

3）Crank 试验阳性：肩关节外展 90°，缓慢增加外旋时检查患者是否有恐惧表情，用于诊断肩关节脱位。

（2）肩关节后方不稳定：损伤性后脱位病史，复发性脱位伴疼痛，不能自行复位。三角肌及冈下肌变薄、挛缩，患臂前举及内旋位易复发脱位，并伴有疼痛，脱位后不能自行复位。被动前举 90°并内收肩关节，当进行内旋动作并轴向加压时，患者出现恐惧感。肩部轴位 X 线片可显示肱骨头后脱位及肱骨头凹陷性缺损。CT 断层扫描更能清晰显示并确定肱骨头后脱位的诊断。

（3）非创伤性自发脱位——多向不稳：此种情况相当常见，肩关节除向前不稳外，同时存在向后及向下的不稳。检查向前不稳时应当留意。患者多数是女性，10 岁左右自然发病，无外伤或轻微外伤即可脱位，可自动复位，复位后无或只轻微不适。检查时发现肩关节松弛，关节半脱位或向各方脱位故称为多方向不稳。很少需要手术，但须锻炼肩带肌肉。

（4）假性半脱位：肩关节损伤或打击之后肌肉萎缩，特别在老年人，肱骨头处于向下半脱位状态。受伤后未加保护，易发生此症。治疗为早期防护及锻炼。

5. 辅助检查

（1）X 线检查：标准 X 线检查应包括：

1）常规 X 线平片：正位片可见肱骨头上方缺损者，为复发性肩关节脱位。侧位片（穿胸位）用以判断脱位方向及大结节骨折块移位程度。

2）肱骨内、外旋正位片：内旋正位片可观察肱骨头（Hill-Sachs）损伤（肱骨头后上方压缩性骨折），X线片上见缺损边缘清晰、致密，由肱骨头顶端朝向肱骨干。

3）关节轴位片：有助于了解肱骨头与肩胛盂的解剖关系、肩胛盂形成不良或后下缘缺损，肩胛盂倾斜角、盂肱关节的后开角（posterior opening angle）。

4）肩关节外展90°腋位片（西点腋位片）：投照时肩外展90°内旋，前臂下垂，手掌面向足侧。可观察到前方不稳定，肩胛盂前方典型的半月形钙化影，表示盂缘有撕脱骨折（Bankart损伤，前下方盂唇、盂肱下韧带前部连带关节囊从前下方肩胛盂撕脱）、盂唇或关节囊异位骨化。

5）应力下摄片：臂上举时若有滑脱示侧方不稳，向下牵引上肢时肱骨头下移示下方不稳。

（2）CT扫描及三维重建：CT断层扫描能清晰显示肱骨头骨缺损或肩盂骨缺损。并能测量肩盂后倾角、肩盂横位和肱骨头横位比值（肩盂指数），以及肱骨头后倾角，有助于确定是否存在盂肱关节的发育不良因素。在鉴别前方脱位或后方脱位方面，CT扫描无疑是有确定性诊断意义的方法。三维重建可以通过与健侧肩胛盂的形态对比，准确测量患侧肩胛盂骨性缺损的大小，为临床决定是否需要进行骨性重建提供依据。

（3）MRI：MRI检查的意义在于：了解盂唇损伤的范围，是否合并SLAP损伤；有无肩袖损伤并评价肩袖肌肉的萎缩和脂肪浸润程度；是否存在继发性肩峰下撞击综合征。

（4）关节镜：可以直接观察到肩关节不稳关节内的病理改变及脱位方向，有利于手术入路及方法的选择。与麻醉下体检结合对病变轻微、难确诊的肩关节不稳有一定诊断价值。

（5）肩关节造影：对于诊断肩关节囊、盂唇袖损伤等有一定意义，常采用造影剂和空气双重对比造影。肩袖撕裂时造影剂可溢入三角肌及肩峰下滑囊，肩袖间隙破裂则溢出至喙突外侧呈乳头状或带状。经腋窝轴位摄片可观察肩胛盂前后缘的关节盂唇缘完整或缺损。如造影显示肩胛下滑囊、腋隐窝持续扩大提示关节囊松弛。复发性脱位或关节囊松弛，将上肢向下牵引时可见造影剂聚积于肱骨头上方，形成"雪帽"征（snow cap shadow），这是肩关节不稳最典型的X线表现。

（二）分型与表现

肩关节不稳包括肩关节脱位到肩关节松弛，范围很广，分类方法不一：

1. 按发病病程　可分为急性和慢性。

2. 按失稳程度　可分为全脱位及半脱位。

3. 按患者控制能力　可分为随意性和非随意性。随意性（voluntary）是随患者自身意志在特定的位置能使肩关节自动脱位，并能自行整复的一种病理状态。随意性者无明确的创伤史，常伴有情感及性格障碍，又称为精神型（psychiatric type），一般康复治疗效果差，心理治疗有效。非随意性者发生率占95%，有创伤和非创伤两类，创伤者占绝大多数（96%），非创伤者可因先天性骨骼发育不良或软组织过度松弛引起。创伤性肩关节不稳定绝大多数有明确的外伤致肩关节脱位的病史，多数都有明确的肩关节骨性损伤，或者盂唇关节囊韧带损伤，或者肩袖损伤等病理改变，且在首次脱位后没有获得解剖愈合。多为单向不稳定，通常非手术治疗效果不明显，常常需要手术治疗；非创伤性肩关节不稳定常常好发于年轻女性患者，多数有全身多关节松弛，多数表现为肩关节多个方向不稳定，没有明确的病理损伤基础，经过系统的康复锻炼多数获得关节稳定,手术治疗不是主要治疗方法。

4. 根据不稳定发生的方向　可分为前后失稳,主要是前方不稳定;上下失稳,主要是向下失稳及多向失稳等,麻痹性原因者可呈多向失稳。临床最多见的是前后不稳,主要是前方不稳定。

二、治疗

治疗目标:缓解疼痛,恢复肩关节稳定性,改善肩关节活动度。

(一) 非手术治疗

急性症状发作时,应肩关节制动,以使肩关节得到休息。痛点皮质激素注射,物理疗法,以缓解症状。对肩关节松弛、随意性半脱位,要在康复医师的协助下训练肌肉,包括冈上肌、三角肌、胸大肌、肱二头肌、肱三头肌等,通过肌力的加强,代偿关节囊的松弛,可取得良好效果,改善率可分别达到75%及87%。通过1年的增强肌力严格训练,仍达不到目的者,应考虑手术治疗。

近10年来,对于首次创伤性前方不稳定的治疗方法一直存在争议。非手术治疗方法,包括制动的体位和时间以及后续的康复方案,还没有明确约定。传统的非手术治疗方法是肩关节内旋位制动6周,然后是数月的改善关节活动度和肌力练习。采用传统的非手术治疗方法,如肩关节内旋位制动4～6周,小于30岁的活跃患者肩关节脱位复发的风险高达80%～92%。

Itoi等建议将肩关节制动于外旋体位,这一体位似乎比内旋位能更有效地降低脱位复发率,但患者常抱怨外旋位制动不舒服,并且对此方法远期效果的临床研究很少。Seybold等在2006年报道,肩关节外旋10°、制动3周的10例患者,随访12个月,功能评分良好。

应该指出的是,肩关节后方不稳定首选治疗方法是康复锻炼,超过80%的患者经过康复锻炼可以获得临床疗效。对于关节囊周围肌肉无力的病例,增强这些肩袖肌的肌力会带来较好的临床恢复。接受正规的非手术治疗后仍然无效的病例,可考虑行手术治疗,其手术适应证为复发性有症状的肩关节半脱位或脱位,非手术治疗无效的患者。

中医治疗　主要包括内治法和外治法。

(1) 内治法:本病属中医学"筋伤"范畴。本病多有肩部外伤史,外伤后肩部筋肉与络脉受损,致使不能完全恢复,加之病程日久,内损肝肾,血不荣筋,最终导致筋脉松弛、疼痛。

1) 肝肾亏虚型:治则补益肝肾、强壮筋骨,方选补肾壮筋汤加减。

2) 气滞血瘀型:治则理气活血、祛瘀止痛,方选定痛活血汤加减。

(2) 外治法:①中药熏洗:可选用海桐皮汤、五加皮汤熏洗,起到舒筋活络止痛的目的。②针灸治疗:选用肩三针(肩髃、肩髎、肩贞)配合条口穴透刺承山等进行针灸治疗。③理筋手法:可在肩关节周围用穴位点按、拿捏、搓揉等手法,达到活血舒筋的目的,促进肩关节功能恢复。

(二) 手术治疗

主要用于骨骼异常、肩袖撕裂未修复、关节囊松弛者。手术方法有150余种,兹介绍几种常用的手术如下:

1. 前关节囊及肩胛下肌重叠缝合(Putti-Platt法)　肩胛下肌是防止肱骨头向前脱位的

重要动力稳定因素。原始脱位时肩胛下肌受到牵拉伤,使肌肉或肌腱止点发生部分断裂,致使肩胛下肌松弛无力,丧失控制肱骨头过度外旋和阻挡肱骨头向前脱位的作用。此手术的目的在于增加肩胛下肌的张力,并限制肱骨头过度外旋。

2. Bristow 手术或改良的 Bristow(Latarjet-Bristow) 该手术是将喙突连同肱二头肌短头及喙肱肌移位于肩胛盂前喙,增加肩胛盂的前后径,起到骨阻挡,同时加强关节前方软组织的保护作用。适用于先天性发育缺陷,或损伤造成的肩胛盂前缘骨折塌陷的病例。

3. 关节囊紧缩加固成形术 显露肩胛下肌肌腱后,先横向切断肩胛下肌腱的一半,内端向内翻开,另一半及关节囊在肱骨外科颈附近做前、下、后关节囊切开,关节囊前壁做内上外下斜形切开,形成上下两片关节囊瓣,上下两瓣交叉重叠缝合于关节前方,并固定于预先做好的骨槽内。上瓣拉紧缝于下瓣之上,最后重叠缝合肩胛下肌肌腱。治疗复发性前脱位及特发性肩松动症。

4. Bankart 修补术 许多复发性脱位是因大的 Hill-Sachs 病损所致,因此限制肩关节外旋便成为手术的目的。常用 Bankart 修补术。

5. U 形钉关节囊缝合术 沿三角肌、胸大肌间沟切口,显露肩胛下肌并劈开,显露关节囊,直至肱二头肌间沟内侧缘,骨膜剥离器剥离关节囊止点,切开探查关节内结构,对只有关节囊松弛者,则拉紧关节囊,带倒钩的 U 形钉,平行盂缘固定关节囊于盂前肩胛颈上。此手术不切断肌肉,不需截骨,肩胛下肌按纤维方向劈开,术后即可活动肩部。

6. 关节镜下修复 近年来,关节镜下微创手术得到长足发展。前关节囊及盂唇的修复可在镜下用锚钉(anchor)固定来完成。如果病例选择得当,肩关节镜下 Bankart 和(或)Latarjet-Bristow 手术的临床效果与开放手术相同,术后 2 年复发率都在 5% ~ 10%。

患者在术后接受标准化的康复方案:第 1 天:钟摆样活动。3 天以后:允许在疼痛可以忍受的范围内进行内旋和前举。1 周以后:疼痛可以忍受的外旋活动。4 周以后:外展 90°,外旋。6 周以后:获得完全的活动范围并开始进行肌力练习。2 个月:负重练习,允许非接触性运动。4 个月:恢复接触性运动和投掷运动。

7. 人工肩关节置换术 对缺损较重、修复困难者,使用人工假体置换术,已取得良好效果。

难点分析

熟练掌握肩关节不稳定的诊断方法,减少误诊和漏诊;关节镜下修复治疗肩关节不稳定是目前治疗的趋势,也是困难的手术,需要一定的工作积累。

述 评

近年来,肩关节后向不稳有逐年增加的趋势,在治疗上面临最大的挑战是在肩关节脱位复位后再脱位。

第五节 踝关节外侧不稳

踝关节扭伤是骨科急诊最常见的病症,在全身关节软组织损伤中最为常见,可发生于任何年龄人群,以青少年较多见,其中以踝关节外侧副韧带损伤最为常见。10%～20%的踝关节急性内翻损伤患者出现踝关节外侧慢性不稳定。美国每天约有 23 000 人踝关节内翻损伤,治疗不当可引起日常生活中踝关节疼痛,继发踝关节不稳及踝关节关节炎。

一、诊断

(一)疾病诊断

1. 病史　急性踝关节扭伤或多次反复踝关节扭伤病史。

2. 主要症状　慢性踝关节不稳定患者常有多次反复踝关节扭伤病史,这种多次反复的扭伤常在某些突然的动作如内翻或旋转后发生。因长期不稳定而存在骨关节炎的患者常有慢性疼痛。由于疼痛或反复扭伤,患者对踝关节有不信任感,不愿在不平坦的地面行走,并在起步和停止时感到踝关节不适。另外,患者还可能出现某些并发症症状,如踝关节内、外侧间隙内的骨与软组织撞击,腓骨肌腱炎,反复内翻损伤引起的腓骨长短肌撕裂,或以上情况同时发生。骨畸形可导致适应性的步态异常,如距骨在踝穴中慢性的内翻倾斜,这种异常的步态是大多数人不能接受的。

3. 诊断要点

(1)压痛点:压痛点主要在踝关节外侧,即距腓前韧带和跟腓韧带所在的部位。

(2)前抽屉试验:患者取坐位,放松小腿肌群,踝关节稍跖屈;检查者一手握住小腿远端,一手握住足跟将其向前外侧推出;两侧对比,如果伤侧错动范围较大即为阳性,可用来评估距腓前韧带性能。

(3)距骨倾斜试验:患者跖屈踝关节,检查者在足中部及后部给予内翻应力,如果伤患侧踝关节在外侧关节间隙的"开口"程度较大即为阳性;可用来评估距腓前韧带和跟腓韧带的状况。

4. 鉴别诊断

(1)胫腓下联合前韧带远侧纤维增厚,产生距骨关节软骨撞击和磨损。

(2)腓骨肌腱半脱位、脱位或肌腱撕裂。

(3)关节游离体、距骨软骨骨折、腓骨撕脱骨折及距骨外侧突骨折。

5. 辅助检查

(1)X 线检查:常规 X 线片一般无异常征象,需拍摄应力位 X 线片。①在踝关节前抽屉试验下拍摄踝关节侧位片,在 X 线片上测量胫骨关节面后唇到距骨关节面垂直距离,即距骨前移距离;阳性提示距腓前韧带的断裂或松弛。②在踝关节内翻加压时,摄取加压后踝关节正位片,在 X 线片上读取胫骨关节面两个凹面最深点连线与距骨关节面两个凸起最高点连线之间的夹角,即距骨倾斜角,如角度增加则提示距腓前韧带或距腓前韧带和跟腓韧带合并断裂或松弛。在应力位 X 线片上,较普遍接受的标准是距骨倾斜>9°,距骨前抽屉试验时半脱位>10mm。如与对侧踝关节比较,距骨前移大于对侧超过3mm,或距骨倾斜度大于对侧超过3°,也可诊断为不稳定。

（2）MRI 检查:MRI 具有无创伤、快速、诊断准确率高等优点。Verhaven 等认为 MRI 在诊断急性距腓前韧带和跟腓韧带断裂时准确率可达90%。

（3）踝关节造影检查:可显示急性韧带撕裂伤,检查应在伤后72 小时内施行;否则因断裂的韧带闭合而出现假阴性。

（二）分型与表现

根据韧带损伤程度可分为:①Ⅰ度损伤:韧带松弛,无明显撕裂,局部无肿胀、压痛,踝关节功能正常或轻度丧失、没有不稳定;②Ⅱ度损伤:韧带部分撕裂,局部有中度的疼痛、肿胀、压痛,踝关节功能部分丧失,有轻度或中度的不稳定;③Ⅲ度损伤:整个韧带断裂,局部有明显的疼痛、瘀血、压痛,踝关节功能完全丧失、不稳定。

不稳定分慢性功能性不稳定和机械性不稳定:①功能性不稳定:自觉走路时踝关节不稳,在崎岖不平的地面行走及突然改变运动方向时有不稳感。慢性功能性不稳定是一种超越自主控制的运动,但未超过生理活动范围。其原因包括感觉本体反射紊乱,并出现疼痛和肌软弱。慢性功能性不稳定者维持姿势平衡能力减退,但可以通过踝关节斜板训练成功治愈。②机械性不稳定:活动超过生理范围,前抽屉试验阳性,踝关节内翻应力试验阳性。

二、治疗

治疗目标:缓解疼痛,恢复踝关节稳定性,改善关节功能。

（一）非手术治疗

急性与慢性踝关节扭伤经常是多个解剖部位同时发生损伤,可能并发相关疾病,故临床医师应明确患者是否存在伴随病变。对急性踝关节扭伤的治疗,目前观点是,Ⅰ度和Ⅱ度损伤经非手术治疗和早期功能康复通常恢复满意。休息、冰敷、冷压以及肢端抬高,然后给予保护性制动,如绷带、夹板或支具,限制性的关节活动可以减轻疼痛和肿胀。然后循序渐进地进行负重练习、本体感觉训练。腓骨肌力量训练和小腿三头肌的伸展训练相结合。轻度扭伤完全恢复活动的时间是 1 周,中度扭伤是 2 周,通常需要佩戴弹性外支具来保护活动。

对于严重的Ⅱ度、Ⅲ度损伤,关于应该施行手术解剖性修复还是闭合治疗仍有争论。Myerson 等认为,医师应该以患者为中心,根据其活动水平以及功能要求来调整治疗方案,尤其是对有较高要求的运动员。对严重的踝关节扭伤,如果年轻的患者要求一个更耐用、功能更佳的踝关节,则应选择手术治疗。一期同时修复距腓前韧带和跟腓韧带可以通过 Brostrom 技术来完成,需要将下伸肌支持带和(或)踝关节囊前移。术后康复遵循的原则与慢性不稳定修复术后康复一样。韧带损伤越严重,康复的时间就越长,恢复腓骨肌腱功能和踝关节本体感觉也越发重要。患者恢复到损伤前的活动水平可能需要 12 周时间。在患者开始恢复损伤前活动时应该使用外支具。

慢性外侧踝关节不稳定的非手术治疗依赖于重建机械稳定性,以及增强腓骨肌腱复合体的本体感受输入。目前的文献报道中没有对踝关节不稳定的手术重建施行较晚而产生功能恢复不佳的情况。因此,对踝关节不稳定的治疗不具有急诊手术修复指征,除非有其他明显的病理改变,如距骨头软骨损伤、腓骨肌腱病变或明显的踝关节前方或内外侧间隙内的骨性撞击。

中医治疗　主要包括内治法和外治法。

（1）内治法：本病属中医"筋伤"范畴。本病多有踝关节内翻扭伤史，反复的踝关节扭伤使踝关节外侧筋脉受损，加之病程日久，内损肝肾，血不荣筋，使筋脉松弛而致踝关节外侧不稳。

1）肝肾亏虚型：治则补益肝肾、强壮筋骨，方选补肾壮筋汤加减。

2）气滞血瘀型：治则理气活血、祛瘀止痛，方选定痛活血汤加减。

（2）外治法：①中药熏洗：可选用海桐皮汤、五加皮汤熏洗。②针灸治疗：以局部取穴为主配合辨证取穴进行针灸治疗。③理筋手法：可在踝关节周围自上而下进行理筋治疗，点揉局部穴位，配合缓和的被动踝关节运动（背伸、趾屈、内翻、外翻等），促进踝关节功能恢复。

（二）手术治疗

外侧韧带不稳定的重建方法文献报道有50多种，并指明最佳方法尚未问世。最明确的手术指征是非手术治疗失败。手术的类型分为2种：一种是直接修复外侧韧带的稳定性限制作用，与生理性解剖结构一致；另一种是通过腓骨短肌或肌腱移植来替代功能不全的韧带，改变了原先的解剖形态。合并的其他病理学改变也应手术同时解决，如腓骨肌腱撕裂的修复，腓神经卡压的神经松解术，踝关节或距下关节软组织或骨性撞击的清除术等。对存在关节炎退变性改变的患者仍可进行手术，手术可以重建稳定以阻止或延缓关节炎的发展。

距腓前韧带和跟腓韧带的解剖修复比外侧韧带的非解剖修复效果更好，减轻了术后并发症，便于康复。但解剖性重建无法进行，则可用非解剖性的重建手术，如全部或部分腓骨短肌腱转移，跖肌腱游离移植，或新鲜冰冻肌腱的同种异体移植。

1. 解剖修复方法　Brostron 指出韧带可后期修补，因断裂有可借以缝合的瘢痕组织。可缝合断端，或将断端缝合至骨附着点。但其他作者发现不易暴露寻找断裂部位，韧带已经在延长状态瘢痕愈合。为此有人推崇缩短缝合，重叠修补韧带。将韧带缝至骨或用局部组织增强。由于此种方法未牺牲正常组织，不影响踝关节和距下关节，不损害内翻动作，也不损害距下关节活动。文献报道后期修复优良率达81%。治疗效果一般或失败的原因有3种：①病史长达10年；②过度活动；③仅重建距腓前韧带，而未重建跟腓韧带。

2. 韧带附着点推进法　Karlsson 方法：皮肤切口起自腓骨后外，远端延向跗骨窦，使皮瓣翻向前。此法应注意保护神经分支。伸肌腱牵引向内侧，按距腓前韧带切开关节囊，组成关节囊和距腓前韧带囊，再附着至外踝。如欲修复跟腓韧带，确认损伤之跟腓韧带，其方法如同距腓前韧带一样，组成跟腓韧带关节囊瓣，维持韧带远端至跟骨。作者主张暴露距腓前韧带和跟腓韧带在外踝的附着点，将两韧带的附着点连同骨组织一起切下，并向远端分离组成关节囊距腓前韧带和跟腓韧带瓣，然后在外踝原韧带止点近端钻孔，将韧带拉向近侧和后侧缝合。然后石膏固定6周。该法临床上能获得满意结果。

3. 非解剖重建　使用剖开的部分或全部腓骨短肌腱。也可使用跖肌腱、跟腱、部分游离伸肌腱或阔筋膜等，可取得90%的成功率。此方法术后踝内翻及距下关节活动度降低，局部会遗留疼痛症状，但5%的患者主诉疼痛较明显。

4. 用跖肌腱重建距腓前韧带及跟腓韧带　用腓骨肌腱替代进行修补，虽然效果不错，但腓骨肌是一条重要的足外翻肌肉，牺牲了未免可惜，且腓骨肌腱较粗，手术不太方便。作者认为采用跖肌腱最好，因跖肌腱具有细长肌腱，呈圆形，且非常牢固。其长度足够可同时修补距腓前韧带及跟腓韧带。跖肌起自股骨远端外上髁及斜韧带外侧部,细小的肌腹在腓肠肌外侧头深面,在此形成细长的肌腱,经腓肠肌和比目鱼肌之间斜行向内,至腓肠肌内侧界,止于跟腱内侧之跟骨。手术时先在小腿中部腓肠肌内侧做一小切口,找到跖肌腱,并切断之。然后在跟骨结节处,相当于跟腱止点内侧做纵向切口,将肌腱抽出,再在跟骨钻孔道,自跟骨内侧至跟骨外侧壁之隆起处,相当于跟腓韧带附着点。跖肌腱经此孔道穿至跟骨外侧。把腓骨肌腱牵向前。再在外踝钻一水平孔,此时把腓骨肌腱牵向后下。再在距骨颈外侧钻垂直孔,跖肌腱末端缝至跟骨外侧。对单纯距腓前韧带陈旧性损伤,或治疗不当的患者,距骨矢状不稳定可采用跖肌腱游离移植,以代替距腓前韧带。但游离肌腱无血供,容易萎缩,故外侧韧带断裂后,应及时治疗。后期产生损伤性关节炎者,宜做踝关节融合术。

5. 关节镜下烧灼关节囊和韧带紧缩术　该技术是治疗关节不稳的一项新方法。关节镜手术与切开手术相比,其潜在的优点包括:微创、缩短手术时间、可在门诊进行、减少外科手术的并发症、恢复快、能很快回到工作和运动中去。

踝关节热紧缩术的指征是:慢性外侧踝关节不稳定伴有轻度的外侧踝关节韧带松弛度增加(前抽屉试验阳性,但距骨倾斜试验阴性)。其他指征是伴有关节内病变,并且可在手术操作中同时完成。广泛的关节内瘢痕组织、滑膜炎或粘连,会导致本体感觉紊乱,因此这些组织的去除很重要。

与此相对,关节紧缩的禁忌证是严重的韧带松弛度的增加或多个韧带的松弛(距腓前韧带和跟腓韧带)。虽然有报道称,应用关节镜的关节囊紧缩术治疗慢性踝关节不稳定,对于松弛韧带紧缩达到50%～80%的优良结果,但由于关节囊和韧带的广泛短缩要求在较高的温度下进行,因此会导致较高的蠕变(持续受力下组织变形)可能性,从而增加韧带松弛复发的风险和不稳定症状。此外,多处韧带松弛也不适合进行关节囊的紧缩术,因为跟腓韧带不如距腓前韧带容易触及,这使得跟腓韧带的紧缩不可预见。

 难点分析

踝关节扭伤因为常见而常被忽略,掌握正确的处理方法看似容易,实则困难;要正确区分踝关节功能性不稳与机械性不稳,在此基础上进一步选择是否需解剖或功能重建;关节镜下的踝关节韧带修复术对大多数医师来说仍存在技术上的困难。

 述　评

踝关节扭伤是骨科常见的创伤之一,由于治疗不及时和错误的处理,常导致踝关节外侧不稳定。对于踝关节外侧不稳定是否手术处理,手术处理是采用解剖学重建还是功能性重建仍存在极大争议。现有文献并没有大样本数据支持术后长期效果优于非手术治疗。医师应根据患者活动水平及功能要求来调整治疗方案,尤其是对有较高要求的运动员。关节镜下的韧带修复术对大多数医师来说存在技术瓶颈,但探索关节镜下治疗踝关节外侧不稳定是未来发展的方向。

(郭万首)

参 考 文 献

1. Renstrom P,Johnson RJ. Anatomy and biomechanics of the menisci[J]. Clin Sports Med,1990,9(3):523-538.

2. Matteo Denti,J. Espregueira-Mendes,Hélder Pereira,et al. Traumatic Meniscal Lesions[M]//Christophe Hulet, Helder Pereira,Giuseppe Peretti,et al. Surgery of the Meniscus. Berlin Heidelberg:Springer,2016:67-78.

3. Robert H Miller III,Frederick M Azar. Tears Of Menisci[M]//S. Terry Canale James H. Beaty. Campbell's Operative Orthopaedics. 12th Edition. Mosby/Elsevier,2012:2065-2081.

4. 于长隆,敖英芳. 中华骨科学:运动创伤卷[M]. 北京:人民卫生出版社,2010:377-382.

5. 张亚非,黄庆森. 肩袖损伤的诊断和治疗进展[J]. 中国矫形外科杂志,2007,15(2):127-130.

6. 孟涵,梁炳寅,王惠芳,等. 老年人退行性肩袖损伤的机制和治疗策略[J]. 中华老年医学杂志,2014,33(7):814-816.

7. 李宏云,陈世益. 肩关节不稳研究现状[J]. 中国运动医学杂志,2005,24(6):742-745.

第四章 关节外科的现代医学发展

第一节 人工关节技术的进展

一、人工关节概述

人工关节的发展历史是一个不断探索、实践，不断改进的过程，主要体现在人工关节的材料、设计及固定方式三方面的不断发展，而这三方面都会影响到人工关节置换手术的成败以及远期的临床效果。

早期的关节成形手术可以追溯到1860年，Verneuil医师首先利用了自体筋膜组织进行"隔膜型"膝关节成形术，之后相继出现了使用膀胱、肌肉等生物材料或尼龙等人工材料的关节替代物植入手术。在聚甲基丙烯酸甲酯（骨水泥）于1958年被Charnley医师应用于髋关节置换术前，人工关节假体的固定主要依靠螺钉或延长杆等，因而人工关节置换术后的远期松动率相当高。1958年可以说是人工关节发展的分水岭，由于Charnley医师开创性地采用骨水泥进行假体的固定，使髋关节置换术后的假体松动发生率得到明显降低。而骨水泥这种假体固定材料的出现，极大提高了假体固定的牢靠性，并促进了假体设计的改进，使人工关节置换的远期松动率一再降低。骨水泥的主要成分是聚甲基丙烯酸甲酯，远期仍有磨屑产生及假体松动的风险，因而催生了非骨水泥生物型固定假体的设计。这种设计的假体，其主要依靠早期的紧压配合以及后期的骨长入来维持假体固定。以上两种固定方式各有优劣，骨水泥固定早期效果可靠，操作更简易，但远期磨屑产生导致松动风险相对较高，而生物固定型假体早期固定相对较差，手术技术要求较高，远期主要依靠骨长入固定，其松动发生率情况有待长期随访结果的报道。目前，我国的膝关节假体主要依靠骨水泥固定，而髋关节假体则是这两种固定方式互相结合使用，主要根据医师判断及患者情况决定固定方式。

人工关节的材料多种多样，早期的生物材料包括膀胱、自体皮肤、关节囊等，人工材料有尼龙、玻璃等，之后的人工关节材料主要为不锈钢、钛合金、钴铬钼合金、陶瓷及高分子聚乙烯。由于不锈钢的生物兼容性较钴铬钼合金及钛合金要差，因而主要出现在早中期的假体设计中。后期随着材料科学的发展，人工关节的强度材料主要由钴铬钼合金构成，这是追求生物兼容性及材料强度的结果。陶瓷以及高分子聚乙烯两种材料主要应用于关节的摩擦界面。早期的摩擦界面主要为金属-金属，容易产生金属磨屑而导致远处转移，导致血液中的金属离子浓度明显升高，这种影响的最终结果有待验证，目前我国这种摩擦界面已经少见。

金属对聚乙烯界面曾是人工髋关节假体的主流,它的摩擦系数小,且具有缓冲作用。但是在使用过程中,聚乙烯磨屑的产生会刺激机体反应,导致骨溶解而影响假体远期松动。早期的陶瓷材料脆性较大,随着陶瓷材料强度得到巨大提升,结构晶体也得以缩小,陶瓷-陶瓷界面以其优异的耐磨性及低磨擦系数特点,在人工髋关节中得到越来越广泛的应用。目前,高交联聚乙烯和陶瓷材料是组成人工关节面的主要材料。

人工关节的设计是一个不断探索,追求更接近人体关节生物力学设计的过程。如人工膝关节的设计早期主要为铰链式假体,只能提供单向的屈伸活动,随后慢慢出现了半限制型假体,允许膝关节有一定范围的轴向活动。1969 年提出的 Gunston 假体是首款把膝关节功能解剖与生物力学考虑到设计中的人工膝关节产品。在此基础上,Insall 医师设计了全髁型(TCP)人工膝关节,它与随后改进的 IB 型人工膝关节是现代人工膝关节的典型代表。这两种假体都是非限制型的假体,比之前的设计更接近膝关节生物力学。而人工髋关节的发展主要体现在在髋臼的固定以及股骨头固定方面。Aufrance、Urist 和 McBride 等在 Smith Peterson 型髋关节金属杯基础上进行改进,从而形成了现代髋臼的雏形。人工髋关节的股骨柄假体则是经历了由单杯假体、短柄假体、直柄假体、工型柄假体等演变过程,其主要动因是追求更优异的假体固定效果。

随着非骨水泥生物固定型假体的发展,关节假体的表面处理也在不断经历变革。历史上,假体表面先后出现了光滑面、多空孔隙面、喷涂材料面等特殊处理的假体界面,前者主要与骨水泥固定方式相配合,后两者主要与生物型固定方式相配合。目前应用较广泛的 Corail 系列髋关节假体则主要采用了羟基磷灰石喷涂界面,具有良好的生物兼容性以及骨长入效果。

人工关节设计及使用材料的不断改进,其目标都是通过替换严重病变的人体关节,消除患者的关节疼痛体验,并恢复原来的关节功能,从而改善患者生活质量。目前,临床上使用的人工关节已经覆盖了髋关节、膝关节、肩关节、肘关节及踝关节等人体主要的活动关节。人工关节经过多年的发展,种类多种多样,为治疗人体各个关节的不同病变提供了选择。随着手术器械及手术技术的进步,医师对患者的诊治可以最大程度地实现个体化。接下来,我们将分别论述各种人工关节的发展过程、人工关节置换术的适用范围及相关并发症等。

二、人工髋关节

严重的髋关节疾病如严重的骨关节炎、类风湿关节炎,或各种类型的晚期股骨头坏死,或外伤导致的股骨颈骨折,以及成人型严重的发育性髋关节脱位(DDH)等髋关节病变,常常给患者带来痛苦的同时,严重影响患者的日常生活质量,而通过髋关节置换手术能够有效减轻患者髋关节疼痛,并恢复患者髋关节活动功能。

(一) 髋关节功能解剖与生物力学

髋关节是人体最大、最稳定的关节之一,为球臼关节,主要由髋臼、股骨头及股骨颈形成。髋臼是髋关节中的凹形部分,正常的外展角约45°,前倾约15°。髋臼可容纳股骨头的2/3,其边缘有软骨盂唇附着。股骨头是髋关节中的凸形部分,被覆关节软骨,内侧面的软骨较厚,周边较薄,这是适应股骨头各区域应力不同的结果。股骨颈是连接股骨头与股骨干的结构,其解剖上具有 2 个重要的角度,即颈干角和前倾角。正常成人的颈干角约125°～135°、平均127°,前倾角的范围为12°～17°。在先天性髋关节发育不良的患者中,前倾角可增大 10°~14°。股骨距是股骨干后内侧皮质骨的延伸,是直立负重时压缩应力最大的部位,对生物型人工髋关节的固定具有重要意义。髋臼、股骨头、股骨颈、关节囊及韧带等结构共同构成髋关节,维持关节活动功能。

髋关节的功能肌群主要有:①外展肌群,主要由臀中肌、臀小肌和阔筋膜张肌构成,受臀上神经支配;②内收肌群,主要由大收肌、长收肌、短收肌和耻骨肌等构成,受闭孔神经支配;③屈髋肌群,主要是髂腰肌,受腰丛和股神经支配;④伸髋肌群,主要是臀大肌,受臀下神经支配;⑤外旋肌群,主要是臀大肌和股外旋短肌(闭孔外肌、股方肌、闭孔内肌等),主要受骶丛支配;⑥内旋肌群,主要为阔筋膜张肌和臀小肌的前部。髋关节周围的肌肉功能复杂且交叉可变,了解各肌群的特点有利于检查、诊断和治疗。

正常髋关节的活动度:屈曲 0°~140°,伸展 0°~15°,外展 0°~45°,内收 0°~30°;当髋关节屈曲时,内旋 0°~50°,外旋 0°~45°;总的活动度在 240°~300°间。日常生活中,160°~170°的总活动度基本能够满足大多数情况的需要。双足站立时,每个髋关节的受力约为整个体重的 1/3 或髋关节以上体重的 1/2。体外研究表明,正常髋关节的关节软骨之间的应力为 1~8MPa,用带有传感器的人工股骨头进行体内研究表明,假体与关节软骨间的应力高达 18~20MPa。在负荷状态下,骨会产生应力和应变,这会对骨的密度、强度及内部骨小梁的排列产生影响。使用人工关节后,常有关节应力的改变及人体骨质的形变,假体的初始稳定性和微动都会影响到假体-骨界面的接触稳定程度。

(二)人工髋关节发展史

人工髋关节置换术的发展成熟,让每年数百万计受到髋关节病痛困扰的患者重新恢复髋关节的活动功能,极大改善了患者的生活质量。人工髋关节假体的发展主要分为 3 个阶段。

早期(1940 年以前)主要是探索进行髋关节髋臼置换的阶段。20 世纪 20 年代,美国的 Smith Peterson 医师和他的团队受到牙科中的钴铬钼合金材料启发,制作出了由这种钴铬钼合金构成的人工髋臼,即 Smith Peterson 型髋关节金属杯。此后,Aufrance 改进了 Smith Peterson 的"钟"行臼杯,使其外形更接近圆球型。接着由 Urist 和 McBride 在臼杯的背面增加了脊状突起,从而形成了现代髋臼的雏形。

中期(1940—1958)是在髋臼置换基础上,不断改进股骨侧假体设计,并探索全髋关节置换的阶段。Moore 发现如果股骨柄体伸入到了股骨髓腔,其对于股骨头假体的固定将较短柄股骨头假体大大提升,并于 1950 年推出了 Moore 型自锁型钴铬合金股骨头假体,此后把短、细、弧状的假体柄改进成了直柄、"工"型柄。Thompson 于 1960 年设计了实心柄的人工股骨头,不久后的 Eicher 设计了带领的不锈钢股骨头假体,同时把假体的颈干角由 125°增加到 135°,以减少假体的松动发生。1956 年,采用钴铬钼合金的 Mckee 全髋关节假体面世,这是第一代采用金属对金属组合的髋关节假体。在这期间,英国的 Phillip Wiles 医师于 1938 年对 6 位 Still 患者进行了全髋关节置换术,他用螺钉固定髋臼假体,用螺栓把股骨头假体固定到股骨颈上。

后期(1958 年以后)是现代人工髋关节发展的起点,与之前的人工髋关节发展的主要区别在于开始采用骨水泥固定人工假体。1958 年,Charnley 首次采用了聚甲基丙烯酸甲酯(骨水泥)进行髋关节假体固定,成为人工髋关节发展史上的一个转折点。Charnley 医师建立了骨水泥固定假体技术的基本原则,并把高分子聚乙烯材料作为髋臼侧材料,与金属股骨头相配伍,使用骨水泥固定,创建了低摩擦的人工关节置换术(low friction arthroplasty,LFA)。Charnley医师在采用骨水泥固定假体、引入高分子聚乙烯材料等方面作出了巨大贡献。

19世纪70年代后,随着设计的进步及材料科学的发展,人工髋关节也在不断经历变革。主要表现在以下几个方面:

1. 非骨水泥生物固定型假体诞生:由于骨水泥固定存在远期松动、骨水泥磨屑产生及翻修困难等难题,促使人们探索不依靠骨水泥的生物型固定假体。主要有如下3种设计:

(1) 多孔表面设计的假体:通过把假体表面设计成孔隙状,以利于骨长入,但这与孔隙的大小存在相关性,孔隙越大,越不利于骨长入。HG型假体、AML型假体及PCA型假体都是这种设计的代表。

(2) 紧压配合设计假体:是另一种非骨水泥生物固定型假体,这种设计主要通过使假体表面与股骨小转子以下的骨皮质紧密接触来达到固定,而不依靠骨水泥或骨长入。

(3) 最近发展愈发成熟的是表面假体涂层技术假体。1985年首先由Furlong和Osborn将羟基磷灰石喷涂到人工髋关节假体表面,其固定主要依靠骨长入。由于羟基磷灰石的良好生物兼容性及后期牢靠的固定,这种假体设计已广泛用于人工髋关节假体的表面处理。此外,结合表面喷涂以及紧压配合设计的生物固定型假体也已出现,并逐渐得到越来越广泛的临床应用。

2. 骨水泥填充技术的改进 最初的骨水泥通过指压把骨水泥团填塞到髓腔和髋臼窝,这种处理后期的假体松动发生率高达29%~40%。第二代技术通过骨水泥枪往封闭后的髓腔内注入骨水泥再打入假体。第三代技术是预先脉冲式冲洗髓腔,纱布吸干水分后,再装填预先离心处理的骨水泥用枪注入。

3. 髋臼假体的金属杯设计 最初的Charnley关节髋臼假体为纯高分子聚乙烯,Harris首先设计并使用了半球形带金属外壳的髋臼假体,不仅解决了聚乙烯髋臼的蠕变难题,更为高分子聚乙烯髋臼磨损后更换提供了便捷性。髋臼金属外壳的固定方式除了表面多孔设计、紧压配合及表面喷涂外,还有旋入型固定的设计。

4. 陶瓷材料的引入 陶瓷材料的耐磨性优越,经过工艺的改进,其强度得到增强,晶体微粒明显缩小,主要应用于人工髋关节的摩擦界面。陶瓷对陶瓷的体内线性磨损量每年只有0.005mm,比金属对金属界面及采用了聚乙烯的摩擦界面的磨损量均明显降低,是近年来最优良的摩擦界面。由于全陶界面不存在产生金属颗粒远处转移,或聚乙烯磨屑刺激骨溶解等方面的问题,被认为是年轻、高运动量患者的最佳选择。

(三) 人工髋关节置换术的适应证与禁忌证

人工髋关节置换术的首要目标是消除或减轻关节疼痛,其次为改善关节功能。人工髋关节置换术主要包括全髋关节置换术、股骨头置换术、髋关节表面置换术。1994年,美国国立卫生院曾发表声明认为全髋关节置换术是治疗所有髋关节疾病慢性疼痛和功能受限的首选。但并不是所有的髋关节疾病均适宜采用人工髋关节置换来治疗。如对于早期的原发性股骨头坏死患者,可以选择髓芯减压或带血管的腓骨头移植等治疗,延缓髋关节置换手术的到来。目前认为适合行全髋关节置换手术的疾病主要有各种类型的严重关节炎(退变性关节病、类风湿关节炎、强直性脊柱炎等)、各种类型导致的严重股骨头无菌性坏死、髋关节结核、先天性髋关节脱位或半脱位、髋关节融合或假关节形成、髋关节重建手术失败后等。目前提倡进行人工关节置换前,应先行非手术治疗,非手术治疗无效后再考虑髋关节置换。此外,即使患者有活动受限、跛行等情况,但如果没有关节疼痛或疼痛轻微,并非人工髋关节置换的手术指征。

人工髋关节置换的绝对禁忌证是髋关节或其他部位存在活动性感染、内科疾病情况不稳定(存在严重的心律失常、严重的心功能衰竭、肺通气功能不能耐受手术等)。但 Charnley 医师认为,对侧髋关节存在慢性、低度感染的情况下可以在本侧行人工髋关节置换术。相对禁忌证有:骨质的快速破坏、神经性关节病及关节周围的肌力减弱或消失等。禁忌证把握不当容易造成手术失败,并导致死亡的可能,因而术前应充分评估患者病情。

(四) 人工髋关节置换的术前评估

1. 术前临床评估　术前需对患者进行充分评估,以尽可能避免术后并发症的出现。评估的内容主要包括以下几个方面。

(1) 详细的体格检查,排除由其他部位病变引起的髋关节疼痛,如腰部病变;排除髋关节周围软组织的感染或身体其他部位的感染存在;测量双下肢的绝对长度与相对长度;检查下肢肌力情况。

(2) 术前是否有阿司匹林等抗凝药物的使用史,如有,应当停用 7~10 天,待凝血功能恢复后再考虑手术。早期的髋关节置换术围手术期出血量可达 1000~1500ml,随着微创手术技术的成熟,出血量已明显减少。对于有慢性贫血或营养状况较差患者的择期手术,术前可考虑自体血回输。

(3) 围手术期对髋关节的功能进行评分,有利于了解手术的效果。目前有 Harris、Iowa、Judet、Anderson 和 Postel 等评分系统,既可记录术前髋关节功能情况,也可评估术后的效果。各评分系统各有差异,其主要评估内容有疼痛程度、活动能力、活动度及影像学情况等。目前,临床上较常用的是 Harris 评分系统。

2. 术前髋关节 X 线评估　术前必须有髋关节的 X 线片资料,必要时还需拍脊柱和膝关节 X 线片,主要为髋关节的正位片和侧位片。根据影像学资料评估髋关节的发育情况、有无关节脱位或骨赘形成、股骨干髓腔的宽窄程度等基本情况。髋关节术前 X 线片是进行术前规划的重要资料。如在髋关节正位片(髋关节应置于内旋15°的位置以达到股骨几何学和偏心距的最佳对线)上,比较泪滴点的连线到两侧小转子的距离,可以计算出下肢短缩的程度。根据术前髋关节 X 线片情况,术者可进行手术入路、截骨量设计等,做好术前规划。

(五) 人工髋关节置换术的入路

人工髋关节手术的入路,按照关节囊切口部位,大致可分为前方入路、侧方入路和后方入路,可同时有大转子截骨。手术入路主要是为了充分暴露术野,因而应根据患者病情作出评估后,选择合适的入路,而不必苛求某一种入路。

1. 前方入路　前方入路的特点是通过阔筋膜张肌和缝匠肌之间的间隙显露髋关节,最早由 Smith-Peterson 推广,之后得到进一步改良。初期的前方入路,在大转子附着处不离断部分臀中肌或附加转子截骨术的情况下,术野显露较困难而逐渐少用。近年来,随着微创技术的进步和手术器械的设计改进,由于前入路具有创伤小、术后恢复快等特点,前入路全髋关节置换又逐渐兴起。

2. 前外侧入路　前外侧入路的特点是从阔筋膜张肌和臀中肌的间隙进入关节,最早由 Watson-Jones 等推广应用。此入路特别适用于髋关节周围有瘢痕挛缩、术后关节后脱位风险高及严重屈髋畸形等情况。仰卧位手术时还便于判断双下肢长度是否等长,且便于同时行双侧手术,在我国的应用相当广泛。

3. 侧方入路 最早由 Bauer 提出,在髋关节的外侧切开皮肤及皮下筋膜后,根据术中对股外侧肌处理的不同可分为 Hardinge 入路、Harris 入路等。该入路适用于大部分的髋关节手术,但对于术前有严重髋关节屈曲受限的病例则不宜采用。此外,该入路对髋臼后方组织的暴露效果不佳。

4. 后方入路 后方入路是采用最广泛的人工髋关节置换手术入路,其不必截断大转子,不影响外展功能,操作方便,软组织损伤小,术后恢复快。但这种入路术后髋关节后脱位风险较高,这受到假体安放位置及髋关节后方缺乏有力的软组织支撑的影响。因而,关闭切口前,正确的后关节囊修补显得尤为重要。经典的后方入路主要有 Moore 入路、Gibson 入路及联合入路。

5. 扩大入路 主要适用于一些复杂的初次置换术或翻修术,如清除固定良好的骨水泥固定型假体或非骨水泥固定型假体、股骨干开窗、髋臼假体中心型脱位等。包括股肌侧移法、大转子前移法、大转子扩大截骨法和保留血供的股骨皮质开窗法等。

有时候为了术中显露更清楚而需要行大转子截骨,而这种操作有其利弊,需要医师进行权衡。大转子截骨的优点在于:通过改变术后大转子的固定位置调整外展装置的力臂;手术视野显露清楚;股骨假体的植入较简易,且位置准确;清理股骨柄假体方便。而其缺点为:出血较多,术后易形成血肿;手术时间延长;大转子固定困难;术后异位骨化发生率高;术后局部疼痛,大转子滑囊炎等。近年来,除非在特别困难的初次置换或翻修术中,人们已逐渐摒弃采用这种操作。

(六) 人工全髋关节置换手术技术

1. 确定假体型号 术前根据髋关节正侧位 X 线片可预先进行假体型号的规划。规划髋臼假体型号时,把髋臼模板置于术侧髋臼上,测量髋臼的大小,以不需过多磨锉髋臼而能达到与髋臼的最佳压配为准则。髋臼的模板内侧位置应放在泪滴上和闭孔下缘,并记录下髋臼假体的活动中心。正常髋臼假体的位置应外展 $40° \sim 45°$,前倾 $10° \sim 25°$。

进行股骨侧模板测量时,需要确定假体的型号、位置及颈长。先决定股骨柄的大小,将股骨柄模板置于股骨干上,选择与股骨髓腔最匹配,能达到完全充满的假体,注意分别在正侧位片上比对。如果正侧位的假体匹配型号不一致,优先选择较小的型号。

确定股骨柄型号后,需要估算颈长。首先,根据泪滴连线到两侧小转子上缘的距离差值计算出患肢短缩或延长的长度。然后在髋臼活动中心以上或以下相同距离做一水平线(参考线)。在模板的股骨颈轴线上标有不同颈长的股骨头旋转中心,位置落在参考线上的股骨头旋转中心即为合适的假体颈长。模板上颈领下缘至小转子上缘之间的距离即为股骨颈截面的距离。然后分别测量小转子上缘至股骨头旋转中心的距离,以及小转子上缘至股骨颈截骨面的距离。

在进行测量前,应当明确 X 线片的放大比例及假体模板的放大比例。此外,如果选用骨水泥固定型假体,还应考虑骨水泥的厚度问题。

2. 术中一般操作技术 不同手术入路的全髋关节置换术之间,其手术过程存在着一定的差异,但大体的过程有类似之处,下面主要以后外侧入路为例介绍术中的一般操作过程。

(1) 设定固定标志点:不同的医师有不同的做法,如进行股骨头脱位前,分别标记髋臼上缘和股骨粗隆部,记录两者间的距离,假体试模植入后复位关节,并再次测量两者间距离,即可便于评估下肢长度变化。

（2）股骨颈截断：根据术前规划的小转子上缘到股骨颈截骨面的距离，在股骨颈上做好截骨标志线，然后据此用摆锯截断股骨颈，取出股骨头。

（3）髋臼床准备：充分暴露髋臼后，切除髋臼内所有软组织，并适当去除髋臼周缘骨赘。根据术前规划的髋臼假体型号，选用髋臼锉，由小到大逐渐磨锉髋臼。磨锉过程中注意保持外展 40°～45°及前倾 10°～25°的正常髋臼解剖位置。

（4）髋臼假体植入：正常髋臼假体的位置应当外展 40°～45°，前倾 10°～25°。核对患者体位及髋臼假体角度无误后，用重锤敲击定位器将髋臼假体植入到位，检查固定是否牢固，然后可根据需要选用螺钉加固髋臼假体。对于骨水泥固定型髋臼，安放假体前需要加压脉冲冲洗磨锉后的髋臼，假体植入过程中，要注意用力均匀，避免过分挤压导致骨水泥分布不均。骨水泥厚度以 3mm 为宜。

（5）股骨假体植入：屈膝 90°，下肢极度外旋、屈髋、内收位，将股骨近端充分显露。用厢式骨凿在股骨颈截骨面上按前倾 15°的方向凿一骨槽。接着用髓腔钻扩髓，髓腔钻的规格与术前规划的股骨柄假体应一致，误差不超过 1mm 为宜。然后使用髓腔锉进行扩髓，由小到大扩髓的过程中，应注意保持髓腔锉的前倾角度不变。当最后一个型号的髓腔锉打压稳固后，安装上股骨颈试模，测量小转子上缘到股骨头旋转中心的距离是否符合术前规划，并装上股骨头试模进行关节复位，测试关节活动度及双下肢长度是否满意。最后则是选择与髓腔锉同型号的股骨柄假体打压牢靠，并装上股骨头复位髋关节。在此之前，应当再次测量小转子上缘到股骨头旋转中心的距离，确认下肢长度恢复满意。

如果是骨水泥固定型股骨侧假体，对于股骨髓腔的大小要求不必像生物固定型假体那般严格，髓腔锉可较假体略大，以便于 2～3mm 的骨水泥填充于假体与髓腔之间，同时，保留髓腔内部分松质骨以利于骨水泥固定。填充骨水泥前，应当对髓腔进行加压脉冲冲洗，并于髓腔远端填充骨栓。髓腔填充骨水泥后，打压股骨假体时要保持合适的前倾角，并迅速清除溢出的骨水泥，同时注意不能打压过深，保证股骨颈长符合术前规划。最后可复位关节，关闭手术切口。

3. 其他类型髋关节置换术 除了全髋关节置换术，还有股骨头置换术和髋关节表面置换术。股骨头置换术的股骨侧处理基本同全髋关节置换术，差别在于对髋臼侧的处理上，股骨头置换术不需把髋臼内的软骨全部清理，对髋臼周缘的横韧带等结构清理也没有全髋关节置换那般需要严格要求。

髋关节表面置换术包括部分关节面置换、半髋关节面置换和全髋关节表面置换。表面置换的优点在于：无需切除股骨头、股骨颈，充分保留了骨质及关节的自然形态、力学特点和稳定性；不适用股骨柄，不破坏髓腔，术中出血少，异物小，感染率低；大直径的股骨头和髋臼组合，术后脱位风险低。髋关节表面置换术最大限度保留骨质的特点，对于年轻患者或远期可能需要翻修的患者具有一定优势，但是术后假体松动的风险较高，目前临床上已少用。

（七）髋关节置换术后临床及放射学评估

对髋关节置换术前后关节功能情况进行评价，目前主要采用 Harris 评分系统，该评分系统总分为 100 分，考核包括疼痛、功能、活动度和畸形四方面内容，并把临床疗效分为优（90～100 分）、良（80～89 分）、中（70～79 分）和差（70 分以下）。而欧洲也常采用 Charnley标准进行评分。

术后髋关节的 X 线片征象,包括假体位置、力线等,是评价全髋关节置换术疗效的重要指标。术后常规拍摄髋关节的正侧位片。其中主要观察髋臼角、髋臼前后倾、髋臼的上下移位程度、股骨上移程度及 CE 角,以及假体周围有无骨折、假体松动、假体移位等。

（八）全髋关节置换术后的康复锻炼

第一阶段（术后 0～3 天）：由于术后疼痛较重,主要以镇痛、制动为主。此时,应特别注意患肢体位,避免患肢内收、内旋位,可于双下肢间放置三角垫或穿丁字鞋进行限制。期间应叮嘱患者进行股四头肌的等长收缩锻炼,防止肌肉萎缩或血栓形成。

第二阶段（术后 4～14 天）：康复锻炼前应充分评估术后人工假体位置安放是否恰当,然后指导患者起床、站立、坐下、拄拐行走的正确姿势动作,防止活动过程中出现关节脱位或半脱位。

第三阶段（术后 2～4 周）：患者可出院治疗,主要以增强关节周围肌群力量为主,对于尚未达到 90°活动度的患者,应以手法纠正。

第四阶段（4 周后）：可进行步态平衡锻炼,逐渐减少器械的辅助。随着微创技术的发展,对关节肌群影响的减少,全髋关节术后功能恢复的速度已明显加快,但仍应当注意不正确锻炼姿势导致关节脱位的风险,不可过度追求康复速度。

（九）全髋关节置换术后的并发症及处理

全髋关节置换术后感染、神经血管损伤等为外科大手术所常见,而假体断裂、松动等并发症为关节置换术所特有,术后的血栓形成或栓塞等可能致命。假体周围骨折、感染关节不稳等问题,可带给患者持久的痛苦,最终需要行翻修手术。

1. 感染　随着无菌技术的发展,术后感染率已经从 Charnley 时代的 9%～15% 下降到了 0.5%～1%。不同疾病导致的术后感染率可存在差异,如糖尿病患者术后感染率可达 5.5%～7%。感染主要表现为术后关节部位的红肿热痛及功能障碍,可通过关节滑液、伤口渗出液的涂片检查和培养作出明确诊断。有研究报道,通过检测血沉和 C-反应蛋白进行预测,如果两项检查正常,分别提示 95% 和 99% 的患者可以排除感染,而如果两项指标异常,可能分别只有 58% 和 74% 的患者可以确诊为感染。感染后的处理主要有:单纯抗生素治疗;保留假体的关节切开、清创引流术;一期髋关节翻修术;二期髋关节翻修术。

2. 术后髋关节脱位　这种并发症在全髋关节置换术后常见,分为脱位和半脱位。这与患者本身因素,如性别、酗酒、翻修术等因素有关。此外,术者的经验、手术入路、假体的位置和假体的设计等均是影响术后关节脱位的因素。关节脱位主要表现为髋关节活动性疼痛、关节活动受限、下肢异常内旋、外旋或短缩等。X 线片可明确诊断。大部分患者可不需手术而复位髋关节,对于早期脱位病例,可在麻醉及使用肌松剂的情况下手法复位。术后使用髋关节固定支架制动可防止髋关节脱位的发生。

3. 假体周围骨折　股骨侧假体周围骨折可分为术中和术后骨折。术中和术后早期骨折主要与术中操作有关,如选用了过大的髓腔锉或股骨假体,常见于非骨水泥固定型假体的安装,术中发生率在 3%～20%。术中不明显的无移位骨折通常是稳定的,术后限制负重即可。术后股骨侧假体周围骨折的发生率在 1%～4%。Johansson 分型是使用最普遍的股骨假体周围骨折的分型,Ⅰ型发生于假体柄的近端;Ⅱ型发生于股骨干近端至超出柄的范围;Ⅲ型全部位于假体柄的远侧。基于骨折部位、假体柄稳定性和柄周围骨量的 Vancouver 分型是涉及稳定性和可靠性的分型系统。A 型骨折包括转子间骨折,可细分为 A_c 型即大转子骨折,A_L型即小转子骨折。B 型发生在股骨假体柄周围或略超出柄远端,可分为 B_1 型即假体稳定型,B_2 型即假体不稳定或出现松动的状态,B_3 型即在 B_2 型基础上出现假体周围骨质缺损。C 型骨折指股骨柄端较远部位的骨折。

4. 双下肢不等长 综合文献分析,全髋关节置换术后双下肢不等长的发生率约在 50%～80%,与对侧肢体平均相差 10mm,大约只有 5% 的患者术后需要调整鞋子高度来平衡步态。多数学者认为,术后长度差异在 20mm 以内,通过调整鞋子高度一般能够解决问题。下肢长度超过 20mm,可能造成跛行、继发腰骶部疼痛甚至坐骨神经麻痹等问题。术后下肢不等长常见于术肢的延长而不是短缩。术前精密规划、术中反复评估等均是预防术后下肢不等长的重要措施。

5. 神经血管损伤 坐骨神经损伤常由肢体延长或外展牵拉导致,其次是术中操作直接损伤。坐骨神经损伤主要表现为下肢活动功能障碍。此外,腓神经、闭孔神经和股神经也可能在术中受到损伤。血管损伤相对神经损伤较少见,可能损伤到的血管有髂外动静脉、股动静脉及股深动静脉等。

6. 术后疼痛 疼痛可以由感染、骨折或假体松动引起,因而鉴别清楚导致疼痛的原因至关重要。尤其应当排除假体松动和感染的存在。对无明确原因的术后疼痛,主要进行对症止痛治疗。

7. 异位骨化 全髋关节置换术后异位骨化的发生率通常被认为在 13% 左右。患者通常在术后 12～21 天时出现休息痛、局部压痛、肌肉痉挛等不适,偶有皮肤红肿,全身表现可有低热。术后异位骨化大约发生在术后 6 周内,最早可以术后 3 周通过 X 线片观察到异位骨化迹象。对于异位骨化的药物治疗,主要有双膦酸盐和非甾体抗炎药。对于髋关节功能无影响的异位骨化,可不必手术治疗。当异位骨化影响关节活动,造成关节功能减退时,具备手术治疗的指证。

8. 血栓相关并发症 术后血栓形成或肺栓塞仍时有发生,严重威胁患者术后生命安全。这与术后患者长期卧床、患肢活动少、术中使用抗凝药物可能有关。而术后假体断裂等并发症主要与假体的质量有关。

（十）述评

人工髋关节假体的临床应用能够有效解决髋关节疼痛及活动不便等情况,但仍有许多等待改进的地方,假体的磨损与由此导致的骨溶解是将来需要克服的难题。经过多年研究,高交联聚乙烯材料、陶瓷材料的应用使假体的耐磨性得到了提高,而随着对髋关节力学研究的深入,假体的设计越来越符合人体的解剖及生物力学特性。假体的固定一直都是研究与讨论的热点,目前主要有骨水泥固定和非骨水泥固定,两种固定方式均在不停提高,孰优孰劣有待后面研究的证实。

三、膝关节人工关节

在人工关节出现前,严重的膝关节疾病并无特别有效的治疗既能够减轻疼痛,又能恢复关节的活动功能。随着人工膝关节假体设计日渐成熟,对于非手术治疗无效或效果不理想的膝关节病变患者,全膝关节置换术已成为一种安全、可靠的外科治疗方法,可以有效减轻甚至消除关节疼痛,纠正关节畸形,并重建关节功能。目前,经典的人工膝关节设计主要包括股骨侧假体、胫骨侧假体及两者间的关节垫片。

（一）膝关节功能解剖与生物力学

膝关节的结构与功能都是人体最复杂的,主要由股骨髁、胫骨平台、髌骨及其周围滑膜、关节囊、韧带和半月板等结构组成。股骨内外侧髁向前连合形成一矢状位浅凹,与髌骨互成关节面。股骨的内侧髁长度及曲率比外侧髁大,因而在膝关节伸直过程中产生股骨内旋运动。胫骨平台并不是水平的,有3°~7°的后倾,且有3°~5°的内翻。胫骨平台中央有髁间隆起,起限制膝关节内外移动的作用,其上附着有前后交叉韧带。胫骨平台的曲度大于股骨髁,两者形合不完全,而半月板则可增加两者的匹配程度和接触面积。此外,半月板具有传导负载及减震作用。髌骨位于股四头肌肌腱中,是人体最大的籽骨,其后关节面与股骨互成关节。膝关节周围韧带组织在维持关节稳定性方面至关重要,其中主要的韧带有前后交叉韧带和内外侧副韧带,它们和伸膝装置(由股四头肌肌腱、髌骨与髌韧带构成)一起形成稳定关节的重要结构。膝关节周围还具有脂肪垫、滑液囊(髌上囊、髌韧带下囊、腘肌滑液囊、鹅足囊等)等结构,起到润滑关节活动的作用。

膝关节周围的肌肉主要有:①伸膝肌,包括股直肌、股外侧肌、股内侧肌、骨中间肌,四者合称股四头肌,主要负责伸膝功能。其中的股内斜肌还具有防止髌骨向外半脱位的作用。②屈膝肌,包括股二头肌、半腱肌、半膜肌、缝匠肌、股薄肌及腓肠肌等,这些肌肉协同负责屈膝功能。

正常膝关节的下肢力线从股骨头中心到踝关节中心,此线经过膝关节的中心或稍偏内侧,并与身体重心线成3°外翻角。而股骨解剖轴与下肢力线成6°外翻角,即与身体重心线成9°外翻角。胫骨平台与距骨的两中心连线构成小腿力线,与身体重心线成3°外翻角。

膝关节的复杂性主要体现在:正常的膝关节活动是一个多轴心三维运动的过程。如膝关节屈伸过程中,关节的瞬时旋转中心可连接成一个"J"型曲线。膝关节从伸直位到屈膝90°,股骨内侧髁后移往往不到5mm,而外侧髁后移常达14~19mm,因而在这过程中会产生股骨的旋转运动。如果以股骨髁为参照,屈膝90°时,可出现胫骨内旋约20°,伸膝时则有胫骨外旋约20°;膝关节屈曲时,外翻的活动范围可由伸膝位时的2°左右增加到约8°。综合可见,膝关节的活动过程中,不仅有矢状位的屈伸活动,还有内外旋转及内外翻等活动存在。

重力、惯性力和肌肉的合力构成了平地行走时膝关节的承载负荷,负荷通过膝关节中心时可达体重的2~3倍,在平地快速行走时,可增加到体重的4.3倍,上下楼时分别是4.4倍和4.9倍。髌骨关节之间的压力随着膝关节活动过程而改变。在步态周期性摆动过程中,髌股关节压力只为体重的一半。而站立屈膝30°时,压力与体重相当,站立屈膝60°时,压力升至体重的4倍,屈膝90°时可达体重的6倍。之后再加深屈曲程度,由于股四头肌肌腱与股骨髌骨关节面接触而分担部分压力,髌股关节压力反而减少。

（二）人工膝关节的发展史

人工膝关节的早期探索阶段(1860—1950)主要集中于关节间隔物的植入,通过切除膝关节病变组织,代以其他生物材料填充关节间隙,从而减轻病痛。1860年,Verneuil医师首先利用了自体筋膜组织进行"隔膜型"膝关节成形术,此后,相继有诸如膀胱、自体皮肤、肌肉、关节囊等生物材料或尼龙、玻璃等人工材料作为关节植入物而使用,但这种手术后期常因感染、排斥反应或关节活动度不佳而失败。

1950年到1970年间,完全限制型人工膝关节(铰链型)和半限制型人工膝关节(非铰链式)开始应用于临床。最早的铰链式假体由Walldius于1951年设计,采用丙烯酸酯为主材料,假体设计 ROM 为-5°到115°之间。此后的 Shiers 简化了人工膝关节的设计,材料也改为了不锈钢及钴铬钼合金。20世纪60年代的铰链式假体几乎都采用骨水泥进行固定。1958年,MacIntosh 提出来一种只置换病变胫骨平台的半膝关节置换术,其所采用的假体是较早期的非铰链式膝关节假体。现代人工膝关节的发展主要是在1970年后,此时最明显的改变在于使用的人工关节由铰链式逐渐过渡到非铰链式。非铰链式人工膝关节包括半限制型及非限制型假体。半限制型假体具有一定范围内的多轴向活动能力,更符合人体解剖要求,具体的代表有 Guepar 型假体、球心型假体及 Sheehan 型假体。非限制型人工膝关节可追溯到1969年,英国的 Gunston 研制了多中心型膝关节假体,这是首款采用金属-高分子聚乙烯材料组合的膝关节假体,更是首次把膝关节功能解剖及生物力学原理考虑到设计当中。不久后,美国的 Insall 医师设计了全髁型(total condylar prosthesis,TCP)膝关节假体并进入临床应用,这一假体类型与之后的改进型 IB(insall burstein)膝关节假体一起,成为评价其他膝关节假体设计的金标准。

目前,临床上应用最广的主要是非限制型人工膝关节,而半限制型或限制型人工膝关节主要用于翻修膝关节手术,或者是存在严重骨缺损或软组织平衡困难的初次膝关节置换术。

非限制型人工膝关节主要有以下几种:

1. 多中心型人工膝关节　首先由 Gunston 于1969年设计,包括两个不锈钢股骨髁假体和两个超高分子聚乙烯材料构成的内外侧胫骨平台假体,假体采用骨水泥固定。这种假体保留了前后交叉韧带,并允许膝关节有约20°的轴向旋转。但这种假体对膝关节内外翻畸形的纠正能力有限,远期失败率高达34%。

2. Freeman 系列人工膝关节　1970年,Freeman 研制的第一代假体采用凹槽滚轮结构,不保留交叉韧带。此后,他改进了假体设计,设计出 ICLH、Freeman-Samuelson 假体。

3. 几何型和解剖型人工膝关节　主要由美国梅奥医院的 Coventry 等设计,实现了股骨髁及胫骨平台的一体化,并保留前后交叉韧带。几何型假体最早于1971年设计,代表假体是 Mark 系列人工膝关节。解剖型人工膝关节,又有人称之为 Mark Ⅳ 型。Ⅳ型的主要特点为:更接近正常膝关节解剖,平台较平坦,股骨髁假体区分左右,对关节活动度影响小;胫骨平台底部带有较长的髓内固定柄,增加固定的牢靠程度,并采用聚乙烯平台的金属托;股骨内外髁在前方联合形成浅槽,与髌骨形成关节面。

4. 全髁型和后方稳定型人工膝关节　由美国特种外科医院的 Insall 及 Ranawat 等研究设计。1973年,他们在单髁型及双髁型假体的基础上,设计了全髁型(total condylar prosthesis,TCP)人工膝关节假体,也是不保留交叉韧带的设计。这型假体的稳定性同时依靠周围韧带和假体关节面的配合来维持,但在屈膝时易出现胫骨平台后脱位的风险。于是在1976年设计了 TCP Ⅱ 型,增加了交叉韧带的替代功能,即 POST-CAM 型假体,通过胫骨平台上的立柱与凸轮机制来维持膝关节的前后稳定性,并通过模仿股骨髁的后滚来增加膝关节屈曲度。后方稳定型人工膝关节(如 Insall-Burstein,IB 型)是在 TCP Ⅱ 型基础上改进而来,主要改良是重新设计了胫骨侧聚乙烯平台柱的形状、位置和方向,避免股骨髁间窝前后壁与平台柱的撞击,减少松动的发生率。后方稳定型假体是我国应用较多的人工膝关节类型,标准设计的假体活动范围为120°,特殊设计的类型可达140°。1981年又在原来的后稳定型假体基础上增加了金属底托,1987年更进一步,设计了可组合式的 IB Ⅱ 型,可以选择柄的粗细、长短及垫片的大小。

5. 活动型胫骨平台　人工膝关节假体的胫骨平台主要经历了由纯高分子聚乙烯平台设计,到增设金属底托的过程,这期间的胫骨平台都是固定的。而 1977 年英国的 O'Connor 和 Goodfellow 设计出了 Oxford 假体以模拟半月板的功能,其最大的特点在于股骨髁和胫骨之间的聚乙烯垫片能够相对活动。理论上认为这种类型的假体更符合膝关节的运动生物学,但其远期的临床疗效有待验证。

20 世纪 50 年代,Shier、Wallidu 及 Maclntosh 型膝关节假体即开始探索采用非骨水泥固定方式,他们通过金属平台周缘突起与骨组织的嵌插来达到最初固定的目标。到了 20 世纪 80 年代初期,Hungerford 设计了多孔表面的解剖型人工膝关节(PCA 型),在假体与骨接触面上覆盖多层金属微球或金属丝,允许骨长入来维持远期假体固定的作用。Miller-Galante 型和 Ortholoc 型假体也有类似的设计。

人工膝关节的材料构成,最初的铰链式假体为纯金属结构,主要为不锈钢,后来改进为钴铬钼合金。胫骨平台则经历了纯高分子聚乙烯结构到金属底托与高分子聚乙烯垫片相结合的过程。其中的金属材料种类主要有不锈钢、钴铬钼合金及钛合金。目前,主流主要采用钴铬钼合金与高分子聚乙烯组合的人工膝关节。

(三) 人工膝关节置换术的适应证与禁忌证

人工膝关节置换术包括全膝关节置换、单髁关节置换及髌骨置换三部分。全膝关节置换术的首选适应证是各种原因导致的严重的膝关节疼痛,伴或不伴有关节畸形。这里面应该排除其他导致膝关节疼痛的病因,如腰椎疾病的放射痛、髋关节病变引起的牵涉痛及半月板病变等,并且应当是经过服用抗炎止痛药、休息等非手术治疗无效的膝关节疼痛病例。严重的髌股关节炎,行置换术比髌骨切除术效果要好。中等程度的关节炎伴有不同程度的疼痛,且关节畸形不断进展也是进行全膝关节置换的适应证。

全膝关节置换术的禁忌证为近期或当前膝关节存在感染;身体远隔部位的感染;伸膝装置严重功能障碍;无疼痛体验的关节融合术后。全膝关节置换的相对禁忌证存在较大争议,主要有患者的评估不能耐受麻醉、患肢血管动脉粥样硬化严重及膝关节近端骨髓炎病史等。髌骨置换与否一直存在着争议,主张置换的一方认为置换能够有效减少术后髌股关节不良事件的发生;而主张不置换的一方认为这样能够避免术后髌骨置换并发症的发生。

(四) 人工膝关节置换术前的基本评估及假体选择

1. 术前临床基本评估　手术医师在术前应做好充分的思想及技术准备,防止各种并发症,以利于患者早日康复。进行全膝关节置换术前,应当充分评估患者基本身体状况,排除手术禁忌,如严重的心脑血管疾病不能耐受麻醉或手术打击的患者,凝血功能障碍致术后出血风险高的患者等。此外,应重点评估影响患者行全膝关节置换的因素,如手术顺序的选择、膝关节活动范围、下肢力线与畸形、骨缺损、骨骼质量、局部软组织及血循环、患者心理状况等,这些因素都影响到手术方案决策,事关手术疗效。尤其还要重视的是要鉴别清楚膝关节原发性疼痛与腰椎疾病引起的下肢痛,以防止由于其他原因导致的膝关节疼痛在进行全膝关节置换术后,疼痛症状无明显改善的状况。

2. 术前膝关节 X 线评估　人工膝关节术前 X 线评估主要是为了明确关节有无骨缺损、评估关节周围骨质量、下肢关节力线情况。侧位片上还可评估患者胫骨平台后倾角度,便于术中调整胫骨平台截骨的后倾角度。

3. 人工膝关节假体的选择　人工膝关节假体按置换部位可分为全髁型和单髁型;按固

定方式可分为骨水泥型和非骨水泥型;按限制程度分为限制型、半限制型和非限制型;按是否模拟半月板功能分为胫骨平台固定型和活动型;以及为翻修而特别设计的翻修型假体。

选择人工膝关节假体前需要详细评估患者病情,根据个体情况来选择适合的人工膝关节。膝关节的选择主要考虑假体的限制程度及固定方式。

(1)假体的限制程度:限制型膝关节假体只能在单一面上活动,极易引起应力的集中,导致中远期的假体松动发生率较高。这种假体仅适用于翻修、骨肿瘤切除术后功能重建或有严重骨缺损等情况。目前,初次全膝关节置换大都选择半限制型或非限制型假体,这类假体主要分为三大类:不保留交叉韧带的后方稳定型(如 IB-II、PS 型)、侧副韧带稳定型(如 TCP 型)、保留后交叉韧带型(如 PCA、Founddation、CR 型)。对于是否保留后交叉韧带,目前仍有争议。

切除后交叉韧带的优点是:①有利于手术操作,假体固定确切,关节囊清理方便;②有利于纠正严重畸形;③避免髁间撞击症;④较少假体磨损。缺点是:①增加假体-骨水泥-骨组织界面的应力;②易出现胫骨后方半脱位或脱位;③影响膝关节屈曲度;④增加股骨髁远端截骨量。

保留后交叉韧带的优点是:①维持膝关节后方稳定;②分散水平应力,较少假体-骨水泥-骨组织界面的应力;③减少平台后部突起与股骨后髁撞击,为设计大屈曲度膝关节假体提供条件。缺点是:①手术显露不方便,关节周围韧带平衡困难,技术难度高;②对严重畸形纠正程度有限;③由于这类假体的胫骨平台多较平坦,关节活动过程中,股骨髁在平台上前后移动导致平台载荷区的前后移动,从而容易引起假体松动,俗称"跷跷板";④假体的限制性较小,关节韧带薄弱时易出现膝关节半脱位;⑤磨损增加。

(2)假体的固定方式:主要分为骨水泥型和非骨水泥型假体。目前,我国绝大部分的膝关节假体采用骨水泥固定,这种方式可以早期获得满意的固定,而非骨水泥固定假体则需要4~6周时间以便于骨长入,因而不利于术后早期功能锻炼。

(五)膝关节置换术的手术入路

膝关节置换术的手术入路应根据患者情况及手术医师的临床经验进行选择。根据切口的深度,入路可分为皮肤切口和深层关节囊切口两部分。

1. 皮肤切口 皮肤切口可分为膝正中切口、偏内侧弧形切口和偏外侧弧形切口。其中以膝正中切口最为常用,起自髌上7.5cm处,向下沿着膝正中线到胫骨结节内侧。如有陈旧纵行瘢痕,应沿着原来瘢痕进行切开。

2. 深层关节囊切口

(1)内侧髌旁入路:也称前内侧切口,是最经典的膝关节置换术手术入路,又称 Von Langenbeck 入路。该入路在股四头肌肌腱中内 1/3 交界处,由近及远,沿着纵轴切开股四头肌肌腱,至股内侧肌髌骨止点附近绕向髌骨内缘,最后沿着髌韧带向下延长至胫骨结节内下缘。优点是难度小,切口延长方便,暴露充分,实用性强。

(2)股内侧肌下方入路:即 Southern 入路,从股内侧肌下方和膝内侧支持带之间进入关节腔,从而保护了伸膝装置,且不损伤走行在骨内侧肌中的膝上内动脉。采用这种入路即使出现了皮肤感染,因股内侧肌的保护而不易向关节腔扩散。该入路的适应证与内侧髌旁入路一样,但其延长性较差,不适用于翻修术或既往有大的关节切开术、胫骨近端截骨史的患者。

（3）前外侧入路：又称外侧髌旁入路，主要应用于膝外翻畸形的全膝关节置换术。切开皮肤后显露深筋膜，切口自股四头肌肌腱外缘，沿着髌骨外侧 1～2cm，经胫骨 Gerdy 结节（髂胫束结节）内缘，约距胫骨结节外 2cm，向下进入小腿前肌筋膜。该入路的优点是将关节囊切口与外侧支持带松解相结合，减少了髌骨缺血性坏死、伤口感染或愈合不良的发生。缺点是手术要求高，关节内侧结构显露不清楚，髌骨翻转不便，操作后留下组织缺口需要采用髂胫束或筋膜修补等。

（4）经股内侧肌入路：这种入路的特别之处在于，关节囊切口的上段是从髌骨内上极转向骨内侧肌肌腹中央，往下同常规内侧髌旁入路。该入路的优点在于不损伤股四头肌肌腱和股内侧肌的髌骨附着点，保护了伸膝装置的完整。缺点在于显露较传统的内侧髌旁入路要差，切口向上延伸有限。

此外，对于一些特别病例，常规的膝关节入路存在显露不足等问题，因而产生了特别的处理方式，如股直肌离断入路、股四头肌 V-Y 成形、胫骨结节截骨。

（六）人工膝关节置换手术技术

由于人工膝关节假体类型的差异，不同器械厂商提供的手术器械设计上也有差异，因而人工膝关节置换的手术过程在操作细节上存在着差异，但一些基本的操作，如股骨髁远端截骨、股骨前后髁截骨、股骨髁前后斜面截骨和胫骨平台截骨等，在操作步骤上大致相同。

进行股骨或胫骨的截骨需要导向系统的帮助，根据假体部件的不同，可分为股骨假体导向系统和胫骨假体导向系统，而根据导向杆是否进入髓腔又分为髓内导向和髓外导向。

股骨髁假体导向系统采用最多的是髓内导向法，这种导向方式在准确性方面明显优于髓外导向系统。采用股骨髓内导向系统，必须找到股骨髁的中心点，这是进行准确截骨的重要前提。股骨髁中心多不在髁间窝正中，而是稍偏向内侧 5mm，后交叉韧带的正前方。如果定位不准确，股骨髁远端截骨后容易导致过度的内外翻畸形。

胫骨假体导向系统采用最多的是髓外导向法，这种方式操作更简单且并发症少。髓外导向系统的体表标志容易触及，且不损伤髓内结构，出血及脂肪栓塞风险较低，也不受胫骨干解剖异常的影响。但准确性方面较髓内导向稍差，有数据表明：髓内导向法安装的胫骨假体 94% 在 2°的误差内，而采用髓外导向法安装的假体只有 85% 达到这种效果。

接下来以不保留后交叉韧带的人工膝关节置换术为例，简要介绍其手术过程。

1. 股骨髁截骨与假体安装

（1）股骨髁远端截骨角度：要求股骨髁远端截骨线与股骨解剖轴的夹角应在 5°～7°，误差不能超过 2°。在胫骨平台于冠状面上的截骨线与下肢力线垂直的前提下，术后膝外翻的角度完全取决于股骨髁远端截骨面的角度，此时股骨髁远端截骨线的外翻角度为 5°～7°。但对于少部分迎合正常胫骨平台内翻 3°～5°解剖特点的假体配套器械来说，远端的截骨线外翻角度应该调整为 8°～10°。

（2）股骨髁远端切割的厚度：应该与安装假体的厚度相当，即 8～12mm，这样才不至于改变关节力线。否则截骨量过多，导致假体上移，伸膝间隙大于屈膝间隙，出现侧副韧带伸膝时松弛而屈膝时紧张的情况，且还可能导致伸膝装置相对延长，出现伸膝乏力。反之，截骨量过少，则出现上述相反的情况。

（3）股骨前后髁截骨：股骨前后髁截骨的角度非常重要，这决定了股骨髁假体的旋转位置，直接影响到屈膝时内外翻的稳定性和髌骨滑行轨迹。绝大多数的股骨髁假体安装要求有轻度外旋,即假体的横轴与股骨内外后髁连线成角3°~5°。这就要求股骨内侧后髁的截骨量要较外侧髁的截骨量稍多,以适应正常的胫骨平台内翻3°~5°的解剖特点(这一切的前提是胫骨平台假体的设计安放位置与下肢力线垂直),这样才能保证截骨后的屈膝间隙内外侧平衡。此外,股骨髁假体的外旋也影响了髌骨滑行轨迹。

判断髁外旋的参考主要有三线一法。第一条线是参考股骨内外后髁连线,做一条3°的外旋线,此线即为假体的外旋角度;第二条线是股骨髁前后相轴线(Whiteside线),与该线垂直的方向即为假体的外旋角度;第三条线为股骨内外上髁的连线,此线在膝关节翻修术中,常常是唯一可参考的依据;一法是在股骨髁截骨前,先完成胫骨平台的截骨,然后用撑开器撑开关节间隙,根据屈膝间隙"四边形"成形原则调整内外侧髁的截骨量。

(4)确定假体大小:完成上述两个步骤后,常采用前参照法或后参照法进行假体大小的确定。前参照法是先完成股骨前髁截骨,然后以此平面为参照确定假体尺寸。此法优点是可以有效预防术后假体上方出现股骨髁上骨折的发生。缺点是后髁的截骨厚度不易准确把握。后参照法与前参照法相反,需首先确定后髁的截骨面,以确保屈膝稳定,可避免前参照的缺陷。这种方法的缺点是容易出现股骨切迹或髌股关节过紧的现象。根据测量的结果即可选定假体的大小。保留后交叉韧带型假体多采用此法进行定位。

(5)股骨远端前后斜面截骨和远端中央凫箱截骨:这两步操作借助特定的器械,在完善之前的股骨髁截骨后,一般较容易完成。特别指出的是,非限制型膝关节假体中有保留与不保留后交叉韧带的两种设计,对于保留后交叉韧带设计的假体,不需要进行股骨远端凫箱截骨(股骨髁间截骨)。

(6)股骨髁假体安装:股骨侧假体的安装可以有内外、前后及屈伸等多个位置上的变化。但其基本位置已基本由前面的截骨所决定。假体的内外安置主要影响关节活动过程中髌骨的轨迹。假体偏前会引起伸膝装置相对延长,影响屈膝功能,也容易造成髌骨撞击和磨损,同时,由于屈膝间隙大于伸膝间隙,引起侧副韧带松弛导致关节不稳。假体偏后则结果相反。判断股骨髁假体的屈伸程度一般以股骨干远端1/3作为参照,当假体的前后轴垂直于远端1/3股骨干轴线时,表示假体处于屈伸中立位。

2. 胫骨平台截骨与假体安装

(1)胫骨平台截骨的内外翻:在冠状面上使胫骨截骨面与下肢力线垂直,这是最常用的截骨方式。由于正常胫骨平台有3°~5°的内翻角度,所以上述截骨方式使平台的外侧截骨量多于内侧。此外,还有一种方法是采用与胫骨平台平行的角度进行截骨,保留3°的内翻角。这种操作方法容易出现失误,加重内翻。无论采用何种方式,务必确保股骨髁远端截骨与胫骨平台截骨相对应。

(2)胫骨平台截骨的后倾角度:正常解剖的胫骨平台后倾约5°~10°,因此要求术后假体关节面同样要有5°~10°的后倾。这需要根据截骨导向系统是否自带后倾设计来决定是否需要调整截骨后倾角度。

(3)胫骨平台截骨的厚度:胫骨平台截骨厚度一般控制在8~12mm。这是综合参考假体厚度、后交叉韧带在胫骨后方附着点、胫骨近端骨质量等情况而决定的。上述的切割方法是基于截骨量和替换假体厚度对等的原则来进行的,又称测量截骨法。此外,还有一种张力间隙法,这种技术要求胫骨平台截骨先于股骨髁截骨进行,截骨厚度在5~9mm,然后根据关节间隙四边形原则平衡膝关节周围软组织,进行股骨后髁截骨,接着根据屈伸间隙平衡进行股骨髁远端截骨。这种方法的目的是尽可能保留胫骨平台的高强度骨质,以获得牢靠的支撑。缺点是胫骨近端截骨量过少,导致替换假体厚度过大,引起关节线升高,增加了髌骨假体的磨损。

(4)胫骨假体的安装:同样有前后、内外、旋转等多个位置的变化。胫骨假体的放置应尽可能多地覆盖住胫骨截骨面,以获得最大支撑。不提倡假体悬于平台外,尤其是平台的后方。如果假体的前后径略小于胫骨平台,向后放置假体有利于减轻术后髌股关节的压力,且平台后方的骨质强度更高。在假体尺寸合适的情况下,胫骨侧假体的内外偏移余地非常有限。可根据伸膝位的股骨髁假体位置来确定胫骨假体的安放位置,也可将假体偏外安置以减少髌骨外侧半脱位的倾向,但是切忌不能出现假体外侧缘超过胫骨平台骨质的情况。胫骨平台的内外旋转定位有两种方法:一种是将假体平台前缘中点直接对准胫骨结节内侧1/3;另一种方法是以股骨髁假体为参照来确定平台假体的旋转程度和方向,此法要点是固定了股骨髁假体后,安上胫骨侧和垫片试模,伸直膝关节,然后根据平台位置在胫骨皮质上做标志,供假体正式安装时作为参考。

对于保留后交叉韧带的人工膝关节置换术,不仅不进行股骨髁间截骨,且胫骨平台截骨也有特殊要求,主要是为了保留后交叉韧带在胫骨平台上的附着点,因而与不保留交叉韧带的人工膝关节置换术存在较大差异,手术技术要求更高。

3. 髌骨截骨与假体安装　髌骨截骨首先需要清除髌骨周缘骨赘、滑膜等结构,髌骨截骨后要求置换假体厚度加上残余髌骨厚度恰好等于切除前髌骨厚度。大部分髌骨厚度在22~24mm,而目前髌骨假体厚度多为8~10mm,因而保留髌骨厚度应在12mm以上。髌骨截骨方向应与髌骨前皮质或关节切线面平行(后两者在多数情况下互相平行)。当髌骨前皮质与关节切线面不平行时,可依据关节切线面来进行截骨。

髌骨假体位置的安放也有上下、内外、旋转等位置选择,但其位置主要根据股骨髁假体及胫骨假体的安装位置。

4. 膝关节周围软组织平衡　这是膝关节置换术中非常重要的一个步骤,其主要依靠医师的经验和技术,平衡是否得当直接影响到术后关节功能和稳定性。满意的膝关节软组织平衡要求达到以下要求:①恢复关节活动度;②伸膝位及屈膝90°时,关节内外稳定性均良好;③髌股关节对合正常;④下肢力线正常。膝关节周围软组织平衡技术可简要归纳如下(表5-4-1-1):

表5-4-1-1　膝关节周围软组织平衡技术

	伸膝不稳	伸膝过紧	伸膝稳定
屈膝不稳	垫片加厚	①软组织松解,垫片加厚 ②多截股骨髁远端,垫片加厚	①多截股骨髁远端,垫片加厚 ②减少平台后倾,垫片增厚
屈膝过紧	①选用小髁,垫片加厚 ②增加平台后倾,垫片加厚 ③PCL 松解或切断	多截股骨髁远端	①PCL 松解或切断 ②选用小髁 ③增加平台后倾
屈膝稳定	①增加平台后倾,垫片加厚 ②选用小髁,垫片加厚	①多截股骨髁远端 ②后关节囊松解	理想状态

人工膝关节假体试模安装测试关节活动度及力线等各方面满意后即可安装人工膝关节假体,此过程中注意清理干净关节囊内骨赘,骨水泥固定假体后注意打压牢靠,并清除干净骨水泥。然后放置引流管,严密缝合关节囊,逐层关闭切口。

(七) 膝关节置换术后临床及放射学评价

膝关节置换术的发展与普及需要一个公认的临床功能评定标准,以评价膝关节置换术前后关节功能情况。目前以 1976 年提出的 HSS 膝关节评分系统和 1989 年美国膝关节外科学会评分系统最为常用。HSS 评分系统总分为 100 分,考核包括疼痛、功能、活动度、肌力、屈膝畸形和关节稳定性等内容,并把临床疗效分为优(>85 分)、良(70 ~ 84 分)、中(60 ~ 69 分)和差(<59 分)。

术后膝关节的 X 线征象,包括假体位置、力线等,是评价全膝关节置换术疗效的重要指标。术后常规拍摄膝关节的正侧位片及髌骨轴位片。其中正位片主要观察股骨角、胫骨角及膝外翻(内翻)角。侧位片主要观察:股骨假体前屈角;胫骨平台后倾角;髌骨高度,即髌骨下极至胫股关节面的垂直距离,或 Insall-Salvati 比值(髌骨下极至胫骨结节的距离和髌骨上下极之间的距离);关节线高度及平台假体周围透亮区等。

(八) 人工膝关节置换术的康复锻炼

人工膝关节置换术的成功主要是恢复了关节力线等解剖结构,关节功能的恢复还有赖于术后有效的功能康复锻炼。这个过程中应当循序渐进,主要是锻炼膝关节的关节活动度(ROM),以及关节的功能肌群。术前可进行股四头肌等长收缩锻炼肌力,术后 0 ~ 3 天以休息、止痛为主,可仰卧位练习直腿抬高、屈膝等活动,并预防性使用抗生素防止感染。术后 4 ~ 14 天以肌力恢复训练为主,练习使用步行架等辅助器械,逐渐下地行走,恢复日常独立生活能力,期间可辅以 CPM 锻炼膝关节功能。这一时期以达到满意的关节活动度(0° ~ 120°)为目标。术后 2 ~ 4 周的功能锻炼以保持之前的关节活动度为前提,继续加强肌力锻炼。如果这一时间段的关节活动度未能达到 90°,应予以手法纠正。

(九) 人工膝关节置换术后的并发症及处理

1. 感染 影响人工膝关节置换术后感染的高危因素主要有人体的免疫功能低下、肥胖、糖尿病、口服免疫抑制剂、激素等。而身体局部感染、手术时间延长、术后血肿形成、皮肤切口坏死等均可促使感染的发生。感染最常见的病原菌是葡萄球菌,约占 44%。临床症状主要表现为患膝皮温升高、肿胀、疼痛、充血、关节僵硬,其中以疼痛最为常见。通过关节穿刺液培养等可明确感染存在及感染病原菌。对术后感染的处理主要分为 3 类:保留假体、更换假体或补救手术。保留假体需要关节切开清洗并长期使用抗生素,多次行关节穿刺及抗生素灌洗;更换假体可分为一期假体再置换和二期假体再置换;补救手术包括关节融合、关节切除成形术及截肢。在各方面情况允许的情况下,二期假体再置换可有效控制再次感染的出现,并恢复膝关节功能。

2. 术后疼痛 早期疼痛主要由手术创伤、血肿或组织反应引起,使用麻醉镇痛药可获得良好的止痛效果。术后中期疼痛一般在术后 6 周左右,此时瘢痕修复已达稳定期,基本能正常行走。如果此时患者感觉关节肿胀,活动度小且伴有明显疼痛时,特别是夜间有静息痛,应该怀疑并排除低毒力感染的存在,否则可行中药等非手术治疗。后期疼痛发生在术后 3 ~ 4 个月,此时应仔细分析寻找原因并对因治疗,如瘢痕形成被挤压在股骨髁假体与垫片之间可造成术后晚期疼痛,关节镜清除瘢痕后症状即可消失。

3. 术后关节僵硬 术后关节僵硬的形成受到多方面的影响,如术前关节活动度、术后关节内瘢痕形成、患者康复锻炼依从性较差等患者方面因素,以及术中关节后方骨赘清理不彻底、屈伸间隙不平衡等手术技术原因。其处理主要有麻醉镇痛下手法松解、开放性手术松解、关节镜松解及关节翻修手术。

4. 假体周围骨折 大部分骨折平均发生在术后 3 年左右。骨折的常见诱因是摔倒等外伤,而骨质疏松、手术去除过多假体周围皮质骨等是危险因素。对于骨折无移位,或有轻度移位但可通过手法复位并保持稳定的患者,可采用制动的保守疗法,否则应考虑手术切开复位内固定。严重者需考虑行膝关节翻修术,如果骨质缺损严重,需要使用延长杆以加强假体固定。必要时可使用垫片或骨移植以填补骨缺损。

5. 关节不稳 全膝关节置换术关节不稳的发生率约为 7% ~ 20%。主要由于关节周围软组织功能不全造成。对于无痛感、程度较轻的关节不稳,可保守通过石膏制动及股四头肌功能锻炼等方法进行恢复。而非手术治疗无效,持续性疼痛或侧副韧带进行性松弛,反复出现关节脱位的患者,应当考虑手术治疗,重新平衡关节屈伸活动间隙。

6. 髌股关节问题 髌股关节问题包括髌骨轨迹不良(内外翻)、股四头肌肌腱断裂、髌骨骨折、髌骨假体松动、髌骨撞击综合征等,都会对关节的活动及功能产生重要影响。对以上问题,非手术治疗往往效果不佳,需要考虑手术治疗。

(十) 述评

鉴于人体膝关节的复杂性,虽然人工膝关节置换术能够有效减轻甚至消除膝关节疼痛,但对于恢复膝关节的生理功能仍存在较大差距。膝关节置换术后的关节稳定性至关重要,对术后关节活动具有重要意义。假体的关节面形状与关节稳定机制及假体骨界面受力有关,关节面的限制越大,假体松动的风险就相应增高。目前使用的关节假体大多模仿了股骨髁多半径的形状,允许关节活动过程中有一定程度的旋转,因而人工关节的限制程度的差异性主要体现在胫骨平台的限制程度及是否保留交叉韧带。除了受到关节面的形状影响,关节的稳定性还受到关节周围软组织平衡的影响。保留的后交叉韧带可以在屈膝时使股骨髁后移,增加屈曲程度和股四头肌力矩。限制小且保留交叉韧带的假体较半限制型或切除交叉韧带的假体在上下台阶时更接近生理状态的膝关节。正常的下肢力线与关节置换术后远期疗效密切相关,最理想的下肢力线角度是术后双下肢站立位,膝关节横轴平行于踝关节和地面,恢复关节面的正常力学分布。

四、肩关节

肩关节置换术成熟应用于临床已有 30 多年的历史。随着外科技术的发展和临床医师对肩关节解剖认识的深入,该技术取得了巨大进步。目前,该技术正广泛应用于肩关节骨关节炎、类风湿关节炎及骨坏死的治疗,疗效显著。

(一) 肩关节解剖和生物力学

肩关节由 6 个关节组成,分为肩肱关节、盂肱关节、肩锁关节、胸锁关节、喙锁关节、肩胛胸壁间关节。因为肱骨头较大,呈球形,关节盂浅而小,关节仅包绕肱骨头的1/3,关节囊薄而松弛,所以肩关节是人体运动范围最大而又最灵活的关节,但肩关节的这个结构上的特点虽然保证了它的灵活性,但它的牢固稳定性都较其他关节差,是全身大关节中结构最不稳固的关节。

肩关节可以完成7种动作:屈、伸、外展、内收、外旋、内旋、环转。活动范围在正常情况下为:前屈上举150°~170°、后伸40°~45°、外展上举160°~180°、内收20°~40°、水平位外旋60°~80°(或贴壁45°)、水平位内旋70°~90°(或贴壁70°)、水平屈曲135°、水平伸展30°;加之肩关节的活动是以胸锁关节为支点,以锁骨为杠杆,因此肩关节的活动范围又可因"肩胸关节"的活动而增加。

(二) 人工肩关节发展史

1893年报道了第1例人工肩关节置换术:法国医师 Jules Emile Péan 首次将金属杆和橡胶球制成的铰链式人工肩关节植入1例肩关节结核患者的肱盂关节。真正意义的人工肩关节置换是1951年,美国 Charles Neer CS 2nd 医师——现代人工肩关节的奠基人,首先采用钛金属柄肱骨头假体植入肱骨近端的方法,治疗了12例肱骨近端骨折脱位患者,此为钴铬合金制造的第1代"整体型"人工肩关节假体。1974年,经过反复改进,Neer 在第1代假体的基础上,加上一个用高分子聚乙烯制成的肩胛盂假体,设计了"模型化"假体,将同型号大小的假体头和柄组合,以适应不同患者的解剖要求,此为第二代人工肩关节假体。此后,Walch 和 Bioleau 在1991年设计了第3代"解剖型"人工肩关节假体,是在二代假体基础上实现了颈干角可调和偏心设计,但未考虑前后扭转角;1995年,Cristian 医师设计的 Anatomical 肩关节假体进入了临床,为第四代假体,实现了颈干角、前样扭转角和偏心距角度可调整,肱骨头假体大小可选,解剖适应性好,临床效果满意。但目前国内外使用的假体仍然以第二、三代假体为主。

(三) 人工肩关节置换术的适应证与禁忌证

人工肩关节置换假体类型主要为人工肱骨头、人工全肩关节和人工全肩胛骨关节。肩关节置换主要包括人工肱骨头置换术和人工全肩关节置换术。人工肱骨头置换术适用于难以复位的粉碎性骨折(Neer 分类法中四部分骨折合并盂肱关节脱位者,肱骨头解剖颈骨折或压缩骨折范围超过40%者,以及高龄或重度骨质疏松患者肱骨近端3块以上粉碎性骨折)、肱骨头缺血性坏死、肱骨头肿瘤;非制约式人工全肩关节置换术适用于肱骨头有严重病损,同时合并肩盂软骨病损但肩袖功能正常者;只有在肩袖失去功能或缺乏骨性止点无法重建时才考虑应用制约式人工全肩关节置换术。目前,对盂肱关节炎的患者行人工肱骨头还是全肩关节置换术仍存在争议。一般来说,除肩盂骨量严重缺损,肩关节重度挛缩或肩袖缺损无法修补,原发性或继发性骨关节炎、类风湿关节炎、感染性关节炎(病情静止12个月以上)外,应尽量选择行全肩关节置换术。而 Charcot 关节病患者因缺乏保护性神经反射而易使患肩过度使用,肩袖无法修补的肩袖关节病患者的肩盂要承受三角肌-肩袖力耦失衡所产生的偏心负荷,产生"摇摆木马"效应,两者均易导致肩盂假体松动,所以应行人工肱骨头置换术。

人工全肩胛骨肩关节置换术主要适用于肩胛盂及颈广泛破坏、骨质疏松、整体肩胛骨均破坏者。

而由于神经系统疾病如脑血管意外、大脑性瘫痪或小儿麻痹等所致的肩部肌肉完全瘫痪、感染,精神异常或不能配合治疗者,均为禁忌证。

(四) 人工肩关节置换术相关并发症

术后并发症主要是感染、假体松动、下沉和半脱位或脱位。人工肩关节术后,出现感染是一严重并发症,常引起关节的疼痛和病变,以致最终需要再次手术去除假体和骨水泥,造成难以处理的后果。因此,术前应了解各种可能增加感染的危险因素,尽可能采用各种预防感染的措施,如正确估计感染病灶,术中严格无菌、无损伤操作,避免血肿形成等,以及使用有效抗生素。假体松动也是术后常见并发症之一,通常其原因是多因素的,骨水泥固定技术不良,假体设计缺陷和植入位置不正确等均为常见原因。合理的假体设计和假体正确植入可避免假体松动,以确保手术成功。如果肩袖等稳定结构严重破坏或假体松动,常导致假体半脱位或脱位。此外,尚可发生假体柄折断、肱骨骨折、内固定物如螺丝钉或钢丝折断、臂丛神经损伤等并发症。严重者需再次手术处理。

(五) 述评

假体的设计是一个永恒的话题,要结合解剖、生物力学、材料相关研究进展,凭借先进的设计理念、巧妙设计才能研究出更加理想的肩关节假体。假体的设计可以考虑这样一种系统性的解决方案:在半肩关节置换的基础上,如有必要,安装盂侧假体可以由半肩置换变成全肩置换;如果患者有必要,可以通过增加中间连接部件形成逆置型关节置换,而不需移除植入骨内的部件。

未来肩关节假体置换的发展方向应该是研制真正个体化的肩关节假体,通过微创手术进行关节置换和应用计算机辅助导航技术。真正个体化假体与患者正常解剖形态完全相同,术中可以依据患者肩关节的相关参数快速金属铸模,形成形态一致的假体,从而实现真正个体化的要求。国内外已有部分单位开始了相关研究。随着三维打印机的快速发展,术中也可以根据患者的解剖特征三维打印出个体化的假体。外科技术的发展趋势是微创技术广泛应用,肩关节置换中可以采用小切口辅助下关节镜技术,运用先进的仪器实现微创关节置换。未来可以将计算机辅助导航技术引入肩关节置换术中,将大大提高置换手术的准确性和安全性,同时也会促进肩关节置换微创手术的发展。

肩关节置换术的方式很多,假体种类更多,选择哪种手术方式、采用哪种假体都成为临床较难解决的问题。临床上需要形成系统的指南,包括各种手术方式的适应证和禁忌证,各种类型假体选择的标准,制定标准的手术操作技术等。这样不仅能提高各级医师的临床技术,而且能减少因手术者技术水平和经验带来的影响,有利于临床疗效分析。

五、肘关节

全肘关节置换术的主要目的是提供肘关节的稳定性,使肘关节在日常生活中保持无痛。早期主要应用于关节破坏和关节退行性改变,近年来广泛用于治疗肱骨远端关节面粉碎骨折的老年患者。

(一) 肘关节的解剖和生物力学

肘关节是上肢的中枢关节,其骨性结构有肱骨远端和桡、尺骨近端三部分组成。在体表上能够观察和触摸到的肘关节表面结构包括内、外上髁和尺骨鹰嘴,屈肘90°时上述三者呈等腰三角形。在肘部远端,可在肘外侧触及桡骨头,前臂旋前和旋后时还可触及桡骨头的活动和轮廓。整个肘关节由3个不同的关节组成,即尺骨滑车关节(肱尺关节)、肱桡关节及上尺桡关节。桡骨头与外髁的肱骨小头组成关节,而内髁的关节面则向内侧和外侧突出,增加了与尺骨近端所组成的肱尺关节的内在稳定性。肱骨远端的前方有冠状突窝和桡骨窝,在完全屈肘时分别容纳尺骨的冠状突和桡骨头。尺骨近端则由后方的鹰嘴突、前方的冠状突和半月切迹所组成。肱三头肌的腱性部分较宽阔,止于鹰嘴后方;前方则有肱肌止于冠状突和尺骨结节。桡骨头上方为椭圆形关节面与肱骨小头形成肱桡关节,侧方为圆柱形关节面,位于尺骨的桡骨切迹中构成上尺桡关节。肘关节的活动包括:伸屈 0°~150°,功能范围30°~130°,转动轴为肘滑车的中轴;前后旋转:旋前80°、旋后85°,功能范围前后各50°,旋转轴自桡骨头至尺骨远端。正常的携物角——肘关节的外翻角,男性7°、女性13°,该角随屈肘减少。

(二) 人工肘关节置换历史

1860 年 Verneil 和 1885 年 Ollier 采取切除成型术治疗肘关节结核强直,把肱骨远端和尺骨近端的肘关节全部切除,手术后有明显的不稳。Hass 后来提出一种功能性肘关节成型术,即把肱骨远端楔形切除,留下部分肱骨给尺骨近端作为杠杆的支点。我国陈景云创用了肘关节叉形切除术。Dee 用金属对含有聚甲基丙烯酸甲酯的铰链假体,是全限制型。但 2~3 年后很多病例因植入物松动而失败,至今已很少应用。1975 年以后出现了两种置换装置:一种为半限制型的金属对聚乙烯铰链装置,有 Mayo、Tri-Axial、coonrad 等全肘假体;另一种是全无限制型装置,通常称为金属对聚乙烯重建关节面的植入物,有 London、Wadsworth 等 20 多种。总体来说,肘关节置换术发展可分 4 期:第一期为 1885—1947 年,包括关节切除、介植或解剖型关节置换术阶段;第二期为 1948—1970 年,为全限制型或部分限制型金属对金属的铰链型关节置换术阶段;第三期为 1971—1975 年,包括聚甲基丙烯酸甲酯合成技术出现阶段;第四期为 1976 年至现今,半限制型金属对聚乙烯铰链假体和无限制型金属对聚乙烯重建关节面关节置换阶段。

(三) 人工肘关节置换术的适应证与禁忌证

人工全肘关节置换适用于类风湿关节炎、创伤性关节炎等所致的肘关节疼痛、僵直或严重不稳者。解除疼痛是最主要的适应证,其次是恢复肘关节的稳定性,一般很少因活动不满意而进行手术。

禁忌证分为绝对禁忌证和相对禁忌证。既往有肘部创伤且肘部存在开放伤口,还有肘部有活动性化脓性炎症是绝对禁忌证。早期进行全肘置换术或筋膜成型术术后发生感染也不能立即进行肘关节置换术,应进行分期翻修术,包括取出已经发生感染的假体以及所有的骨水泥等,局部使用抗生素链珠和至少全身用抗生素 6 周。没有足够的骨放置假体者,以及缺失鹰嘴或鹰嘴骨质疏松者也不宜施行肘关节置换术。相对禁忌证包括因糖尿病、脊髓空洞症等引起的周围神经病变或有较高功能要求及体力劳动者,对营养不良的患者也应慎重。对已有异位骨化者进行全肘置换术可因手术刺激而加重异位骨化,最终妨碍关节运动,影响关节功能。

(四) 人工肘关节置换术的相关并发症

全肘关节置换术的常见并发症主要有感染、尺神经损伤、肘关节不稳定、假体无菌性松动、术中术后骨折、假体断裂和磨损等。

1. 感染 常见的严重并发症,也是导致患者术后早期失败的原因之一,一般发生率为 0~9%。发生感染有关的因素有关节脱位、血肿、引流时间过长、肘关节曾行手术治疗、局部软组织条件较差等。为了减少此类情况的发生,应改善患者的营养状况,增强抗感染能力;合理使用抗生素;止血彻底,防止局部形成血肿;手术创腔引流时间一般控制在 2 天内,避免逆行感染。对深部感染,一般均需行假体取出才能根除感染,用抗生素治疗 6 周后伤口细菌培养为阴性、局部软组织条件许可时,可行翻修手术或关节切除成形术。

2. 尺神经损伤　为最常见的并发症,有作者报道其发生率接近40%,但大部分为暂时性,一般在手术后数天至1年恢复,小部分为永久性尺神经损伤。发生损伤的原因有手术时尺神经显露不佳、过度牵拉、充填骨水泥时热灼伤,类风湿关节炎患者小动脉炎的存在及尺神经局部受压也是导致周围神经病的原因。因此在手术时,要良好地显露尺神经并将其前置,尤其是对曾行肘关节手术者,更需小心解剖。若明确尺神经已前置,可不刻意进行显露,术中不可过度牵拉和长段剥离尺神经,以免破坏其血供。

3. 肘关节不稳定　全肘关节置换术后不稳定可分为术后即刻、早期和晚期不稳定。即刻不稳定主要是由于麻醉并发症或假体位置不良;早期不稳定(自出院至术后6周)主要是因为侧副韧带或肱三头肌破裂,另一个重要因素是重力引起的反复内翻应力致外侧副韧带复合体变薄弱;晚期不稳定(6周以后)的主要原因有创伤、高分子聚乙烯磨损、肢体对线不良或假体位置不良。为避免上述不稳定,术中应使假体位置和力线正确,将假体旋转中心置于肘关节自然旋转中心;软组织和韧带的张力应维持平衡,以防止旋转脱位;不能为了纠正屈曲畸形而切除前部关节囊。对于术后很快发生肘关节脱位、半脱位的患者,可在静脉镇痛或麻醉下行手法复位、石膏固定。

4. 无菌性松动　假体的无菌性松动也是发生率比较高的一个并发症,随着随访期限的延长,松动率也逐渐增高。诊断主要依据X线片,可出现假体移位或下沉、假体柄变形、断裂,也有患者虽有明显的放射性透光线而无假体松动的临床表现。患者术后出现进行性放射性透光线,表明假体骨水泥界面出现骨溶解。有学者在行翻修术时发现肱骨假体喷钛表面有分层现象,在改用珍珠面处理后未再发生类似情况,并建议不要提举超过4.5kg的重物。

(五) 述评

人工肘关节置换术(TEA)的手术技术和假体设计已有了很大进步,但其正常负荷(>10磅)下的假体使用寿命仍不确定。TEA可减轻疼痛,恢复功能性活动范围,从而使患者更好地进行低负荷的日常活动,但<70岁的患者假体的使用寿命更短,翻修很困难,因而TEA只适用于活动量较低的老年患者或因疼痛和不稳定致功能严重受限的患者。假体的种类很多,但缺乏大宗病例的长期随访结果,且假体机械失效和松动的风险很高,也许有一天,假体材料、假体设计和手术技术的进步可扩大全肘关节置换术的手术适应证。

六、踝关节置换术

大多数矫形外科医师都能良好评估和治疗终末期髋或膝关节骨性关节炎患者,而踝关节骨性关节炎患者对他们而言却是个很大的挑战。踝关节融合术一直被认为是治疗终末期踝关节骨性关节炎的金标准,但是长期随访显示其存在着邻近关节退变和步态改变等并发症。早期人工全踝关节系统因骨水泥技术或高限制性的设计而失败率较高,但是随着假体设计和手术技术的改善,人工全踝关节置换术已经成为治疗踝关节骨关节炎的另一种可行性选择。

(一) 解剖和生物力学

踝关节也称胫距关节,是高度适配的联动关节。其稳定性是由骨组织、韧带、关节囊和横跨关节的肌腱和肌肉共同维持。因为踝关节的倾斜,踝关节在背伸时外旋6°而在跖屈时内旋1°。Kimizuka等在尸体研究中发现踝关节的平均活动范围为:背伸14.7°,跖屈28.2°,内翻14.7°,外翻5°。此外,距骨解剖上前宽后窄,当踝关节背屈时,较宽的前部进入踝穴内,关节稳定;但在跖屈时,踝关节相对松弛且能做侧方和旋转运动。

相比于下肢其他负重关节,踝关节的负重明显大于髋关节和膝关节。研究发现,500N的负重下,膝关节的负重面积为 $1200mm^2$,髋关节为 $1100mm^2$,而踝关节仅为 $500mm^2$。Wyss等发现正常行走时膝关节承受的负重是体重的 3 倍,而踝关节承受的负重是体重的 5.5 倍。在正常行走时,踝关节将承受 4~7 倍体重的垂直应力,承受最高达 80% 体重的剪式应力。

(二) 人工踝关节发展史

1970 年,Lord 等第一次报道了人工全踝关节置换术,假体为水泥型高限制性的设计,然而高失败率导致此技术最终被人工踝关节融合术所取代。自从 Freeman 的最初报道以后,陆续出现了 20 多种全踝关节置换系统,设计也有类似的缺陷,而需要切除胫骨和距骨的骨量过多,忽略软组织平衡的重要性及手术器械的落后是手术失败的原因。

第一代人工全踝关节由两个组件组成——聚乙烯的胫骨组件和金属(通常是钴铬合金)的距骨组件。而骨水泥技术的限制和早期假体周围骨量迅速丢失是第一代假体失败的主要原因,代表性的假体有 Mayo、Newton 等。第二代人工全踝关节产生于 20 世纪 80 年代,典型的代表有 Agility TM、Saltlo-Talaris 等。

第二代假体主要是非骨水泥半限制性假体。Alvine 首先发明了 Agility 人工全踝关节系统,1984 年首先在美国使用,两部分组件为钴铬合金的多孔涂层的距骨组件和固定聚乙烯衬垫的钛合金胫骨组件。典型的临床特点是需要固定融合下胫腓关节,腓骨分担一部分负荷,增大了胫骨假体与截骨面的接触面积,减小了胫骨组件的下沉率。

第三代人工踝关节假体设计主要包含 3 个组件(胫骨组件、距骨组件和独立可活动的聚乙烯衬垫),其更注重软组织的平衡,利用关节周围的韧带来维持关节的稳定性。典型的代表为 STAR(Link)、Mobility(DePuy)等。目前,正在使用的人工全踝关节假体主要包括两大类型——固定平台的两部分假体和活动平台的三部分假体。在美国主要使用的是固定平台假体。而在欧洲人工全踝关节假体(金标准)是活动平台假体。而假体固定的方式(金标准)为非骨水泥的生物固定方式。目前,比较常用的假体有 STAR、HINTEGRA 和 BP 型假体。

(三) 人工踝关节置换术的适应证与禁忌证

目前的文献还没有明确指出人工全踝关节置换术的适应证,但是已经提倡对终末期的胫距关节炎患者行人工全踝关节置换术。目前较为认可的手术适应证有原发性骨关节炎、类风湿关节炎、创伤性关节炎、血友病性关节炎等。适用人群的选择是人工全踝关节手术成功与否的关键所在,老年接近 55 岁、终末期踝关节骨性关节炎、无肥胖(BMI<27)和低活动量患者适宜行人工全踝关节置换术。年轻的创伤性关节炎患者效果较差,翻修率相对高。总之,体重和活动量是重要的指导标准。

人工全踝关节置换术的绝对禁忌证:①活动性感染;②周围血管疾病;③踝关节周围软组织包裹不充分或皮肤条件差;④神经源性关节病(Charcot 关节)。相对禁忌证:①年轻活动量多的患者;②既往有感染病史;③下肢严重的对位、对线不良;④显著的踝关节不稳定;⑤明显的骨质疏松;⑥距骨坏死。

(四) 人工踝关节置换术的相关并发症

全踝关节置换的常见并发症有感染、内外踝骨折、肌腱断裂、异位骨化、撞击综合征、早期脱位及无菌性松动等,随着手术技巧的提高,发生率呈下降趋势。

1. **感染** 分为皮肤切口愈合不佳及深部感染两种。皮肤切口愈合不佳是术后最常见的并发症之一,经过创口浅层清创、换药等处理可治愈。深部感染的处理原则与膝关节置换后感染相同,不去除假体,感染难以控制;去除假体、彻底清创、置入抗生素骨水泥,待感染控制后,二期行翻修术,可以获得较好效果。早期的学者建议,此种情况下直接改行无骨移植的踝关节融合,此方法可以作为一种补救措施,但下肢会有一定的短缩。

2. **内、外踝骨折** 主要原因为手术经验不足,假体型号安装过大,内、外踝处截骨量偏大,以及术中操作粗暴。最常发生在截骨和假体插入过程中。内踝骨折发生后可以用空心钉或张力带加行内固定,外踝使用钢板。内固定应尽可能坚强,以减少术后制动时间,防止关节功能受限。

3. **早期脱位** 较为常见,多表现为术后 X 线片上踝关节假体半脱位。主要原因是术者经验不足,或手术器械不精确,以及切口暴露不充分,术中截骨面倾斜,呈半脱位状态。良好的置换术,假体安装后踝关节应能很容易地处于中立位,并能在无明显阻力的情况下被动屈伸活动。若假体安装后,关节活动不佳,或踝不能很好保持背屈90°的中立位时,应考虑是否存在这种情况,建议术中透视以确保假体位置安装良好。一旦发现这种情况,应早期进行一期翻修术,根据具体情况加大假体型号或改用加厚垫片。

4. **无菌性松动** 术后疼痛,特别是突发性的,往往提示假体松动。有时 X 线片上不明显,可加行 CT 扫描。松动后常需翻修术进行补救,术中根据情况可以考虑应用大一号的假体,但必须注意不能截骨过多,要保留一定的软骨下骨质,否则术后假体容易下沉。

(五)述评

尽管许多方面仍不确定,包括适应证、新假体的长期疗效等,但是人工全踝关节置换术已被认为不再逊于踝关节融合术。良好的临床效果,使得人工全踝关节置换术在过去 10 年间已经获得广泛的认可和接受。但是,骨科医师和患者都应清醒地认识到人工全踝关节置换术仍是有较大并发症的高难度手术。人工全踝关节置换术一定要选择好适应证,注意每个患者的个体化特点,这样才能取得持久性的良好结果。而对于不适合人工全踝关节置换术的患者,踝关节融合术仍然是一个有效的方法。彻底了解踝关节的解剖、病理解剖和生物力学并仔细进行术前规划是人工全踝关节置换术成功的关键。人工全踝关节置换术的研究重点是踝关节动态生物力学及步态的相关研究。目前,正在不断改变假体设计,提高手术技术。不断出现的新假体会使得人工全踝关节置换术有着膝关节和髋关节置换一样的广阔前景。

七、足部人工关节置换

20 世纪初,对前足关节疼痛的治疗方法主要是关节融合术及关节切除成型术。然而这些手术方案存在着一些缺点,如术后跗趾推进力减弱、残留痛、第 1 跖趾关节活动受限等。因此为了改进手术方案,足部人工置换术逐渐应用于临床。足部人工置换术最常用于前足跖趾关节,特别是第 1 跖趾关节置换。通过切除病变关节面,重建一个功能良好的假关节,理论上应具有较上述两种方式更为满意的效果。尽管目前还存在假体设计、材料相容性、手术技术和远期疗效等诸多问题,临床应用也不是十分广泛,但对于某些适合病例,该手术仍不失为一种较为有效的治疗方法。

（一）解剖及生物力学

前足由 5 根跖骨和 14 根趾骨组成,并有多个籽骨、跖骨参与构成足纵、横弓。跖骨头的排列变异甚多,大部分第 2 跖骨头超出第 1、3 跖骨头。5 个跖趾关节没有共同的运动轴。通常可简单分为通过第 1、2 跖骨头的横行运动轴和经过第 2、3、4 及第 5 跖骨头的斜行运动轴。

站立位,5 个跖骨头均匀着地。行走时,随重心前移,足跟离地,部分跖骨头处载荷应力立即消失,以跖趾关节斜轴为运动者则第 1 跖骨头处压力将减轻,而以横轴为运动者则第 3、4 及第 5 跖骨头压力消失。不管跖趾关节运动轴方向如何,第 2 跖骨头在整个站立相一直受到压应力作用,第 2、3 跖骨与周围坚强的韧带、肌腱构成前足的运动中心,有良好的稳定性。其韧带主要位于趾面,防止第 2、3 跖骨背屈,由于第 4、5 跖骨活动性较大,易向背侧脱位,因此在锤状指、蹈外翻、蹈僵直等病变时,局部应力转移至第 2、3 跖骨头处,造成局部应力集中。跖侧软组织在长期异常应力作用下,可出现痛性胼胝,甚至局部溃疡等病理改变。

（二）发展史

金属是最早用于第 1 跖趾关节置换的假体材料,然而却以假体周围骨质的吸收而失败。1967 年出现了单柄硅胶假体,用于第 1 跖趾关节置换,但此假体只能用于置换近节趾骨基底。为了置换双侧的关节面,1974 年双柄铰链硅胶假体设计成功,这种假体能够完整重建第 1 跖趾关节,恢复关节功能,但是术后容易出现各种并发症。为了减少假体与骨缘之间的摩擦,金属垫圈被引入到假体系统中。钛合金抗腐蚀性、与骨组织的相容性及生物整合性比较好,被用做金属垫圈的材料。带钛金属垫圈的假体于 19 世纪 80 年代开始使用。尽管有了钛金属垫圈,但硅胶假体的并发症依旧出现,人们开始探索更好的制作假体的材料。1974 年 Smith 和 Wiel 把高分子聚乙烯趾骨元件和不锈钢跖骨元件组成的假体用于第 1 跖趾关节置换,但是这种假体系统容易出现假体松动等并发症。为了解决这个问题,Johnson 等在 1981 年尝试了利用骨水泥固定全关节假体置换,这种假体的趾骨元件和跖骨原件是独立分开的,中间无铰链,虽然术后仍有很高的假体松动率,但是患者满意率大于 80% 。1990 年 Keonig 发明了非铰链、需压实的金属-聚乙烯假体,虽然设计上需要更加改进,但是 Keonig 假体意味着新假体设计的基础。近年来出现了以陶瓷为材料制成的假体,这种假体与人体有着较好的生物相容性,虽然术后患者第 1 跖趾关节运动时容易出现"吱吱"的响声,但是早期效果比较令人鼓舞。

（三）足部关节置换术的适应证与禁忌证

足部人工关节置换主要分为第 1 跖趾关节置换术与足其他关节置换,以前者为主。

第 1 跖趾关节置换可分为全关节置换与半关节置换。全关节置换的适应证为各种创伤性关节炎、骨性关节炎、类风湿关节炎造成的第 1 跖趾关节严重破坏、关节疼痛;也可作为关节切除成形术(Keller)、半关节置换术及融合术的补救治疗方法。手术目的主要是减轻疼痛,其次才是纠正畸形。而关节或其周围滑囊活动性炎症是绝对禁忌证。对有远离手术部位的感染或局部皮肤血管神经营养状况较差以及患者年龄小等,视为相对禁忌证。半关节置换术除不适用于类风湿关节炎(RA)外,其余适应证与全关节置换术基本相同。

Seeburger 等设计的金属半球型 Durallium 假体可用于其他跖趾关节的置换,但术后跖趾关节的背侧半脱位、假体柄周围骨吸收造成的成角畸形、趾体短缩等问题多见,故临床应用有限。有关距周、距下关节等其他足关节置换的临床报道更是甚少。

（四）足部关节置换术的相关并发症

在 20 世纪 60 年代，人工跖趾关节置换术后的并发症较多，假体松动及断裂较为常见。经过多次改良，自 20 世纪 70 年代后期，尤其是加了金属垫圈后，并发症明显减少。目前常见的术后并发症有以下几项：

1. 感染　手术切口和假体周围的感染，为严重并发症之一，可造成手术失败。术中应无菌操作，术前 30 分钟和术后应用抗生素进行预防。

2. 跖、趾骨边缘骨折　多为操作不当所致，如使用髓腔锉用力过猛容易造成截骨边缘骨折。术中尽量不使用骨刀，而用小型电锯、磨锉等器械，细致操作。

3. 人工假体松动、脱位、断裂　硅胶假体的老化和磨损，硅胶颗粒在骨-假体之间游走，引起假体周围的骨溶解，造成假体松动、断裂。关节周围软组织张力失衡，或假体型号过小都可发生假体脱位。

4. 反应性滑膜炎　由于人体对硅胶存在组织相容性问题，可引起异物反应，如反应性滑膜炎等。

（五）述评

目前，前足人工关节置换术的总体效果仍不能令人满意。从所提供临床报道来看，以铰链式硅胶假体最为常用。有关 Swanson 型和 ZMR 型硅胶假体的临床资料相对较多。这两种假体对跗外翻严重退行性关节炎效果最好，对类风湿关节炎疗效相对较差，对失败的滑囊炎手术可作为一种补救方式。置换的关节绝大多数仍是第 1 跖趾关节，至今仍无一种假体能接受长期疗效的考验。

第二节　关节镜技术的进展

微创是现代外科的发展趋势之一。作为骨科运动医学的一个重要工具，关节镜技术已经成为重要的微创治疗手段，并发展成为一门独特的临床技术学科。其最大的优点是创伤小、直观、疗效可靠、术后恢复快，符合当下外科治疗的快速康复理念。关节镜技术的发展不但得益于器械和工具的不断进步，更重要的是观念的更新和不断完善，包括各种康复手段的重新认识。

一、膝关节

前交叉韧带损伤仍是最常见和关注度最大的膝部疾病。关节镜技术治疗交叉韧带损伤的目的是重建损伤韧带，维持膝关节的稳定性。如何使重建的韧带达到更快更好的愈合、接近解剖状态下的功能状态是时下研究的重点。随着关节镜技术的广泛开展，关于手术适应证、手术时机和固定方式的讨论已逐渐淡化，更多的注意力放在了单束和双束重建、等长和解剖重建、移植物选择、术后康复以及韧带损伤和重建后对关节的长期影响等方面。多数的临床研究未得出单束和双束重建的长期疗效有显著性差异，但越来越多的证据支持解剖重建。骨-腱-骨仍然是交叉韧带重建骨愈合的金标准，但在初次重建中使用越来越少。自体腘绳肌腱和同种异体肌腱各有其优缺点，是目前应用广泛的移植物，同时人工肌腱也逐渐走向临床。尽管长期以来我们都"理所当然"地对前交叉韧带损伤进行了重建，但也有很多研究对韧带损伤后非手术和手术患者的骨关节炎情况进行了观察,发现前交叉韧带重建术和骨关节炎发生之间并无确切的相关性。影像学研究的结果显示,未经手术治疗的前交叉韧带损伤是骨关节炎发生的高危因素,但是接受重建的患者更易进展至重度骨关节炎。前交叉韧带重建术后的生活质量也存在较大差别,这与很多因素有关。研究发现,接受前交叉韧带重建术的患者其身体素质明显提高,而接受翻修术、吸烟、外侧胫骨平台软骨软化、文化程度低的患者则较差。既往膝关节功能良好、年轻、低体重指数(BMI)、不合并外侧半月板病变或外侧半月板切除少于50%的患者其功能评分改善明显。尽管如此,对于高水平的运动员而言却很难恢复运动能力,这很大程度上与担心再次损伤有关。其他进展还包括术后镇痛,如股神经阻滞,和术后康复等。

半月板是膝关节重要的稳定结构已成为共识,所以应尽可能修复损伤的半月板,恢复其功能。半月板缝合的方法包括内-外、外-内和全内缝合,后者得益于关节镜器械的发展,可以减少手术时间、避免额外切口、降低手术难度以及减少神经血管并发症。半月板缝合疗效确切,但各种缝合方法的结果之间是否存在差异仍有争论。半月板移植的开展仍然较为局限,主要应用于有症状的接受全或次全半月板切除的年轻患者。尽管缺乏对照,但是很多研究认为接受半月板移植的患者术后有明显改善。作为一种挽救性治疗方式,其作用尚需长期研究进一步明确。近期的研究还包括对内侧半月板突出和半月板后根损伤的关注。半月板在维持膝关节正常生物力学中起重要作用。它可加深胫骨关节面以更好地与股骨髁相契合,增强关节软骨吻合度及关节稳定性;分散负荷,减少接触应力,具有减震、润滑等作用。研究发现,半月板突出程度与应力传导能力之间呈负相关,发生严重的内侧半月板突出时,其生物力学改变等同于内侧半月板切除,会明显增加股骨内侧髁和内侧胫骨平台之间的接触应力。严重的内侧半月板突出可导致膝关节内侧间室的软骨下骨病变,并可能与骨关节炎和自发性膝部骨坏死(spontaneous osteonecrosis of the knee,SONK)的发生有关。内侧半月板后角根部是内侧半月板后角与胫骨平台中央附着部的连接部位,是维持半月板的正常位置和功能的重要结构,当发生断裂时,内侧半月板抵抗其向关节内侧突出趋势的箍形应力下降或丢失,可导致严重的内侧半月板突出和生物力学功能丧失,从而增加股骨内侧髁和内侧胫骨平台的接触应力,并可引起软骨下骨病变。通过关节镜技术对半月板损伤进行缝合或半月板移植,尽可能保留半月板并恢复其解剖位置,而不仅仅是对病变部位切除,这将有利于减少膝关节内侧间室的异常应力,从而有益于SONK和膝骨关节炎的早期预防。

二、肩关节

肩袖损伤后应及时进行修复。最近的随机对照试验对初次肩袖修补术与物理治疗的结局进行了对比研究。结果显示,行初次肩袖修补术患者的 Constant 评分、美国肩和肘外科评分、VAS 疼痛评分、VAS 患者满意评分均明显优于行二期肩袖修补术的患者。在行物理治疗的患者中,有相当数量的患者其撕裂程度增加,最终治疗效果也相对较差。肩袖修补是目前最为成熟的肩关节镜下手术之一,尽管关节镜下肩袖缝合和有限切开手术的疗效仍存在争议,但现有的研究结果显示至少两者间无显著性差异,而关节镜手术具有明显的微创优势。无论哪种手术,将撕裂的肩袖稳固缝合至解剖位足迹区域是至关重要。双排缝合被认为可以增加肩袖残端与足迹的接触面积,但临床疗效没有显著性差异。关于使用富血小板血浆的效果,最近大样本的 meta 分析对关节镜下全层肩袖修补术使用或不使用富血小板血浆进行了对比,结果发现两组的再撕裂发生率、Constant 评分、UCLA 评分均无显著差异。

　　关节镜下肩关节不稳定重建的疗效已经得到肯定,对于复发性创伤性前脱位的效果与切开手术相似,对于关节囊松弛的治疗,特别是慢性肩关节不稳也非常重要。关节镜下盂唇缝合具有创伤小、减少住院时间、术后疼痛反应轻、功能恢复好等优势。越来越多的肩关节不稳定手术,如 Bankart 修复术,将通过关节镜来完成。关节镜下关节囊紧缩术,包括关节囊折叠缝合和关节囊热缩术,也越来越受到重视。相对于创伤性肩关节不稳定来说,过度使用导致的肩关节不稳定关节镜疗效可能较差。此外,复杂的多向不稳定仍以开放手术为宜。

　　长期以来,锁骨远端切除被用以治疗严重的肩锁关节疼痛,关节镜下远端锁骨切除可以获得比开放手术更好的疗效并已被广泛采用,而且常在肩袖修补的同时进行该操作。肩锁关节可以是肩部疼痛的来源,对于行肩袖修补术的患者,肩锁关节下方的骨赘可引起肩袖的机械性磨损,从而影响肩袖的愈合。然而,如何有效治疗无症状性肩锁关节骨关节炎仍存在疑问。近期的随机对照试验发现,在肩袖修补的同期行锁骨远端切除和不切除无论是短期还是长期疗效均无限制性差异。因此,对于无症状性肩锁关节骨关节炎的患者,在行肩袖修补术时可能并不需要同期行锁骨远端切除术。

三、髋关节

　　随着关节镜相关器械的进步和对髋关节疾病的认识,如髋臼盂唇损伤和股骨髋臼撞击症,髋关节镜技术的受关注程度逐年增加,已成为运动医学领域的一个新生热点,在最近 10 余年得到普及,适用范围越来越广。髋关节镜通过微小创伤即可到达髋关节的中央和外周间室,可以对股骨髋臼撞击症进行术中动态评价和矫正。髋关节镜下最常见的病理表现是髋臼盂唇损伤,治疗方法包括:对不可修复的损伤进行盂唇清理;对具有较好愈合前景的健康盂唇组织进行修复。随着对髋臼盂唇功能的了解日益增多,治疗方式由之前的一味切除逐渐向修复发生转变。对于钳夹型撞击,可在关节镜下切除增生的髋臼边缘,这可以在中央间室或外展间室进行。对于凸轮型撞击,需要在外周间室对股骨头颈交界区进行骨削减(成形)术,重建头颈交界区的偏心距和股骨头的圆形形态。髋关节镜手术的并发症比切开手术大大降低,多数都与患者体位和牵引有关,前方入路因接近股外侧皮神经而有损伤的危险。关节镜下对股骨髋臼撞击症进行骨成形以及软骨和盂唇损伤修复的报告正在迅速增加,短期和中期随访的结果令人满意。关节镜手术的总体效果优于切开脱位的手术;保留盂唇的手术结果优于盂唇切除术;骨软骨成形术优于单纯清理术。当然,长期的结果还有待进一步观察。

（林进　郭万首）

参 考 文 献

1. Buechel FF Sr. Long-term followup after mobile-bearing total knee replacement[J]. Clin Orthop Relat Res,2002 (404):40-50.
2. NIH Consensus Panel. NIH Consensus Statement on total knee replacement. December 8-10,2003[J]. J Bone Joint Surg Am,2004,86(6):1328-1335.
3. 吕厚山. 现代人工关节外科学[M]. 北京:人民卫生出版社,2006:189-203.
4. Lygre SH,Espehaug B,Havelin LI,et al. Failure of total knee arthroplasty with or without patella resurfacing[J]. Acta Orthop,2011,82(3):282-292.

5. Zanasi S. Innovations in total knee replacement:new trends in operative treatment and changes in peri-operative management[J]. Eur Orthop Traumatol,2011,2(1-2):21-31.

6. Tande AJ,Patel R. Prosthetic joint infection[J]. Clin Microbiol Rev,2014,27(2):302-345.

7. Sancheti KH,Sancheti PK,Shyam AK,et al. Factors affecting range of motion in total knee arthroplasty using high flexion prosthesis:A prospective study[J]. Indian J Orthop,2013,47(1):50-56.

8. Kazemi M,Dabiri Y,Li LP. Recent Advances in computational mechanics of the human knee joint[J]. Comput Math Methods Med,2013,2013:718423.

9. Clarke HD,Scott WN,Insall JN,et al. Anatomy. In:Insall& Scott eds. Surgery of the knee[M]. 4th ed. New York:Churchill Livingston,2006.

10. Reilingh ML,Beimers L,Tuijthof GJ,et al. Measuringhindfoot alignment radiographically:the long axial view is more reliable than the hindfoot alignment view[J]. Skeletal Radiol,2010,39(11):1103-1108.

11. Inacio MC,Cafri G,Paxton EW,et al. Alternative bearings in total knee arthroplasty:risk of early revision compared to traditional bearings:An analysis of 62,177 primary cases[J]. Acta Orthop,2013,84(2):145-152.

12. Younger AS,Duncan CP,Masri BA. Surgical exposures in revision total knee arthroplasty[J]. J Am Acad Orthop Surg,1998,6(1):55-64.

13. Yoo JD,Kim NK. Periprosthetic fractures following total knee arthroplasty[J]. Knee Surg Relat Res,2015,27(1):1-9.

14. Tigani D,Dallari D,Coppola C,et al. Total knee arthroplasty for post-traumatic proximal tibial bone defect:three cases report[J]. Open Orthop J,2011,5:143-150.

15. Kim TW,Park SH,Suh JT. Comparison of mobile-bearing and fixed-bearing designs in high flexion total knee arthroplasty:using a navigation system[J]. Knee Surg Relat Res,2012,24(1):25-33.

16. Bennett LA,Brearley SC,Hart JA,et al. A comparison of 2 continuous passive motion protocols after total knee arthroplasty:a controlled and randomized study[J]. J Arthroplasty,2005,20(2):225-233.

17. Anderson JE. Grant's Atlas of Anatomy[M]. 7th ed. Batimore:Williams and Wilkins,1978.

18. Engh CA. Hip arthroplasty with a Moore prosthesis with porous coating. A five-year study[J]. Clin Orthop Relat Res,1983(176):52-66.

19. Smith-petersen MN. Arthroplasty of the hip. A new method[J]. J bone Joint Surg Am,1939,37A:269.

20. Charnley J. Present status of total hip replacement[J]. Ann Rheum Dis,1971,30(6):560-564.

21. Bobyn JD,Stackpool GJ,Hacking SA,et al. Characteristics of bone ingrowth and interface mechanics of a new porous tantalum biomaterial[J]. J Bone Joint Surg,1999,81(5):907-914.

22. Varnum C,Pedersen AB,Mäkelä K,et al. Increased risk of revision of cementless stemmed total hip arthroplasty with metal-on-metal bearings[J]. Acta Orthop,2015,86(4):491-497.

23. Berry DJ,Harmsen WS,Cabanela ME,et al. Twenty-five-year survivorship of two thousand consecutive primary Charnley total hip replacements:factors affecting survivorship of acetabular and femoral components[J]. J Bone Joint Surg Am,2002,84-A(2):171-177.

24. Burgers PT,Van Geene AR,Van den Bekerom MP,et al. Total hip arthroplasty versus hemiarthroplasty for displaced femoral neck fractures in the healthy elderly:a meta-analysis and systematic review of randomized trials[J]. Int Orthop,2012,36(8):1549-1560.

25. Sakellariou VI,Babis GC. Management bone loss of the proximal femur in revision hip arthroplasty:Update on reconstructive options[J]. World J Orthop,2014,5(5):614-622.

26. Holm B,Thorborg K,Husted H,et al. Surgery-induced changes and early recovery of hip-muscle strength,leg-press power,and functional performance after fast-track total hip arthroplasty:a prospective cohort study[J]. PLoS One,2013,8(4):e62109.

27. Bicanic G,Barbaric K,Bohacek I,et al. Current concept in dysplastic hip arthroplasty:Techniques for acetabular and femoral reconstruction[J]. World J Orthop,2014,5(4):412-424.

28. Werner BC,Brown TE. Instability after total hip arthroplasty[J]. World J Orthop,2012,3(8):122-130.

29. Safir O,Lin C,Kosashvili Y,et al. Limitations of conventional radiographs in the assessment of acetabular defects following total hip arthroplasty[J]. Can J Surg,2012,55(6):401-407.

30. Rao RR,Sharkey PF,Hozack WJ,et al. Immediate weight-bearing after uncemented total hip arthroplasty[J]. Clin Orthop,1998(349):156-162.

31. 吕厚山. 现代人工关节外科学[M]. 北京:人民卫生出版社,2006:518-533.

32. Gocen Z,Sen A,Unver B,et al. The effect of preoperative physiotherapy and education on the outcome of total hip replacement:a prospective randomized controlled trial[J]. Clin Rehabil,2004,18(4):353-358.

33. 毛宾尧. 终末期踝关节骨关节炎,选择融合还是置换?[J]. 中国矫形外科杂志,2015,23(13):1232-1233.

34. Brodsky JW,Polo FE,Coleman SC,et al. Changes in gait following the Scandinavian Total Ankle Replacement[J]. J Bone Joint Surg,2011,93(20):1890-1896.

35. Zhao H,Yang Y,Yu G,et al. A systematic review of outcome and failure rate of uncemented Scandinavian total ankle replacement[J]. Int Orthop,2011,35(12):1751-1758.

36. Saltzman CL,Mann RA,Ahrens JE,et al. Prospective controlled trial of STAR total ankle replacement versus ankle fusion:initial results[J]. Foot Ankle Int,2009,30(7):579-596.

37. Lord G,Gentaz R,Gagey PM,et al. Posturographic study of total prostheses in the leg. Apropos of 88 patients examined[J]. Revue Chir Orthop Reparatrice Appar Mot,1976,62(3):363-374.

38. 陈峰,旦明清. 人工全踝关节置换术治疗踝关节骨关节炎的临床优势[J]. 国外医药:抗生素分册,2013,34(5):1001-8751.

39. 张华峰,李稚君,马信龙. 人工全踝关节置换术[J]. 中华关节外科杂志:电子版,2013,7(2):86-87.

40. 毛宾尧. 人工踝关节发展50年[J]. 中国矫形外科杂志,2013,21(24):2439-2442.

41. 张益钧,马昕,王旭. 全踝关节置换术进展[J]. 国际骨科学杂志,2012,33(3):192-194.

42. 常非,贾云龙,付尧,等. 踝关节融合术与踝关节置换术治疗晚期踝关节骨关节炎疗效对比[C]//第二十一届全国中西医结合骨伤科学术研讨会暨骨伤科分会换届大会论文汇编. 北京:中国中西医结合学会,2014.

43. 吕厚山. 人工关节外科学[M]. 北京:科学出版社,1998.

44. 陈宾,翁习生,邱贵兴. 人工全踝关节置换[J]. 实用骨科杂志,2005,11(5):428-431.

45. 唐康来,施又兴. 现代人工肩关节置换进展与展望[J]. 中华肩肘外科电子杂志,2014(1):5-9.

46. 吴昊,Goutallier Daniel. 人工肩关节置换研究进展[J]. 中国修复重建外科杂志,2015(5):645-648.

47. Lugli T. Artificial shoulder joint by Péan(1893):the facts of an exceptional intervention and the prosthetic method[J]. Clin Orthop Relat Res,1978(133):215-218.

48. Neer CS 2nd. Replacement arthroplasty for glenohumeral osteoarthritis[J]. J Bone Joint Surg Am,1974,56(1):1-13.

49. 孙松涛,陈文钧. 人工肩关节置换研究进展[J]. 国际骨科学杂志,2007(2):106-107.

50. 曹虎,闫飞. 人工肩关节置换进展[C]//贵州省医学会骨科学分会2014年学术年会论文汇编. 贵阳:贵州省医学会骨科学分会,2014.

51. 黄公怡,王晓滨. 肩关节置换术的应用及并发症预防[J]. 中华骨科杂志,2002,22(4):252-255.

52. 张伟,项舟,黄富国,等. 肩关节置换术现状及进展[J]. 中国修复重建外科杂志,2009(9):1143-1147.

53. 刘长路,刘晓民,黄健,等. 半肩关节置换治疗复杂肱骨近端骨折[J]. 中国组织工程研究,2013,17(52):8987-8992.

54. 蒋协远,公茂琪,张力丹,等.人工全肘关节置换的进展[J].中华外科杂志,2003,41(9):694-697.

55. 孙磊,宁志杰.肘关节成形术的临床现状[J].中国矫形外科杂志,2009,17(12):941-945.

56. 陈辰,蒋协远,公茂琪.全肘关节置换手术入路的选择与现状[J].中国骨伤,2014,27(1):79-84.

57. 赵兵,黄富国.全肘关节置换术的进展[J].国际骨科学杂志,2004,25(1):35-38.

58. Yamaguchi K,Adams RA,Morrey BF. Infection after total elbow arthroplasty[J]. J Bone Joint Surg Am,1998, 80(4):481-491.

59. Kasten MD,Skinner HB. Total elbow arthroplasty. An 18-year experience[J]. Clin Orthop Relat Res,1993,290 (290):177-188.

60. 尹庆伟,张海彬,高玉贵,等.人工全肘关节置换技术的临床应用及疗效分析[C]//第三届全国中西医结合骨科微创学术交流会论文汇编.成都:中国中西医结合学会,2013.

61. 王华松,黄继锋,蔡贤华,等.人工肘关节置换治疗肱骨远端粉碎性骨折[C]//第三届全军创伤骨科学术大会论文集.2015.

62. 吴亘彬,俞光荣.第1人工跖趾关节置换术并发症及其处理研究进展[J].中国矫形外科杂志,2013,21 (21):2177-2180.

63. 金今.第一跖趾关节置换术的现状及展望[J].当代医学,2002,8(1):45-47.

64. 马雷,张弢,张奉琪.第一跖趾关节置换术的研究进展[J].河北医科大学学报,2011,32(3):370-372.

65. 殷方明,肖涟波,何勇.跖趾关节置换术临床研究进展[J].国际骨科学杂志,2014,35(4):235-237.

66. 李为,周乙雄,周一新,等.人工跖趾关节置换术临床应用初步报告[J].中华骨科杂志,2006,26(2): 86-89.

第六篇　四肢骨与关节损伤

第一章　骨与关节损伤概论

第一节　损伤控制在创伤骨科的应用

近年来,骨科损伤控制理论与技术在严重创伤救治中的合理应用,取得了较好效果,越来越受到重视。随着高能量创伤事故的不断增加,面对多发伤合并复杂骨折的患者,如何有效提高生存率,改善远期疗效,已成为创伤骨科必须面临的课题。

一、骨科损伤控制概念

骨科损伤控制(damage control orthopedics,DOC)是通过控制和稳定骨科损伤来改善患者整体生理状态的理念和方法,其目的是避免患者因不恰当的骨科处理("二次打击")而导致患者病情恶化。DOC 主要应用于严重或多发伤的患者,在特定阶段采用特殊手段以改善和稳定机体状况,不能因为肢体/局部损伤的治疗而影响全身情况的改善。损伤控制主要关注出血的控制、全身状况的改善、软组织损伤的处理和骨折临时稳定,尽量避免对患者造成额外损伤。

二、损伤控制理论的由来与建立

损伤控制最早源于美国海军,其主要含义是指当舰船遭受损害时,将损害的影响控制在一定的范围,尽可能继续保持其执行任务的能力。后来这一原则被用于严重多发患者的救治,取得了较好的效果。对于严重多发创伤的危重患者,在创伤早期的急救治疗中采用简便有效、损伤较小的外科应急手术,进行损伤控制,可以挽救许多濒危患者,并由此提出了损伤控制外科(damage control surgery,DCS)这一全新的概念。

损伤控制外科的核心理念是指分阶段救治严重多发创伤的患者。在救治早期并非采用彻底的、确定性的手术技术,而是采用以抢救生命为目的的治疗措施为主,以达到提高临床疗效的目的。随着 DCS 在临床治疗中被广泛认可,其理念逐步扩展到骨科、神经外科、胸外科等领域。随着分子医学研究的不断深入,由炎症介质对多发创伤患者产生的影响越来越受到人们的重视,对于那些严重多发患者而言,由于实施外科处理所导致的全身炎症反应的累积效应不容小觑。

20 世纪 80 年代,骨科医师逐渐开始接受早期固定骨折的理念,在临床实际工作中,发现合并有多发伤的骨折延迟固定的患者其肺部并发症(急性呼吸窘迫综合征、肺炎和脂肪栓塞)发生率更高、住院时间更长,以及在重症监护室的治疗时间延长。为此,早期全面处理(early total care,ETC)的概念被提了出来,并提倡伤后24小时内进行骨折内固定手术,可以缓解疼痛、预防血栓、有利于早期功能锻炼、减少感染等合并症的发生。随着ETC原则在临床治疗上的广泛应用,其合理性遇到了不同方面的质疑,尤其是针对某些特殊的患者,ETC被认为是不适合的。20世纪90年代,骨科医师发现ETC在多发伤患者的治疗效果并不理想。在一项研究中,使用扩髓髓内钉治疗不伴有胸部创伤的年轻股骨骨折患者,发现肺部并发症的发生率明显高于使用钢板治疗的骨折组。这说明术后并发症的发生与治疗方法、时机的选择有直接的关系。因此,选择一种合适的治疗方式以降低术后并发症,改善远期疗效,就成为严重多发伤治疗中广受关注的课题。

在DCS基础上建立起来的DOC理念是自20世纪90年代始渐渐发展起来。对病情不稳定创伤患者骨折的损伤控制手术分三阶段进行:第一阶段对患者的伤情进行评估,初期手术是临时骨折固定和控制出血、减少污染,骨折多采用外固定架固定;第二阶段将患者送至重症病房监护及复苏治疗,稳定患者生理状态;第三阶段行骨折的最终固定和康复治疗。

三、骨科损伤控制理念的理论基础

"低体温、代谢性酸中毒、凝血功能障碍"被临床称为"致死三联征"。由于多发伤所致的病情危重患者的生理功能发生了严重紊乱,其机体代谢功能严重失调,常出现此现象。此类并发症严重,死亡的危险性极高。"低体温"是严重创伤、复苏之后的病理生理改变,通常机体温度低于35℃,多由于血容量降低、周围血管收缩反应降低、体内微循环功能障碍、大量输入液体复苏、体腔热量丢失、肢体产热功能受损等原因所致,可以引起严重的心律失常,导致心脏排血量明显降低,增加外周血管的阻力,致使血红蛋白的氧离曲线发生左移,还可引起凝血酶及血小板的数量减少、凝血环节中的功能受损,导致凝血障碍。由于组织低灌注状态未能及时改善,细胞的能量代谢发生了转变,由有氧代谢转为无氧代谢,使得机体内产生大量的乳酸不能及时排出,引起代谢性酸中毒。

"低体温"加重了代谢性酸中毒,而代谢性酸中毒又损害了凝血功能;凝血功能障碍引起组织灌注不足,又加重了低体温和代谢性酸中毒。这三者之间相互影响,加剧了患者的内环境紊乱,危及生命。由严重创伤引起的机体免疫功能紊乱,导致机体的抗感染能力下降,发生感染乃至器官衰竭。机体因创伤性损伤引起的全身炎症反应(systemic inflammatory response,SIR),常可导致急性呼吸窘迫综合征(acute respiratory distress syndrome,ARDS)的发生,由于创伤所致机体发生炎性反应紊乱,会引起内皮细胞的损伤,从而引发多器官功能障碍综合征(multiple organ dysfunction syndrome,MODS)。遭受严重创伤打击的多发伤患者,其整体生理状态很不稳定,医源性的"打击"会进一步加重患者全身状况的恶化,危及患者生命。在早期救治严重多发伤合并骨折的患者时,积极应用简单快速的清创术、有效的止血、迅速使用外固定架临时固定骨折等措施,有效控制了肢体出血、固定骨折部位、包扎保护创面、采用截肢术、快速建立血管临时通路,使"致死三联征"得到有效控制,保全了患者的生命。避免伤后初期扩大手术治疗而加重病情,以恢复患者生理潜能。等待患者的体温、酸碱平衡及血流动力学等内环境达到稳定状态后,再考虑对骨折施行确定全面的手术。

四、骨科损伤控制治疗适应证的选择

临床治疗中,选择应用合理的治疗方式可以带来理想的疗效。治疗方式的选择应综合

考虑患者全身的生理状况和损伤的复杂程度。根据患者遭受创伤后所呈现出不同的临床状态,大致将骨科创伤患者分为 4 种——稳定、临界、不稳定和濒危状态。骨折患者临床状态处于稳定的,主要考虑骨折本身的治疗;临界的、不稳定的患者适合进行 DOC;濒危的患者,主要救治生命。

严重多发伤患者的预后与其损伤严重程度评分(ISS)、碱缺乏(BD)、中心体温(T)等有关。当出现下列状况时,可选择 DOC 治疗:ISS>35,BD>12mmol/L,T<35℃ 或 BD>5mmol/L、T<35.5℃。当出现下列任何一项指标时,应当停止手术,开始执行 DOC 措施:①pH<7.2;②BD≤15mmol/L;③T≤34℃;④成分血输注量>4000ml;⑤全血输注量>5000ml;⑥复苏补液总量≥12000ml,这一标准是用于术中判断是否采用 DOC 的。对处于临界状态的患者,具备下述特征可以采用 DOC 措施:①ISS>20,伴有胸部损伤且简易损伤定级标准(AIS)>2;②腹部或骨盆损伤(Moore 分级>3)并有出血性休克(原始收缩压<90mmHg);③ISS>40;④伴有肺挫伤;⑤原始平均肺动脉压>24mmHg;⑥术中插入髓内钉时肺动脉压增加>6mmHg。随着分子生物学和基因组织学的快速发展,人们对于 DOC 生理学基础方面的研究不断深入。创伤性损伤刺激机体免疫防御系统可引起机体全身炎性反应(systemic inflammatory response,SIR)和组织损伤。当机体发生过度炎性反应时,将引起急性器官功能障碍并导致创伤患者的早期死亡。而创伤和术后炎性反应所引起的多种炎性标志物释放的水平与患者损伤的严重程度以及手术大小具有密切相关性。Taniguchi 等报道血液中白介素-6(IL-6)与白介素-10(IL-10)浓度的比例与创伤后损伤的严重程度有相关性,并推荐以此比例来预测创伤后损伤的严重程度。

骨科创伤患者的生理状况可分为稳定的、临界的、不稳定的和濒危患者 4 组,对于生理状况稳定的骨折患者主要考虑骨的本身的治疗;临界状态与不稳定患者适合进行损伤控制;而濒危患者主要进行生命救治(图 6-1-1-1)。另外,特定情况下的复杂骨折创伤也倾向于采用骨科损伤控制,如多发伤合并股骨颈骨折、骨盆环损伤合并大出血和老年多发伤等。

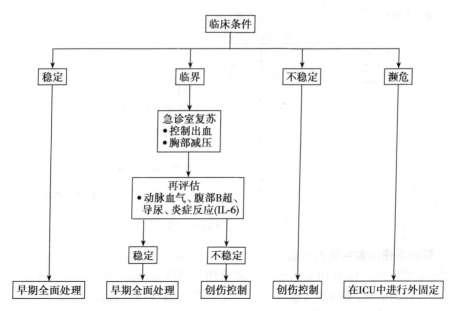

图 6-1-1-1　不同临床生理状况患者的治疗选择

五、骨科损伤控制的临床应用

（一）骨科损伤控制的主要措施、具体步骤及处理顺序

骨科损伤控制的主要措施有复苏、止血、清创和骨折的临时固定。实施的具体步骤是：首先控制出血，对创面进行彻底清创，早期临时固定不稳定骨折；然后将患者送至重症监护病房治疗，纠正低体温、低血容量和凝血功能障碍使其尽快达到稳定状态；待患者病情稳定后，对骨折进行最终固定。成功复苏的指标为：血流动力学维持稳定，血氧饱和度保持稳定，乳酸盐水平<2mmol/L，凝血功能障碍得以纠正，体温正常，尿量>1ml/（kg·h）。

骨科损伤控制的优先处理顺序为：①骨盆骨折的固定；②关节脱位的复位与固定；③开放性骨折的合理清创；④截肢或血管再通；⑤骨筋膜室综合征的切开减压；⑥其他部位骨折的临时固定。由于每一个患者的伤情与机体的生理状况不同，故在处理具体患者时，应在上述原则的指导下有针对性地应用。

骨科损伤控制的主要流程：

（1）早期采取快速有效措施控制出血，如颅内血肿应予清除。

（2）简单有效的清创。

（3）不稳定骨折的早期临时固定。

（4）送至重症监护室以纠正低体温、低血容量的凝血功能障碍，使各项生理指标达到理想状态。

（5）病情稳定后进行骨折的最终确定性治疗（图6-1-1-2）。

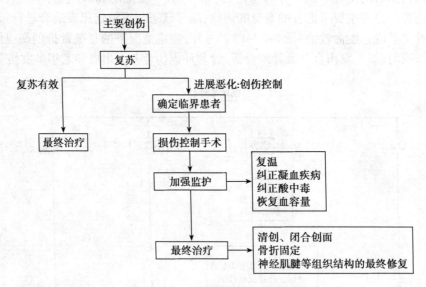

图 6-1-1-2　损伤控制的治疗流程图

（二）骨科损伤控制实施的时机

1. 创伤复苏时机　应用 DOC 救治严重多发伤合并复杂骨折的患者，争取在尽可能短的时间内采取有效的措施，提高抢救成功率。对于伴有失血性休克的患者，其组织、器官血管代偿性收缩可维持重要脏器的临界灌注压，有效代偿时间约 1 小时——又称"黄金 1 小时"。其含义是在尽可能短的时间内开始抗休克复苏，进行有效救治。

2. 骨盆容积控制时机　国内外专家一致认为,在复苏及抗休克的同时,应尽早迅速进行骨盆骨折的复位与固定,临时稳定骨盆,实现骨盆容积的有效控制。

3. 清创的时机　对开放性骨折尽早进行手术清创,是预防感染的重要手段。随着医疗技术的进步,抗生素的广泛应用,目前许多学者认为开放性骨折不一定要在6小时内进行清创,应争取在伤后6~8小时内清创,但是如有必要也可行分期清创。这一观点符合DOC理念所强调的严重创伤救治原则。

4. 确定性手术的时机　确定性手术的时机选择是DOC最重要的问题之一。创伤后机体处于剧烈的免疫反应时期,组织受损严重,过早的确定性手术,可对机体造成"二次打击",导致机体状况的恶化。权威观点认为,对多发伤患者,早期行二次手术的患者术后并发症发生率高于延迟行二次手术的患者,因此,认为早期行二次手术对患者的预后无益,急于施行早期固定手术对多发伤患者是不利的。

（三）骨科损伤控制在股骨干骨折中的应用

股骨干骨折尽早行骨折固定是有益处的,对骨折断端的固定可减少疼痛的刺激,稳定患者的情绪;另一方面可避免移动的骨折断端造成周围软组织进一步的损害。但对于生理功能处于紊乱状态的严重创伤患者,股骨干骨折的固定方式是一个值得商榷的问题。有文献指出,股骨干骨折初期用交锁钉固定组患者出现的炎症反应比用外固定架治疗组要严重,对伴有严重头部、胸部损伤或心肺系统、血流动力学不稳定的患者采用全面治疗方案有加重全身免疫炎症反应的风险性,而微侵袭的外固定手术可减少处于急性生理失调状态患者的手术负担,减轻全身炎症反应,进而减少多器官衰竭的发生。但外固定治疗股骨干骨折也存在一些弊端。首先是固定针处污染,特别是外固定时间超过2周时更易出现;其次是外固定治疗股骨干骨折为偏心固定,骨折断端稳定性差,易发生再移位;第三,固定针横穿髂胫束,影响其滑动,从而影响膝关节活动,甚至出现活动膝关节时针孔处疼痛;第四,日常护理不方便,影响患者的生活。因此,外固定治疗股骨干骨折是一种临时方法,在患者病情稳定后应将外固定改为内固定。

（四）骨科损伤控制在骨盆骨折中的应用

骨盆骨折总体上分为两种类型。一种为稳定骨盆骨折,这类骨折对骨盆环稳定性的影响比较小;另一种为持续不稳定骨盆骨折,这类骨盆骨折多为高能量损伤所致,除了骨盆环稳定性受到严重破坏外,还常伴有骨盆内其他器官的损伤及大量出血,这类损伤对患者生理指标的干扰比较严重。不稳定骨盆骨折初期患者可出现严重的血液丢失,其中动脉出血(髂内动脉分支、股动脉和骨盆器官血管)是造成骨盆骨折患者出血性休克的重要因素,其他出血途径还包括低压力的静脉丛出血和骨折处松质骨表面的出血,腹膜后广泛的肌肉间隔的断裂也可导致难以控制的出血。因此不稳定骨盆骨折患者早期治疗以控制血液丢失和维持循环系统的血流动力学的稳定性为主。重新获得血流动力学稳定的第一步是输入晶体液和全血,其次是固定骨盆骨折,减少血液丢失。对于血流动力学不稳定骨盆骨折、机械力学不稳定骨盆骨折、开放性骨盆骨折及复杂骨盆骨折的治疗方法基本达成共识,必须早期固定骨盆骨折,在急诊条件下行外固定是一种合适的选择,内固定治疗要等到病情平稳后再进行。

1. 骨盆吊带　骨盆吊带固定骨盆骨折是一种比较简单的操作方法,可获得对骨盆比较充分的压力,但潜在的缺点可造成局部软组织受压,有损伤内脏或骶神经根卡压的危险性,只能用作临时固定。

2. 外固定架装置　骨盆外固定架装置分为两种类型。一种类型是将固定钉固定在髂前上棘附近,比较适用于骨盆前环骨折的复位和固定,多用于开书型骨盆损伤;另一类是骨盆 C 型夹,由 2 根针组成,它们固定在骶 1 水平处的后侧髂骨上,可在骨盆后环处提供加压,提高骨盆后环骨折的稳定性。外固定架装置操作比较容易,可在急诊室应用,能够快速行骨盆环损伤复位和固定。复位后的骨盆骨折可通过骨折断端加压和对损伤血管加压来控制出血,有利于严重创伤患者的复苏治疗。骨盆外固定架装置可用于临时性的骨盆损伤治疗,也可用于骨盆损伤长期治疗,但潜在的并发症包括医源性臀部血管神经结构的损伤和在骶骨骨折中过分加压导致的神经损伤。

3. 内固定 骨盆损伤开放复位和内固定虽能达到恢复骨盆环的完整性和稳定性,但对于病情比较严重的患者这种办法不能接受,因为过长时间和过大的手术操作易造成患者出现难控制的出血、凝血功能障碍和早期死亡。只有患者的血流动力学稳定后,才可应用内固定,或在处理盆腔内其他脏器损伤时在同一切口内处理骨盆骨折。

4. 直接手术止血 理论上直接手术止血有优势,但在实际临床中这种方法通常不易施行,因为出血多源于损伤的静脉丛,控制出血不容易。在视野模糊的情况下,对周围组织盲目的缝合和钳夹还可导致医源性神经损伤。

5. 骨盆动脉造影和栓塞 大约有 10% 的骨盆骨折患者可出现源于动脉出血引起的血流动力学的不稳定。通过放射介入栓塞出血的动脉来控制骨盆出血是近些年来开展的一项技术。临床上为了保证骨盆血管造影和栓塞的成功,在行骨盆造影之前,宜先行骨盆的外固定治疗,医院应具备熟悉血管造影的医师和精密、可靠的设备,这样可尽量缩短血管栓塞治疗的时间,提高抢救患者的成功率。

6. 骨盆填塞 腹膜后填塞技术是指通过标准的外科手术技术将填塞物放置在膀胱旁和骶前空间来堵塞出血,这项技术已经在一些特定的患者中得到成功的应用。这种技术多在采用骨盆 C 型夹或其他措施获得骨盆后环机械性稳定后进行的,填塞物在伤后 48 小时更换或移除。与骨盆血管栓塞相比较,骨盆填塞止血手术虽然治疗时间上明显缩短,但术中输血量要高出 5 倍。目前,对于不稳定的骨盆骨折在创伤现场可用骨盆吊带进行骨盆固定,到达医院后对病情不稳定的患者要采用外固定技术通过外部加压减少骨盆内容量,产生有持续止血作用的填塞效果,同时也可获得骨盆环的稳定和骨折面接触,有利于血液凝固。对于骨盆外固定及输血、输液后血流动力学仍不稳定的患者要及时行骨盆填塞手术,在骨盆部位行填塞或通过暂时主动脉加压来控制出血,同期可评估腹腔脏器损伤的治疗,但要避免腹腔器官复杂的重建手术。这类患者不易行血管造影栓塞术,因为其操作时间比较长,不利于患者生理指标的动态评估和进一步治疗。对于经输血后血流动力学稳定的患者如果怀疑有骨折出血(扩大的血肿),血管造影栓塞可作为一种辅助治疗方法。

(五)骨科损伤控制在肢体损伤中的运用

单独复杂下肢创伤,如胫骨近端关节和干骺端骨折、胫骨远端的 Pilon 骨折及跟骨骨折等,适合应用特定形式的损伤控制模式,可称之为"肢体损伤控制骨科"。通常是伴有严重软组织损伤的复杂开放或闭合骨折。早期使用跨损伤区域外固定支架固定,为组织水肿的改善和下一步应用微创治疗原则进行确定性手术创造条件。

(六)骨科损伤控制在脊柱骨折中的运用

严重的脊柱骨折可引起相应节段脊髓损伤,这种机械性脊髓损伤可刺激机体产生一系列反应而引起继发性脊髓损伤,其中包括脊髓组织内电解液流出、生物化学的改变和血运减少,进而导致氧自由基的形成,钙离子内流,细胞因子和儿茶酚胺的释放,再加上创伤后的低血压、血管痉挛等机体自身调节的不足,脊髓细胞发生死亡。因此,脊柱骨折早期手术的目的主要是行脊髓减压,避免脊髓的二次损伤,这主要通过恢复脊柱的解剖力线,神经组织和血管的减压及增强脊柱的稳定性来实现。对脊柱骨折伴脊髓损伤患者采用两阶段治疗方案,损伤初期胸腰椎骨折采取后路内固定,颈椎骨折采取 Halo 环胸部支架固定,这可保证后期在患者生理条件允许情况下行 II 期前路重建或更复杂的固定。此外,采用两阶段手术方案可允许有经验的脊柱外科医师制订详细的计划来完成最后的手术治疗。

开放性脊柱骨折多为穿通性损伤,脊柱椎管容量和脊髓均可受到影响。这种损伤还多伴有其他重要组织、器官的损伤,如颈椎穿通损伤多伴有血管损伤,胸部穿通损伤常伴发肺部和心脏损伤,腰椎刀伤或枪伤可伴随腹部脏器、生殖泌尿系统或大血管结构的损伤,这些重要组织、器官的损伤对患者生命的威胁更严重。开放性脊柱损伤的另一合并症是感染,对开放性脊柱损伤延迟或不适当的治疗可导致严重的中枢神经系统的感染。因此,对开放性脊柱骨折及相关组织、器官损伤要早期、积极给予治疗。为进一步减少感染的发生,建议对高速枪伤除了为治疗软组织损伤应用庆大霉素外,还要应用头孢菌素,对严重污染的伤口要用青霉素。对子弹弹道穿过消化道并存留在脊柱或脊髓内的患者要用 2 周广谱注射用抗生素。对于枪伤所致的脊髓损伤患者应用类固醇药物要谨慎,因为静脉输入激素对神经功能的恢复没有明确效果,反而增加了患者发生感染的风险性。

1. 颈椎损伤　颈椎发生穿通性损伤后不提倡常规的椎板减压。早期椎板减压可增加颈部脊柱的不稳定性,对有前柱压缩性损伤的患者可致脊髓神经功能的恶化。椎板减压只有在急性脊髓神经功能恶化或清创时才保留使用。颈椎骨折手术时机的选择还存在不同观点。一些学者将颈椎骨折伴神经损伤患者于伤后 72 小时内和伤后 5 天行手术相比较,在神经功能恢复方面统计学上没有明显差异。另有学者对所有急性颈椎损伤伴神经功能缺陷的患者在损伤 72 小时内行手术减压和固定,发现对不完全脊髓损伤患者的治疗效果明显。

2. 胸腰椎损伤　与颈椎损伤相比,引起胸椎损伤的暴力更强烈,引起邻近器官损伤的发生率更高,脊髓损伤所出现的神经损害更严重。对完全性胸部脊髓损伤患者立刻行手术减压不十分合适,因为神经功能的恢复不太可能,早期手术还可引发其他风险,包括术中或术后呼吸功能窘迫、出血和感染;对于胸、腰椎骨折部分截瘫患者早期行脊柱减压和内固定有提高神经功能恢复的可能性。对胸椎和腰椎骨折可行两阶段手术方案,初期通过早期手术复位和后路固定行有限的创伤控制手术,为脊髓神经功能恢复提供解剖学上的基础,后期再行前路重建,加强脊柱的稳定性,这比单纯晚期手术治疗在神经功能恢复和全身康复方面更有益。

 难点分析

骨科损伤控制是近 20 年逐渐形成发展起来的一种针对合并有复杂骨折的危重患者及复杂肢体骨折患者的救治理念。它优化整合了常用的治疗方式,是一种强调整体救治效果的治疗理念。目前,虽然它有许多尚未明确和不完善的地方,如国内外尚未提出标准化、操作性强的治疗方案,对"临界患者"的界定比较困难,对患者整体状态的评估尚未有客观的依据,应用骨科损伤控制进行治疗的临床效果的评估系统是否完善、科学等。但是,越来越多的骨科医师认识到:合并严重骨折的多发伤患者经受不恰当的手术,无异于再次遭受严重打

击,治疗结果并不理想;而采用骨科损伤控制救治,降低了死亡率、防止了严重并发症的发生、改善了预后等,治疗效果被越来越多的研究所证实。相信通过建立有效、科学的多学科协作机制,开展针对性的研究,骨科损伤控制理念会越来越完善,骨科损伤控制技术及实施标准会越来越精确,将会在骨科学领域被更广泛的应用。

 述　评

损伤控制理念指导外科对多发伤救治成功,其对挽救生命、减少伤残病变起了很好的示范效应,随着外科技术的进步与发展,其治疗的形式和时机却在逐渐变化、不断修正;由于骨折内固定物的进展使多发伤中骨折的治疗效果得以大幅提高,促进了院前急救系统、抢救复苏技术和重症监护医学的进步,挽救了越来越多的多发伤、严重创伤患者的生命。近年来,随着对创伤后病理变化的深入了解以及分子生物学、基因学研究的发展,损伤控制策略不仅适用于严重外科多部位的损伤,也适用于其他病情危重的外科患者,如多发伤、严重肺部创伤、脑损伤、骨盆环损伤或老年人合并骨折时,只要病情不稳定,则要控制,不宜马上或接受长时间手术。所以损伤控制理念在创伤骨科学是一个十分重要的概念。

第二节　开放性骨折的处理原则

开放性骨折是指骨折部位皮肤或黏膜破裂,骨折与外界相通。可由直接暴力导致,引起骨折部位软组织破裂,肌肉挫伤;也可由间接暴力导致,使骨折端自内向外刺破软组织。直接暴力所导致的开放性骨折伴随的软组织损伤远比间接暴力所导致的开放性骨折严重。开放性骨折最大的危险是创口被污染,大量细菌侵入,在局部增殖,导致局部软组织及骨组织感染,最终可导致肢体功能障碍、残废,严重者可危及生命。

一、开放性骨折的分类

20 世纪 80 年代,Gustilo 和 Anderson 提出了开放性骨折的分型,并于 1984 年进行了修订,目前已被骨科届广泛接受。此分型主要针对伤口大小、污染程度、软组织损伤情况和骨损伤情况进行评估,并将软组织损伤程度和污染程度作为重点。具体分型见表 6-1-2-1。

表 6-1-2-1　Gustilo 开放性骨折分型

类型		伤口	污染程度	软组织损伤	骨折损伤
Ⅰ型		<1cm	干净	轻	简单,少许粉碎
Ⅱ型		>1cm	中度	中度,一定程度的肌肉损伤	中度粉碎
Ⅲ型	ⅢA	>10cm	重度	严重的挤压伤	多为粉碎,但软组织可覆盖骨折端
	ⅢB	>10cm	重度	软组织严重丢失	骨骼外露,需行软组织重建手术方能覆盖骨折端
	ⅢC	>10cm	重度	严重软组织丢失并伴有需要修复的血管损伤	骨骼外露,需行软组织重建手术方能覆盖骨折端

二、开放性骨折的处理原则与治疗

（一）初始评估和处理

初始评估及处理可概括为"先救命、再治病"及"先全身、再局部"。对患者评估之前，应对潜在、威胁生命的损伤进行处理：①维持患者气道、呼吸及循环通畅，即保证生命体征平稳；②尽早对开放性伤口止血，在这一过程中尽量避免使用止血带（加重缺血和组织损伤），多以压迫止血，待患者情况稳定后对损伤进行全面评估和处理；③记录神经、血管功能，此环节应反复、多次进行，每次干预后都要及时记录；④对伤肢进行临时固定，可采用夹板或石膏固定等方式；⑤固定完成后去除伤口污染物，此过程应注意无菌操作，以预防院内感染；⑥去除污染物后详细记录伤口范围及损伤程度；⑦应用无菌敷料覆盖包扎伤口，开放性骨折感染大部分由院内感染造成，早期处理，尤其是在急救室处理应注意无菌操作；⑧对所有类型的开放性骨折，无论损伤程度如何，均应早期使用抗生素；⑨对所有开放性骨折，均应预防破伤风感染；⑩筋膜间隙综合征是开放性骨折较常见并发症之一，应及早发现并积极处理，并在治疗过程中全程关注；⑪摄 X 线片，应包括跨 2 个关节的正、侧位片。早期影像学有助于判断潜在的开放性骨折，初始正确的评估及处理对预后至关重要，在处理每例开放性骨折患者时均应考虑到以上 11 点注意事项。

（二）损伤程度评估

目前最常用的分类方法是 Gustilo 分型。该分型与感染及其他并发症关系密切，在临床上广泛应用。对开放性骨折损伤程度评价中需要注意以下几点：①目前尚无全面评价开放性骨折损伤程度的分类方法，每种方法各有利弊，因此临床选用 Gustilo 分型评估时，应结合其他分类综合判断。②应警惕潜在、隐匿的开放性骨折及脱套伤，如软组织中存在大量气体，可能由高能量撞击或产气菌感染所致；已为开放性骨折，但皮肤伤口往往较为隐匿；需要重点关注脱套伤，因为其较隐匿且损伤较重，一旦忽视，后果将非常严重。③评估应贯穿治疗全过程，因为很多情况下伤情处于不断发展中，所有对伤情的评估也应是动态的。④应在清创后对损伤程度作出全面评估，因为早期无法过多干预伤口，只有在清创后才能对损伤程度有全面的认识。

（三）合理使用抗生素

感染是开放性骨折的主要并发症之一。在正确使用抗生素、彻底清创等前提下，仍有可能发生感染。早期发现、早期治疗对预后尤为重要。以下方法有助于早期发现感染：①体温在晨起升高及局部出现红肿、渗出等，可能提示感染发生；②血象、红细胞沉降率、C-反应蛋白等实验室指标具有指导意义，当这 3 项指标均为阳性时高度提示感染发生。

目前不推荐清创前后均做细菌培养。开放性骨折部位感染其实多由院内细菌引起，因此早期无菌操作及伤口覆盖至关重要。引起开放性骨折感染的致病菌主要为革兰阴性杆菌和革兰阳性葡萄球菌。近年来，耐甲氧西林的金黄色葡萄球菌感染有上升趋势。

关于抗生素的应用时机，大量研究表明：伤后超过 3 小时使用抗生素时感染率明显增加；推荐伤后尽早（3 小时内）使用抗生素。

目前对抗生素的应用推荐以下两个建议方案：①AO《抗生素使用指南》建议：对 Gustilo Ⅰ、Ⅱ型骨折，使用第一代或第二代头孢菌素，时间不超过 24 小时；对 Gustilo Ⅲ型骨折，给予第三代头孢菌素、阿莫西林、克拉维酸或氨苄西林、舒巴坦，时间不超过 5 天；对有潜在粪便污染骨折，给予第三代头孢菌素加甲硝唑、哌拉西林、三唑巴坦或碳青霉烯。②Gustilo 等建议，对Ⅰ、Ⅱ型骨折，入院时给予第一代头孢菌素 2g，之后每 8 小时给予 1g，持续 3 天；对Ⅲ型骨折，给予氨基苷类 3～5mg/kg，持续 3 天；对田间劳作损伤，给予氨基苷类 3～5mg/kg 加青霉素 1000 万～12 000 万 U/d，持续 3 天。

开放性骨折患者局部应用抗生素，近年来已成为研究热点。局部应用抗生素可使伤口局部形成高浓度抗生素，其他部位浓度低，以避免出现全身性不良反应。对热稳定、粉末结构及病原微生物起作用的抗生素均可局部应用，应用较多的是庆大霉素和妥布霉素。目前倾向局部应用妥布霉素，其预防感染的效果与局部应用庆大霉素相似，且未发现对骨折愈合存在不良影响。局部抗生素应用类型包括抗生素链珠、抗生素涂层髓内钉、抗生素胶原海绵、含抗生素骨替代材料等。

全身加局部应用抗生素可明显降低开放性骨折感染率。然而，局部抗生素仅可作为全身抗生素的补充，不能替代之，即在使用全身抗生素基础上可加用局部抗生素作为补充，但不能单独应用局部抗生素。

（四）清创

开放性骨折治疗仍应遵守尽早清创的基本原则，推荐在 24 小时内完成。但在制订清创计划时，应关注患者全身状况，充分准备，让有经验的高年资医师参与手术。换言之，相对于 6 小时内清创，患者全身状况、充分准备及有经验的高年资医师参与手术等因素是影响预后的更重要因素。但出现以下情况时应考虑尽早清创：①伤口严重污染；②筋膜室综合征；③肢体缺血；④多发创伤。

清创时应注意以下基本原则：①彻底清创是治疗成功的前提，所以清创应由经验丰富的医师完成。在欧美国家，清创均由高年资医师完成，足可看出对清创的重视程度。②应按照先外后里、由浅入深的原则清创，顺序依次为皮肤、皮下组织、筋膜、肌肉、肌腱、骨骼。③清创时尽量避免使用止血带，术前可准备止血带但暂不加压，一旦需要止血或良好手术视野时再加压。④对清创效果存在质疑时，应做二、三期清创，不应盲目追求早期闭合伤口。⑤无论何种类型损伤及对清创效果把握程度如何，均应放置引流。

对皮肤可采取相对保守原则，切除伤口边缘 1～2mm 即可，尽可能保留功能必须的肌腱。判断骨碎片活力可借助边缘出血征方法，有软组织附着且有出血的骨块可保留，尽量保留骨膜和关节面骨块。以上组织均非感染的主要营养来源，总的原则为早期清创可保守进行，一旦出现感染，再次早期清除无活力组织。对肌肉组织的清创原则并不相同，因为坏死的肌肉是细菌生长的主要营养来源，厌氧菌感染风险可大为增加，所以肌肉清创总原则为"有疑问时清除掉"。清创时应注意探查肌肉深部情况，因为肌肉供血血管解剖结构特殊，可能会出现肌肉表面有活力而深部肌肉大量坏死情况。此外，还应关注肌肉脱套伤的存在。既往临床上更多了解的是皮肤脱套伤，其实肌肉也存在脱套伤，且更加隐匿、危害更大，肌肉清创时应予以足够重视。早期探查深部肌肉时可对损伤肌肉进行减压,以减轻损伤程度;早期发现并清除坏死肌肉,可减轻肌肉坏死带来的危害。判断肌肉活力较困难,可依照4C原则,即张力(consistency)、颜色(color)、收缩性(contractility)和出血状态(capacity to bleed)。

冲洗是清创的重要环节,足量且合理的冲洗可除去细菌及外来组织。首先,冲洗应足量,但冲洗量具体要达到多少,目前还没有明确结论。一般认为Gustilo Ⅰ型骨折的冲洗量要达到3L,Gustilo Ⅱ型骨折的冲洗量要达到6L,Gustilo Ⅲ型骨折的冲洗量要达到9L。应采用动力冲洗系统(选择低挡或中挡),因为增加压力可去除更多碎屑和细菌,但压力过高会对骨及软组织产生破坏作用,延迟骨折愈合并增加感染风险。脉冲冲洗是近年来兴起的一种冲洗方式,与动力冲洗系统存在着相似的利弊,目前尚存在争议,应谨慎使用。总之,采用足量生理盐水、低压力、反复冲洗、多次冲洗是促进伤口愈合、预防感染的最佳方式。

(五)骨折的处理

骨折固定是治疗开放性骨折的中心环节。骨折固定除具有维持骨折复位、促进骨折愈合、实现肢体早期锻炼及促进功能恢复的一般目的外,对开放性骨折来说更具有消除骨折端对皮肤的威胁、减少污染扩散、便于重要软组织(血管、神经、肌腱)修复及利于伤口闭合的特殊意义。骨折固定方式的选择,取决于骨折类型和位置(关节内、干骺端或骨干)、软组织损伤范围、污染情况及患者生理状况。值得注意的是,无论采用哪种内固定方式,均必须保证内固定物有良好的软组织覆盖。对近关节开放性骨折,一般采用钢板固定;对上肢开放性骨折,多采用钢板固定;对下肢开放性骨折,则多采用髓内钉固定。对污染严重、伴明显骨缺损、多节段开放性骨折(ⅢB、ⅢC型),多采用外固定支架固定。

骨缺损修复主要包括骨移植和骨搬运两种方法。一般认为骨移植应在伤口闭合2周后进行,最长不超过12周。若行皮瓣覆盖,骨移植则应延迟至皮瓣稳定后才能实施,一般为伤后6周。移植骨一般需要3~6个月才能允许承重,若植骨不是很充分或生长很慢,则需要多次植骨。Gustilo等认为,伴有严重粉碎骨折块、骨缺损或广泛骨膜剥离的Gustilo Ⅲ型开放性骨折患者若3~6周后显示无早期骨痂形成,应尽早植骨;若持续至12周仍无骨痂形成,则必须植骨;对有严重污染、软组织损伤重、骨缺失明显的患者,可尝试采用外固定支架固定、含抗生素骨粉填充加骨搬运方法治疗。

(六)伤口的闭合

伤口闭合方法包括直接缝合、植皮及皮瓣覆盖等。早期缝合伤口的要求较高。开放性骨折一期缝合伤口的标准:①清创术在伤后12小时内完成者;②无原发或继发性软组织缺损;③局部伤口能在无张力下缝合;④无水沟污泥污染的田间劳作伤;⑤清创较为彻底;⑥无肢体供血不足。随着显微外科技术的发展,对于无法达到一期缝合伤口的患者,可考虑一期皮瓣覆盖,这种做法虽然相对比较激进,但考虑到一期闭合伤口可有效减少院内感染,目前已被越来越多的学者所推荐。在国内更倾向于这种观点,对于软组织条件好、损伤轻的骨折(一般为Gustilo Ⅰ、Ⅱ型骨折)均考虑一期闭合伤口,只有对一些损伤特别严重的Gustilo Ⅲ型骨折才考虑二期闭合。

清创后若选择延迟闭合伤口,可以选择无菌辅料或一些人工材料临时覆盖伤口。近年来临床应用较多的是负压封闭引流（VSD）技术。临床证据表明，VSD 技术可降低开放性骨折感染率，促进伤口愈合。但 VSD 技术临床应用时间尚短且缺乏大样本临床研究，其远期疗效有待进一步证实，且 VSD 技术只能作为一种辅助治疗，不能替代彻底清创及最终的皮瓣覆盖。有研究表明，VSD 使用超过 7 天将导致感染率上升，因此 VSD 技术使用时间不应超过 7 天，且每 2～3 天应更换 1 次。

综合当前开放性骨折伤口闭合研究进展，对伤口闭合方案的建议为：首先，"早期闭合伤口，将开放性骨折转化为闭合性骨折"仍应作为开放性骨折治疗的基本原则；其次，当对伤口闭合方案存在质疑时，应遵循"如有任何疑问，则敞开创面"的原则；最后，选择伤口闭合方案时应结合伤口情况、患者全身状况，尤其是术者技术水平及经验等综合考虑。

（七）关于截肢

严重的开放性骨折常同时伴有皮肤、骨骼、血管、神经损伤等严重肢体创伤，患者早期是否应该截肢是临床医师面临的一个难题。截肢还是保肢是依靠肢体损伤程度和患者本身情况等综合因素来决定的，而不能仅仅依靠医师的主观临床经验和患者的愿望，因为截肢对于任何患者来说都是难以接受的。因此需要一个客观评分标准来帮助作出更为准确的判断。国外学者自 20 世纪 80 年代开始，通过对肢体创伤分类和预后的深入研究，提出了许多有关保肢和截肢的量化指标。1985 年，Gregory 等提出肢体损伤综合征指数（mangled extremity syndrome index，MESI）评分，首次将肢体损伤程度量化分级，提出总评分超过 20 分时即应行截肢手术。1987 年，Howe 等提出了预测挽救指数（predictive salvage index，PSI），总评分超过 8 分为截肢手术适应证。1990 年，Johansen 等提出肢体损伤严重程度评分（mangled extremity severity score，MESS），总评分≥7 分者应考虑截肢，他们认为 MESS 不仅可对肢体能否存活作出判断，而且能预测肢体存活后功能。1991 年，Russell 等提出肢体损伤指数（limb salvage index，LSI）。目前，国内临床应用较多的是 MESI、MESS 和 LSI。3 种评分方法均有较好的预测能力。MESI 将骨骼、皮肤、肌肉、血管、神经这 5 种组织结合肢体以外的损伤严重程度评分（ISS）、年龄、原有疾病、延迟时间、休克 5 项指标共 10 个参数组成的评分系统较为全面，特别是对 ISS≥25 分、休克、高龄患者权衡截肢与否时有优势，具有良好的特异度。

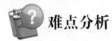

难点分析

开放性骨折治疗的最终目的是尽可能全面恢复肢体的功能。一期处理时，原则上先救命，后保肢，要尽早实施清创术，重点放在血管重建、稳定骨折，一期软组织重建与创面的闭合，抗生素的应用与预防及控制感染。二期的软组织重建与骨折确定性内固定治疗，如骨缺损是难点，要全面考虑整体的治疗方案。

要做好开放性骨折的治疗，应从以下几方面着手：①要充分认识到治疗的重要性；②早期正确评估及处理对预后至关重要；③损伤程度评估应全面，并警惕潜在及深部损伤；④彻底清创是治疗成功的基础，必要时应反复清创；⑤正确应用全身及局部抗生素，时机应尽早（3 小时内）；⑥根据患者全身状况、骨折类型、伤口情况及术者经验，合理选择伤口闭合及骨折处理方案；⑦合理使用 VSD 技术等辅助治疗方式。

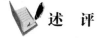
述　评

随着社会的发展,现代化高速工具的使用,所造成的开放性骨折日趋严重,病情越发复杂,治疗更加困难。治疗开放性骨折不同于闭合性骨折,它容易发生感染和坏死。因此处理开放性骨折要求迅速,尽量减少对组织的再损伤。骨折的固定方法应以简单、迅速、有效为原则。石膏、夹板、骨牵引虽然简单、迅速,但不能达到骨折的有效固定,骨折端的异常活动不仅威胁伤口皮肤的愈合,更能增加污染扩散的机会;内固定方法由于操作复杂,对严重污染创伤者感染的发生率也将因内固定手术而大大增加。外固定器操作迅速简便、固定可靠,调节容易且便于局部创面的处理,故在处理开放性骨折中具有独特的优越性。骨折固定方法的选择,应根据患者全身情况,伤口能否安全闭合及骨折类型来判断。所以"固定与防控感染"是开放性骨折诊治的核心环节。

第三节　四肢骨折微创治疗技术

微创技术是20世纪后兴起的一项新的外科技术,与基因生物工程、器官移植并称为21世纪医学发展的三大主流技术。其核心是在获得常规外科手术效果的前提下,通过精确定位,减少手术操作对人体组织创伤和生理功能干扰,降低手术创伤和并发症,达到和保持最佳内环境稳定状态,有利于患者术后早期功能康复。

目前,微创外科技术还没有确切的定义,通常是指以最小的侵入损伤和最小的生理干扰达到最佳外科疗效的一种新的外科技术。它不是独立的新学科或新的分支学科,而是一种比现行的标准外科手术具有更佳的内环境稳定状态、更小的手术切口、更轻的全身反应、更少的瘢痕愈合、更短的恢复时间、更好的心理效应的手术。

骨科微创技术的应用较之其他外科分支要早得多,我国20世纪50～70年代方先之、尚天裕等提倡的中西医结合治疗骨折的技术,就已经充分体现了传统骨科的微创理念。骨折治疗观念也从强调坚强内固定达到一期愈合的观点(AO),逐步演变为保护骨折局部血运的生物学固定达到二期骨愈合的观点(biological osteosynthesis,BO)。对长管状骨骨折的治疗,也由传统的解剖复位坚强固定转变为维持长骨正常长度,不出现成角及旋转畸形,注意保护骨折局部血供的间接复位以及相对稳定的微创固定。通过施加牵引力间接复位,不剥离骨折部位的骨膜,尤其是不游离和复位粉碎性骨折块,以免破坏其血运,行远离骨折端的固定。

一、四肢骨折微创治疗的基本原则

骨折微创治疗是近代骨折固定技术的集中表现,其精髓是在实现骨折复位固定的同时要尽可能减少对肢体组织损伤,减少对骨折块血液供应的破坏,保护骨折部位的生物学环境,保证骨痂的形成,促进骨折愈合。手术操作的原则是尽可能不剥离骨折片的软组织附着,用间接复位的方法对骨折进行复位,经皮或肌层下置入内固定物,或采用髓内钉固定,使骨折得到有效固定下,恢复干骺端和骨干的长度、旋转和力线即可,不追求骨折和解剖复位。

间接复位是实现骨折微创治疗的重要方法,在操作上多借助工具进行复位,如牵开器、瞄准器等,在复位成功的同时,亦保护了局部软组织附着,以不以牺牲骨折部血运来强求粉碎骨折块的解剖复位,对必须复位的较大骨折块,应尽力保存其供血的软组织蒂部。但对关节内骨折仍然要求解剖复位。

二、常用的四肢骨折微创技术

传统的四肢骨折治疗技术以开放复位接骨板内固定为主,难以达到损伤控制。广泛的组织剥离及术中大量血液的丢失使局部和全身损伤更趋恶化,延缓了患者的康复。骨折微创治疗技术的内涵就在于充分重视骨折局部软组织血运,以微小的创伤操作达到有效骨折固定。正是在这一观点的指导下,各种髓内针技术、微创钢板技术及外固定技术得到不断发展和改进,在临床应用中取得了较好的疗效。

(一)髓内钉技术

髓内钉技术在临床上已成为治疗骨干骨折的首选方法。用髓内钉治疗骨折时只需要在远离骨折部位的皮肤做一个小切口,通过在入钉点开口,将髓内钉插入骨髓腔中,骨折进行闭合复位,可借助临时外固定架,或结合局部交叉克氏针临时维持固定,对粉碎骨折块可以钢针经皮顶压或针状钩牵拉复位等,既不切开骨折处的皮肤,也不剥离骨折片上的骨膜,不干扰骨折部位的生物学环境,既有利于骨折愈合,还能降低感染的发生率,符合微创的原则。交锁髓内钉的应用,使髓内钉的手术指征得以扩大,不仅可以用于治疗横形或短斜形骨折,也可以用于治疗多段骨折、粉碎性骨折及部分其他类型骨折。

近年来,髓内钉从材质和构型上又不断改进,普遍采用弹性模量低的钛合金材料,以降低固定骨段的应力遮挡率。两端的锁定钉由单平面改进为多平面以增加固定的稳定性,同时锁定钉的位置向针端靠近,使得一部分靠近干骺端的骨折采用髓内钉固定可获得同样的稳定,扩大了应用的适应证。

(二)外固定架技术

用外固定架固定骨折时,固定螺钉在远离骨折部位经皮拧入骨干,同样不需要干扰骨折处,亦符合微创原则。外固定手术操作简单,在固定胫骨开放性骨折时,外固定支架的固定螺钉可以放置在远离伤口的部位,有利于创面的修复,因此它是治疗开放性骨折的常用方法。目前外固定架常用来固定胫骨开放性骨折。由于它对股骨的固定效果差,易发生骨折再移位,大多作为临时固定,在条件允许的情况下,再改为内固定。

对严重的胫骨平台骨折,或胫骨远端粉碎性骨折,如果合并较严重的皮肤损伤,常采用有限的切开复位钢板内固定加外固定支架治疗方法,既能实现骨折的复位固定,又能最大限度减少手术对骨折片及皮肤的血运影响,有效减少了皮肤坏死及骨感染的并发症。

外固定架是一种独特固定方式,其固定方式很好地解决了固定与相关治疗之间的矛盾,最能体现骨折微创治疗的技术体系,因其手术操作简单、创伤小、对全身干扰少等优点,便于在各种复杂情况下,对骨折进行及时有效的固定。如多发伤的多发骨折,既能避免因骨折未能及时固定而造成的某些严重并发症,又可为治疗某些威胁生命的合并伤争取时间。外固定架的发展,基于人们不断对骨折治疗过程中的生物学和生物力学的研究与认识的深入,形成了独具的特色,现发展成以半环槽式外固定架为代表,而此类外固定架技术已在开放性骨折、感染性骨折、骨不连骨缺损等方面的治疗取得了显著疗效。

(三) 钢板内固定技术

钢板是固定骨折最为常用的内固定装置,随着生物接骨理念的不断普及,微创接骨技术在临床实际中得到广泛应用。应用钢板进行经皮微创接骨术被称为微创经皮钢板内固定(minimally invasive percutaneous plate osteosynthesis,MIPPO)技术,它是指手术时只在骨折的远近两端做皮肤切口,在 C 型臂 X 线透视下对骨折端进行闭合复位,从皮下或肌肉下插入接骨板,在两个切口内完成接骨板固定;其优点是手术创伤小,能减轻或避免对骨折片血液供应进一步的损伤和破坏,骨折愈合快,并发症少。实施 MIPPO 技术时有两点要注意:①微创主要是指减少对骨折端的血运干扰,并不是切口越小越微创;②对累及关节面的骨折,仍然强调解剖复位加压固定,不能以牺牲关节面的对位以达到微创。

锁定加压钢板(locking compression plate,LCP)的问世,给钢板接骨术带来了一次革命。普通接骨板是拧紧螺钉后,通过在钢板和骨皮之间产生的摩擦力来固定骨折的。LCP 在螺钉的头部和钢板的螺孔之间设计了互相匹配的螺纹,螺丝钉拧紧后,螺丝钉与钢板形成一体,钢板与螺钉之间产生坚固的角稳定作用,犹如在体内安放了内固定支架。LCP 在固定骨折时只要求贴近骨面,可以不和骨皮质接触,不需要严格塑形,安置时不必剥离骨膜,固定完毕后亦可对骨膜不施加压力,从而保护骨膜的血管不再受破坏,达到保护目的。目前专门用于膝关节周围骨折,包括股骨远端、股骨髁间、胫骨平台和胫骨远端的微创内固定系统(less invasive stabilization system,LISS),为上述部位骨折提供了一种崭新的固定方法。

(四) 关节内骨折微创固定技术

关节内骨折多由高能量损伤造成,多呈粉碎性,移位明显,关节面破坏,关节周围韧带组织损伤严重。关节功能的恢复依赖于关节面的复位程度、固定方式及术后早期功能锻炼。非手术治疗难以达到理想效果,目前仍强调关节面的解剖复位及关节内骨折块的稳定固定,手术操作时更加强调局部血运的保护。撬拨复位或有限的开放复位、经皮钢板置入固定逐渐成为关节内骨折治疗的主流。LCP 采用角稳定固定的原理,能对关节面形成良好的支撑作用,并维持钢板下骨良好血供,避免创伤性植骨,将成为此类骨折首选的固定器材。关节镜辅助下复位,使关节面复位更加微创和精准。复位后有限的螺钉固定后再辅助骨外固定架等支撑是另一种关节内骨折治疗的有效方法。

(五) 其他微创治疗方法

1. 计算机辅助手术导航系统　计算机辅助手术(computer assisted surgery,CAS)导航系统是将计算机医学影像三维可视化处理技术,医用机器人,空间三维导航系统和临床手术结合起来研制开发的,使骨折的固定技术进入一个新的发展阶段。尤其在骨盆与髋臼骨折和固定,如骶骨螺钉置入、耻骨支骨折的固定时,CAS 导航系统使原本充满危险的手术变得更加安全,螺丝钉置入更准确,同时又可减少患者和医师的 X 线照射时间。

2. 经皮撬拨技术　最常用于跟骨骨折的治疗,通过克氏针的撬拨可使跟骨关节面得到恢复,并使跟骨宽度和高度恢复正常,起到意想不到的治疗效果。本方法不适合治疗关节面有嵌插的骨折。

3. 关节镜技术   以膝关节为例,关节镜不仅能处理半月板损伤前后交叉韧带的重建及软骨修复,还可以在关节镜监视下完成平台骨折、交叉韧带撕脱性骨折的复位与固定,达到创伤小、术后恢复快的目的,体现微创手术的精髓。

4. 骨搬运技术   节段性创伤性骨缺损,尤其是感染性骨缺损,依然是临床上面临的难题。利用 Ilizarov 骨搬运技术,将感染的骨段完全切除,再从骨缺损的近端截骨,利用骨痂牵引的原理进行搬移,能一次性治疗骨感染和骨缺损,达到创伤小、治疗过程微创的目的。

三、四肢骨折微创治疗技术的应用评价

目前更多的评定是技术上是否可行,仍缺乏全面论证,对手术时间、术中及术后并发症的发生率、术中出血量、手术死亡率、医疗费用、远期疗效指标甚至于对医师的副损伤等评价内容有待进一步论证加强。衡量一种手术是否属微创手术,一个客观的标志应该是患者术后恢复正常生活和工作的时间与传统手术相比是否有显著的缩短,经济代价又不会过多,医疗质量有所提高。从骨科的发展前景来看,四肢骨折的微创治疗技术是一种治疗方法、治疗过程的追求,但不是最终目的。

 难点分析

四肢骨折微创技术的本意是以最小损伤达到最佳治疗效果,是微创骨科意识和微创骨科观念发展的必然结果,但并非完全代替传统骨科技术。它脱胎于传统骨科技术,而传统骨科技术的一般处理原则和操作方法仍然适用于四肢微创骨折技术的实践。在应用过程中应正确认识如下几个问题,亦是应用上的难点。

(1) 正确理解微创概念:盲目追求切口的微小并非微创技术。外科手术的最低限度损伤可以理解为"尽可能"小的损伤,而绝非"微"乎其微。如果盲目追求过于微小的切口,即使有高精仪器的配置,也会使得解剖视野不清楚、操作不到位,人为加大手术操作难度,延长手术时间,甚至误伤重要组织、中转为传统手术,这样反而容易成为有创或巨伤手术,严重者可危及生命。小切口外科不等于微创技术。

(2) 正确掌握四肢骨折微创手术适应证:如果为了开展新技术,为了增加微创手术操作机会,甚至仅仅为了扩大学术影响,放宽手术适应证,使一些不适合微创骨科技术治疗的患者接受微创技术治疗,其结果不仅无效,有的还会加重症状,既延误了及时正确的治疗又浪费了资源增加患者负担。单凭主观热情,人为扩大范围是不科学的。更不能试图以微创骨科技术代替标准的传统骨科手术和非手术治疗方法。更不能片面宣传微创手术的优越性,对可能发生的问题避而不谈,忽视了常规手术操作。

(3) 未来骨折微创治疗技术可能出现以下发展趋势:①现有技术的进一步完善、提高;②现有不同技术的相互渗透;③更先进的微创新材料、新工具、新技术的发明与创新;④智能机器人的辅助(导航、定位)深入发展与进一步的应用推广;⑤人体结构与功能的数字化促进虚拟骨科手术的诞生;⑥微创技术与医学人文的相互融合。

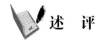 **述　评**

　　微创手术概念是以最小的损伤或入路,借助先进现代化的医学工具或机器,达到最好的手术效果。微创技术对医师而言,要求高,学习曲线长,首先应熟悉解剖,身经数十次开放性手术,所谓熟能生巧,在此基础上去学习则如同笼里抓鸡。在应用微创技术中,不能追求单纯为微创而小创,达不到治疗目的,应以手术效果最大化为最终目的。

(黄　枫)

第二章　上肢骨与关节损伤

第一节　肱骨近端骨折

肱骨近端骨折(proximal humeral fracture,PHF)是临床上很常见的骨折类型,是指肱骨外科颈以远1~2cm至肱骨头关节面之间的骨折,包括肱骨头、大结节、小结节、肱骨干近端等的骨折。肱骨近端解剖结构精密而复杂,重要神经、血管、肌腱分布较多,发生骨折时容易损伤这些结构。

肱骨近端骨折属于肩关节周围骨折,主要涉及肱骨头、解剖颈、大小结节及外科颈,少数患者伴发肱骨头脱位、臂丛神经损伤等,约占全身骨折的4%~5%。多见于老年女性,预后不佳,常残留肩关节活动功能障碍。

肱骨近端包括4个解剖结构:肱骨头、小结节、大结节、肱骨干。骨折块的移位和肌肉附着情况直接相关。肩胛下肌止于小结节产生内侧移位,大结节的前部主要是冈上肌附着产生上方移位,大结节后部为冈下肌和小圆肌附着,多引起后上方移位。胸大肌止于肱骨干,引起向内侧的移位。

而肱骨近端血供主要源自旋肱前后动脉,其中弓形动脉(Laing,1956)也即旋肱前动脉的前外升支供应大部分的肱骨头血供。弓形动脉在肱二头肌长头的外侧,并与之并行,在结节间沟和肱骨大结节交界处进入肱骨头。发生于肱骨关节面和结节交界处的肱骨解剖颈骨折,由于血供的完全丧失,肱骨头坏死可能性较大。肱骨近端干骺部的外科颈骨折,血供则有较好保留。

一、诊断

(一) 疾病诊断

1. 病史　患者多有明确的外伤史。如间接暴力损伤,多为手掌撑地姿势或肩部着地后致伤;如直接暴力伤多有明确的受力部位。

2. 主要症状　患者头偏向患侧,健侧手握护患肢,肩部疼痛明显,活动受限。望诊可见肩部肿胀、青紫瘀斑,骨擦音或骨擦感查体偶可发现。全身表现较少见,血肿吸收时,体温会略有升高,但一般不超过1℃;开放性骨折体温升高时,应考虑感染的可能。当骨折为嵌插、裂缝等骨折时,可能症状与体征不明显,而伴发脱位时症状与体征容易被掩盖,容易漏诊。

3. 辅助检查　辅助检查可进一步明确骨折及骨折的类型,是否累及关节及是否伴发肩袖、神经血管的损伤。

X线片是诊断的必要依据,可以帮助了解骨与关节损伤情况。肱骨近端骨折需拍摄正位及穿胸位片,必要时加拍腋下位,正位片可按患者就诊时的自然姿态。但因肱骨近端相邻骨骼较多,结构复杂,容易造成重影,且细小骨骼的病变及软组织病变在 X 线片上不能清楚显示,容易发生漏诊或误诊。CT、三维 CT 和 MRI 在一定程度上能弥补 X 线片的不足,对肱骨近端骨折的分型、软组织损伤情况的评估有较大帮助。

(二)分型与表现

肱骨近端骨折分型方法较多,目前临床常用的两种分型方法是 Neer 分型和 AO 分型。

Neer 分型(图 6-2-1-1)的主要依据是骨块的数目及骨折移位的程度,以移位大于 1cm 或

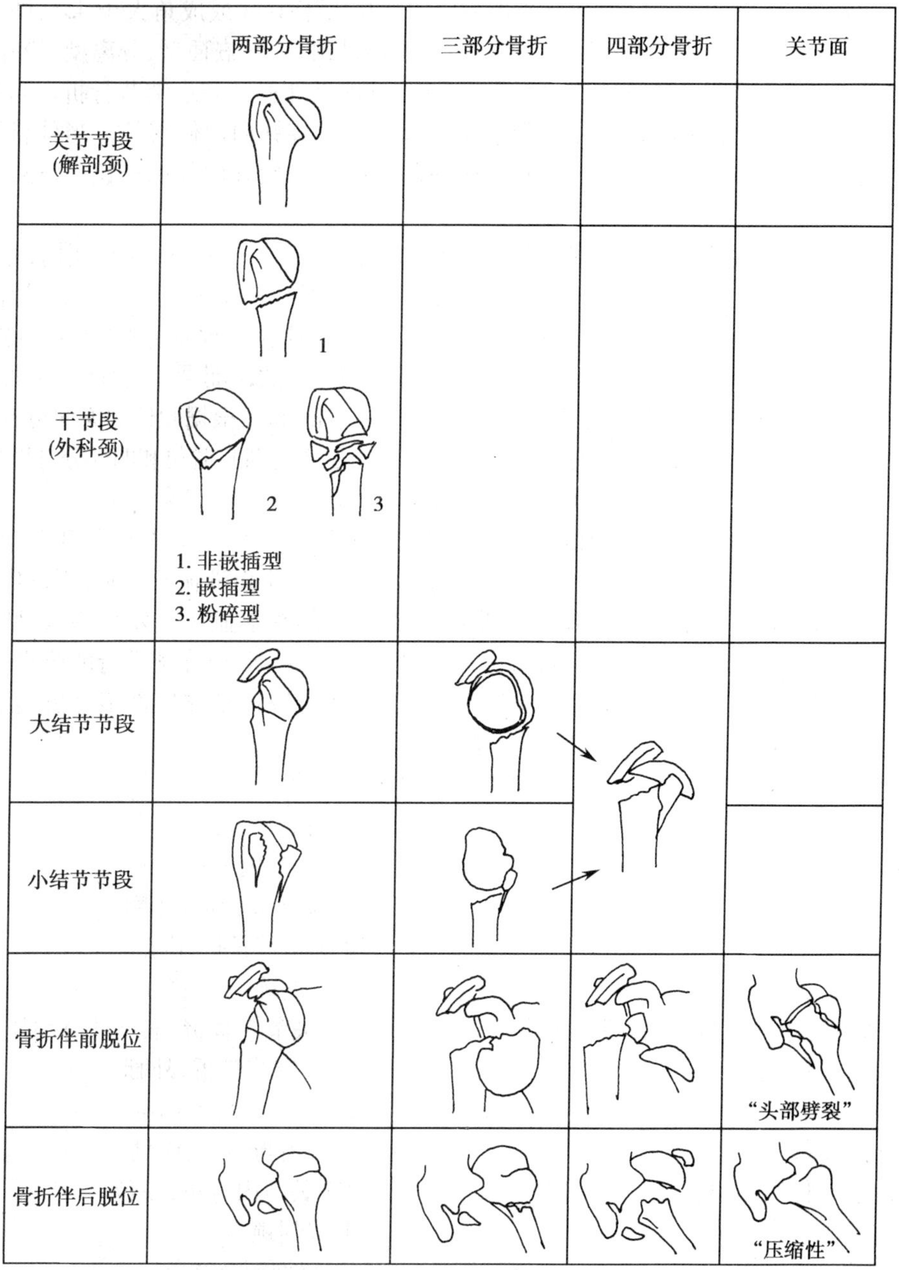

	两部分骨折	三部分骨折	四部分骨折	关节面
关节节段 (解剖颈)				
干节段 (外科颈)	1 2　3 1. 非嵌插型 2. 嵌插型 3. 粉碎型			
大结节节段				
小结节节段				
骨折伴前脱位				"头部劈裂"
骨折伴后脱位				"压缩性"

图 6-2-1-1 肱骨近端骨折 Neer 分型

成角大于45°为标准进行分类,骨块的数目主要是指4个解剖部位骨折形成的骨块,即肱骨头、大结节、小结节和外科颈。4个主块共分Ⅳ型,有几块即相应的分型。Neer分型方法包含骨折的解剖部位、骨折移位的程度和不同组合等因素在内,可概括肱骨近端不同种类的骨折,并可提供肌肉附着对肱骨头血液循环状况的评估,从而更加准确判断和评价肱骨近端骨折的预后,以便指导选择更合理的治疗方法。

一部分骨折:肱骨近端骨折可能有多条骨折线,但骨折移位较小。80%～85%的肱骨近端骨折是一部分骨折。

两部分骨折:当4个骨折块中有1个骨折块的移位大于1cm或成角大于45°,即为两部分骨折,分为解剖颈骨折、大结节骨折、小结节骨折、外科颈骨折(嵌插型、分离型、粉碎型)。

三部分骨折:最常见的是外科颈和大结节骨折,其次是外科颈和小结节骨折。当外科颈和大结节骨折时,肱骨头和小结节在肩胛下肌的牵拉下内旋并向内侧移位。当外科颈和小结节骨折时,肱骨头和大结节在冈下肌和小圆肌的牵拉下外旋并向外侧移位。没有骨折的结节同时也给肱骨头提供了部分血供。

四部分骨折:分为外展嵌插型四部分骨折和典型四部分骨折。典型四部分骨折时,肱骨头与肱骨干及大小结节完全分离移位,肱骨头失去血供,容易发生缺血性坏死。外展嵌插型骨折中,肱骨外科颈、解剖颈和大小结节都发生骨折,但是肱骨头没有分离移位,而发生外翻嵌插,肱骨头与肱骨干发生成角畸形,正位片上表现为"冰激凌"样,肱骨头外翻嵌插,与肱骨干尚有部分骨性连接。

骨折伴脱位:脱位指肱骨头和关节盂失去了正常的解剖结构。根据脱位的方向可分为前脱位、后脱位。根据骨折移位的数目可分为两部分骨折脱位、三部分骨折脱位和四部分骨折脱位。

累及关节面的骨折:包括关节面骨折、关节面压缩骨折、肱骨头劈裂骨折。

AO分型是在Neer分型的基础上进行的改良,共分为A、B、C 3型,A型和B型为关节外骨折,C型为累及肱骨头的骨折(图6-2-1-2)。A型骨折肱骨头血液循环正常,不发生头缺血坏死;B型骨折肱骨头的血液循环部分受到影响,有一定的头缺血坏死发生率;C型骨折肱骨头的血液循环常受损伤,易造成头缺血坏死。AO分型是对Neer分型进行的改良,分型时更重视肱骨头的血液循环供应情况。尽管这种分类方法可以详细描述许多骨折类型,但较Neer分型更为复杂,临床应用不如Neer分型广泛。

AO分型(带○的数码表示图6-2-1-2中对应之图):

A 关节外单一骨折

A1 关节外单一骨折,结节

1 大结节,无移位

②大结节,移位

3 合并盂肱关节脱位

A2 关节外单一骨折,干骺端嵌压

1 无额状面成角

②内翻成角

3 外翻成角

A3 关节外单一骨折,无干骺端嵌压

1 简单成角

②横向移位

3 多段

C 关节内骨折

C1 关节内骨折,轻度移位

①头结节骨折,外翻

2 头结节骨折,内翻

3 解剖颈

C2 关节内骨折,嵌压并有明显移位

①头结节骨折,外翻

2 头结节骨折,内翻

3 经头与结节,内翻

C3 关节内骨折,脱位

1 解剖颈

②解剖颈及结节

3 头结节多段

B 关节外两部分骨折

B1 关节外两部分骨折合并干骺端嵌压

①外侧+大结节

2 内侧+小结节

3 后侧+大结节

B2 关节外两部分骨折不合并干骺端嵌压

1 骨骺端无旋转移位

②骨骺端有旋转移位

3 干骺端多段+大或小结节

B3 关节外两部分骨折合并盂肱关节脱位

1 经颈折线近垂直+大结节完整+盂肱关节前内脱位

②经颈折线近垂直+大结节骨折+盂肱关节前内脱位

3 小结节骨折+盂肱关节后脱位

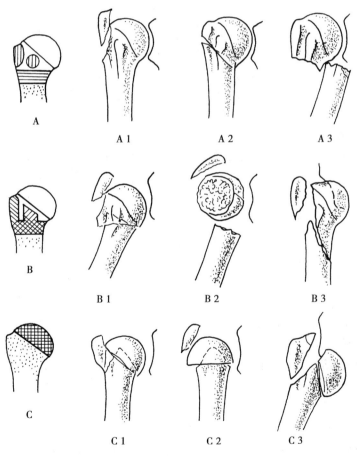

图 6-2-1-2 肱骨近端骨折 AO 分型

二、治疗

（一）非手术治疗

对于无移位型骨折、一部分骨折及部分两部分肱骨近端骨折,因骨折块的移位和成角相对不明显,骨折周围的软组织均有保留,骨折相对比较稳定,多采取非手术治疗。非手术治疗首先是进行手法复位,然后进行外固定。外固定方法主要有石膏外固定、杉树皮夹板外固定、硬纸夹板外固定、各种外展支架外固定、皮牵引肩外固定、塑形夹板外固定等,通过制动维持骨折稳定,减少局部疼痛和骨折再移位的可能,早期功能锻炼,一般可以取得较为满意的治疗效果。上肢关节为非负重关节,关节活动范围相对重要。肩关节是全身活动范围最大的关节,肱骨近端骨折后即使发生一定程度的畸形愈合,一般也不会造成明显的功能障碍。对肱骨近端骨折的治疗,原则上应注重功能恢复,而无须追求解剖复位。

1. 手法复位　手法整复骨折前应详细了解既往病史,做心电图、胸片检查,测量血压,以确定患者能否承受手法整复治疗,必要时可给予肌内注射镇痛药 20 分钟后行手法复位。复位前应"手摸心会",逆受伤时的机制,纠正各种移位。外展型骨折患者取仰卧位,一助手在患者头侧绕过腋下向上牵引,另一助手握住患者前臂沿肱骨纵轴方向牵引,以纠正骨折重叠,待重叠完全矫正后,术者双手握住骨折部,双拇指置于骨折近端外侧,其余各指环抱骨折远端内侧,采用牵拉、挤压、捺正手法。骨折块的复位宜遵循先大后小的原则,将骨折端复位,助手在牵引下将患者肘关节内收,整复完成。内收型骨折同样采用仰卧位,整复手法与外展型相反,术者一手置于骨折肘上内侧,由内向外按,助手同时将患肢外展,矫正向外成角畸形。

2. 外固定的方法

（1）夹板外固定:可用于固定的夹板材料有很多种,如杉树皮、竹板、硬纸板等,以杉树皮较为多用。外展型以蘑菇头垫夹板顶住腋窝部,内收型将蘑菇头垫夹板放于肱骨内上髁上部。

（2）石膏外固定:可配合其他外固定使用。

（3）外展支具固定:外展支具具有稳定、制动关节的作用,其优点可随时调整外固定以防止骨折再移位,而且有利于骨折上下关节的早期功能锻炼。

3. 中医药治疗　中医药治疗参考中医骨伤科三期分治原则用药。同时在手术治疗中配合中医药三期分治原则用药也加快了骨折愈合及关节功能的恢复。早期可用活血化瘀、消肿止痛制剂,如消肿止痛散、金黄散、三七散、活血接骨膏等;中晚期宜用温经通络、化瘀止痛、续筋接骨之剂,如百草伤膏等,也可采用中药汤剂熏洗局部以舒筋通络,如用川芎行气洗剂、海桐皮汤、舒筋活络洗剂、四肢损伤洗方等。有严重张力性水疱和使用伤膏后过敏者应避免使用。

（二）手术治疗

Murray 等认为下列类型骨折应考虑手术治疗:①结节移位超过 1cm 的两部分骨折、三部分或四部分骨折;②移位的结节骨折块累及关节面;③伴脱位或广泛的干骺端粉碎的不稳定的外科颈骨折;④两部分、三部分或四部分骨折伴外翻或内翻成角>30°;⑤脱位的三部分或四部分骨折。

手术治疗方法主要包括微创复位和经皮内固定术、开放复位钢板内固定术、开放复位螺钉固定术、经皮内固定术、髓内钉固定术、开放复位克氏针内固定术、开放复位张力带固定术以及肩关节置换术等。

1. 微创复位和经皮内固定术 微创复位和经皮内固定术包括克氏针张力带、螺钉内固定、外固定架、肱骨卡座或组合技术。微创技术与传统开放技术相比的优点是切口小,最小程度减少软组织破坏,对肱骨头的血供破坏小。较小的手术切口可以减少手术瘢痕,也有助于术后功能和活动度的恢复。

(1) 闭合复位经皮穿针固定:对一些不稳定两部分外科颈骨折,甚至骨量较好的一些三部分、四部分骨折可采用闭合复位经皮穿针固定。在 C 型臂的引导下进行骨折复位,经皮置入克氏针或螺钉稳定骨折。起始于肱骨的克氏针直接朝向肱骨头,可以避免损伤腋神经的前支。固定大结节的近端克氏针插入肱骨外科颈部末端 2cm 到肱骨头下边缘之间。可避免损伤腋神经和旋后动脉。

(2) 外固定支架:肱骨近端骨折应用外固定架治疗可避免切开复位引起的骨折周围软组织和血管的损伤,最大程度保护骨折块血运和肱骨头血运,有助于患者早期活动和功能恢复。

2. 开放复位内固定术 开放复位具有解剖复位、坚强内固定、可植骨等优势,然而开放复位内固定发生感染和肱骨头缺血性坏死的概率也较高。经三角肌、胸大肌入路是开放复位内固定手术的标准入路,另外还有前外侧切口和环肩切口等手术入路。这些入路均要求准确辨认并保护腋神经。

开放复位内固定植入物有钢板、髓内针、张力带钢丝、克氏针、螺丝钉等。其中钢板固定应用最广泛。钢板类型目前临床有"T"形钢板、1/3 管形钢板、解剖钢板、三叶草钢板、动力加压钢板、锁定钢板等。目前,锁定钢板在临床上应用越来越广泛。

肱骨近端锁定接骨板是依据生物学固定(biological osteosynthesis,BO) 理念和相关生物力学特性,以及肱骨局部解剖特点而设计的新型接骨板。在内固定时,其优势体现在:①整体体积较小,可减少对周围软组织的剥离和刺激,保证了局部血液供应;②解剖型设计原理,无需预弯,便于术中操作及骨折整复;③内固定支架设计方式,与传统接骨板相比,钢板与骨面间压力明显降低,不要求完全敷贴等以增加接骨板与骨面摩擦力为基础的固定方式,最大程度保护骨膜及周围血运,有利于术后骨折愈合;④接骨板边缘多孔状设计,可作为术中克氏针临时复位固定骨块的针孔,亦适用于合并肩袖及关节囊损伤的患者,术中可采用缝线张力带固定;⑤钉板间良好的锁定固定方式及成角固定,可明显增加其锚合力和抗拉力,防止内固定失效,对骨折断端的支撑固定作用明显加强;⑥肱骨头内不同方向、不同平面的锁定钉交叉设计,进一步提高了内固定物的稳定性及抗拔出力,适合于骨质疏松患者。但锁定钢板价格较传统接骨板贵,同时对手术技巧也有更高的要求。

近年来,随着微创外科技术和桥接接骨板技术的发展,在该部位应用"微创经皮钢板内固定",即 MIPPO 技术。其要点:采用肩关节前外侧的近端小切口,钝性分离暴露的三角肌,以克氏针临时固定等手段复位骨折满意后,经小切口于骨膜外、肌肉下插入接骨板,同时注意避免牵拉或压住神经,放置合适位置后,予以配套螺钉固定。由于锁定接骨板具有角稳定性和旋转稳定性,对于骨质疏松性骨折、粉碎骨折固定效果优良,其类似内固定支架作用使钢板与骨膜之间允许存在一定程度的空隙,钢板不直接接触骨膜更好地保护骨的血供。同时外形符合解剖形态,钢板的边缘设计便于钢板的贴附及术中插入,避免对周围软组织、神经及微细血管的损伤；钢板周边密集缝合孔设计，便于克氏针、缝合线等穿过钢板对临时骨块或肌腱的固定。MIPPO 技术是微创的手术操作及优良的锁定加压钢板的结合，是目前临床肱骨近端骨折治疗的一个趋势。

近年来，髓内针用于肱骨近端骨折的文献越来越多。综合国内外文献，目前认为髓内针对肱骨近端两部分骨折效果满意，但三部分、四部分骨折效果不确切。与钢板固定方法相比较，髓内固定方式有以下优势：①更符合微创原则，减少对骨折断端周围软组织的破坏，最大程度保留肱骨头血供；②髓内固定起到了内夹板的作用，中心性固定，生物力学效应更好。

克氏针、螺丝钉在 PHF 中的使用较为广泛，有时克氏针的使用需要配合张力带技术。克氏针固定被认为是微侵袭手术，对周围组织损伤小，不破坏骨骺，对儿童肱骨近端骨折尤为适用，但单克氏针交叉固定不能提供足够的稳定性，常需辅以张力带钢丝固定。国外学者有研究认为，肱骨近端骨折经皮穿针固定有可能引起局部神经血管损伤，建议此操作应在一个有限的开放方式下进行，直视下暴露出骨骼，为保护软组织，穿针时用一带套管的电钻。螺钉固定多用于一部分、二部分骨折，多数可达到很好效果。

3. 肩关节置换术

（1）半肩关节置换术（HHR）：半肩关节置换术适用于治疗肱骨近端复杂骨折，具体包括 Neer 四部分骨折、复杂骨折合并脱位、关节面破坏大于 40% 的肱骨头骨折、骨折分离超过6 个月的陈旧性骨折及部分特殊类型的三部分骨折。上述类型的骨折，肱骨头血供破坏严重，有较高的缺血性坏死率。因此，目前认为针对老年复杂肱骨近端骨折，早期行 HHR，重建大结节，恢复肩袖的功能，患者可以获得满意的疗效。但也有国外文献报道，对老年人肱骨近端粉碎骨折（三部分或四部分骨折）患者进行非手术治疗或人工肱骨头置换，并进行了Canstant 评分，未发现两者存在统计学差异，而第 1 年内肱骨头置换患者肩部有更少的疼痛和更好的功能。

（2）全肩关节置换术（TSA）：全肩关节置换术是在半肩关节置换术的基础上，再植入关节盂的假体的设计。对肱骨近端四部分骨折或骨折后引起的肱骨头缺血性坏死，又或骨折后并发创伤性关节炎等的患者行全肩关节置换术较半肩关节置换术的关节假体使用寿命长，缓解疼痛效果佳，且远期效果更好。全肩关节置换术最明显的特点即是该种术式可以明显减轻关节疼痛，能有效解决肱骨近端骨折后所遗留的疼痛，但 TSA 技术要求更高，关节盂置换所要求的手术显露也比较困难，而且不可避免地延长了手术时间，增加了失血量及感染概率，同时还存在关节盂假体松动、聚乙烯衬垫磨损、费用高等问题。

半肩关节置换与全肩关节置换的选择，同时应参考患者关节盂的形态、肩袖损伤情况、骨折病因、年龄及期望活动度来确定。

（三）功能锻炼

贯穿整个治疗周期、正确合理的功能锻炼是防止肩关节僵硬、活动受限最主要的方法，但具体锻炼时间还需结合患者骨折端的稳定情况酌情进行训练。在整个功能锻炼过程中，应逐步进行，不能急功近利，防止过度锻炼影响骨折断端稳定，造成肌肉及关节牵拉伤。

（四）并发症

肱骨近端骨折的并发症主要分为非内固定相关并发症和内固定相关并发症。非内固定相关并发症包括骨与关节并发症、软组织并发症、血管神经并发症等。骨与关节并发症主要包括肱骨头或大小结节畸形愈合、创伤性关节炎、骨化性肌炎、骨不连、肱骨头坏死等；软组织并发症主要包括肩袖损伤(断裂、撕裂、挫伤)、浅表软组织感染、深部软组织感染及软组织坏死等;血管神经并发症主要包括头静脉断裂或破裂、旋肱前动脉损伤、旋肱后动脉损伤、腋神经损伤、臂丛神经损伤、尺桡神经或正中神经损伤等。

内固定相关并发症包括螺钉穿出、肩峰撞击综合征、接骨板断裂、假体脱位、假体松动、假体不匹配、假体周围骨折等。随着手术技术的不断改进和内固定材料技术的不断革新,肱骨近端骨折的临床疗效已经明显改善,但仍存在一定的并发症发生率,发生最多的是肩关节周围炎、肱骨头缺血性坏死和(或)肱骨结节骨折畸形愈合等。国内外报道的肱骨头坏死率约为 13% ~ 34%,多见于四部分骨折。

第二节　肘部损伤三联征

肘部损伤三联征是肘关节后脱位并伴有尺骨冠状突、桡骨头骨折的总称,是一种较为严重复杂的肘关节损伤,多因车祸、高处坠落伤及摔伤所致。由于本病损伤较重,因此又称为"肘关节恐怖三联征"。

"肘部损伤三联征"目前是国内外创伤骨科研究的难点与热点。1996 年 Hotchkiss 首次提出肘关节恐怖三联征(terrible triad of the elbow)的概念。2005 年张世民等在国内引入了恐怖三联征这一概念,并于 2007 年发表了 5 例患者诊疗经验的文献。目前,本病的常见名称有"严重损伤三联征""难治的三联征"及"骨折脱位三联征"等。由于该疾病往往引发肘关节不稳定、关节僵硬、异位骨化及神经损伤等并发症,从而严重影响肘关节的正常功能并降低患者的生活质量。

一、诊断

(一) 疾病诊断

1. 病史　有非常明确的外伤史,包括高处坠落伤、摔伤及车祸等。

2. 主要症状

(1) 症状:肘部疼痛,肘关节功能活动受限,肘关节屈伸及前臂旋转功能受限明显。

(2) 体征:肘部肿胀明显,内外侧压痛(+),纵轴叩击痛(+),部分病例可出现肘关节屈曲畸形。

3. 辅助检查　肘关节正侧位 X 线片可以初步诊断肘关节后脱位及较明显的桡骨头骨折和尺骨冠状突骨折。

建议行肘关节 CT 扫描或三维重建。肘关节 CT 扫描和三维重建检查对于发现肘关节脱位患者 X 线片上显示不清的微小冠状突骨折和桡骨头骨折具有较大的价值。体现在以下几个方面:第一个方面是了解骨折部位,第二个方面是骨折块大小,第三个方面是移位程度,第四个方面是粉碎情况。此外,12% ~62% 的肘关节脱位患者伴有其他损伤,所以在面对该类患者时必须提高警惕,认真寻找是否还存在其他损伤。上肢的轴向暴力还能引起桡骨远端骨折、手舟骨骨折、尺骨近段骨折、前臂骨间膜撕裂、下尺桡关节分离,需注意鉴别。

(二) 分型与表现

对桡骨头骨折可参考 Mason 分类。肘部损伤三联征中,所有桡骨头骨折均为Ⅳ型骨折(表 6-2-2-1)。

表 6-2-2-1　桡骨头骨折 Mason 分类

分型	表　现
Ⅰ型骨折	无移位或微小移位小于 2mm,无旋转阻碍,不影响肘关节稳定性
Ⅱ型骨折	移位大于 2mm,为相对简单的粉碎性骨折。此类骨折前臂旋转受限,需手术内固定
Ⅲ型骨折	移位或粉碎以致无法重建,需切除或假体置换以恢复肘关节外侧柱稳定性
Ⅳ型骨折	伴有肘关节脱位

尺骨冠状突骨折分类方法主要有 2 种,Regan-Morrey 分型方法主要根据冠状突骨折块高度,分为 3 型:Ⅰ型骨折为冠状突尖部骨折;Ⅱ型骨折块高度≤冠状突高度 50%;Ⅲ型骨折累及冠状突基底,骨折块高度>冠状突高度 50%。由于这种分型方法仅通过 X 线表现作标准评测冠状突高度,未考虑患者受伤情况及是否合并其他组织损伤,因此 O'Driscoll 提出了新的分型方法,这种分型方法常需要 CT 扫描或三维重建图像的辅助,其最大贡献是增加了对冠状突前内侧关节面骨块的认识(表 6-2-2-2)。

表 6-2-2-2　尺骨冠状突骨折 O'Driscoll 分型

分型	部位	亚型	描述	损伤机制
Ⅰ型	冠状突尖	1	横行骨折,<2mm 冠状突高度	后外侧旋转损伤机制,发生
		2	横行骨折,>2mm 冠状突高度	在肘关节半脱位或脱位时
Ⅱ型	前内侧关节面	1	前内侧边缘	内翻位后内侧旋转损伤机
		2	前内侧边缘+冠状突尖	制,多伴发肘关节半脱位
		3	前内侧边缘+内下结节+冠状突尖	
Ⅲ型	基底	1	冠状突体+基底	最常发生在伴有鹰嘴骨折
		2	经鹰嘴冠状突基底骨折	的肘关节脱位中

二、治疗

(一)非手术治疗

肘部损伤三联征通常由高能量损伤所致,骨、韧带结构损伤严重。非手术治疗很难维持肘关节的稳定性并实现早期功能锻炼。Pugh 等认为采用非手术治疗的患者必须满足以下条件:肱尺、肱桡关节活动同心圆性中心复位;桡骨头骨折块较小(累及关节面不足25%)或骨折无移位,且不影响前臂旋转;肘关节获得充分的稳定性,能在伤后 2~3 周开始活动;冠突尖骨折块很小。国外有学者报道,肘部损伤三联征患者经非手术治疗获得较好结果,因此对低能量损伤患者或患者坚决要求非手术治疗时,只要非手术治疗指征合适,非手术治疗是可行的。

非手术治疗方法为患肢石膏或支具固定,固定位置肘关节屈曲 90°位 7~10 天,2 周后开始进行肘关节屈伸锻炼,避免伸肘超过 150°,1 个月后每周复查 X 线片,保证同中心复位,

4~6周后逐步增加肘关节活动范围。

采取非手术治疗的患者,外固定器材的选用、固定肘关节的体位、肘关节制动时间的长短、被动功能锻炼的开始时间、主动功能锻炼的开始时间、屈伸活动的增速等,仍是学者争论的问题,需要更多的临床实践和统计学数据的探索和检验。在非手术治疗过程中,根据中医骨折三期分治原则辨证用药,可以帮助更好地促进骨折愈合及肘关节功能的恢复。

(二)手术治疗

对于肘部损伤三联征的手术方法是直接对每一部位的损伤进行顺序修复,先修复冠状突骨折,再修复桡骨头损伤,然后是外侧副韧带,由内而外进行。

1. 手术入路 手术入路的选择主要有以下几种形式:第一种是外侧入路,第二种是后侧入路,第三种是内外侧联合入路,第四种是前侧联合外侧入路。入路的选择应按照骨折的类型、软组织损伤的程度和医师的治疗水平来确定。

相应原则是:如行桡骨头置换手术,那么手术入路多选择外侧入路进入关节;如不行桡骨头置换手术,手术入路选择多为后侧入路,将内、外侧筋膜皮瓣剥离后进入到关节;如出现了难度较大的尺骨冠状突骨折,或出现外侧入路固定完成后,肘关节表现有外翻的现象,或有尺神经损伤症状出现,那么必须选用内侧入路予以暴露。

肘关节外侧入路包括 Lateral column 入路、Kaplan 入路、Kocher 入路,选择标准是尽量减少软组织结构二次损伤的发生。该入路便于处理桡骨头及肘外侧副韧带,但不易暴露尺骨冠状突。若尺骨冠状突骨折不易处理,可用内侧入路。内侧入路的优点是既能够完成尺骨冠状突骨折的处理,同时还能够对内侧副韧带损伤、尺神经损伤进行修复。肘关节后侧入路为深内侧入路进入肘关节,不增加内侧切口。该入路剥离皮瓣极少对皮神经造成损伤。主要缺点是切口较长,而且血肿情况会增加,同时还会出现皮瓣坏死的概率。也有国内学者建议手术入路最好通过外侧单一入路完成手术,附加切口是不得已而为之,由于肘部损伤三联征本来就包含严重的软组织损伤,如果轻易附加内侧入路可能会进一步加重软组织损伤,从而影响治疗效果,增加感染、关节僵硬、异位骨化等的发生率。

肘关节前侧入路被看作是完成冠状突手术的最佳入口,能够在直视状态下完成冠状突骨折固定,但肘关节前方血管神经聚集,易被损伤,而且如果要对桡骨头进行处理,还需增加外侧入路。

2. 尺骨冠状突骨折的处理 冠状突骨折的手术方案主要有:①骨折块太小的冠状突尖部,无法进行有效固定时可以通过摘除完成关节囊的缝合。②对可完成固定的冠状突骨折块,术者使用缝线将冠状突骨折块和前关节囊经尺骨骨洞进行手术缝合,固定于尺骨背侧,也可通过缝合锚钉完成固定;有国外学者使用的缝合锚钉完成对前关节囊、冠状突及外侧副韧带的固定,并且置换桡骨头,完成手术的 6 例患者,效果满意。③骨块大小中等的情况下可使用拉力螺钉完成固定。④针对冠状突骨块较大的情况,固定方法可选用微型钢板。⑤如无法再建的冠状突骨折,可行自体髂骨块移植完成复位固定。

对于小的冠状突骨折块,多数医师均认为能予以手术固定的骨折块最好采取固定,而针对骨折块太小的情况时采取直接摘除的方法。不过有国外学者提出对外侧副韧带的修复并且置换桡骨头后,继续缝合固定小的冠状突骨折块对于肘关节稳定性提升没有明显帮助,不过继续进行修复内侧副韧带可以提升肘关节的稳定性。对于小的冠状突骨折块的修复在整个肘关节修复中所占比例的大小、对肘关节稳定性的影响程度,至今还缺乏具体的实验数据和统计学分析的支持,因此对小的冠状突骨折块是直接摘除或采取固定尚需进一步研究探讨。

3. 桡骨头骨折的处理 针对桡骨头骨折的手术处理方法主要有桡骨头切除术、切开复位内固定术及桡骨头置换术。

桡骨头切除术的指征主要有:①桡骨头受损<25%;②碎片过于细小;③患者骨质疏松严重;④骨折碎片未涉及近端尺桡关节。

行桡骨头切除需要对冠状突及副韧带进行有效的修复以保证关节的稳定性。但也有观点认为,桡骨头切除会带来一系列并发症,并导致功能不良。有文献报道,随访11位发生肘部损伤三联征的患者,4例行桡骨头切除术,随访发现5例出现肘关节不稳,其中4例是行桡骨头切除术的患者。

若桡骨颈骨折较粉碎,则应考虑使用钢板进行内固定,钢板放置位置应避开尺桡关节近端;涉及桡骨颈的骨折中,术中暴露易伤及前臂骨间神经,故在远端切开过程中应格外注意,前臂内旋可使其远离手术区域。有文献建议对于Ⅰ型和Ⅱ型骨折采用1~2枚螺钉固定,钉尾平骨面,如伴桡骨颈骨折则采用微型钢板固定,Ⅲ型骨折采用克氏针固定。

如桡骨头广泛骨折、桡骨颈粉碎骨折或骨质疏松严重,应考虑选择桡骨头假体置换:①如骨折碎片小于桡骨头的1/4,可采用桡骨头部分切除术,出现缺损的部位进行置换,置换的材料有两种,一种为自体骨,另一种为同种异体骨;②如骨折碎片大于桡骨头的1/4,可行全桡骨头置换术。桡骨头假体应根据切除的桡骨头碎片而定,同时为防止假体过大影响关节活动度,桡骨头假体应与切除的骨块厚度一致,其理想位置为冠状突尖端远端的2mm左右。

虽然现在的手术方式可尽量保留桡骨头,或应用坚固的假体来保证上肢正常的轴位关系,但对于处理桡骨头切除后所出现的桡骨远端移位尚无可靠的办法。尺骨短缩术对此有一定效果,可在短时间内在腕关节处达到等长,但疗效也不能持久,而且此后桡骨移位将再次发生。这种情况下,尺桡骨骨性融合术可能是唯一的处理方法。尽管存在争议,但多数学者均支持。桡骨远端移位虽然只发生在手术患者身上,但是一旦出现症状,既要修复创伤又要保持运动和力量,现如今还没有更好的解决方案。

4. 韧带的修复 在肘部损伤三联征中,肘关节外侧韧带复合体一般所表现出的损伤形式是自肱骨远端起点处撕脱,约60%以上的患者表现伸肌总腱起点的撕裂,使用的缝合方法为骨隧道缝合,也可以使用锚钉技术缝合,将外侧韧带复合体固定于肘关节旋转中心——肱骨小头圆周中心上,将伸肌总腱固定于肱骨外上髁的近侧部位。韧带实体断裂不多见,直接缝合即可。对陈旧性损伤患者,可行外侧韧带的重建,方法包括自体腱移植或人工腱重建。针对内侧软组织治疗,通常情况下使用内侧显露,第一步要完成内侧副韧带深层的缝合,第二步要完成屈肌-旋前圆肌浅层的缝合,第三步要松解尺神经后埋于皮下组织。

治疗肘部损伤三联征普遍使用的方法是外侧副韧带的修补,内侧结构是否需要进行修复成为争议的焦点。大部分学者认为,只要骨折块和外侧副韧带进行固定和治疗,就能保证肘关节处于稳定状态,与内侧副韧带的治疗没有太大关系。部分学者提出,修补内侧副韧带的重要程度与固定冠状突还有桡骨头骨折相当。能够利用修复内侧副韧代替桡骨头置换,不仅可减少医疗费用支出,同时可取得很好的肘关节稳定性。

完成外侧软组织结构修复后,应即刻评价肘关节稳定性,如果被动活动肘关节从完全屈曲到至少屈曲 30°时出现稳定的运动弧线,则说明稳定性好。也可以通过 Ring 重力稳定试验进行检测,在前臂中立位将上臂垫高,让前臂重量作用于伸直的肘关节,不出现明显的半脱位或脱位者提示稳定性佳。如果不稳定明显,应对冠状突、桡骨头骨折的复位固定情况及外侧韧带结构的修补情况进行检查。若上述各项情况均令人满意,则应考虑行内侧软组织结构的修补,或使用同轴圆心铰链式外固定支具。如果经过以上各项修复措施,肘关节依然难以获得稳定的中心性复位,则可以使用同轴圆心铰链式外固定支具 6 周,既可稳定肘关节,为骨折愈合、软组织修复提供稳定的环境,又允许早期活动,如果一时不能获得外固定支具,可用 2 枚克氏针经尺骨鹰嘴穿至肱骨远端,固定肱尺关节 3 周后拔除。

5. 术后固定 通常情况下,肘部损伤三联征术后以塑型良好的后侧石膏托将肘关节屈曲至 90°固定 7～10 天,维持肘关节的中心性同心圆复位,且有利于伤口的愈合。前臂的旋转位置需根据损伤和修复的侧副韧带结构来决定:如果肘内侧副韧带完整,则将前臂完全旋前位固定,保护修复的外侧软组织;如果修复了外侧副韧带但未修复内侧,则将前臂置于完全旋后位固定;如果肘内、外侧软组织均修复,则将前臂置于中立位。在术后第 2 天进行肩关节、腕关节功能锻炼,1 周后开始被动功能锻炼,3 周开始肘关节屈曲和前臂旋转的主动锻炼,既可减少粘连防止僵硬,又可促进肌肉功能恢复获得动力性稳定。但 4 周内避免伸肘超过 150°。

近年来,铰链式外固定架开始用于肘部损伤三联征术后的固定。铰链式外固定架具有如下作用:可消除关节表面的过度摩擦;能够防止肘关节的异常活动;保护新形成的关节表面。其设计理念为在保护韧带的情况下使关节活动。

铰链式外固定支架放置在肘关节旋转中心的正上方,该中心位于肱骨小头和肱骨滑车的中心轴线上。安置完毕后,确保外固定支架在运动中与周围软组织无摩擦。固定针可经肱三头肌放置在外侧面或后面(后内侧和后外侧),但应注意安置在外侧面易损伤桡神经,后面易引起肱三头肌局部紧张从而限制肘关节屈曲。三角肌止点附近 2～3cm 的区域是在侧面插入肱骨固定针的安全区域。动态外固定支架的安置应是手术的最后一个操作步骤,并在松解无菌止血带后实施。如果没有铰链式外固定支架,可考虑应用静态外固定支架跨肱尺关节外固定。静态外固定支架一般于 3 周后拆除。静态外固定支架的缺点是长期的关节制动易引起关节僵硬,但可通过关节囊松解成功处理,若不给予失稳关节制动,会引起肘关节反复脱位或半脱位,最终形成不可挽回的关节面损坏。

(三) 功能锻炼

应用铰链式外固定支架固定后鼓励患者早期活动,如果患者可耐受,术后第 1 天即开始行主动或协助主动的关节活动度练习。术后主动活动可借助肌肉收缩加强肘关节的稳定性。术后 4～6 周可拆除外固定支架。

如果未应用铰链式外固定支架,肘关节需固定在 90°屈曲位。若内侧副韧带(MCL)完好,前臂固定于旋前位,以保护修复的外侧副韧带;若内侧副韧带、外侧副韧带均修复,前臂固定于中立位;若外侧副韧带已经牢固固定,而内侧副韧带未牢固固定,则前臂固定于旋后位。

(四) 并发症

常见并发症为不稳定、畸形愈合、不愈合、肘部僵硬、异位骨化、感染和尺神经病变。不稳定更常见于 Regan 和 Morrey Ⅰ型或Ⅱ型冠状突骨折,其原因是此时相关韧带损伤的发生率高,而且因为骨折块较小,获得稳定的内固定也更加困难。桡骨头修复后内固定失效也很常见,可能是因为其血运差导致骨坏死和不愈合,也可能内固定物发生移位。创伤后肘部僵硬是常见并发症,在初次手术时使肘部获得足够稳定,以允许进行早期活动,可避免发生僵硬。

异位骨化限制肘部活动时需行切开手术。有学者建议只对伴有头部损伤或初次手术治疗失败者采取口服吲哚美辛预防性治疗。

创伤后关节炎是因为创伤时导致了关节软骨受损,以及持续存在肘部不稳定或关节对合不佳。治疗方法包括关节清理、桡骨头切除、人工桡骨头置换及全肘关节置换术。

近年来文献报道中药外用熏洗配合手法松解对肘关节创伤后关节炎具有较好的临床疗效。松解手法可采用按揉法,松解肘部屈肌和伸肌群,同时点揉患肘的尺泽、曲泽、少海、曲池、手三里等穴,被动训练患肘做伸、屈、内旋、外旋动作。中药熏洗方药以活血化瘀、舒筋活络中药为主,如红花、桃仁、土鳖虫、乳香、没药等。

第三节 桡骨远端骨折

桡骨远端骨折是指距桡骨远端关节面3cm以内的骨折,是临床上最常见的骨折之一,约占全身骨折发生率的1/10～1/6。因桡骨远端膨大,其断面近似四方形,由松质骨构成,皮质骨与松质骨交界处为应力上的弱点,故此处容易发生骨折。

桡骨远端是组成腕关节的部分,因其解剖结构的特殊性,损伤常常波及腕关节面,除出现常见的移位及畸形外,少数患者伴有腕部神经损伤、拇长伸肌腱断裂、骨折畸形愈合、桡腕关节不稳定等合并症。此病多发于老年人,尤其是绝经后的妇女,骨折的发生多与骨量下降、骨质疏松相关。

一、诊断

(一)疾病诊断

1. 病史　有明确外伤史。桡骨远端骨折多为间接暴力引起,应力作用于桡骨远端,使之发生骨折。常见于跌倒,肘部伸展,前臂旋前,腕关节背伸,手掌部着地致伤。或肘部伸展,前臂旋前,腕关节呈掌屈,手背部着地致伤。

2. 主要症状

(1)症状:腕部剧烈疼痛,肿胀明显,常波及手背及前臂下段;移位严重者,出现餐叉样畸形或锅铲样畸形,腕关节及前臂旋转活动障碍,手指活动因疼痛而受限;桡骨远端压痛明显,有纵轴挤压痛,触之有骨擦音。尺骨茎突较桡骨茎突向远侧突出。

(2)并发症:桡骨远端骨折早期常并发有腕部神经损伤,晚期并发有拇长伸肌腱断裂、肩手综合征、骨折的畸形愈合、桡腕关节不稳定等。据不完全统计,发生率较多的是骨折的畸形愈合和肩手综合征。有报道神经损伤中正中神经损伤发生率达3.5%,多因腕管狭窄或骨折端直接压迫正中神经所致,这与手指血运障碍或石膏紧压迫也相关。

3. 诊断要点

（1）有明确外伤史：常见于跌倒,肘部伸展,前臂旋前,腕关节背伸,手掌部着地致伤。或肘部伸展,前臂旋前,腕关节呈掌屈,手背部着地致伤。

（2）症状与体征：①腕部剧烈疼痛,肿胀明显,常波及手背及前臂下段;②移位严重者,出现餐叉样畸形或锅铲样畸形,腕关节及前臂旋转活动障碍,手指活动因疼痛而受限;③桡骨远端压痛明显,有纵轴挤压痛,触之有骨擦音。尺骨茎突较桡骨茎突向远侧突出。

（3）X线正侧位片可作出诊断,表现出骨折类型及移位情况。

4. 辅助检查 X线正侧位片可作出诊断,表现出骨折类型及移位情况。多有以下表现：桡骨远端骨折块向背侧桡侧移位,骨折端向掌侧成角,或远端骨折块向掌侧桡侧移位,骨折端向背侧成角,桡骨短缩,骨折背侧骨质压缩嵌插,桡骨远端骨折块旋后。

（二）分型与表现

1. 桡骨远端骨折的分型及分类方法较多 目前,临床上常用的4种方法是 Frykman 分型、Melon 分型、Müller-AO 分型及 Cooney 分型。

（1）Frykman 分型：主要依据是关节面、桡腕关节、下尺桡关节的损伤及尺骨远端是否骨折。关节面的损伤指的是骨折是否波及关节面。关节内骨折多波及桡腕关节及下尺桡关节,但又可区分为是否合并尺骨远端骨折而将桡骨远端骨折分为8型。Frykman 分型方法具体区分了损伤是否波及关节面、桡腕关节及下尺桡关节,尺骨远端是否骨折与预后紧密相关。

（2）Melon 分型：是在 Frykman 分型的基础上对关节内的骨折作出更为详尽的分类。他将桡骨远端细化为4个部分并以此分为4型,依次为桡骨干骺端、桡骨茎突、尺侧背块、尺侧掌块。此种分型方法将关节内骨折更为细分,并强调了尺侧复合块有无移位及移位方向或复合块有无分离。

（3）Müller-AO 分型：将桡骨远端骨折分为 A、B、C 三大类,其中每一类又分为3组,每组又细分为3个亚型,这样共分成27个亚组,其中,A类为关节外骨折,B类和C类为关节内骨折。Müller-AO 分型是在 Frykman 分型的基础上,对关节内骨折更加细化,分型更为详尽。

（4）Cooney 分型：简化了上述分型的复杂性,依据关节内还是关节外骨折及骨折是否移位,简单分成4型。此种分型与其他分型相比,在临床上简化了分型的复杂性,临床上较为常用。

每种分型方法虽然各有其特点,但至今为止,尚未见到一种方案能够包含所有的骨折,也未见到过有哪一种分型包括骨密度或骨量或是将骨质疏松性骨折纳入相关方案。

2. 根据受伤时的姿势、骨折断端的移位方向不同,可以有以下几种分型方法。

（1）无移位型：骨折无移位,或可为轻度嵌入骨折,腕关节轻度肿胀,无明显畸形,骨折端有环行压痛,纵轴挤压痛,前臂旋转功能障碍。

（2）伸直型（Colles 骨折）：远端向背侧移位,前臂下端呈"餐叉样"畸形,腕背侧可扪及骨折远端骨突。

（3）屈曲型（Smith 骨折）：远折端向掌侧移位,可伴下尺桡关节脱位,腕关节掌侧可扪及骨折远端骨突,畸形与伸直型相反。

（4）半脱位型（Barton 骨折）：桡骨远端背侧或掌侧缘骨折，合并腕关节半脱位，腕关节肿胀，畸形呈半脱位，腕横径增宽。

二、治疗

（一）非手术治疗

对于多数不通过关节面的桡骨远端骨折，临床上多采用保守的治疗方法，因其具有感染风险小、对骨折断端血运破坏少、骨不愈合发生率低等优点。非手术治疗方法一般是经手法整复后，给予外固定治疗，常用的方法有闭合复位夹板外固定、闭合复位石膏外固定等。无移位骨折或不完全骨折一般不需要整复，仅用掌、背两侧夹板固定 2～3 周即可；有移位的骨折则需要根据骨折的类型及移位情况采用不同的整复方法。

1. 手法整复　在手法整复前需详细了解病史，做常规检查，对于老年患者尤其要了解其心肺等功能情况，以明确患者能否承受手法整复治疗，必要时可给予麻醉止痛后再行复位。复位前应"手摸心会"，逆受伤时的机制，纠正各种移位。伸直型骨折患者取坐位，老年人以平卧为佳，肘关节屈曲90°，前臂中立位。一助手握住上臂下段，术者双手紧握手掌，两拇指并列置于骨折远端背侧，其余四指置于腕掌部，紧扣大小鱼际肌，先顺势拔伸牵引，待重叠移位完全纠正后，先折顶、再顺势尺偏掌屈，使之复位。

屈曲型骨折同样采用坐位或平卧位，整复手法与伸直型相反。

2. 外固定的方法

（1）夹板外固定：伸直型骨折，背桡侧的夹板应超过腕关节，限制手腕的桡偏和背伸活动。屈曲型骨折，掌侧夹板下端应超过腕关节，限制掌屈活动；背侧缘劈裂骨折背侧缘夹板应超过腕关节，限制背屈活动。

（2）石膏外固定：伸直型骨折石膏固定应保持腕部屈曲尺侧偏及前臂旋前位，固定时，应将肘、腕及拇指固定，固定手部，要能使掌指关节活动为佳。屈曲型骨折复位后应保持腕背屈及前臂旋后位，用长臂石膏管型固定 6 周。

3. 中医药治疗　早期可用活血化瘀、消肿止痛制剂，如消肿止痛散、金黄散、三七散、活血接骨膏等；中晚期宜用温经通络、化瘀止痛、续筋接骨之剂，如百草伤膏等，也可采用中药汤剂熏洗局部以舒筋通络，如用川芎行气洗剂、海桐皮汤、舒筋活络洗剂、四肢损伤洗方等。

（二）手术治疗

下列类型骨折应考虑手术治疗：①掌倾角减少>9°；②尺偏角减少>3°；③桡骨短缩>2mm；④关节内骨折移位≥2mm 等。手术治疗方法包括外固定架固定术、克氏针和髓内钉内固定术、钢板内固定术、骨水泥填塞术、关节镜下复位及内固定术等。

1. 外固定架治疗　外固定架治疗与传统开放技术相比最大程度上减少对骨折断端骨膜的剥离，具有保护骨折断端骨及软组织的血液供应，且固定牢固，手术穿针针道较小，无需二次手术切开等优点。

对于 X 线片上显示 3 块以上的皮质粉碎，伴有桡骨短缩超过 5mm 以上或累及桡腕或桡尺关节，在伴有软组织严重损伤、神经压迫及双侧骨折时，均可以采用外固定架恢复桡骨解剖结构，在 C 型臂引导下进行骨折复位，经皮置入克氏针或螺钉稳定骨折。固定针取与桡骨正面成 40°～55°角的方向插入，采用小切口穿针，以免损伤肌腱和神经；伴有桡腕或桡尺关节内骨折,应使用超关节外固定支架。需要注意的是,无论背侧或掌侧,远端骨片皮质应至少留有 10mm 完整无损,来容纳固定针穿过。

2. 克氏针和髓内钉内固定术　克氏针和髓内钉的特点是可以获得较牢固的固定,不需要外固定,可早期恢复关节功能,缩短住院或康复时间,可避免外固定所发生的种种后遗症,如肌肉及骨骼萎缩以及关节僵硬等,然而其发生感染的概率和对肌腱的刺激较大。

随着手术技术的日渐成熟,髓内针的种类也日渐增多,常用的有 V 型与梅花形髓内针、带锁髓内针、弹性髓内针、加压髓内针等。需要强调的是,无论哪型髓内针,在施行髓内针固定之前,先精确测量患肢长管状骨的髓腔长度和峡部宽度,都是非常重要的。

3. 钢板内固定术　钢板内固定术具有能够解剖复位、坚强内固定、可进行骨移植等优势,然而骨折钢板内固定应遵循下列原则:①螺钉固定应用于近侧较厚的皮质;②固定桡骨远端的组件应以干骺端完整结实骨质为基础;③因松质骨压缩而产生的桡骨短缩需植骨修复缺损;④植入物应允许肌腱滑动;⑤暴露过程应最小限度影响邻近软组织结构;⑥骨折块必须复位;⑦允许早期活动。近年来,随着手术技术、内固定技术的日渐发展,出现了微型 T 型钢板、π 形钢板、微型螺钉、锁定钢板等较可靠的内固定物,明显提高了手术效果。钢板固定可以分为掌侧和背侧钢板,背侧钢板更符合伸直型损伤(Colles 骨折)固定的力学原理,但更容易造成伸肌腱的损伤;掌侧钢板对伸肌腱的刺激较少。

近年来,使用锁定钢板使固定更为坚强,并发症更低。生物力学实验表明,锁定钢板是唯一能够恢复稳定性,与完整的桡骨一样承受生理负荷的固定。近年来的研究表明,锁定钢板在循环负重后,维持关节外骨折的复位方面明显优于背侧钢板。

4. 骨水泥填塞术　骨水泥填塞是指将骨水泥经皮注入松质骨髓腔内,以维持桡骨长度、掌倾角、桡偏角,从而达到治疗目的。骨水泥填塞术适用于不稳定的关节外骨折合并有骨质疏松的老年人,由于固定坚固,术后患者手部可以轻微活动,而不需要任何外固定。合并干骺端缺损的桡骨远端骨折经常用自体或同种异体骨植骨。使用磷酸钙骨水泥可以提供附属结构的增强而没有相应的疾病传播的发生或危险。在尸体模型中,单循环负重中磷酸钙骨水泥表现出和克氏针固定同样的硬度,在循环负重中表现出更强的抗短缩性。

5. 关节镜下复位及内固定术　腕关节镜下对桡骨远端骨折进行复位及内固定是一项新技术,是手术治疗桡骨远端骨折的辅助手段。关节镜下治疗桡骨远端骨折主要是:①恢复关节面的平整;②对软骨移位及缺损进行早期修复;③对重要肌腱及韧带进行早期发现及修补,从而早期恢复关节的稳定性。

腕关节镜在治疗上虽然有一定的创新性,对临床手术治疗方法是一种有力的补充,但是在腕关节镜下操作有一定的局限性。

(三)　功能锻炼

积极的功能锻炼对于骨折的愈合及防治术后发生并发症都极为重要。骨折复位满意及外固定后,即应开始手指的屈伸活动,同时应做肩部运动,尤其老年人更要防止发生肩手综合征的发生,在去除外固定后,应积极做相邻关节各个方向及手部的拿、捏、卧等动作。练功是一个循序渐进的过程,应长期坚持,不可急于求成,防止活动幅度过大而造成二次损伤。

(四)　并发症

桡骨远端骨折早期常并发有腕部神经损伤,晚期并发有拇长伸肌腱断裂、肩手综合征、骨折的畸形愈合、桡腕关节不稳定等。据不完全统计,发生率较多的是骨折的畸形愈合和肩手综合征。有报道神经损伤中正中神经损伤发生率达 3.5%,多因腕管狭窄或骨折端直接压迫正中神经所致,这与手指血运障碍或石膏紧压迫也相关。

（李振华）

第三章　下肢骨与关节损伤

第一节　股骨颈骨折

股骨颈骨折(femoral neck fracture)是指股骨头下至股骨颈基底部之间的骨折。股骨颈骨折是骨科常见病,发生于老年人的通常为低能量损伤,与骨质疏松有密切关系;而发生于年轻人的通常是高能量损伤,多由交通事故、高处坠落等所致。发病群体的年龄等差异,使得本病在临床治疗方法的选择上有着极大的不同。因此,针对不同的患者群体选择适当的治疗方案,有着重要的临床意义。

股骨颈作为连接股骨头与股骨干的桥梁,与股骨干之间存在着2个重要的角。①颈干角:股骨颈长轴线与股骨干纵轴线之间的夹角,正常为110°~140°,平均约127°。它的存在使得髋关节的活动度大幅增加。②前倾角:股骨颈的长轴与股骨的冠状面形成的角度,正常为12°~15°(图6-3-1-1)。颈干角和前倾角的存在,使得股骨颈内外侧应力有所不同。将股骨头颈沿着冠状面剖开可见两类不同排列的骨小梁系统,即位于内侧面的压力骨小梁和外

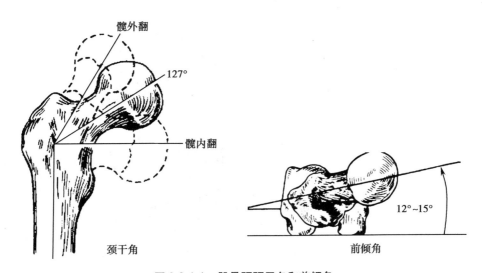

图6-3-1-1　股骨颈颈干角和前倾角

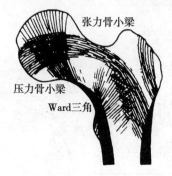

图 6-3-1-2   股骨颈骨小梁分布

侧面的张力骨小梁,并于二者交汇处形成了一个三角形脆弱区域——Ward 三角(图 6-3-1-2)。

股骨颈骨折患者之所以易发生股骨头坏死,与该部位特殊的血液供应有着密切关系(图 6-3-1-3)。旋股内、外侧动脉的分支在股骨颈基底部形成动脉环,是其主要的血液供给来源;圆韧带动脉发自闭孔内动脉,供给股骨头凹窝区。股骨颈骨折后,局部血管受损从而影响股骨头的血液供应,其中旋股内侧动脉损伤是导致股骨头缺血性坏死的主要因素。

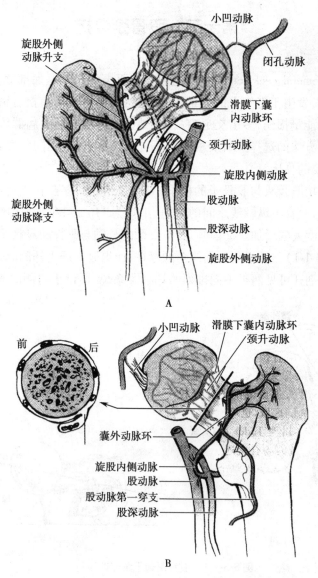

图 6-3-1-3   股骨头颈的血管解剖

一、诊断

（一）疾病诊断

1. **病史**　老年骨质疏松患者常有低能量损伤史,如平地滑倒、由床上跌下或下肢突然扭转,甚至在无明显外伤的情况下都可以发生骨折。而青壮年股骨颈骨折常为高能量损伤所致,往往由于严重损伤如车祸或高处跌落致伤。

2. **主要表现**

（1）症状:创伤后髋部疼痛,站立和行走活动受限。

（2）典型体征:①畸形:患肢多有轻度屈髋屈膝及外旋畸形,骨折移位较大时,远端受大腿肌群牵拉而向上移位,常造成患肢短缩。②疼痛:沿患肢足跟部或大粗隆部叩击可见髋部叩击痛阳性,腹股沟韧带中点下方压痛阳性。③肿胀:头下型、经颈型股骨颈骨折系关节囊内骨折,骨折后出血不多,关节外有丰厚肌群的包围,因此外观上局部不易看到肿胀,而发生于股骨颈基底部的骨折属关节囊外骨折,肿胀一般比较明显。④功能障碍:移位骨折患者在伤后不能坐起或站立,但也有一些无移位的线状骨折或嵌插骨折病例,在伤后仍能走路或骑自行车。对这些患者要特别注意,不要因遗漏诊断使无移位稳定骨折变成移位的不稳定骨折。

3. **诊断要点**　根据患者创伤后髋关节活动受限、局部疼痛肿胀、患肢外旋短缩畸形等典型表现,结合标准的骨盆和髋关节正侧位 X 线检查,可以确诊。

4. **辅助检查**　X 线检查常作为股骨颈骨折分类和治疗上的参考。标准的骨盆和髋关节正侧位 X 线检查可发现股骨颈骨皮质的连续性中断,有些无移位的股骨颈骨折在 X 线片上有时很难观察到明显的骨折线。因此,凡在临床上高度怀疑为股骨颈骨折的患者,X 线片上未见骨折线,不能轻易排除此诊断,应进一步行 CT 或 MRI 检查,以免漏诊。

（二）分型与表现

1. **按骨折线的位置分型**　股骨颈骨折按骨折线的位置可分为头下型、经颈型、基底型（图 6-3-1-4）,其中头下型、经颈型属于关节囊内骨折,对股骨颈的血供影响较大,而基底型股骨颈骨折属于关节囊外骨折,对股骨颈血供的影响相对较轻。

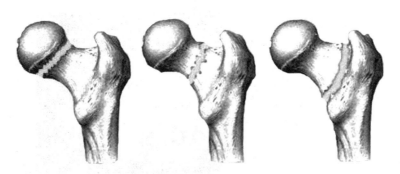

图 6-3-1-4　按骨折线位置分型

2. **按骨折移位的程度分型**　按骨折移位的程度分型就是临床最常用的 Garden 分型（图 6-3-1-5～图 6-3-1-8）。Ⅰ型:不完全骨折;Ⅱ型:完全骨折,但骨折无移位;Ⅲ型:完全骨折,骨折部分移位;Ⅳ型:完全骨折,且骨折完全移位。

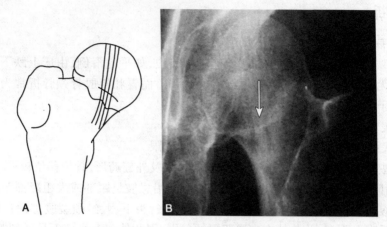

图 6-3-1-5　Garden Ⅰ型骨折

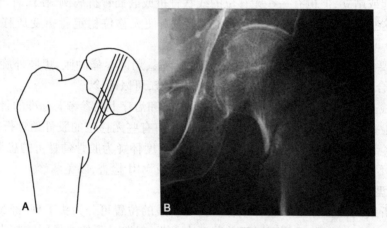

图 6-3-1-6　Garden Ⅱ型骨折

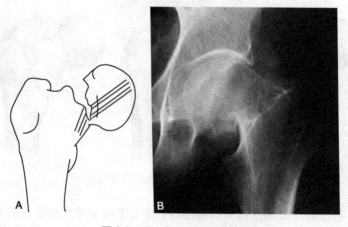

图 6-3-1-7　Garden Ⅲ型骨折

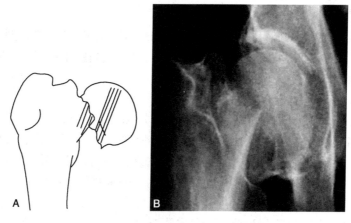

图 6-3-1-8 Garden Ⅳ型骨折

3. 按骨折线与水平线的夹角分型 股骨颈骨折的 Pauwels 分型就是根据骨折线与水平线夹角的大小来分的(图 6-3-1-9)。Ⅰ型:骨折线与水平线之间的夹角为 0°~30°;Ⅱ型:骨折线与水平线之间的夹角为 30°~50°;Ⅲ型:骨折线与水平线之间的夹角大于 50°。Pauwels 认为,夹角越大,即骨折线越接近垂直,骨折断端受到的剪切力越大,骨折越不稳定。因此,临床上又将 Pauwels Ⅰ型称为外展型,认为其稳定性相对较好,而将 Pauwels Ⅲ型称为内收型,认为其稳定性较差,Pauwels Ⅱ型的稳定性界于两者之间。

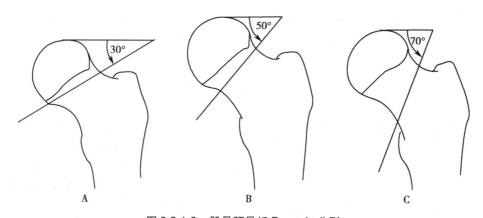

图 6-3-1-9 股骨颈骨折 Pauwels 分型
A. Ⅰ型 Pauwels 角<30°;B. Ⅱ型 30°<Pauwels 角<50°;C. Ⅲ型 Pauwels 角>50°

4. AO 分型 根据 Muller AO 分类,股骨颈骨折属于股骨近端骨折中的 B 型,具体分为:
(1) B1 型:头上型,骨折轻度移位。①嵌插,外翻≥15°;②嵌插,外翻<15°;③无嵌插。
(2) B2 型:经颈型。①经颈部基底;②颈中部,内收;③颈中部,剪切。
(3) B3 型:头下型,明显移位。①中度移位,内收外旋;②中度移位,垂直外旋;③明显移位。

二、治疗

治疗目标:尽可能恢复局部解剖结构,矫正患肢负重力线,消除或减少骨折端剪切应力,最大程度恢复患肢功能,预防股骨头坏死和骨折不愈合的发生。

（一）非手术治疗

股骨颈骨折治疗方案的制订要综合患者的年龄、健康状况、骨折的类型等诸多因素,选择最佳的治疗措施。一般股骨颈基底部骨折、稳定骨折,或高龄不能耐受手术治疗者,可选用非手术治疗方法。

1. 整复方法

（1）手法复位:适用于股骨颈基底部骨折伴有短缩外旋移位,可配合牵引复位固定等,无移位骨折则无需整复。患者取仰卧位,助手固定骨盆,术者一手握住患肢踝关节,另一手屈肘置于患肢腘窝部,使患肢缓慢屈膝屈髋至90°,逐渐用力向上拔伸牵引,以纠正短缩畸形,然后缓慢伸膝伸髋,同时内旋、外展髋关节,以纠正外旋移位。如短缩、外旋畸形消失,则表明复位成功。

（2）牵引复位:牵引复位分为骨牵引和皮肤牵引两种。骨牵引一般选择患肢股骨髁上或胫骨结节牵引,通过持续的牵引力可纠正短缩移位,并在一定程度上纠正外旋畸形,同时也起到固定制动的作用。对于无移位骨折,可以选择皮肤牵引维持固定。此外,也可借助牵引床快速复位后,再选择骨牵引或皮肤牵引的方法维持固定。

评价股骨颈骨折手法复位和牵引复位效果的标准为髋关节X线片显示:正位片可见股骨干上段内侧骨皮质线与股骨头内侧压力骨小梁轴线的夹角在160°~180°,<160°提示髋内翻,>180°提示髋外翻;侧位片可见股骨头轴线与股骨颈轴线约呈180°角,断端对接良好,当偏差大于20°时提示过度前倾或后倾。

2. 固定方法

（1）"丁字鞋"固定:适用于手法复位成功者和稳定骨折。患者患肢穿一鞋跟部带有横行木板的类似于"丁"字的鞋,保持患肢外展30°、膝关节略屈曲、足踝中立位卧床制动休息。一般需固定6~8周。

（2）牵引固定:牵引不仅可以纠正患肢外旋、短缩畸形,更能维持骨折复位后的稳定,防止再移位的发生。一般需牵引3~6个月。

3. 中医药治疗 股骨颈骨折患者非手术治疗期间应重视中药的运用。骨折稳定后早期可局部外敷消肿止痛药膏,晚期可应用中药外洗以舒筋活络。同时治疗期间可参照骨折三期辨证用药规律给予中药内服。治疗期间同时应处理好固定和功能的关系,固定期间应鼓励患者加强患侧髋关节周围肌肉力量的训练,避免出现严重的肌肉萎缩及相邻关节活动障碍,骨折愈合后应循序渐进加强患侧髋关节的功能康复。

中医药的合理应用对防治股骨颈骨折的两大并发症——股骨头坏死和骨折不愈合有着重要的意义。

（二）手术治疗

大多数股骨颈骨折的患者需要外科手术治疗,可获得更好的疗效。目前主要手术包括闭合复位内固定、切开复位内固定、人工髋关节置换术。

1. 闭合复位内固定术 获得良好的复位质量、骨折端的加压固定和稳定的内固定是股骨颈骨折手术治疗的关键。良好的复位质量是确保手术效果的先决条件,直接影响了术后股骨头的血运及骨性愈合质量。如术中复位效果差,则骨折断端的接触面积小,重新建立的血管生长受阻或减少,直接影响了股骨头的血液供应。常用的闭合复位内固定方法有多针、加压空心螺钉等。

目前,加压空心螺钉内固定术(图6-3-1-10)已成为股骨颈骨折内固定的首选术式。空心螺钉加压内固定治疗股骨颈骨折,骨折愈合率较高。但是空心钉固定只能在获得满意复位的情况下使用,如果不能获得满意的复位,提示应采取切开复位。

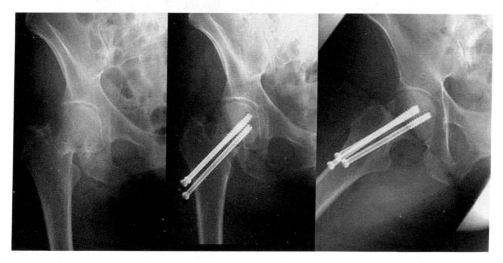

图6-3-1-10 股骨颈骨折加压空心钉固定

2. 切开复位内固定术 闭合复位失败或粉碎性股骨颈骨折的患者,则要进行切开复位内固定手术。现在常用术式有切开复位内固定加压螺钉技术、或动力髋螺钉(dynamic hip screw,DHS)内固定合并加压螺钉固定术等。

DHS钢板可为存在股骨颈后外侧粉碎性骨折,靠骨折端支持的患者提供可靠的支持。DHS钢板属于滑动螺钉加侧方钢板的一类,即动力髋系列。该钢板的特点是动静加压,并具有动力带的作用,对骨折端产生压力,使患者在早期功能锻炼时始终保持骨折断端的接触,有利于骨性愈合。但是此内固定方法抗旋转的能力差,因此在使用DHS钢板时往往联合使用加压螺钉进行内固定手术以防止旋转。

3. 人工髋关节置换术(图6-3-1-11) 人工髋关节置换包括半髋置换和全髋置换。半髋置换术有单极人工股骨头置换术和双极人工股骨头置换术两种。全髋置换术则有全髋骨水泥型和全髋生物型置换。选择实施内固定或关节置换术取决于骨折的类型和患者的年龄。有移位的股骨颈骨折患者(<65岁)应给予解剖复位、坚强内固定。移位较大或粉碎性的股骨颈骨折(>65岁),应首选髋关节置换术。

近年来,对于存在移位的老年股骨颈骨折患者,全髋关节置换是否优于半髋关节置换存在争议,因为以往很少对股骨颈骨折的患者实施全髋关节置换术。但是,人们发现全髋关节置换比半髋关节置换更具潜在优势,包括更高的功能结果评分、疼痛的减轻以及更低的再手术率。超过5年生存期的社区测距仪显示,全髋关节置换术可能是更理想的选择。

人工髋关节置换术属于创伤性较大的手术,由于股骨颈骨折患者多为老年人,并发股骨头坏死的概率大大增高,且常常合并多种内科疾病,身体情况不允许大的手术创伤,因此采用小切口的人工髋关节置换是理想选择。小切口多在10cm以内甚至更小,对患者创伤小,有利于恢复。

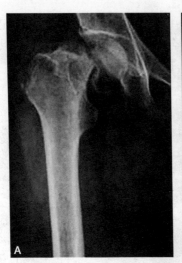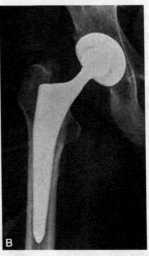

图 6-3-1-11　股骨颈骨折后髋关节置换

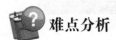

难点分析

　　治疗方案的选择(包括内固定材料的选择)、股骨头坏死和骨折不愈合的预防。股骨颈骨折根据患者的年龄、身体状况及骨折分型上的差异,选择最合理的治疗方案。青年无移位的股骨颈骨折患者,应考虑非手术治疗,有移位的则首选闭合复位内固定。老年骨质条件较差、移位较明显的股骨颈骨折患者,人工髋关节置换术是更理想的选择。此外,除了选择人工髋关节置换的患者,无论是选择非手术治疗、闭合复位内固定、切开复位内固定的患者,均存在股骨头坏死和骨折不愈合的风险,如何在术后最大程度降低这两种风险,是股骨颈骨折治疗的关键,也是至今无法解决的一个难题。

述　评

　　老年人多在骨质疏松症的基础上发生,外伤暴力可以较轻;而青年人多常由较大暴力引起。此类骨折的致残率和致死率均较高,已成为导致老年人生活质量下降或死亡的主要威胁之一。对老年人多选用关节置换术是目前国内外的共识,大多数老年人都合并有多科疾病,故围手术期风险的评估,术后的康复指导护理十分重要,否则术后效果不佳而未能达到疗效的最大化。中青年患者因其损伤暴力较大,发生股骨头坏死的概率较高,除了切开复位打钉外,还可以配合肌蒂或血管蒂骨瓣移植,以治疗或防止股骨头坏死。同时,治疗期间一定要加强患者的抗骨质疏松治疗,重视中药内服外用,另外要嘱咐患者合理膳食,均衡营养,保持健康心态和坚持康复锻炼。

第二节 膝关节周围骨折

股骨远端骨折

股骨远端骨折(fractures of distal femur)是指发生在股骨远端部位的骨折,包括髁上、髁与髁间骨折。股骨远端骨折多为高能量损伤,多见于交通事故、高处坠落伤。由于骨折部位邻近膝关节,创伤后会影响膝关节的功能,所以恢复膝关节功能是本骨折治疗的关键。

股骨远端外形粗大,呈"喇叭"状,主要由松质骨组成,远端向后下方膨出,分别形成股骨内、外髁。股骨外侧髁前后径较内侧髁大,其外侧面相对较平,股骨内侧髁后侧面较宽,从水平面观察股骨远端可见一梯形平面。股骨内外侧髁的前、下、后三面均有软骨覆盖,形成了光滑的关节面,两侧髁的前关节面相连形成的一个较浅的凹状面为髌面,与髌骨相接触。在股骨内外侧髁之间形成了一个髁间窝,膝关节交叉韧带就附着于此处。

一、诊断

(一)疾病诊断

1. 病史 15~50岁的年轻患者多系高能量损伤所致,如高处坠落、交通事故等。而50岁以上的患者多为低能量损伤所致,如摔倒等,且常合并严重的骨质疏松症,以女性多见。

2. 主要表现 股骨远端骨折的患者主要临床表现有股骨远端疼痛肿胀,膝关节功能严重受限,局部皮肤可见瘀斑,肿势较重时亦可见张力性水疱,骨折移位较大时膝关节呈明显畸形,纵轴叩击痛阳性,可闻及骨擦音。高能量损伤有时会并发严重血管神经损伤,可见患者足背动脉、胫后动脉搏动减弱或消失,小腿及足部的运动及感觉异常。

3. 诊断要点

(1)外伤史:年轻患者常有车祸或高处坠落等高能量损伤史,老年患者常有摔倒等病史。

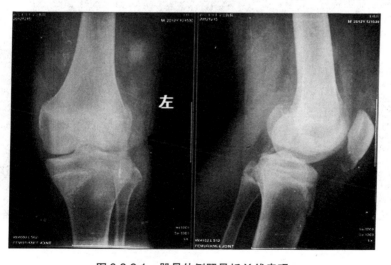

图6-3-2-1 股骨外侧髁骨折X线表现

（2）临床表现：外伤后股骨远端疼痛、畸形，肿胀明显，膝关节功能障碍，纵轴叩击痛阳性，可闻及骨擦音。

（3）影像学检查：股骨远端及膝部标准的正侧位 X 线检查有助于对骨折的初步判断（图 6-3-2-1），CT 检查（图 6-3-2-2）可以明确骨折块的大小、准确位置及移位情况，对骨折的精确分型及治疗方案的制订有着重要意义。对怀疑合并血管损伤的患者应立即进行彩色多普勒超声检查，必要时进行血管造影，以明确血管损伤的部位。

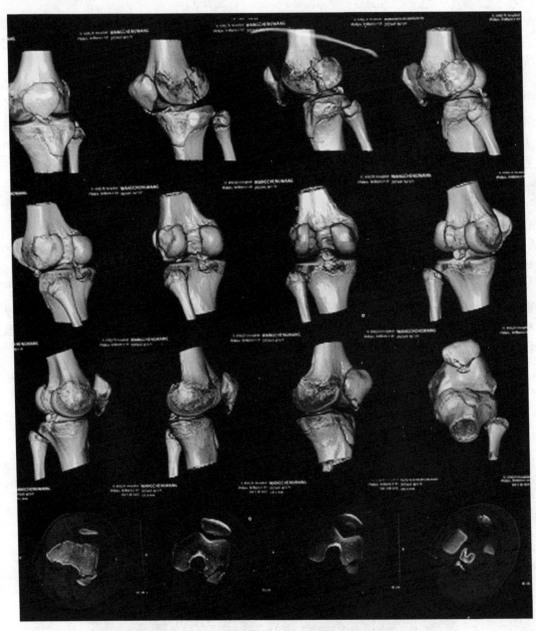

图 6-3-2-2 股骨外侧髁骨折 CT 平扫及三维重建

4. 辅助检查 影像学检查对股骨远端骨折的诊断和治疗尤为重要,标准的正侧位 X 线检查常作为常规检查,对于较复杂的骨折常需要借助 CT 平扫及三维重建来明确骨折具体情况,MRI 检查有助于判断局部韧带及软组织损伤的情况,彩色多普勒超声检查及血管造影检查对合并血管损伤的患者有着重要意义。

（二）分型与表现

Muller 等在 AO/OTA 分类中加以扩展的股骨远端骨折的分类方法对于此类骨折的治疗和预后有着较大的指导意义。该分类方法以骨折的部位及类型为基础,包括膝部股骨内外上髁间的所有骨折(图 6-3-2-3)。

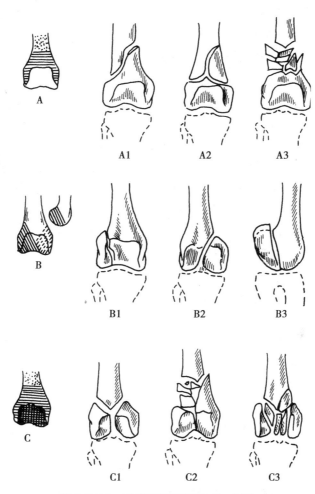

图 6-3-2-3 股骨远端骨折 Muller 分型

A 型:关节外骨折。累及远端股骨干并伴有不同程度粉碎的骨折,有 3 种亚型。A1:简单两部分骨折;A2:干骺端楔形骨折;A3:干骺端粉碎骨折。

B 型:部分关节骨折。B1:外髁矢状面劈裂骨折;B2:内髁矢状面劈裂骨折;B3:股骨髁冠状面骨折。

C 型:完全关节骨折。C1:髁间 T 形和 Y 形骨折;C2:髁上粉碎伴髁间骨折;C3:髁间、髁上均粉碎骨折。

二、治疗

治疗目标:重建关节面结构,恢复股骨远端轴向力线,矫正旋转畸形,恢复股骨髁与股骨干之间的稳定性,修复血管、韧带、神经损伤,最大程度恢复患肢功能。

(一) 非手术治疗

对于无移位的股骨髁上骨折、髁间骨折,可以采用带轴可活动的股骨远段夹板或支具超膝关节固定,固定时间为6~8周,而有移位的骨折可采用骨牵引结合手法整复、夹板固定治疗。对于难以通过牵引和手法整复等方法获得满意复位,或合并血管神经损伤的股骨髁上骨折,应当选择切开复位内固定。

1. 股骨髁上骨折的整复和固定 由于骨折受肌肉牵拉影响较大,骨折断端的移位很难纠正,且手法整复后发生再移位的概率较大,因此临床上常把骨牵引和手法整复结合起来,有利于获得良好的复位,同时防止了再移位的发生。按照骨折移位的方向可将股骨髁上骨折分为屈曲型和伸直型两种。

(1) 屈曲型股骨髁上骨折整复时,患者仰卧,将膝关节屈曲90°,助手手握患者小腿垂直向下持续牵引,术者双手紧握于患者腘窝处沿股骨干轴向牵引,以纠正重叠、成角移位,然后再将双手置于骨折断端两侧,通过挤压纠正侧方移位,获得满意的复位后给予不超膝关节的股骨远段夹板固定,并行股骨髁上骨牵引,以防止骨折再移位。

(2) 伸直型股骨髁上骨折整复时,患者仰卧,将膝关节屈曲20°~30°,两助手分别握住大腿的中下段和小腿近段,持续对抗牵引,术者一手将近端向前上提托,另一手向后按压骨折的远端,纠正前后移位后,握住小腿的助手逐渐使膝关节屈曲至90°~110°,获得满意的复位后给予不超膝关节的股骨远段夹板固定,并结合胫骨结节骨牵引防止再移位的发生。

2. 股骨髁骨折和股骨髁间骨折的整复和固定 股骨髁骨折和股骨髁间骨折整复方法基本相同,患者仰卧,膝关节屈曲40°~50°,无菌操作下膝关节穿刺抽尽积血,必要时给予血肿内麻醉,一助手双手握住大腿中下段,另一助手双手握住小腿中上段,术者两手掌相对置于股骨髁两侧,同时向中心挤压,两助手徐徐用力对抗牵引,注意牵引时不可用力过猛,以免加重损伤或加重移位。获得满意复位后,给予超膝关节夹板固定结合胫骨结节骨牵引以防止再移位的发生。

(二) 手术治疗

1. 股骨髁上骨折(AO分型A型)的手术治疗 大部分股骨髁上骨折可采用钢板螺钉或交锁髓内钉技术切开复位内固定(图6-3-2-4,图6-3-2-5)。治疗股骨髁上骨折的钢板螺钉技术经历了从最开始的角钢板到动力性髁螺钉,再发展到股骨远端锁定钢板。近年来,微创内固定系统(LISS)钢板采用锁定螺钉和经皮固定的技术受到广泛推崇,其最大特点就是创伤小、无需剥离软组织、操作简单,具有较高的介于坚强内固定和髓内钉之间的弹性形变。但是相比其他钢板螺钉系统,治疗股骨髁上骨折,股骨远端锁定钢板的总体治疗效果更理想,临床上应运的也更多一些。

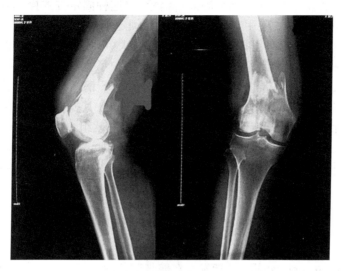

图 6-3-2-4　股骨髁上骨折术前 X 线片

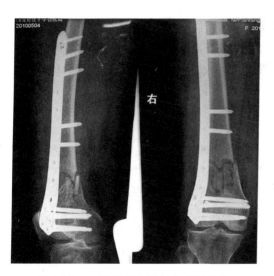

图 6-3-2-5　股骨髁上骨折术后 X 线片

最近应用髓内钉治疗股骨远端骨折逐渐受到重视,与钢板螺钉系统相比,髓内固定是更接近"生物学"的固定方式,它是承载负荷而不是遮挡负荷的内固定物。股骨髁上骨折可选用顺行髓内钉和经髁间窝逆行髓内钉两种方式。股骨髁上骨折合并向股骨干广泛延伸者,更适合选择顺行髓内钉结合髓内钉阻挡螺钉技术固定。而对于肥胖患者、位于髋关节假体下方或髁间窝开放设计的假体上方的股骨髁上骨折,更适合应用逆行髓内钉固定。

此外,严重的开放性骨折,特别是合并血管神经损伤者,可选用外固定架作为暂时性或最终的固定方法。

2. 股骨髁骨折(AO 分型 B 型)的手术治疗　股骨髁骨折约 1/3 的患者伴有同侧肢体的其他损伤,检查时必须仔细,膝关节正侧位、髌骨切线位以及轴位的 X 线检查可以准确诊断是否合并膝关节其他损伤及后髁的冠状骨折,必要时行 CT 扫描及三维重建以便更精确了解骨折的情况。无移位骨折可采取非手术治疗,但必须密切监测骨折是否再移位。有移位的骨折需手术固定,以防止出现轴向对线不良、创伤后关节炎、膝关节僵硬及膝关节不稳等并发症。一些移位较轻的骨折可采用闭合复位和固定。通常为获得骨折的解剖复位而选择切开复位。骨质情况好的患者,应用 6.5mm 的骨松质拉力螺钉可提供足够的固定,允许术后数天内开始活动。骨质疏松的患者,可能需要采用 T 形支撑钢板规定,以防止髁向近侧移位。

3. 股骨髁间骨折(AO 分型 C 型)的手术治疗　股骨髁间骨折外科治疗的原则:①关节面解剖复位;②稳定牢靠的内固定;③固定允许膝关节早期主动活动;④局部皮肤和软组织条件良好。

股骨髁间骨折早些时候常选用95°髁部角钢板,但这种固定方式操作较为困难,对术者要求较高,现在临床已经很少使用。近年来,股骨髁锁定钢板已被广泛用于股骨髁及髁间骨折,这种钢板具有贴附好、与骨膜接触面积小、把持力大、可提供角度稳定性等优点,类似于一个内固定支架,提高骨折固定稳定性的同时,有效保护了骨膜血运,有利于骨折愈合。随着微创理念的深入,LISS 更符合现今的潮流和趋势。LISS 钢板与股骨髁锁定钢板相比,亦具有成角固定作用,且其自钻螺钉可以提供更可靠的固定,其操作时不需要暴露骨折区域,直接经皮插入接骨板并完成锁定螺丝钉的固定,使手术对软组织的损伤降低到最低程度,减少了伤口的并发症与感染率,体现了微创外科技术的原则,是治疗股骨髁间骨折的理想选择,尤其对骨质疏松患者和假体周围骨折的固定更有其独特优势。

髌 骨 骨 折

髌骨骨折(fractures of patella)是指发生在髌骨部位的骨折,占全部骨折损伤的 10%,多由直接及间接暴力所致。髌骨是膝关节的重要构成部分,故严重的髌骨骨折会影响伸膝装置连续性丧失及潜在的髌股关节失配。

髌骨是人体内最大的籽骨,包埋于股四头肌肌腱内,底朝上,尖朝下,是股四头肌伸膝作用的主要支点,与股骨髁上部构成髌股关节,起到保护膝关节的作用。股四头肌肌腱沿髌骨的前方向下形成髌韧带,止于胫骨结节上,其两侧为髌旁腱膜,是膝关节的重要支持带。

一、诊断

(一) 疾病的诊断

1. 病史 髌骨骨折患者多有直接暴力损伤史,如摔倒时跪地或膝关节前侧受到直接打击。而间接暴力所致的髌骨骨折患者,多由股四头肌强力收缩导致。

2. 主要表现 膝部皮肤擦伤,皮下瘀斑,局部疼痛肿胀,关节腔内大量积血,膝关节不能自主伸直,骨折移位较大时可经皮肤触及骨折裂隙。

3. 诊断要点 髌骨骨折属关节内骨折,位置表浅,骨折后的症状和体征都比较明显。

(1) 外伤史:摔倒时跪姿着地或髌骨受到撞击等。髌骨撕脱性骨折多有膝关节半屈曲位时股四头肌强力收缩史。

(2) 临床表现:膝关节周围肿胀、疼痛,局部皮肤擦伤,皮下有瘀斑,关节腔内积血,压痛明显,膝关节自主伸直功能不同程度受限。

(3) 影像学检查:X 线检查见髌骨的完整性或连续性遭到破坏(图 6-3-2-6),即可确诊。

4. 辅助检查 髌骨骨折的影像学检查常用的是标准体位下的膝关节正侧位 X 线片,侧位片应包含胫骨近端,有助于排除胫骨结节处的髌韧带撕脱骨折。对可疑的髌骨纵行或边缘骨折,应行髌骨轴位 X 线检查以明确诊断。必要时可行 CT 检查,MRI 检查有助于诊断髌骨软骨缺损和韧带损伤。

(二) 分型与表现

按照 AO 分型,根据髌骨骨折的形态分为 A、B、C 3 型(图 6-3-2-7)。A 型:关节外骨折,伸膝装置撕裂,如髌骨下极骨折;B 型:部分关节内骨折,伸膝装置完整,如髌骨纵行骨折;C 型:完全关节内骨折,伸膝装置断裂。

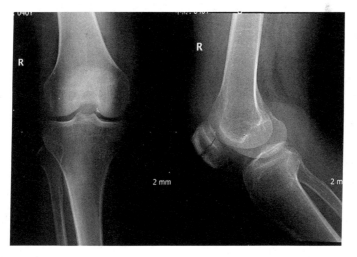

图 6-3-2-6 髌骨骨折

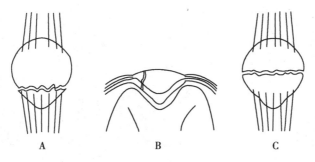

图 6-3-2-7 髌骨骨折 AO 分型

按照 Rockwood 分型(图 6-3-2-8),依据骨折片的形态,分为 7 型:Ⅰ型:无移位骨折;Ⅱ型:横断骨折;Ⅲ型:下部或下极骨折;Ⅳ型:无移位的粉碎骨折;Ⅴ型:移位的粉碎骨折;Ⅵ型:垂直骨折;Ⅶ型:骨软骨骨折。

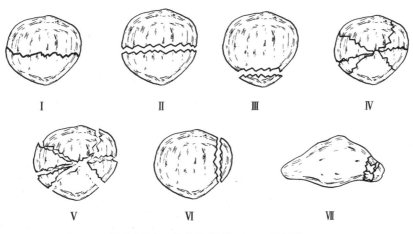

图 6-3-2-8 髌骨骨折 Rockwood 分型

二、治疗

治疗目标:对髌骨骨折的治疗,应最大限度恢复其关节面的形态,解剖复位,保持关节面平滑,并给予较牢固固定,早期活动膝关节,恢复伸膝装置功能,防止创伤性关节炎的发生。

(一) 非手术治疗

1. 石膏托或管型外固定术 此方法适用于无移位髌骨骨折,不需手法复位,抽出关节积血,包扎,用长腿石膏托或管型固定患肢于伸直位 3 ~ 4 周。在此期间,练习股四头肌收缩,去除石膏托后练习膝关节伸屈活动。对于存在膝关节明显积血的患者,一定要及时抽出关节积血,以防膝关节感染。

2. 中医药治疗 中药治疗早期可用活血化瘀、消肿止痛制剂,如消肿止痛散、金黄散、三七散、活血接骨膏等;中晚期宜用温经通络、化瘀止痛、续筋接骨之剂,如百草伤膏等,也可采用中药汤剂熏洗局部以舒筋通络,如用川芎行气洗剂、海桐皮汤、舒筋活络洗剂、四肢损伤洗方等。

(二) 手术治疗

1. 张力带钢丝内固定术(图 6-3-2-9)

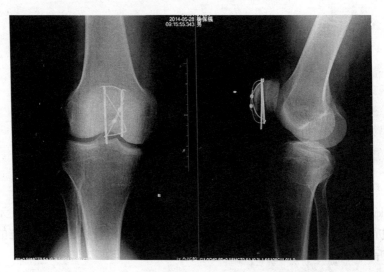

图 6-3-2-9 髌骨骨折张力带钢丝内固定术

(1) 适应证:①髌骨横骨折及下极横骨折;②能复位的髌骨粉碎性骨折及下极粉碎骨折。

(2) 手术方法:髌前正中切口,显露骨折线,清除关节腔积血,将翻入的骨膜及髌前组织复回髌骨表面。在屈膝 10°位下对横行骨折自远折端骨折面,逆行穿入 2 根直径 1.5cm 的克氏针,正位上 2 针各在中 1/3 和侧 1/3 交界处,在侧位针穿过髌骨前后径中点,针自髌腱两侧穿出,至针尾与骨折面相平行时,将髌骨骨折复位,用 2 把特制大巾钳在髌骨两侧上下夹持,暂时固定。

手指通过扩张部裂隙,伸入关节腔内触摸关节面平整后,把克氏针穿入近折端,自股四头肌穿出,剪断针尾,使针在髌骨上下极各露出 0.5cm,于上极将针端折弯成 90°,然后将弯自前向后转 180°,靠近髌骨上缘骨皮质,以防针向下滑出。用 18 号钢丝"8"字缠绕于两针之间。缝合髌前组织及扩张部,在手术台上屈膝 90°,检查固定效果。

对粉碎性骨折,不切开股四头肌腱在髌骨表面的延续部,以免骨折块分离。将粉碎骨折块复位用克氏针临时贯穿固定,使粉碎骨折变成上下两大块,再用上述固定方法固定,此时可拔除临时固定针,如估计拔出后碎块不稳定,也可保留该针。

（3）术后处理:不用外固定,术后第 2 天练习股四头肌收缩。练习屈膝时间:髌骨横行骨折及下极骨折在术后 3 ~ 5 天,粉碎性骨折在术后 1 ~ 2 周。多数骨折病例在术后 2 周能屈膝 90°并下地行走。

2. 髌骨部分切除术　对髌骨上端或下端粉碎性骨折可用该方法。

（1）手术要点:切除小骨块或碎骨块,保留上端较大骨折块并修整,髌韧带在贴紧软骨面处钻 3 个骨洞,以备缝合附丽髌韧带。用 7 号丝线穿过髌韧带全层,并通过 3 个骨洞结扎缝合线。用丝线褥式重叠缝合修复股四头肌腱膜及两侧扩展部。缝合时保持膝关节完全伸直。

（2）术后处理:用大量敷料包扎,长腿石膏托伸直位固定 3 周,去除石膏后不负重练习关节活动。6 周后扶拐渐进负重行走,并加强关节活动度及股四头肌肌力锻炼。

3. 髌骨全切除　适用于不能复位、不能部分切除的严重粉碎性骨折。切除粉碎骨折块时应尽量保护其骨膜及股四头肌腱膜。切除后缝合撕裂的扩张部及关节囊,使其恢复到正常松紧度。然后将股四头肌肌腱下拉与髌腱缝合,不能直接缝合者,可用股四头肌肌腱翻转修补缝合。在股四头肌肌腱上做倒"V"形切口,把切下的腱膜下翻,修补切除髌骨后新形成的缺损。也可用股外侧肌及股四头肌肌腱的外侧部的腱膜瓣向下翻转修补切除髌骨后的缺损。术后石膏托固定 4 周,练习膝伸屈活动。

胫骨平台骨折

胫骨平台骨折(fracture of tibial piateau)属于关节内骨折,可由交通事故、严重撞击伤所致,或运动伤、坠落伤及其他轻度暴力伤也可造成此类型骨折,亦发生于老年骨质疏松患者。根据膝关节所受暴力的类型和损伤机制的差异,对造成的骨折类型及移位与治疗预后关系密切;充分认识损伤机制、详细评估其损伤情况,对选择合适的治疗方案十分重要。

年轻人多由高能量损伤(如交通伤、高处坠落伤为主)所致。老年人多因存在着骨质疏松,可由一个普通的摔伤就能引起本骨折。多数骨折由内外翻和轴向的应力引致。严重的平台骨折可有合并伤,如半月板损伤、韧带损伤、神经血管损伤、骨-筋膜室综合征、深静脉血栓、软组织挫伤或挤压伤、或开放伤,会给治疗带来困难与影响预后。因此,准确判断骨折类型和评估软组织损伤程度对制订治疗方案是十分重要的。

胫骨与股骨远端接触的面为胫骨平台。胫骨平台是膝关节的重要负荷结构。胫骨平台内外侧分别为内、外侧副韧带,中央为胫骨粗隆,其上有交叉韧带附着。胫骨外侧平台相对内侧较小,从前向后、从外向内是凸起的,而内侧平台相对较大,从前向后、从内向外是凹陷的。胫骨外侧平台较内侧高而凸起,这个特点有助于 X 线侧位片上内外侧平台的鉴别,手术从外侧向内侧置钉时需要特别注意。胫骨平台从前向后约有 10°的倾斜,从前向后置钉固定时应避免突破进入关节后侧面。

一、诊断

（一）疾病诊断

1. 病史　胫骨平台骨折主要由侧方暴力和轴向暴力所致,患者多有膝关节侧方被撞击或高处坠落史,年轻患者常为高能量损伤所致,老年骨质疏松患者可由微小暴力导致。

2. 主要表现　膝关节肿胀疼痛，主、被动活动均受限，关节腔内积血，浮髌试验阳性，局部皮肤可见张力性水疱，肿势较重时可有骨-筋膜室综合征表现；合并内外侧副韧带损伤或交叉韧带损伤时，侧方应力试验、抽屉试验呈阳性；合并动脉血管损伤时，可见腘动脉、足背动脉搏动减弱或消失；若有神经损伤，可表现为相应区域皮肤感觉减弱或消失，运动功能障碍。

3. 诊断要点　根据上述胫骨平台骨折的主要临床表现，结合膝关节前后位、侧位及双斜位 X 线检查，即可确诊。

4. 辅助检查　膝关节正侧位 X 线片可显示大部分胫骨平台骨折，平台压缩的位置和程度在斜位片上最清楚，内侧斜位常用来观察外侧平台，外侧斜位常用来观察内侧平台。高能量损伤所致骨折 X 线片图像多为重叠的，理论上牵引下拍片可以得到清晰的图像，并可同时检查膝关节韧带完整与否，但由于牵引下造成的疼痛等原因，目前已被 CT 及 MRI 检查替代。CT 三维重建能更准确描述胫骨平台塌陷的位置和深度，对手术治疗有着重要的指导意义。此外，必要时可行 MRI 检查，以进一步明确软骨、半月板及膝关节周围韧带的损伤情况。

（二）分型与表现

1. AO 分型　内容详尽，对积累资料、决定治疗方案有帮助。胫骨平台骨折 AO 分型（图 6-3-2-10）如下：

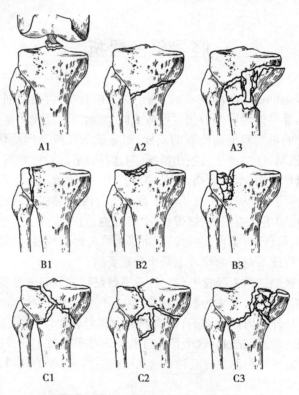

图 6-3-2-10　胫骨平台骨折 AO 分型

A:关节外骨折（A1:关节外骨折、撕脱性骨折；A2:关节外骨折、干骺端简单骨折；A3:关节外骨折、干骺端粉碎骨折）　B:部分关节内骨折（B1:简单劈裂骨折；B2:简单压缩性骨折；B3:劈裂压缩骨折）　C:完全关节内骨折（C1:关节简单骨折、干骺端简单骨折；C2:关节简单骨折、干骺端粉碎骨折；C3:粉碎骨折）

2. Schatzker 分型 是目前胫骨平台骨折最常用的分型(图 6-3-2-11)。该分型反映了胫骨平台骨折的局部特点,并指出了每型骨折的解决方案。

Ⅰ型:单纯外侧平台劈裂骨折,典型的楔形非粉碎性骨折块向外下劈裂移位。此型骨折常见于无骨质疏松的年轻患者。

Ⅱ型:外侧平台劈裂合并凹陷骨折,侧方楔形骨块劈裂分离,并有关节面向下压缩陷入干骺端。此型骨折最常见于老年患者。

Ⅲ型:单纯外侧平台中央压缩骨折,关节面被压缩陷入平台,外侧皮质完整,易发生于骨质疏松者。

Ⅳ型:内髁骨折,此型骨折可以是单纯的楔形劈裂或是粉碎和压缩骨折,常累及胫骨棘。

Ⅴ型:双髁骨折,两侧胫骨平台劈裂,特征是干骺端与骨干仍保持连续性。

Ⅵ型:伴有干骺端与骨干分离的平台骨折,除单髁、双髁及关节面骨折外,还存在胫骨近端横形或斜形骨折。

Ⅳ型、Ⅴ型和Ⅵ型骨折常合并神经、血管损伤,尤须注意。

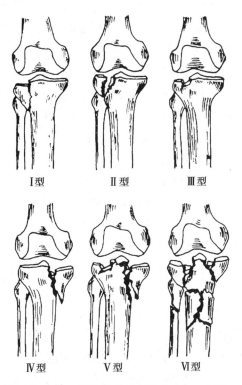

图 6-3-2-11 胫骨平台骨折 Schatzker 分型

Schatzker Ⅰ型、Ⅱ型、Ⅲ型胫骨平台骨折多由低能量损伤所致,治疗上常采用螺钉支撑钢板进行固定或进行植骨;Ⅳ型、Ⅴ型、Ⅵ型多由高能量损伤所致,骨折移位明显,关节面受损严重,往往合并不同程度的软组织损伤,需进行坚强内固定或进行植骨,有时还要配合外固定。Schatzker 分型作为胫骨平台骨折的经典分型方法,对其治疗具有较强的指导意义。

3. 三柱分型 胫骨平台骨折的三柱分型(图 6-3-2-12)能明确判断骨折位置和形态,指导胫骨平台骨折的临床诊断和治疗。三柱分型取胫骨平台俯面观,A 点为胫骨结节,B 点为胫骨平台内侧嵴,C 点为腓骨头前缘,O 点为胫骨棘连线中点。胫骨平台被 OA、OB、OC 3 条线分割为 3 个部分,分别定义为外侧柱、内侧柱及后侧柱。三柱固定理论强调胫骨平台每一柱均需坚强固定,对二柱或三柱骨折可采用联合入路进行手术,尤其对合并内侧平台或后髁骨折的胫骨平台复杂骨折,通过直接切开复位和螺钉垂直内固定,可达到解剖复位、坚强内固定及早期功能锻炼的目的,能满足手术治疗胫骨平台骨折的基本要求。

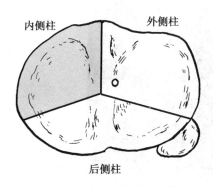

图 6-3-2-12 胫骨平台骨折三柱分型

二、治疗

治疗目标:胫骨平台骨折属关节内骨折,应遵循关节内骨折的治疗原则。其治疗目标为恢复关节面的解剖结构和干骺端骨折的长度、力线,矫正旋转移位,修复韧带、半月板、血管、神经等软组织损伤,争取早期功能活动,最大程度恢复膝关节功能。

(一)非手术治疗

胫骨平台骨折属关节内骨折,一般条件允许时应采用手术治疗。临床上对于无移位和内外翻稳定(小于5°)的胫骨平台骨折,有手术指征而全身情况差,不能耐受手术者,可采用非手术治疗,在骨牵引下早期活动关节,然后带轴可活动支具固定至少6周。

(二)手术治疗

任何导致关节不稳定的胫骨平台骨折都需要手术治疗,只有通过手术才能恢复关节面的平整。关节骨折块复位和稳定的固定是关节软骨再生的条件。现在的治疗观念是多元化(注重关节面的平整、关节的稳定性、下肢力线的恢复、软组织的保护、骨折的个体治疗/关节镜的辅助作用)。

手术适应证:开放性骨折、血管神经损伤、骨-筋膜室综合征、大多数高能量损伤、包含内侧髁的骨折、骨折塌陷2~5mm以上、内外翻不稳定(5°~10°)。

1. 切开复位内固定术　切开复位内固定术是治疗胫骨平台骨折的主要手段(图6-3-2-13,图6-3-2-14)。内固定手术的目的不仅是骨折复位、恢复膝关节力线,更重要的是恢复膝关节功能。因此在骨折得到牢固固定以确保愈合的同时,应尽量解剖复位胫骨平台关节面,以允许肢体进行早期、无痛、主动活动,减少骨折并发症的发生。

传统的钢板内固定手术主要强调骨折固定的稳定性,骨生物学因素通常被忽视,体现在手术切口大、暴露范围广、骨折端血供破坏严重。与所谓传统的坚强内固定原则不同,微创经皮钢板内固定(MIPPO)技术的核心原则在于保护骨折愈合的生物学环境,尤其是保护骨折断端周围血供。MIPPO技术以"内固定支架"概念,利用肌腱复位作用及间接复位技术进

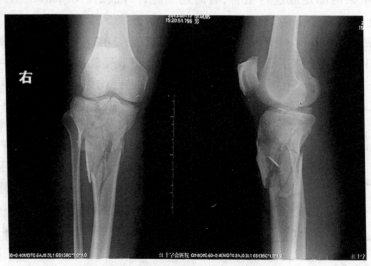

图6-3-2-13　胫骨平台骨折术前X线片

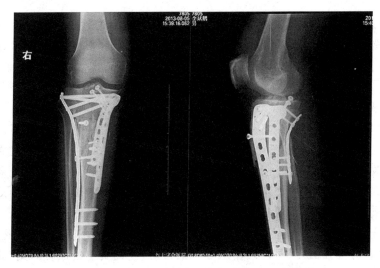

图6-3-2-14　胫骨平台骨折切开复位内固定术后

行骨折复位,用普通或特殊设计钢板对骨折进行桥接固定。其优点是可最大限度保留骨折处血供,促进骨折愈合,减少感染和再骨折危险。

2. 外支架固定技术　适用于骨折伴有开放性伤口、软组织损伤的患者,以及双髁骨折和多节段骨折或局部软组织严重损伤的患者。外固定可以减少对软组织的干扰并能够提供确实的支撑。使用过膝关节的外固定架固定6~8周,然后使用铰链支架固定并配以积极的物理治疗以保持关节活动能力。也可使用关节周围环形固定使关节早期开始活动。关节面骨折的固定可使用经皮松质骨螺钉。外固定钢针应置于关节面下10~14mm处,预防进入关节导致感染。

3. 胫骨成形术　衰竭骨折(insufficiency fracture)指发生于骨质疏松基础上的应力性骨折,是一种特殊类型的隐形骨折。由于存在骨质疏松、骨骼弹性抵抗力减弱,轻微外力甚至日常活动即可导致衰竭骨折。患者多无明确的外伤史,胫骨平台为松质骨,且为身体承重区,同时易受扭曲力作用,因此较容易发生衰竭骨折。球囊扩张胫骨成形术源于经皮椎体后凸成形术,也是基于胫骨成形术的进一步创造。球囊扩张胫骨成形术在治疗胫骨平台压缩性骨折方面已显示独特优势。

4. 关节镜配合应用的内固定术　胫骨平台骨折常伴有半月板、交叉韧带、软骨损伤,骨折复位固定时必须同时修复软组织损伤。传统的开放式手术对软组织破坏严重、创伤大、术后感染、关节僵硬等并发症发生率高。与传统的开放式手术相比,关节镜辅助下复位胫骨平台骨折、修复软组织损伤有更加确切的治疗效果,是非常有效且安全的方法,值得临床大力推广应用。

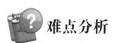
难点分析

股骨远端骨折多为高能量损伤所致的复杂骨折,如何准确诊断分型并选择最佳固定方式是治疗本病的关键,对日后骨折的愈合和膝关节的功能恢复有着至关重要的意义。股骨远端骨折选择固定方式时应避免跨膝关节固定,使患者能够在早期被动或主动进行适当科学的功能锻炼。

髌骨骨折是骨科医师常常遇到的常见骨折,治疗及康复的过程往往由于功能锻炼不及时、锻炼太过或锻炼方法不当,容易造成比较严重的后果,如创伤性关节炎,术后锻炼不及时导致关节僵硬、强直,内植物退出、松动或断裂,严重者可导致二次骨折。因此,如何积极预防和减少骨折术后的各种并发症,尽最大努力恢复患者的关节生理功能,是每位骨科医师都必须重视的问题。

膝关节半月板、侧副韧带及交叉韧带损伤在胫骨平台骨折中发生率较高,而交叉韧带、侧副韧带的损伤是导致膝关节不稳的重要因素。胫骨平台骨折手术治疗一直在追求最坚强内固定术式、最保护软组织的外固定方式、最微创手术入路,并不断取得新进展。胫骨平台骨折术后复位差、关节面不平整以及内外翻畸形所致负重轴线改变,不仅可引起创伤性骨关节炎,也常造成后期膝关节不稳定,而关节稳定性愈差,后期骨关节炎发展也愈迅速、愈严重。因此,综合考虑胫骨平台骨折类型、软组织条件及患者全身状况,选择合适的治疗方案,使骨折解剖复位并坚强固定,同时强调术后早期活动、晚期负重的康复原则,是获得满意预后的必要条件。

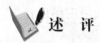 述　评

股骨远端骨折在治疗上比较棘手,不稳定的粉碎性骨折,易致畸形愈合、不愈合及膝关节功能受限。临床大多需行手术切开复位内固定,术中应强调解剖复位,根据骨折形态,移位情况及稳定程度选择合理的内固定。治疗期间要重视中药内服外用,加强早期关节功能锻炼。

在伸膝活动中,髌骨通过杠杆作用能使股四头肌力量提高约30%,尤其在伸直膝关节的最后10°~15°时,其作用更明显。严重有髌骨骨折处理不当,将会影响膝关节功能。在手术中,应尽量保存髌骨的完整,不主张因粉碎严重(开放骨折除外)进行髌骨切除。髌骨与股骨内外髁的前方形成髌股关节,髌骨骨折后应尽量恢复关节面的平整,以减少创伤性髌股关节炎的发生。

胫骨平台骨折常区分是高能量损伤,还是低能量损伤,对治疗方法的选择与预后关系重大。高能量损伤多见于青年人,膝关节周围损伤严重并发症多,功能恢复慢、预后差,治疗在重视骨块关节面复位的同时要修复膝关节相应损伤的结构,最大限度恢复膝关节功能是目标;对老年骨质疏松者,多选择非手术或微创治疗,术后要强调早练功,动静结合。

第三节　踝关节骨折脱位

踝关节骨折脱位(fracture and dislocation of ankle joint)是创伤骨科常见的骨折脱位之一。近年来,踝关节骨折的发生率有明显上升的趋势,而且还发现踝关节骨折的发生率与年龄、性别因素有关,如老年女性易于发生踝关节骨折脱位。踝关节结构较为复杂,生理功能灵活度高,负重量较大,在出现骨折时常会累及关节面,或伴有附近肌腱、软骨与韧带的损伤,治疗效果不理想者,往往并发创伤性关节炎。

踝关节的骨性结构由胫骨远端关节面穹隆部、内外踝和距骨组成,主要包括距骨体马鞍形顶与胫骨远端关节面构成的关节和下胫腓间的关节,另外距骨体两侧的关节面还与相应

的内、外踝构成关节。关节囊附着于两关节面的周围,其两侧由韧带加强,周围被有皮肤、筋膜及其结构和肌腱,血管神经通行期间。踝关节的韧带结构主要包括下胫腓复合体及内外侧副韧带系统3个部分。下胫腓骨复合体包括下胫腓前韧带、下胫腓后韧带和骨间韧带。临床中下胫腓联合后方的损伤多表现为胫骨后结节的撕脱骨折,而前方的损伤通常为下胫腓前韧带的撕裂。外侧副韧带由距腓前韧带、距腓韧带及距腓后韧带组成,其中距腓前韧带比较薄弱、在踝内翻损伤时常易伤及。

目前,对踝关节骨折脱位的治疗十分重视软组织治疗的重要性,以及"生物固定"概念:包括间接复位技术、有限切开内固定、外固定结合治疗闭合和开放的踝关节骨折脱位。

一、诊断

(一) 疾病诊断

1. 病史　有明确的踝部损伤史,且多由间接暴力引起,如外翻、内翻或外旋等,根据暴力作用的大小、方向和受伤时足的位置而产生不同类型和程度的骨折。

2. 主要症状　局部肿胀、压痛和功能障碍是踝关节骨折的主要临床表现。

3. 诊断要点　诊断时,首先应根据外伤史和临床症状以及 X 线片显示的骨折类型,分析造成损伤的机制。

4. 辅助检查　踝关节骨折的 X 线片检查应包括3个方面——前后位、侧位、内旋20°的前后位(踝穴位)。腓骨短缩最易在踝穴位上发现,如果胫骨关节面软骨下骨和外踝的软骨下骨的连线处出现台阶,即表明腓骨有短缩。距骨和胫骨关节面的间隙应与内踝和距骨内侧关节面间隙相同。内侧间隙增大反映踝穴的移位。侧位片可反映腓骨骨折的形态以及距骨向前或向后的移位。应力下摄片需对患者进行麻醉且应与对侧比较。当骨折较粉碎或合并有后踝骨折时,CT 扫描可以清晰显示骨块的大小和准确位置。此外,踝关节骨折多合并韧带损伤,必要时可行踝关节 MRI 检查,以明确诊断。

(二) 分型与表现

踝部骨折,由于外力作用方向、作用力的大小和受伤时肢体的姿势不同,可造成各种不同类型的骨折。

1. Lauge-Hansen 分型(图 6-3-3-1)　1942 年,Lauge-Hansen 根据受伤时足所处的位置及外力的作用方向把踝关节骨折分成5类。

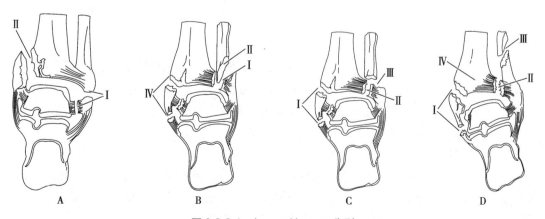

A　　　　　　　B　　　　　　　C　　　　　　　D

图 6-3-3-1　Lauge-Hansen 分型

A. 旋后-内收型(supination-adductiontype,SA):足处旋后位,外力使距骨内收,使外踝骨折或外侧副韧带损伤,骨折一般为横行,低于下胫腓联合,所以下胫腓关节一般为稳定的,这是Ⅰ度;若暴力进一步作用,则使内踝产生骨折为Ⅱ度。

B. 旋后-外旋型(supination-eversiontype,SE):足处旋后位,距骨受暴力外旋,使下胫腓前韧带撕裂或撕脱骨折,为Ⅰ度;进一步使外踝螺旋形骨折为Ⅱ度;若进一步损伤下胫腓韧带或后踝者为Ⅲ度;而当内踝骨折或三角韧带损伤则为Ⅳ度。

C. 旋前-外展型(pronation-abductiontype,PA):足处旋前位,距骨外展,首先造成三角韧带损伤或内踝骨折,一般为横行,为Ⅰ度;进一步暴力使下胫腓韧带损伤引起下胫腓关节分离或后踝骨折为Ⅱ度;当外展应力直接使外踝发生骨折时则为Ⅲ度。

D. 旋前-外旋型(pronatton-eversiontype,PE):足在旋前位,距骨外旋,造成三角韧带损伤或内踝骨折,此为Ⅰ度;进一步暴力使前胫腓韧带和骨间韧带撕裂,造成下胫腓关节部分分离,此为Ⅱ度;再进一步旋转腓骨造成高位腓骨螺旋形骨折为Ⅲ度;若再进一步后胫腓韧带亦被撕裂造成下胫腓关节充分分离或发生后踝骨折为Ⅳ度。

2. Danis-Weber 分型(图 6-3-3-2) Danis(1949)、Weber(1972)为了适应 AO 学派的手术治疗,将踝关节骨折分为 A、B、C 3 型,分类基础是腓骨骨折的位置相对于胫骨关节面顶部的关系。

A 型:主要为旋后内收应力引起,外踝骨折低于胫距关节水平间隙,外踝为撕脱骨折或韧带断裂,外踝骨折多为横行,有的可合并内踝斜行骨折,联合韧带很少损伤。A1 型:单纯腓骨骨折;A2 型:合并内踝损伤;A3 型:合并后内侧骨折。

B 型:为强力外旋引起,外踝为斜行骨折,位于胫腓联合水平,约有 50% 发生下胫腓关节损伤,并可同时有后踝、内踝骨折或三角韧带损伤。B1 型:单纯腓骨骨折;B2 型:合并内侧损伤;B3 型:合并内侧损伤及胫骨后外侧骨折。

C 型:骨折累及腓骨,骨折位于胫距关节面顶部上方。胫腓骨间联合韧带完全撕裂,胫腓骨骨间膜撕裂部分至少延伸到腓骨骨折平面。可分 C1 型和 C2 型。C1 型为外展应力引起,腓骨骨折高于下胫腓联合水平(单纯腓骨干骨折);C2 型为外展与外旋联合应力引起,腓骨为高位骨折(复合性腓骨干骨折)。两型均可同时合并后踝、内踝骨折或三角韧带断裂。C3 型:近端腓骨骨折。

二、治疗

踝关节是人体负重最大的关节。站立行走时全身重量均落在该关节上,日常生活中的行走和跳跃等活动,主要依靠踝关节的背伸、跖屈运动,因而踝关节的稳定性与灵活性十分重要。如果骨折、脱位或韧带损伤治疗不符合该关节功能解剖特点,会对关节功能造成严重影响,故踝关节骨折脱位在临床上应引起足够重视。

(一)非手术治疗

稳定骨折可以考虑非手术治疗,如石膏、支具等固定踝关节于中立位 6~8 周,但在早期,每隔 1~2 周应复查 X 线片,如发现骨折移位应及时处理。治疗期间要注意末梢循环,防止压疮的发生,对全身或局部无手术条件的患者亦可选用。

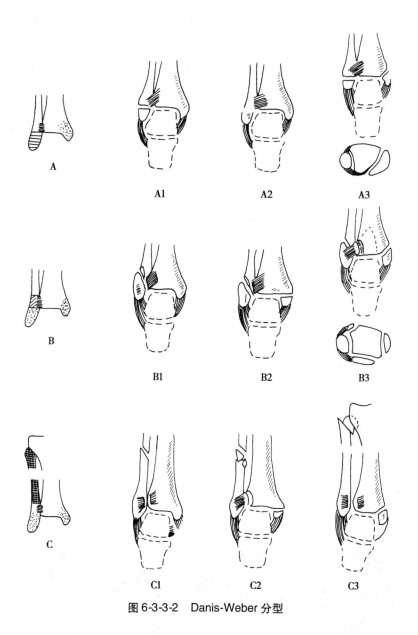

图 6-3-3-2 Danis-Weber 分型

中医治疗:踝关节骨折因长期外固定限制关节活动或术后数周踝关节活动不够,多出现踝关节的僵硬。中医学一般认为是筋脉挛缩、气血不通所致,治疗上以活血化瘀、通经活络、通利关节为主。中药熏洗可使血管扩张,促进局部和全身血液循环及淋巴循环,改善局部组织的营养状况和全身功能,提高局部组织对药物的吸收利用度,从而有利于发挥各种药物的治疗作用;另外,活血化瘀药可以缓解疼痛,提高患者功能锻炼的积极性,故踝关节骨折后的关节僵硬提倡使用活血化瘀中药熏洗配合功能锻炼以促进踝关节功能的恢复。

(二)手术治疗

1. 手术时机　如果踝关节骨折后不能得到稳定的解剖复位,则考虑行切开复位内固定。闭合性骨折脱位的内固定手术应在伤后 6～8 小时内进行,否则,可能产生严重的软组织水肿,查体时可见小腿正常皮肤皮纹消失,表皮光亮,甚至出现张力性水疱。此时应延迟手术至伤后 1～2 周,皮肤重新出现皱褶等消肿迹象出现时。如果不能立即手术,应对骨折脱位进行复位,临时石膏固定、抬高患肢,有利于消肿;如果骨折伴有距骨严重脱位而手法复位失败时,应紧急切开复位。

2. **手法或手术中的踝关节复位要求** 踝关节骨折是一种关节内骨折,满意复位并维持整复后的位置,对患者的恢复是至关重要的。目前,一般认为踝关节复位的最低标准为:①踝关节内侧间隙不超过 2mm;②内踝向任何方向移位不超过 2mm;③腓骨骨折向外移位小于 2mm,向后小于 5mm;④后踝骨折片小于胫骨下关节面 1/4 或虽大于 1/4 但位移小于 2mm。

3. **手术的适应证** ①手法复位失败者;②内翻骨折,内踝骨折块较大,波及胫骨下关节面 1/2 以上者;③外翻外旋型、内踝撕脱骨折,尤其内踝中部骨折,骨折整复不良,可能有软组织(骨膜、韧带)嵌入骨折线之间,将发生骨折纤维愈合或不愈合者;④足背强度背伸造成的胫骨下关节面前缘大骨折块;⑤后踝骨折手法复位失败者;⑥三踝骨折手法不易复位者;⑦开放性骨折,经过彻底清创术后;⑧陈旧性骨折在 1～2 个月以内,骨折对位不良、踝关节有移位者。

4. **手术操作顺序** 踝关节骨折的复位固定顺序:三踝骨折的复位固定顺序目前尚存在争议,临床上依具体情况顺序也有出入。有学者认为后踝骨折往往是由于下胫腓联合后韧带紧张牵拉,同时受到距骨的撞击所致,而后踝骨折常伴有距骨后脱位,只有将其复位固定,下胫腓后韧带松弛,才有利于外踝和腓骨的复位,因此三踝骨折的合理固定顺序是后踝、外踝、内踝。也有学者认为,先固定外踝,恢复腓骨的长度和外翻角,抵消距骨对外踝的部分向外压应力,有利于关节的复位及稳定;其次固定内踝,可避免内踝和后踝的螺钉绞索重复打孔;此外旋后内收型损伤距骨内翻,常造成踝穴内上角的压缩,此时应先复位固定内踝,利用距骨向外的移位显露修复踝穴内上角的损伤,如先复位固定外踝势必对内踝损伤的处理造成影响。新观点认为,最重要的是遵循尽可能恢复腓骨解剖形态和长度,以及恢复踝穴的正常结构的基本原则,而不应过分强调和机械遵循某种复位顺序,具体手术中采用哪种顺序固定应根据术者对局部解剖的认识及经验。(图 6-3-3-3)

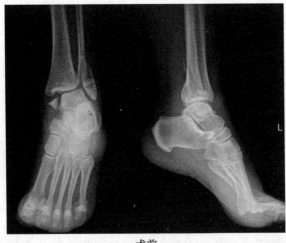

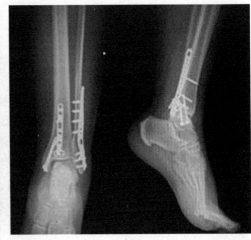

术前   术后

图 6-3-3-3 三踝骨折正侧位片

5. 下胫腓联合损伤的处理原则 恢复下胫腓联合的解剖关系对于踝关节的功能非常重要。目前，临床上广泛认同固定下胫腓联合的指征是：①内踝三角韧带损伤未修复，腓骨骨折线高于踝关节水平间隙上方 3cm 以上；②不行固定的腓骨近端骨折合并下胫腓联合损伤；③陈旧性下胫腓分离；④下胫腓联合复位不稳定。术中判断下胫腓联合的稳定性常采用COYYON 试验和应力外旋试验。

也可以于内外踝骨折固定后行踝关节应力外旋试验，若透视下踝穴位 X 线片胫腓间隙较前增宽>3mm，则认为不稳定，需要固定下胫腓联合。下胫腓联合固定物，一般采用 1～2 枚直径为 3.5～4.5mm 的皮质骨螺钉（一般来说，2 枚螺钉或 1 枚较粗的螺钉能提供更高的稳定性）紧靠下胫腓联合的上方，平行于胫距关节面，且从后向前倾斜 25°～30°，固定 3 层皮质（腓骨双侧、胫骨外侧皮质）螺钉顶端位于胫骨髓腔内，目的是踝关节活动时可以适应下胫腓联合的正常微动，不容易发生螺钉折断。内固定物取出时间：目前尚存在争议，大部分文献认为术后应常规取出下胫腓螺钉，以免限制踝关节活动或导致螺钉断裂，但时间不宜太早，以防由于尚未愈合而致下胫腓联合再分离，术后 8～12 周以后取出螺钉比较合适。取出前应限制踝关节的负重，以免出现螺钉断裂。

踝关节骨折属于关节内骨折，要求骨折必须达到解剖复位，恢复胫骨、腓骨的力线，否则容易引起踝关节创伤性关节炎。因此，无论是手法复位还是手术治疗，都必须以恢复踝关节的正常解剖关系为目标。手术治疗是重建踝关节的解剖结构、坚强的内固定、恢复踝穴和距骨关节面的平整及修复损伤的韧带，使踝关节早期功能锻炼，避免出现并发症的有力保证。

6. 术后康复 踝关节骨折为临床常见的关节内骨折，多合并有软组织损伤，目前一般认为严重骨折且闭合复位困难者应及早采用手术治疗。但是，手术治疗后如不配合功能锻炼，必然导致肌肉萎缩、肌腱粘连、关节僵硬等，加重患者痛苦，从而影响踝关节的远期疗效。目前，有大量文献已经报道早期功能锻炼可以促进肢体消肿、预防关节粘连、防止肌肉萎缩及促进骨折愈合等。踝关节损伤后，由于局部炎症反应导致组织渗出增加，短期内无法完全吸收渗出液，以致肿胀形成，同时由于疼痛引起动脉反射性痉挛，加剧了微循环障碍，如能在坚强内固定的前提下进行逐步关节运动，可有助于改善和促进局部血液、淋巴循环的恢复和再生。另外，早期康复训练可保持肌肉兴奋性，有利于减缓肌肉萎缩的发生，同时可刺激骨折断端局部血液循环，有利于新生微循环建立，并通过肌肉收缩产生的牵拉力，形成适当的纵向挤压力，从而刺激骨折断端骨质生长。因此，踝关节骨折术后合理、有效、循序渐进的功能康复锻炼对踝关节功能的恢复至关重要。

目前，踝关节骨折解剖复位内固定后常规不行石膏固定，但是术后患者静息时踝关节常处于自然的跖屈位，若功能锻炼欠佳，以及术后切口周围的软组织粘连、瘢痕形成，易造成腓肠肌挛缩，形成腓肠肌型马蹄足，影响足的整体外形和力学稳定，出现下蹲困难，行走疼痛，从而引发跖腱膜炎、蹲外翻、获得性平足症、前跖痛等一系列中前足并发症。马蹄足畸形被认为是加速足踝部疾病，尤其是中前足疾病进一步发展的重要病理因素。故踝关节骨折术后建议白天主动及被动活动踝关节，夜间使用中立位短腿石膏托固定，防止腓肠肌挛缩。

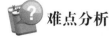 **难点分析**

新鲜的踝关节骨折脱位如及时治疗都会获得较好的效果。对受伤超过 3 周的踝关节骨折脱位，属于陈旧性骨折，这类骨折的踝穴恢复不完整，下胫腓联合残存分离、腓骨骨折重叠

移位且有短缩、距骨在踝穴内有移位、或有倾斜等情况,在行手术治疗时,应清除关节内的瘢痕和肉芽组织,充分复位,重点应在腓骨长度的恢复(截骨延长植骨),可靠的内固定。不应过早决定施行踝关节融合术。中医药配合治疗有助于功能康复。

述 评

在发病与受伤机制上,近年来多从解剖角度研究,许多观点把胫骨、腓骨、距骨和各韧带在冠面上形成一个稳定的环状结构,环未被破坏则踝关节仍处在稳定的功能状态,若被破坏则踝关节不稳。在环状结构中,1处断裂不会引起不稳定,2处断裂会产生不稳定,这是认识Lauge-Hansen分型的基础,但在实际中这个环状理论并不能解释由骨间膜断裂引起的Maisonneuve骨折(内踝+腓骨近端高位骨折),还有一些单独的腓骨移位骨折亦会合并距骨轻微移位,而中环未被破坏继而出现踝关节不稳。这些都在临床上十分值得进一步的深入研究。

第四节 骨盆及髋臼骨折

骨盆损伤包括骨盆与髋臼骨折两部分,骨盆骨折约占所有骨折的3%。常见的原因包括车祸伤、撞伤、高处坠落伤、挤压伤等,青少年多因运动损伤致骨盆边沿骨折,老年人因骨质疏松等原因可由摔伤等低能原因所致。随着社会发展,交通事故、工伤意外事故增多,骨盆骨残率增高,准确判断骨盆骨折的稳定性,对其后的治疗有重要的意义。

骨 盆 骨 折

骨盆是由2块髂骨及骶骨构成的环状结构。骨盆环的稳定性来源于周围的支持韧带。骨盆环前侧的稳定性由纤维软骨结构的耻骨联合提供。骨盆环后侧的稳定性由骶髂后韧带、骨间背侧韧带、骶髂前韧带及骶结节韧带维系。盆底的肌层也是骨盆环的一个稳定因素。

稳定的骨盆结构可以承受正常应力而不出现畸形或扭曲。骨盆环的稳定不仅与骨结构的完整有关,还与骨之间坚强的韧带结构有关。骨盆环的损伤可以是骨性损伤或韧带损伤或兼而有之。通过在骨盆标本上分别切断骨盆韧带研究了韧带完整性对骨盆稳定性的影响:单纯切断耻骨联合可以导致耻骨分离2.5cm;切断骶髂前韧带可以导致骨盆旋转不稳定,但骨盆垂直稳定性不受影响。切断骶髂后韧带则导致整个骨盆稳定性丧失,半骨盆可出现垂直及后方的移位。因为骨盆是一个环形结构,因此如果在骨盆环的一处出现断裂,则必然在另一处有骨折或脱位存在。

一、诊断

(一) 疾病诊断

1. 病史 骨盆骨折是一种严重外伤,多由直接暴力骨盆挤压所致。多见于交通事故和塌方。战时则为火器伤。骨盆骨折创伤半数以上伴有合并症或多发伤,因此骨盆骨折的发生率较低而病死率较高。

2. 症状体征

（1）局部表现：受伤部位疼痛，翻身及下肢活动困难。检查可见耻骨联合处肿胀、压痛，耻骨联合增宽，髂前上棘因骨折移位而左右不对称，髋关节活动受限，骨盆挤压、分离试验阳性；有腹膜后出血者，腹痛、腹胀，肠鸣音减弱或消失。膀胱或尿道损伤可出现尿痛、血尿或排尿困难。直肠损伤时，肛门出血，肛门指诊有血迹。神经损伤时，下肢相应部位神经麻痹。

（2）全身情况：出血多时即表现神志淡漠、皮肤苍白、四肢厥冷、尿少、脉快、血压下降等失血性休克征象，多为伴有血管损伤内出血所致。

3. 诊断要点 主要根据外伤史、症状及前述骨盆骨折体征，辅以 X 线、CT 等检查，不难作出诊断，重要的是应及时对其并发伤及腹腔脏器伤作出诊断。

骨盆骨折的早期，应注重全身情况与生命体征的变化，胸腹部合并伤情况检查应以迅速、全面、不漏诊为主；对于存在下肢不等长或有明显旋转畸形，两侧的脐-髂前上棘间距不等，耻骨联合间隙显著增宽，伤侧髂后上棘较健侧明显向后突起，骨盆有明显变化变形等表现者，应考虑不稳定骨盆骨折。对于有神志淡漠，皮肤苍白，四肢厥冷，尿少，脉搏快，血压下降等失血性休克表现者，应尽快进入抗休克程序，详细检查应放在抗休克稳定后。等待病情稳定后重点检查：双下肢功能、肢端血运、会阴部瘀血与损伤情况，肛诊，尿道及排尿情况，妇科情况，股外侧皮下瘀斑有无加重。

4. 辅助检查 X 线片一般能了解骨折的类型及程度。X 线片包括骨盆入口位、骨盆出口位、髂骨斜位、闭孔斜位。CT 平扫可以清晰显示骨盆骨折的细节及移位情况，对评价骨盆的稳定性与制订治疗方案具有重要的参考价值。

（二）分型与表现

根据骨折部位、骨盆稳定性、损伤机制及受伤时受力的方向提出多种骨盆环损伤的分类系统。

1. Tile 分型（图 6-3-4-1） 根据骨盆的稳定性将骨盆损伤分为 3 组：A. 稳定型；B. 旋转不稳定，但垂直稳定；C. 旋转、垂直均不稳定。Tile 分型与治疗方法及损伤预后直接相关。

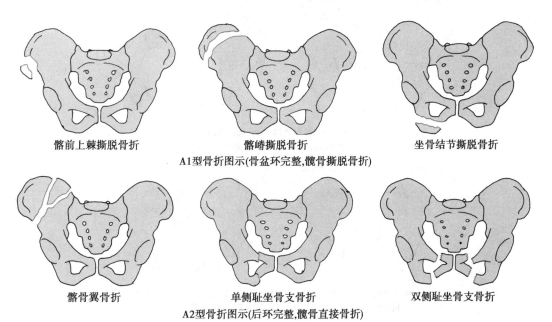

髂前上棘撕脱骨折　　　　　髂嵴撕脱骨折　　　　　坐骨结节撕脱骨折

A1型骨折图示(骨盆环完整,髂骨撕脱骨折)

髂骨翼骨折　　　　　单侧耻坐骨支骨折　　　　　双侧耻坐骨支骨折

A2型骨折图示(后环完整,髂骨直接骨折)

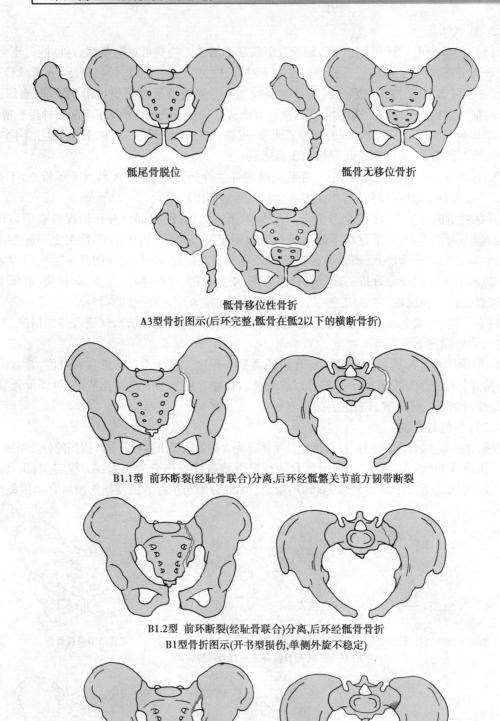

骶尾骨脱位

骶骨无移位骨折

骶骨移位性骨折

A3型骨折图示(后环完整,骶骨在骶2以下的横断骨折)

B1.1型 前环断裂(经耻骨联合)分离,后环经骶髂关节前方韧带断裂

B1.2型 前环断裂(经耻骨联合)分离,后环经骶骨骨折

B1型骨折图示(开书型损伤,单侧外旋不稳定)

典型的B2.1型(骶骨前方压缩骨折)前环为耻骨联合脱位并重叠
(有时前环为耻坐骨支骨折),后环为骶骨前方的压缩骨折

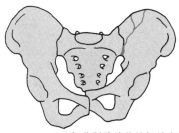
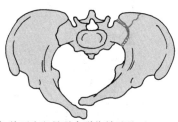

B2.2型(部分骶髂关节骨折并半脱位)前环为耻骨联合脱位并重叠
(有时前环为耻坐骨支骨折),后环为经骶髂关节的骨折脱位

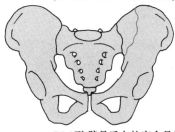
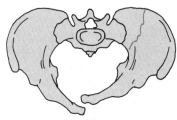

B2.3型(髂骨后方的完全骨折)前环为耻骨联合脱位并重叠
(有时前环为耻坐骨支骨折),后环为经髂骨的骨折

B2型骨折图示(后环部分损伤,单侧侧方挤压型)

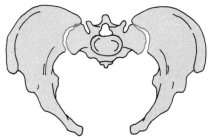
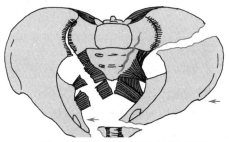

B3.1型(双侧开书型)
双侧均为B1型损伤

B3.2型(一侧开书型,另一侧为侧方挤压型)
一侧为B1型损伤,另一侧为B2型损伤

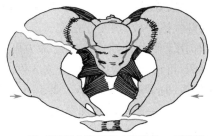

B3.3型(双侧侧方挤压型)双侧均为B2型损伤

B3型骨折图示(双侧的B1或B2型损伤,双侧可同时为B1或B2型损伤,或一侧为B1另一侧为B2)

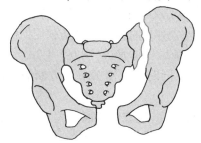
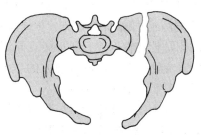

C1.1型(经髂骨的骨折)后环经髂骨的骨折

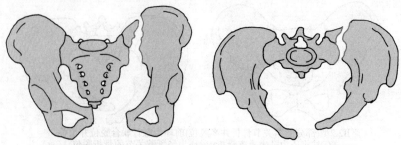

C1.2型(骶髂关节脱位合并或不合并骨折)后环经骶髂关节的骨折脱位

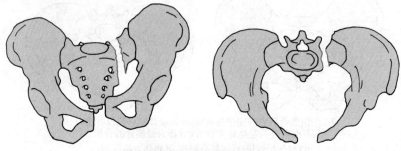

C1.3型(骶骨骨折)后环经骶骨的骨折
C1型骨折图示(单侧的后环完全损伤)

图 6-3-4-1 Tile 分型

C2 型:双侧损伤,一侧为旋转不稳定,另一侧为垂直不稳定。C2 型损伤的特点是,一侧为 B1 或 B2 型损伤,另一侧为 C1 型损伤。

C3 型:双侧均为完全不稳定损伤。C3 型损伤是指双侧均为 C1 型损伤。

2. Young 和 Burgess 分型 基于损伤受力的方向,将骨盆损伤分为 3 组:前后挤压型(APC)、侧方挤压型(LC)、垂直不稳定型(VS)。Young 和 Burgess 在此基础上根据受力的大小又将 APC 及 LC 各分为 3 个亚型,并且提出联合损伤(CM)机制的第 4 型。该分型有助于发现后环损伤,预测合并伤,制订救援手段,预测死亡率。

(1) 前后挤压型(APC):作用于骨盆环前后方向的暴力可造成耻骨联合分离或耻骨支骨折。根据暴力大小及作用时间,可将前后挤压损伤分为 3 度。

Ⅰ度:一侧或两侧耻骨支骨折,耻骨联合分离小于 2.5cm,后环稳定(图 6-3-4-2a)。

Ⅱ度:耻骨联合分离大于 2.5cm,一侧的骶棘和骶结节韧带断裂,骶髂关节前方张开,骶髂后韧带完整,垂直方向稳定(图 6-3-4-2b)。

Ⅲ度:骨盆前后环完全断裂,垂直及旋转方向均不稳定(图 6-3-4-2c)。

(2) 侧方挤压型(LC):作用在骨盆侧方的暴力可造成耻骨支横断骨折,或耻骨联合分离(常为绞索),伴有同侧或对侧的后环损伤。根据暴力大小及作用时间,可将侧方挤压损伤分为 3 度。

Ⅰ度:同侧耻骨支骨折伴有或不伴有同侧骶骨前缘压缩骨折(图 6-3-4-2d)。

Ⅱ度:耻骨支骨折伴同侧骶骨前方的压缩骨折,同时伴骶髂关节后方断裂,或经髂骨翼的骨折(新月形骨折)(图 6-3-4-2e)。

Ⅲ度:一侧的Ⅰ度或Ⅱ度骨折伴有对侧的外旋损伤,造成对侧骶髂关节后方分离并伴有骶棘和骶结节韧带的断裂(图 6-3-4-2f)

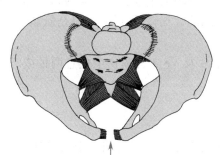

a. 耻骨联合分离小于2.5cm,
后环完整无损伤

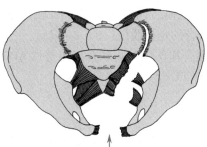

b. 耻骨联合分离大于2.5cm,
后环部分损伤,垂直稳定

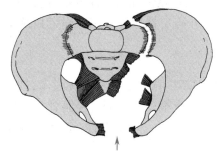

c. 前后环完全断裂,半骨盆
垂直及旋转均不稳定

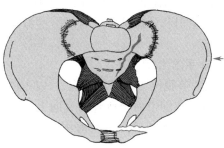

d. 前环为耻骨支骨折,移位不大,后环为骶骨
前缘压缩骨折。此型临床上很多见,
X线片上只显示耻骨支骨折,骶骨压缩
骨折很难发现,且大部分患者无后
环损伤的症状,所以常常漏诊骶骨
骨折。因此,对于耻骨支骨折的侧方
挤压型患者应做CT检查,以防漏诊

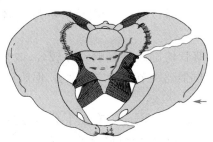

e. 前环仍为耻骨支骨折,后环在骶骨
压缩骨折的基础上伴有骶髂关节的
骨折或经髂骨翼的骨折,伴有经髂
骨翼的骨折常称为"新月形骨折"

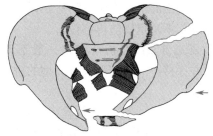

f. 暴力首先造成一侧的侧方挤压损伤,
继续作用造成对侧半骨盆外旋损伤

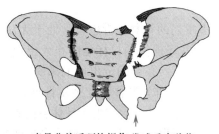

g. 半骨盆前后环均损伤,发成垂直移位

图 6-3-4-2　Young 和 Burgess 分型

（3）垂直不稳定型（VS）：暴力使一侧半骨盆出现上下或前后方向的垂直移位并伴有旋转，前后环同时损伤，前环可以是耻骨联合分离或耻骨支骨折，后环可以是骶髂关节脱位，或经髂骨或骶骨的骨折脱位（图6-3-4-2g）。

（4）联合损伤（CM）：联合损伤是指APC、LC及VS 3种损伤中任意两种或三种之间的组合，通常以LC合并VS多见。

二、治疗

骨盆骨折治疗的目标是恢复骨盆的解剖形态和稳定。骨盆骨折分类着眼于骨盆环，特别是后环的稳定性。因此，根据骨盆骨折分型选择治疗方案更为简捷、实用。骨盆骨折的治疗临床上分为非手术和手术治疗两个类别。非手术治疗是传统的治疗方案，包括卧床、手法复位、下肢骨牵引和骨盆悬吊牵引。手术治疗包括外固定器切开复位内固定和经皮固定骨折脱位。

（一）非手术治疗

1. 骶髂关节脱位 牵引重量应大，以占体重的1/7～1/5为宜，一般无过牵，且6周之前不应减重，以免在韧带完全愈合前又向上脱位。牵引应不少于8周。经髂骨翼后部斜行骨折脱位，由于骨折线斜行，又是海绵骨创面，复位之后有一定稳定性，牵引时间可缩短至6周。

2. 骶髂关节韧带损伤型骨盆骨折 主要是纠正骨盆扭转变形，使骶髂关节韧带在恢复原位下愈合。因此，对压缩型应手法矫正，腹带固定，下肢牵引6周。对分离型手法侧方挤压矫正，骨盆悬吊6周，或下肢内旋矫正髂骨翼外翻后，内旋位石膏裤固定6周。

3. 骶孔直线骨折 其特点是向上错位大以及海绵骨骨折愈合快，故以早期闭合复位并骨牵引维持为恰当的治疗方法。治疗延误1周以上，难以复位，牵引重量要大，达体重近1/5为好，牵引6周，不减重以防再移位。

4. 髂骨翼后部直线骨折 移位一般不大，髂骨内翻或外翻畸形亦较轻，故复位较易。用牵引复位并保持。对压缩型及分离型的矫正，同骶髂关节脱位之同型者，但矫正力不必过大，以防过度。

5. 耻骨联合分离 合并于骨盆后环损伤的耻骨联合分离，有上下分离与左右分离两种，后者见于分离型损伤中，于整复骨盆后环骨折脱位时，耻骨联合的分离即行复位。单纯耻骨联合的分离均系分离型骨折。耻骨联合左右分离，以手法侧方挤压复位并用骨盆悬吊保持或用环形胶布加腹带固定多可成功，但均需在早期施行。

（二）手术治疗

1. 急性期的治疗原则 多发伤的骨盆骨折患者常处于无法合作或意识不清的状态，在急性期，治疗高能量损伤所致骨盆环损伤的目标是防止大出血所致患者早期死亡。早期处理骨盆骨折所致的内出血最为重要。必须确定出血的来源，并提出相应处理方法。出血来源的可能部位有盆腔、胸腔、腹腔、头部及肢体。在多发骨折的患者中，必须特别注意上述部位同时出血导致的失血性休克快速进展。治疗失血性休克的首要步骤是快速静脉补液及输血。如果输血补液不能维持患者的生命体征，则必须采取其他措施。如果没有实质性脏器损伤，那么出血主要来自骨盆，则应将下肢内旋固定，用骨盆绑带、特别设计的环形床单、外固定支架、C形骨盆钳固定骨盆，有助于使错位的骨盆环处于一个相对稳定的状态，减小骨盆容积,控制盆腔内的持续性出血。C 形骨盆钳的 2 个固定钉位于髂骨后部骶髂关节区域,能够对骨盆后环进行加压而稳定后环结构。外固定支架及 C 形骨盆钳均可在急诊快速安装。

如果上述措施均已实施,患者的血流动力学仍不稳定,则应将动脉造影栓塞作为下一步治疗手段。介入栓塞操作避免了手术结扎腹膜后血管引起的并发症,并且能保证已经存在的血肿对腹膜后间隙的填塞作用。然而,应该指出的是,只有约 10% 的病例适合在介入条件下栓塞动脉出血。一般不推荐开放手术控制出血,除非是大血管损伤。腹膜后及盆腔的填塞技术在许多医院已有成功应用。填塞物一般在伤后 48 小时更换或去除。其他应考虑的技术包括髂内动脉结扎术和主动脉阻断。

2. 稳定期的治疗原则　当抗休克、全身情况稳定后,通过二次体检,结合骨盆 X 线片、CT 检查,通常能够提供足够的信息判断骨盆损伤的类型。可以用手术重建的方法恢复骨盆环的力学稳定性。这一阶段通常是在伤后 3 ~ 7 天,但这个时间窗常常受一些不可预料的因素影响。

切开复位内固定的适应证:单纯后侧韧带损伤,耻骨联合分离大于 2cm,合并髋臼骨折,垂直不稳定骨折。治疗骨盆骨折常用的手术入路有 Phannestial 入路、改良 Stoppa 入路、髂腹股沟入路及后侧骶髂关节入路。通过开腹手术可以很容易在耻骨联合处使用前路钢板治疗耻骨损伤。

目前,后路内固定技术包括经皮骶髂螺钉固定、前路或后路的骶髂关节钢板固定、M 形钢板、骶骨棒等。为了克服扩大手术入路带来的问题,微创经皮骨盆固定得到越来越多的关注。微创手术缩短了手术时间,减少了软组织相关并发症,并且该技术不会压迫骨盆血肿,可以在不增加出血风险的情况下早期手术恢复骨盆稳定性。只有当骨折能够得到精确复位时才能考虑进行经皮骨盆固定手术,以避免残留的骨折移位影响邻近的血管神经结构,导致手术效果和功能不佳。该技术适用于严重软组织损伤,不适合采用外固定支架稳定前侧或后侧的骨盆环损伤。它也可以应用于重度开放性骨折,粪便或环境的污染,广泛的软组织脱套损伤,以及擦伤或割伤。

3. 特殊骨盆骨折及并发症的处理原则

(1) 开放性骨盆骨折:开放性骨盆骨折是一个特殊的类型,因为它们涉及骨盆骨折部位与阴道、直肠、会阴或皮肤裂伤的直接相通。这类骨盆损伤,伤口常常被会阴部及肠道的微生物污染,导致死亡率增加。对于这类损伤,早期诊断、积极治疗非常重要,必须进行详尽的体检以免此类损伤被忽略。结肠造瘘骶骨周围引流、直肠修补和远端乙状结肠冲洗是主要的治疗手段。

(2) 骨盆骨折的并发症

1) 生殖泌尿系统损伤:无论是由最初的冲击还是由于骨折碎片造成的二次损伤,尿路损伤在严重骨盆损伤中都非常常见。据报道,骨盆骨折后下尿路损伤的发生率为 10% ~ 25%。生殖泌尿系统损伤的范围从罕见的破坏肾及输尿管至更常见的膀胱和尿道损伤。尿道膜部多为男性患者的主要损伤部位。膀胱的撕裂可以是腹腔或腹膜外。由于腹膜腔的潜在污染,腹膜内的膀胱撕裂需要立即修补。膀胱颈损伤需要立即修补,以防止括约肌功能和大小便失禁。尿道撕裂通常通过早期会师术和延迟修复来处理。最近的一项研究显示,逆行尿道造影、膀胱造影和静脉肾盂造影已成为必不可少的部分。

2）神经系统损伤：骨盆骨折合并神经系统损伤的发生率在 3% ~10%。神经系统损伤的发生率与创伤的严重程度及骨盆后环的损伤程度有关。特别是在骶骨骨折及骶髂关节损伤中合并神经系统损伤的患病率较高，包括腰神经根撕脱伤、臀上神经损伤、闭孔神经损伤、坐骨神经损伤和马尾综合征。熟悉腰骶丛及骨盆内主要神经的解剖学结构、皮肤及肌肉支配，对于正确诊断神经损伤必不可少。肌电图和神经传导的研究有助于神经功能缺损的诊断和评估。目前，不主张对神经根性撕脱进行手术探查。然而，如果有马尾神经受压，则必须手术减压。骨盆骨折后神经损伤的长期预后变化较大，一般情况下取决于神经根受累的程度和水平

3）深静脉血栓：骨盆骨折有很高的静脉血栓发生率，导致肺动脉栓塞，发生率高达 2% ~10%。但急性期血流动力学不稳定的患者不适合抗凝治疗。这类患者的凝血机制是否已被破坏仍存在争论。血栓预防通常在患者稳定后开始，可以使用低分子肝素。抗凝的其他手段包括使用机械泵，并放置下腔静脉滤器以防止在已知或可能的高风险患者血栓形成的过程中预防血栓脱落风险。

4. 骨盆骨折的术后治疗　骨盆稳定的目标是患者早期活动，防止呼吸衰竭、关节僵硬、下肢深静脉血栓形成。患者的术后康复计划由手术医师制订，具体方案取决于骨折的稳定性，以及是否有其他合并损伤。通常在 8~10 周的部分负重后，患者被允许进行全方位负重。在康复期必须接受常规的影像学检查以发现复位丢失及内固定失败。

髋 臼 骨 折

髋臼骨折比较复杂，骨折类型繁多，其中车祸伤是髋臼骨折的主要原因，骨折的类型与受力的方向、大小有关。多数髋臼骨折由经大粗隆或股骨干传导的外力撞击髋臼所致。骨折的类型取决于髋臼撞击时的髋关节所处位置。来自前方的撞击经由股骨传导将导致髋臼后壁或后柱的骨折。撞击时，当下肢处于内收位时往往导致髋臼后壁骨折，处于外展位时常导致后柱骨折。由大粗隆撞击导致的髋臼骨折多为前壁前柱骨折、横行骨折、T 型骨折或双柱骨折。对其进行手术要先对其解剖、骨折分型知晓与熟悉。

髋臼由髂骨、耻骨及坐骨构成，在发育过程中相互融合，形成 Y 形软骨。Y 形软骨的中心点位于髋臼顶部，在 18~23 岁骨化融合。为了方便描述骨折形态，Letournel 及 Judet 提出将髋臼从解剖学概念上分前后双柱。前柱包括髂骨前部、髋臼前部及耻骨上支。后柱由坐骨大切迹延伸至坐骨结节，包括髋臼后壁。前后柱分别通过髂骨后部与骶骨相连，这部分骨块骨质厚实，与骶骨连接紧密。下肢受力由此传导至躯干。髋臼受力的主要部分位于前后柱之间的髋臼顶部。骨折常单独累及髋臼前后壁、前后柱，或同时损伤形成复杂的骨折类型。覆盖于髋臼内壁的皮质骨部分位于真骨盆内，称为四边体。

髋部的神经血管支配髋部周围肌肉及股骨头和髋臼的血运。臀上、臀下血管神经束分别支配供应臀中肌、臀小肌及臀大肌。这些结构可能在受伤时或手术中损伤。旋股内侧动脉的深支是股骨头血运的主要来源，该血管常发出一支关节外支走行于闭孔外肌下缘，然后向上走行从上孖肌、闭孔内肌、下孖肌前面，靠近外旋肌群在股骨大粗隆的止点附近。该血管的终末支在上孖肌水平进入关节囊，在股骨头软骨外侧约 2~4mm 范围内进入股骨头。

臀下动脉和旋股内侧动脉深支的交通支沿梨状肌下缘走行。髋臼及骨盆周围附着大量肌肉,手术中的广泛剥离可能产生软组织方面的并发症。

一、诊断

(一)疾病诊断

1. 病史 髋臼骨折往往由高能量创伤造成,外伤病史明确,高空坠落、车祸伤等为常见原因,外伤时股骨头重重地撞击髋臼造成骨折。

2. 症状体征 主要表现为髋关节局部疼痛及活动受限,如并发股骨头脱位则表现为相应的下肢畸形与弹性固定。当发生髋关节中心性脱位时,其疼痛及功能障碍程度均不如髋关节前、后脱位,体征也不明显,脱位严重者可表现为患肢短缩。

髋臼骨折时可能并发盆腔内大出血、尿道或神经损伤,以及骨盆环的断裂和同侧下肢骨折,应仔细检查,以防遗漏。

3. 诊断要点

(1)有明确的骨盆损伤病史或多发伤史。

(2)主要症状:患者髋部常表现为疼痛、肿胀和关节活动受限不能站立和行走,如果髋关节有明显畸形提示有髋关节脱位。

(3)辅助检查:X线检查应拍摄骨盆的正位即前后位片和双斜位片,即髂骨斜位和闭孔斜位。另外,X线片上臼顶部骨折,由于变位不大,前后重叠,可能显示不清,而CT有助于显示臼顶骨折,臼后缘骨折、前后柱骨折和髋关节有无骨块等情况,臼顶部的横行骨折,还能了解骨折的粉碎程度和压缩骨折、股骨头的损伤、骨盆血肿、骶髂关节的损伤等。

4. 辅助检查

(1)髋臼骨折的X线评估常规采用前后位及Judet位(即髂骨斜位或闭孔斜位)。每个位置均能显示与髋臼骨折相关的不同解剖部位。各个位置的X线片表现特点如下:

1)骨盆前后位片:在拍骨盆前后位片时,患者取仰卧位,X线球管中心对准耻骨联合。对前后位片相关标志的了解是对髋臼骨折进行分类诊断的基础。在此位置上,主要观察6个重要标志:①髂耻线:该线代表真骨盆上口前缘,如中断表示前柱和前壁骨折;②髂坐线:该线代表四边体后下边即后柱;③泪滴:由髋臼最下和最前面部分的边缘及四边体前方平坦部分的边缘构成,分为泪滴内支及泪滴外支,内支代表闭孔管及四边体前下面,外支代表髋臼前壁的上面,二者在正位片上相互重叠,如中断代表涉及四边体的骨折;④髋臼顶:该线代表髋臼负重区,如中断说明骨折累及髋臼负重区;⑤髋臼前缘线:该线中断提示髋臼前缘或前壁骨折;⑥髋臼后缘线:该线代表髋臼后缘,如中断说明有后壁骨折。

2)髂骨斜位片:患者健侧髋部抬高45°,患侧半骨盆外旋。在髂骨斜位片上显示:后柱;髋臼前缘和前壁;髂骨翼。髋臼前缘在此位时显示清晰,避免与髋臼后缘线的重叠,重点显露了髂翼、髋骨和后唇,可使该部位骨折充分显露。

3)闭孔斜位片:垫高患髋45°并调节球管位置,使其对准患侧髋关节。理想时,此片显示尾骨末端接近髋臼中心上方,显示以下结构:髂耻线及髋臼前柱;髋臼后缘;闭孔环。该位置是观察"马刺征"的最佳位置。

(2)阅读CT片:CT检查能够提供更多关于骨折细节方面的信息,已证明对于确定髋臼骨折类型、髋臼壁骨折的范围及程度、髋臼顶承重面压缩及粉碎的程度、关节内骨块、股骨头损伤、骨盆血肿及骶髂关节完整性,均优于 X 线片。对于明确骨折类型、制订手术方案有很大帮助,特别适用于复杂髋臼骨折。

（二）分型与表现

本节对 Letournel-Judet 分型作重点介绍。此分型临床最常用,将骨折分为简单骨折及复杂骨折两组:第一组为简单骨折,只有 1 条主要的骨折线;第二组为复杂骨折,有 2 条或更多的主要骨折线。各组又分为 5 个亚型。

1. 简单骨折(包括 5 型) （图 6-3-4-3）

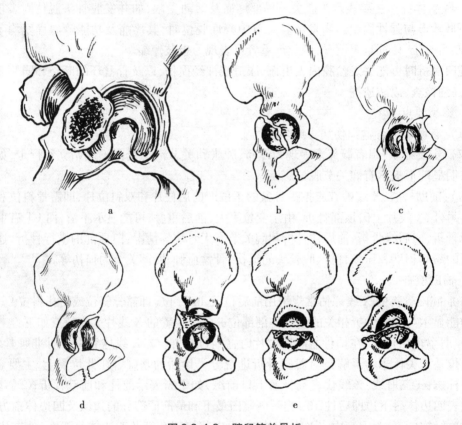

图 6-3-4-3　髋臼简单骨折
a. 典型后壁骨折　b. 典型后柱骨折　c. 典型前壁骨折　d. 典型前柱骨折　e. 典型横断骨折

（1）后壁骨折:累及髋臼后半部分关节面,但后柱并未断裂。后壁骨折块的大小、部位及粉碎程度各不相同,常伴有关节面压缩及股骨头后脱位。

（2）后柱骨折:骨折线最高从坐骨大切迹的角开始,向下经过髋臼后壁,纵穿髋臼窝底,最后达耻坐骨支。

（3）前壁骨折:前壁骨折是髋臼骨折累及关节面的前面部分与前柱中 1/3 大部分分离的一种骨折。

（4）前柱骨折:根据骨折线所波及的范围可分为极低位骨折、低位骨折、中间骨折和高位骨折。

（5）横断骨折:一条横行的骨折线把髋骨分成上下两个部分,而断裂的髋臼柱的上下两个部分都保持完整。横行骨折线实际上是可以斜向任何方向的走向。从髋臼观察,把髋臼的唇缘看作一个圆周,而类似于弦的骨折线将此圆周于两点处分开。这条弦的方向可以是横行的,也可以是倾斜的。

2. 复杂骨折(由 2 个及以上的简单骨折组合起来的骨折,包括 5 个类型)

(1) T 形骨折:如果髋臼仅有一横行骨折线和与之垂直的纵行骨折线构成,称为 T 形骨折。这种骨折并不多,其实就是在横行骨折基础上,再由一条垂直骨折线将横断骨折的远端分为两部。

(2) 后柱伴后壁骨折:此类型骨折是在后壁骨折的基础上伴有后柱骨折,包括两部分:一部分为髋臼后壁骨折,后壁在一处或多处骨折,骨折可累及髋臼边缘,后壁骨折多伴髋关节后脱位;另一部分为后柱骨折,可以是不完全的,骨折常无明显移位。

(3) 横行伴后壁骨折:横行伴后壁骨折是在横断骨折的基础上伴有后壁骨折。横断伴后壁骨折约占 20%,发生率仅次于双柱骨折而排在第 2 位。

(4) 前方伴后半横行骨折:此种复合骨折是指在前壁骨折和前柱骨折的基础上伴有一个横断的后柱骨折。在此型骨折中,强调前方骨折的严重程度大于后方,前柱骨折范围通常很高且粉碎,或前方为前壁骨折,后柱为一相对低位的横断骨折,仍有一部分为未骨折的髋臼顶和主骨相连。

(5) 双柱骨折:髋臼的前后柱发生的骨折,髋臼的关节骨折块没有一个保留与中轴骨的连续性;骶髂关节与任何关节骨折块均不相连。两柱完全分离,骨折涉及所有的髋臼关节面,该型骨折发生率很高。

二、治疗

髋臼骨折的治疗需要结合患者的年龄、全身状况、骨折的病理特点、伴发伤的严重程度,包括非手术和手术两种。一般而言,老年人常有骨质疏松,如系粉碎性骨折,内固定很困难,非手术治疗常是合理的选择,常可以获得较好的疗效。患者的条件如果允许,则决定于骨折是否稳定和髋臼与股骨头的相互关系是否适合、是否匹配,所谓不匹配就是在 3 个位置的 X 线片上(骨盆的正位片、髂骨斜位片和闭孔斜位片),股骨头的曲面应确实与髋臼顶部的曲面相一致,任何变形表明关节不匹配,更不能有任何方向的半脱位,因为均可导致创伤性关节炎。总之,髋臼骨折类型复杂,病情多严重,手术治疗难度大,需要仔细评估手术方案,减少并发症的发生。

(一) 非手术治疗

适应证:非手术治疗患者髋关节必须稳定,股骨头与髋臼负重区包容良好。累及柱或壁的移位骨折,股骨头与髋臼的匹配可能丢失,如果骨折发生在髋臼上部,可能减少髋臼负重区的面积,并出现不稳定。单纯明显移位的柱骨折,累及髋臼顶负重区,而未损伤的另一半仍位于原位,因此常出现关节不匹配。壁骨折通常对负重区影响不显著,但容易出现关节不稳定。对于累及柱的髋臼骨折,非手术治疗存在争议。一般认为,髋臼包容尚好,可采用非手术治疗;包容不好的,应该选择手术治疗。在双柱骨折中,前后柱与中轴骨分离,骨折块虽然移位,但仍被软组织包裹,软组织能在一定程度上维持髋关节负重区的匹配,这种情况称为二次匹配,这类患者存在非手术治疗的可能。如果采用非手术治疗,患者需避免负重 4~8 周,骨牵引有助于预防骨折进一步移位,当采用合理的治疗措施时,非手术治疗也能取得良好效果。

1. 闭合复位术　髋臼骨折常合并髋关节脱位,脱位状况的持续存在对髋臼骨折长期预后结果有影响,需要尽早复位。髋关节脱位可能影响股骨头血运,或损伤坐骨神经血管束。复位一般在镇静或全身麻醉下进行,复位后需要评估髋关节的动态稳定性。通过皮肤牵引或骨牵引维持髋关节的复位。牵引还有助于避免肢体短缩,减少术中复位的难度,特别是在延迟手术的患者中。复位后的患者必须进行影像学检查保证关节的匹配。如果在前后位片上发现关节不匹配,或对患者已经确认采用非手术治疗,则需要进行薄层 CT 检查排除关节内骨碎块的存在。

2. 中医治疗　骨盆、髋臼骨折在中医学中的记载较少,一般将腱窠、盆骨等损伤纳入其中,由于其病情复杂,中医药一般起到辅助调理的作用。中医学认为,骨盆、髋臼骨折的主要病因为外力损伤,直接或间接暴力导致骨折筋伤,经络血脉破损,血溢脉外,离经之血瘀阻局部肌肤腠理之间则青紫、肿胀,阻滞气机,气血不通则痛,因而骨折早期可使用活血行气中药口服以缓解疼痛。另外,骨盆髋臼骨折出血量多,有时甚至可出现休克症状,即中医所言"血厥",根据"气随血脱""气能生血"理论可知,随着血液的大量丢失,气也会脱失,在治疗时可以应用益气固脱之法,以达"有形之血不能速生,无形之气所当急固"。在临床中也发现,活血理气的中药在预防骨折术后血栓等方面也具有良好的效果;在骨折中后期使用益气补血、补益肝肾中药也可以起到促进骨折愈合的作用。总之,以中医的整体观念与辨证论治思想为指导,结合患者的年龄、体质和病机特点进行辨证施护,合理使用中医药,对骨盆、髋臼骨折的康复具有促进意义。

(二) 手术治疗

一般认为,髋臼骨折手术在伤后 2~5 天进行,以避开伤后 48 小时的易出血期。复位质量与手术疗效直接相关。文献研究表明,伤后超过 3 周接受手术的患者,预后欠佳。延迟手术时间越长,骨折越难以复位。早期手术效果优于延迟手术,而且延迟手术增加静脉血栓栓塞症(VTE)风险及皮肤软组织并发症。

1. 术前准备　髋臼骨折的术前准备十分重要,术中出血可能在 1000~2000ml,甚至多达 6000ml,术前必须备血 6 单位。术中使用自体血回输系统有助于减少异体输血,保证手术安全。要充分预估髋臼骨折手术的复杂性,准备好相应的人力及物力资源。需要在术前计划中依据影像学资料充分预计术中可能出现的各种问题,制订相应的处理方法。

2. 手术入路　手术的主要目的是获得骨折的解剖复位。通常复位骨折所采用的入路同时也能满足内固定的要求。入路的选择通常由骨折移位的方式决定,通常采用先处理骨折移位较明显的部分。合适手术入路需提供足够的视野进行骨折的直接复位及固定。还可通过手指触摸对其他部分进行间接显露,有助于评估骨折复位的情况以及应用间接复位技术。

髋臼骨折常用的手术入路有 Kocher-Langenbeck 入路、髂腹股沟入路、改良 Stoppa 入路、扩大的髂股入路。术前必须仔细权衡不同入路的优势及可能存在的风险。手术切口越大,手术并发症越多,但手术切口越小术中复位困难越大,复位不良的风险越高。

3. 手术策略　尽量避免使用扩展入路,尽可能采用单一入路。如果采用单一入路,通常选在骨折移位明显的一侧。如果双柱均被累及,则移位较小的一侧常常能通过间接复位技术进行骨折复位。如果复位有困难,则需要扩大标准的手术入路。少数骨折累及前后柱的患者需要同时或分期进行前后入路手术。手术入路的选择与术者的手术经验密切相关,同时也要考虑患者的年龄、关节功能及局部的软组织条件。

4. 内固定技术

(1)后壁骨折:常合并关节面骨块的压缩,需要进行开放复位,对关节面骨块的压缩程度进行评估,将塌陷的关节面撬起复位,软骨下骨处的骨缺损采用自体骨填充,后壁骨折块复位后用拉力螺钉固定,并用支撑钢板加强。如果骨折块较粉碎,无法使用拉力螺钉固定,可采用1/3管形板自制成特殊的钩钢板,固定骨折块。这些固定方式比单独使用螺钉固定在生物力学模式上更为合适。

(2)柱骨折:髋臼骨折治疗的目的是获得关节面的解剖复位及坚强固定,使患者可早期进行关节功能锻炼。通过采用拉力螺钉与支撑钢板结合的方式获得良好固定。拉力螺钉可以通过钢板放置或直接固定在骨折块上。通过骨盆的安全通道,可在前柱或后柱中置入螺钉,置入的方向可以为顺行也可以为逆行,可以采用开放置钉技术也可以采用经皮置钉技术。

(3)横行骨折:采用单侧柱入路,应用拉力螺钉及钢板固定一侧柱,另一侧采用间接复位的方法,通过置入柱螺钉稳定。这种固定方法已被生物力学证实有效。

(4)四边体移位骨折:这类骨折采用传统入路由于直视下显露困难,难以治疗,改良Stoppa入路能够有效显露四边体,可采用重建钢板进行复位固定。

5. 术后康复　术后膝部制动能防止髋关节在康复过程中屈曲活动影响后壁后柱固定的稳定性。术后早期必须经常记录肢体血管及神经功能。患者需接受短期的静脉抗生素治疗。内固定可靠的患者,术后可开始可控性的部分负重,术后8~12周可开始完全负重。否则应该使用肢体牵引保护。对于后壁后柱骨折患者,限制髋关节屈曲在60°以下有助于保护内固定。术后2周应该进行影像学检查,评估是否有复位丢失、内固定松动的情况,如果有最好在3周内处理。

(三) 并发症的预防与处理原则

1. 异位骨化　异位骨化是髋臼骨折术后常见并发症之一,其发生率在扩大髂股入路中约35%~57%,在髂腹股沟入路中约4.8%,在Kocher-Langenbeck入路中约19%~26%。由于范围的不明确性,所以对于明确引发异位骨化的危险因素尤为重要。有研究显示,手术方式的选择对异位骨化的形成有较大影响,特别是以目前流行的转子截骨术治疗髋臼骨折方法尤为常见。除了手术方法,还有其他因素被认为是形成异位骨化的潜在风险因素,包括男性、治疗的延误时间、目前对于髋部常用的创伤评分标准、长时间的机械通气,以及是否合并颅脑损伤或胸腹损伤和髋臼的损伤类型(是否累及坐骨神经、股骨头以及囊内骨折)等。

2. 静脉血栓　骨盆髋臼骨折患者都有很高的静脉血栓风险,应合理预防静脉血栓。深静脉血栓的发生率约3%~6%,肺栓塞的发生率约2%~4%。静脉血栓是髋臼骨折手术患者最重要的死亡原因。在血流动力学稳定之前,不推荐应用药物治疗,会增加出血风险。延迟手术的患者或未接受血栓预防措施的患者,静脉造影仍然是VTE诊断的金标准,进一步检查如果发现血栓存在,应考虑安装下腔静脉滤网。

3. 术后感染　在髋臼骨折患者较多的创伤中心报道的髋臼骨折手术感染率约3%~5%。深部感染的发生率为3%。术后感染与手术入路、手术医师的经验及手术时间有关。

4. 神经损伤 髋臼骨折治疗中导致的最常见的医源性损伤是坐骨神经损伤,约3% ~ 11%。必须注意后路手术中拉钩的放置,并保持下肢屈膝伸髋的位置,松弛坐骨神经。髂腹股沟入路中也有可能出现坐骨神经损伤,这可能与屈髋复位骨折时坐骨神经处于高张力状态有关。闭孔神经损伤的发生率约1%。后路手术常导致髋关节外展肌力下降,可能与臀部神经牵拉有关。在髂腹股沟入路及扩大髂股入路中股外侧皮神经常常受损,与术中过度牵拉有关。

5. 血管损伤 股血管损伤在髂腹股沟入路中的发生率为0.8% ~2%。选此入路时应意识到股血管和闭孔血管之间存在的交通支(死亡冠)。这些血管需要提前结扎以免在分离式损伤时导致难以控制的出血。臀上动脉损伤可有明显的出血和出现臀肌坏死的潜在后果,但这种并发症在临床上并没有得到证实。股骨头缺血性坏死在合并股骨头脱位的髋臼骨折中最常见,发生率在3% ~10%。

难点分析

1. 两个阶段的区分 ①急救阶段:骨盆骨折往往是由巨大外力损伤所致,特别是年轻患者,常合并严重的软组织损伤及全身多脏器的损伤。因此,骨盆骨折往往只是患者承受巨大创伤的一部分表现,必须认识到骨盆损伤通常是多发创伤的一部分,而且可能是潜在的致命损伤。尽管诊疗技术不断进步,如术前急救、ATLS方案的广泛应用、ICU救治水平的提高,骨盆骨折的死亡率仍然维持在15%左右。死亡通常与骨盆骨折导致的大出血及合并中枢神经系统、呼吸系统的损伤有关。对于骨盆解剖结构及稳定性的详尽了解及可能的失血部位的确定,对评估及治疗骨盆损伤是必不可少的。②骨盆骨折的处理在后期重建阶段:要熟悉骨盆骨折的分型,从X线片、CT重建上充分认识,并要熟练掌握,这样对设计后期重建手术,制订合适的方案十分重要。

2. 髋臼骨折的手术技巧 近年来,较多文献研究显示,选用改良Stoppa入路进行髋臼骨折的手术,切口显露范围大,适应证广,相对安全性高,学习曲线短,对传统的手术入路是一个挑战。

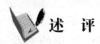 述 评

髋臼骨折的治疗对于骨科医师来说是一个重大的挑战。大部分髋臼骨折可以分为两个截然不同的类型:年轻的高能量损伤患者,常合并多发伤;或是骨质较差的老年患者,常表现为复杂的骨折类型。治疗难点主要体现在以下几方面:髋臼骨折存在不可逆的关节损伤;髋臼骨折解剖形态复杂,需要在三维层面上对骨折形态有清楚的认识;髋臼所处解剖位置较深,手术显露较为困难;术后并发症较多;功能康复期长。对于需要手术治疗的髋臼骨折,手术治疗的效果取决于多种因素,但手术的关键是重建髋臼的稳定性以及是否解剖复位。Letoural和Matta证明术后移位<1mm则发生创伤性关节炎的机会较少,而术后移位1~3mm则发生创伤性关节炎的机会较多,因此,对于髋臼骨折手术治疗,医师应高度重视髋臼的解剖复位。另外,大约57%的患者合并有髋臼骨折之外的损伤,所以在治疗髋臼骨折时一定要想到可能合并或伴发的损伤。还要注意有无合并其他部位骨骼肌肉系统的损伤,最常见的

是膝关节损伤,如髌骨骨折、软骨损伤、韧带损伤,应引起骨科医师的高度重视,以免漏诊、漏治。

(袁普卫　张怡元)

参 考 文 献

1. 郝定均.简明临床骨科学[M].北京:人民卫生出版社,2014.
2. 柏树令.系统解剖学[M].第7版.北京:人民卫生出版社,2009.
3. S. Terry Canale, James H. Beaty. 坎贝尔骨科手术学[M].王岩,主译.第12版.北京:人民军医出版社,2013.

第四章　手外科与显微外科技术

第一节　手外伤早期处理

在骨科急诊患者中,手外伤约占就诊人数的 1/4,而手部开放性损伤又占手外伤总数的 2/3。手部损伤早期处理正确常可避免二期手术;如果损伤严重不能在早期进行修复,也应在早期手术时尽量为晚期修复创造条件。

正常手的姿势有休息位、功能位。手的休息位是指手处于自然静止状态,此时手内在肌与外在肌的张力呈现一种相对的平衡状态,即手自然静止的状态。休息位时腕关节背伸小于功能位,约 10°~15°,并轻度尺偏;掌指关节及指间关节半屈曲位;从示指到小指的诸手指,越向尺侧屈曲越多;拇指轻度外展,指腹接近或触及示指端侧指间关节的桡侧。手的功能位与休息位不同,腕背伸较多,约 20°~25°,即用力握拳时腕关节所处的位置;拇指充分外展,掌指及指间关节微屈;其他手指略分开,诸指间关节的屈曲位置较为一致,即掌指关节及近端指间关节半屈曲,而远端指间关节微屈曲。手的功能位是手根据不同需要,能够很快产生不同的动作,如张手、握拳或捏物等,以便发挥其功能。

一、诊断

疾病诊断

1. 病史　手外伤的损伤原因较多,损伤的特点因损伤原因不同而有差异,具体见表 6-4-1-1。

表 6-4-1-1　手外伤的损伤原因和特点

损伤原因	特点
压、砸、挤伤	约占手外伤的一半。此种损伤对骨支架的破坏和软组织碾挫均较重,处理也较困难,伤手也多留有比较严重的功能障碍,常需数次手术
切、割、锯伤	占手外伤的 1/3 左右。此种损伤多伤及肌腱、神经、血管等组织。如果早期处理得当,愈合后残疾程度轻
撕脱伤	可造成套状撕脱及大面积皮肤缺损,常合并有深部组织损伤。早期多行植皮或皮瓣移植,伴有广泛深部组织损伤者,愈后多遗留严重功能障碍
绞伤	多为高速旋转的机器所致,造成皮肤撕脱,神经、肌腱扭转牵拉,肌肉及血管广泛破坏,严重骨折,肢体离断。这类损伤很难处理,伤手及肢体也多致严重残疾

损伤原因	特点
炸伤	伤情比较严重,常造成多个手指或肢体缺损,创面组织挫灭严重,并常存留多量异物,还常合并面部或其他部位损伤
摩擦伤	由于致伤物高速旋转摩擦,创面常伴有烧伤。早期应清创植皮
动物或人咬伤	少见,但伤口极易感染
贯穿伤	伤口小而深,必须详细检查,判断深部组织损伤情况

2. 辅助检查 手外伤一般较少引起全身症状,但严重手外伤不仅可能引起严重的全身症状,而且可能合并身体其他部位的损伤,检查时,应检查患者的全身情况。特别注意有可能危及患者生命的重要部位和重要器官的损伤,手部检查亦应系统而全面,以便术前对手部重要组织的损伤进行全面评价和正确判断,为其处理做好充分的思想、物资和器材准备。

(1)皮肤损伤的检查包括以下三方面

1)了解创口的部位和性质:根据局部解剖关系,初步推测皮下各种重要组织如肌腱、神经、血管等损伤的可能性。

2)皮肤缺损的估计:创口皮肤是否有缺损,缺损范围大小,能否直接缝合和直接缝合后是否会影响伤口愈合。

3)皮肤活力的判断:损伤的性质是影响损伤皮肤活力的重要因素。如切割伤,皮肤边缘活力好,创口易于愈合;碾压伤,可致皮肤广泛撕脱,特别是皮肤剥脱伤,皮肤表面完整,而皮肤与其下的组织呈潜行分离,皮肤与其基底部的血液循环中断,严重影响皮肤的存活,应予高度重视。判断皮肤活力的方法参见表6-4-1-2。

表6-4-1-2 皮肤活力判断方法

判断方法	临床表现
皮肤的颜色与温度	如与周围一致,则活力正常;如损伤局部呈苍白,青紫且冰凉者,表示活力不良
毛细血管回流试验	按压皮肤表面时,皮色变白,放开按压的手指后,皮色很快恢复红色者,表示活力良好;皮色恢复缓慢,甚至不恢复者,则活力不良或无活力
皮瓣的形状和大小	舌状皮瓣和双蒂桥状皮瓣活力良好,分叶状或多角状皮瓣其远端部分活力常较差,缝合后其尖端部分易发生坏死
皮瓣的长宽比例	撕脱的皮瓣除被撕脱的部分有损伤外,其蒂部的血供也会有不同程度的损伤。因此,皮瓣存活的长宽比例要比正常皮肤切取皮瓣时为小,应根据皮肤损伤的情况而定。不能按常规的长宽比例来决定损伤皮肤的去留
皮瓣的方向	一般来讲,蒂在肢体近端的,其活力优于蒂在远端者
皮肤边缘出血状况	修剪皮肤边缘时,有点状新鲜血液缓慢流出,表示皮肤活力良好;如皮肤边缘不出血,或流出黯紫色血液者,其活力差

(2)肌腱损伤的检查:肌腱断裂表现为手的休息位发生改变,如屈指肌腱断裂时该手指伸直角度加大,伸指肌腱断裂则表现为该手指屈曲角度加大,而且手指的主动屈指或伸指功能丧失,还会出现一些典型的畸形,如指深、浅屈肌腱断裂,该手指呈伸直状态。掌指关节背

侧近端的伸肌腱断裂则掌指关节呈屈曲位,近节指骨背侧伸肌腱损伤则近侧指间关节呈屈曲位,而中节指骨背侧的伸肌腱损伤则手指末节屈曲呈锤状指畸形。应该注意的是,同一关节功能有多条肌腱参与作用者,其中一条肌腱损伤可不表现出明显的功能障碍,如屈腕、伸腕等。

检查方法:固定伤指中节,让患者主动屈远侧指间关节,若不能屈曲则为指深屈肌腱断伤,固定除被检查的伤指外的其他 3 个手指,让患者主动屈曲近侧指间关节,若不能屈曲则为指浅屈肌腱断裂,当指深、浅屈肌腱均断裂时,则该指两指间关节不能屈曲。检查拇长屈肌腱功能,则固定拇指近节,让患者主动屈曲指间关节,蚓状肌和骨间肌具有屈曲手指掌指关节的功能,屈指肌腱断裂不影响掌指关节的屈曲,应予以注意。

(3) 神经损伤的检查:手部的运动和感觉功能分别由来自臂丛神经根组成的正中神经、尺神经和桡神经支配,手腕和手指屈伸活动的肌肉及其支配神经的分支均位于前臂近端。手部外伤时所致的神经损伤主要表现为手部感觉功能和手内在肌功能障碍。其主要表现为:①正中神经:拇短展肌麻痹所致拇指对掌功能障碍及拇、食指捏物功能障碍,手掌桡侧半、拇、食、中指和环指桡侧半掌面,拇指指间关节和食、中指及环指桡侧半近侧指间关节以远的感觉障碍。②尺神经:骨间肌和蚓状肌麻痹所致环、小指爪形畸形,骨间肌和拇收肌麻痹所致的 Froment 征(即食指用力与拇指对指时,呈现食指近侧指间关节明显屈曲、远侧指间关节过伸及拇指掌指关节过伸、指间关节屈曲),以及手部尺侧、环指尺侧和小指掌背侧感觉障碍。③桡神经:腕部以下无运动支,仅表现为手背桡侧及桡侧 3 个半手指近侧指间关节近端的感觉障碍。

(4) 血管损伤的检查:手部血液循环状况和血管损伤可通过手指的颜色、温度和毛细血管回流试验和血管搏动来判断。如皮色苍白、张力降低、指腹瘪陷、毛细血管回流缓慢或消失、动脉搏动消失,表示动脉损伤;如皮色青紫、肿胀、毛细血管回流加快、动脉搏动良好,则为静脉回流障碍。

Allen 试验可检查尺、桡动脉的吻合情况。方法为:让患者用力握拳,将手中血液驱至前臂,检查者用两手拇指分别用力按压前臂远端尺、桡动脉,不让血流通过,再让患者伸展手指,此时手部苍白缺血。然后放开压迫的尺动脉,让血流通过则全手迅速变红,重复上述试验,然后放开压迫的桡动脉,全手也迅速变红,若放开尺动脉或桡动脉压迫后,手部仍呈苍白,则表示该动脉断裂或栓塞。

(5) 骨关节损伤的检查:局部疼痛、肿胀及功能障碍者,应疑有骨关节损伤。如手指明显短缩、旋转、成角或侧偏畸形及异常活动者,则可确诊为骨折。凡疑有骨折者,应拍摄 X 线片,了解骨折的类型和移位情况,为其治疗做准备,因此,X 线拍片应列为手外伤的常规检查。除拍摄正侧位 X 线片外(掌骨在侧位片时重叠),应加拍斜位片。

二、治疗

治疗目标:手是重要的劳动器官,受伤的机会较多,伤后若能及时正确处理,就能在最大限度内保存手的功能。否则,就会造成不应有的痛苦和功能残缺。手外伤的性质和程度不一。皮肤擦伤后,主要是防治感染。指关节扭伤后,可用短期制动和热敷等方法。其他开放性损伤和较重的闭合性损伤,大多需要按下述原则处理。在手部开放性损伤的治疗中,最重要的是使一个污染的开放性伤口经过外科处理,变为清洁的可闭合伤口,使其达到一期愈合。只有做到这点,才能防止感染,缩短疗程,最大限度地保存手部功能。

(一)现场急救

现场急救的目的是止血,减少创口进一步污染,防止加重组织损伤和迅速转运。手外伤的急救处理包括止血、创口包扎和局部固定。

1. 止血 局部加压包扎是手部创伤最简便而有效的止血方法,即使尺、桡动脉损伤,加压包扎一般也能达到止血目的。手外伤出血采用腕部压迫或橡皮管捆扎止血,阻断了手部静脉回流,不能阻断动脉血流,手部出血会更严重,因此这种方法是错误的。少数大血管损伤所致大出血才采用止血带止血,应用气囊止血带缚上臂上 1/3 部位,敷好衬垫,记录时间迅速转运,压力控制在 33.3 ～ 40kPa(250 ～ 300mmHg),如时间超过 1 小时,应放松 5 ～ 10 分钟后再加压,以免引起肢体缺血性挛缩和坏死,放松止血带时应在受伤部位加压以减少出血;缚于上臂的橡皮管止血带易引起桡神经损伤,不宜采用。

2. 伤口包扎 用无菌敷料或清洁布类包扎伤口。防止创口进一步被污染,创口内不要涂用药水或撒敷消炎药物。

3. 局部制动 转运过程中,无论伤手是否有明显骨折,均应适当加以固定,以减轻患者疼痛和避免进一步加重组织损伤。固定器材可就地取材,因地制宜,采用木板、竹片、硬纸板等,固定范围应达腕关节以上。

4. 药物应用 在严重的手外伤转运时应用止痛剂,如疼痛较剧烈,条件允许可肌内注射吗啡或哌替啶(杜冷丁)。

5. 迅速转运 患者的转运应尽可能做到快速、安全和减少痛苦。

(二)开放性损伤的治疗原则

简而言之,可以分为以下三点:保全肢体、预防感染、功能重建。以上的顺序可以理解为只有医护人员经一切可能在保全患侧肢体的情况下,彻底清洁创面后才能闭合伤口。只有能关闭伤口才能完成损伤组织的修复,才能有效进行骨折及关节脱位的矫正。无论以上几点如何仔细地进行,若患者肢体都不能保全,以后的一切处理均无法进行。

1. 保全肢体 只有经一切可能在保全肢体的情况下,才能进行手外伤的后续处理。若患者肢体都不能保全,以后的一切处理均无法进行。

2. 预防感染 预防感染最重要的措施是早期清创。彻底清创是防止手部开放损伤术后感染的有效措施,如清创彻底,术后伤手局部和全身反应均小,手部肿胀也轻,感染机会也将明显减少,同时组织愈合后瘢痕量少,组织粘连轻,有利于伤手的功能恢复。清创应尽量争取时间,越早越好,一般不应迟于伤后 8 小时,清洗和修整伤口,除去污垢和异物,切除严重挫灭而失去活力的组织,但要尽量保留有活力的组织。初期外科处理要尽量做到完善,不给后期处理造成困难或遗留不应有的后遗症。

3. 功能重建 清创后,应尽可能一期修复手部的肌腱、神经、血管、骨等组织。应争取在伤后 6 ～ 8 小时内进行。若受伤超过 12 小时,创口污染严重,组织损伤广泛,或缺乏必要的条件,则可延期(3 周左右)或二期修复(12 周左右)。影响手部血液循环的血管损伤应立即修复,骨折关节脱位应及时复位固定。

伤手的肌肉、肌腱、神经、血管修复和骨折复位内固定术后,为了便于组织愈合,避免缝接处断裂或骨折再移位,需将伤手用外固定物进行制动。外固定物固定的时间不宜过短,也不宜过长,过早的活动容易导致缝合肌腱、神经的再断裂和骨折再移位,制动的时间过长将会造成肌腱粘连和关节僵硬,给晚期功能恢复带来一定的障碍。因此,处理好制动与活动的矛盾,要根据创伤和修复的具体情况来掌握制动的时间和范围。

伤手的各种损伤组织经修复并获得一期愈合后,这只是使伤手恢复功能具备了可能性和基本条件,良好的功能恢复还需要一段时间的锻炼。医师或专业护士需要对患者伤手的功能锻炼进行指导,并辅助物理治疗和药物治疗(可以根据骨伤内治法损伤三期辨证治法合理选择药物),伤手才有可能获得预期的功能恢复。

(三) 手部骨折与脱位治疗

治疗的最终目的是恢复手的运动功能。治疗原则包括骨折准确复位、有效固定、早期康复锻炼。

掌、指骨骨折及关节脱位多为开放性损伤,而手舟骨骨折和月骨脱位多为闭合性损伤。

对于开放性的骨折脱位,无论创口情况和损伤的严重程度如何,均应立即复位,同时修复撕裂的关节囊、韧带。常用的手部骨折固定方式有克氏针、微型钢板螺钉、微型外固定支架等。

闭合无明显移位骨折或经复位较稳定骨折可采用非手术治疗,固定时间4~6周。

末节指骨骨折,多无明显移位,一般不需要内固定。末节指骨远端的粉碎性骨折可视为软组织损伤处理,如有甲下血肿,可在指甲上刺孔引流,达到减压和止痛的目的。

(四) 肌腱损伤修复

肌腱是关节活动的传动装置,其损伤将严重影响手功能,因此无论是伸屈肌腱在任何区域损伤均应一期修复。由于肌腱愈合机制特点,术后极有可能产生粘连,故在缝合方式和材料方面有其特殊性。伸肌腱具有腱周组织而无腱鞘,术后粘连较轻。屈肌腱特别是从中节指骨中部至掌横纹,即指浅屈肌中节指骨的止点到掌指关节平面的腱鞘起点,亦称"无人区",此区有屈指深、浅肌腱且被覆腱鞘,肌腱损伤修复术后容易粘连,过去多主张切除指浅屈肌腱,随着对肌腱愈合机制的研究,现主张对"无人区"深浅屈肌腱均应修复,腱鞘也一并修复。

肌腱缝合方式很多,其中双"十"字缝合法、Kessler缝合法、改良Kessler缝合法常用。近年来多主张采用显微外科缝合法,其目的是尽量减少对肌腱血供的影响,有利于肌腱愈合。

肌腱缝合后一般应固定3~4周,期间可在医师指导下主动伸指、被动屈指,待肌腱愈合后,拆除固定进行功能锻炼并辅以理疗。若发生粘连,尚需经过3~6个月的系统康复治疗;若功能未改善,则行肌腱松解术。

(五) 神经损伤修复

手部开放性神经断伤,在具备一定技术和修复的条件下,应尽量在清创时一期修复,否则,清创缝合后应及时转院,待2~3周后,伤口无感染再行修复。若创口污染重或合并皮肤缺损,可在清创时将神经两断端的神经外膜固定于周围组织,防止神经退缩,以利于二期修复。

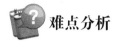

难点分析

注重术后随访、规范功能评估方法。有关术后随访的报道目前国内尚不多,随访病例时间应尽量长些。随访应注意各方面功能改善情况、有无远期并发症等。评定方法应包括肌力、肌张力、记分与定量进行评估,注意科学性和实用性。

述 评

人类的劳动自古就必须通过手的活动来进行,故手外伤很常见,特别是球类运动、生产劳动、交通事故等过程中,受伤的机会较多。手外伤虽然很少威胁患者的生命,但严重的手外伤,或一般的手外伤处理不当会使伤手在原来损伤的基础上丧失更多的功能,均可导致患者丧失部分甚至全部生活和工作能力。手外伤处理不当常见于下列情况:如手术过程中清创不彻底造成伤口感染,继发肌肉、肌腱和骨组织的坏死,后期发生关节僵硬和瘢痕;应该一期修复的组织没有修复,不但影响伤手功能恢复的时间,也将影响伤手功能恢复的质量;术者在组织修复时草率从事,误将神经和肌腱缝合在一起;在处理手部骨折脱位时不恰当地包扎和固定等等。因此,骨科或手外科专业医师应重视和掌握手外伤的预防和医疗工作。对于手外科专业医师,首先必须熟悉手部功能解剖知识,了解手部的结构解剖和功能解剖后,才能对手部损伤的组织进行精确的检查和判断,才能制订正确的治疗方案。此外,还必须掌握手部各种组织,如皮肤、肌肉、肌腱、神经、血管和骨关节等的修复原则和技术。在临床实践中,应重视基本操作技术的严格训练和手外伤的康复治疗,不断积累经验,才能把手外伤的医疗工作做好。

第二节 显微外科技术在创伤骨科的应用与研究

显微外科技术是指在光学放大设备(手术放大镜或手术显微镜)下,应用精细的手术器械和材料进行手术操作的一项外科技术。它以创伤再植、功能重建、修复再造等为主要研究领域,几乎可应用于所有手术学科。陈中伟等于1963年1月为1例前臂创伤性完全截肢的患者成功地进行了再植手术,并于1963年10月首次报道,从此创立了显微外科,迎来了现代外科一场技术革命。

吻合小血管手术是显微外科发展最为广泛的部分,这是以吻合直径小于3mm的小血管为核心的技术手段,来到达治疗目的的外科手术。这类手术包括断指再植术、吻合血管的足趾移植手指再造术、吻合血管的皮瓣和肌皮瓣移植术、吻合血管的肌肉移植术、吻合血管的骨移植等。显微血管吻合技术基本要求:良好的血管显露,吻合的血管应健康无损,两血管断端口径应相近,吻合的血管张力应适宜,血管吻合前近端应有喷射状出血,强调稳、准、轻、巧的"无创"操作技术。

显微外科技术在创伤骨科的应用主要包括创伤(面)或感染创面的显微外科修复、断指及断肢再植。

一、断肢(指)再植术

断肢(指)再植至今已有 50 余年的发展历程。20 世纪 60 年代,断指再植的成活率约为 51%。我国屠开元等于 1962 年报道了完全离断肢体再植术的动物实验研究,共 11 只犬,有 5 只成功。陈中伟等于 1963 年 1 月为 1 例前臂创伤性完全截肢的患者成功进行了再植手术,并于 1963 年 10 月首次报道。美国 Malt 及 Mckhann 于 1962 年 5 月为 1 例右上臂完全断离的患者成功进行了再植手术,在 1964 年 9 月发表。此后国内开展断肢再植手术日渐增多,并且进行了各方面的基本理论研究,积累了许多临床经验。在此基础上,许多学者又进一步进行了断指再植的研究。北京积水潭医院和上海瑞金医院于 1963 年在显微镜下行兔耳血管吻合和断耳再植的实验,获得成功。1965 年 Buncke 等报告用显微外科技术再植血管外径仅 0.5~0.6mm 的恒河猴全断的手指,10 例再植指的血流术后即时通畅,手指有良好的毛细血管充盈现象,但只有 2 例获得再植指的永久存活。日本增原建二等于 1965 年 7 月成功进行了 1 例拇指完全离断再植术,1966 年 7 月首先报道。在断指再植术开展的初期,由于经验不足,成功率较低。到 20 世纪 70 年代时,报道的成功率可达到 91.3%。上海市第六人民医院断肢再植研究室 1972 年报道 151 例(包括部分断指),存活率 56.3%,按手指数计,成活率为 50.2%。同年中山医学院附属第一医院外科报道完全断指 20 例,成功 11 例(55%)。1978 年上海市第六人民医院断肢再植研究室又报道 92 个断指再植,该组病例应用显微外科技术缝合血管,其存活率为 91.3%。20 世纪 80 年代是硕果期,最显著的标志是攻克了约为 0.12mm 微血管吻合,远期通畅率达 90% 以上,推动了显微外科技术的发展。指尖再植、小儿断指再植、多平面离断指再植、十指离断再植等的成功均反映出我国断指再植技术具有世界领先水平。1981 年青岛 401 医院报道 25 个远侧指间关节部位离断的手指中,24 个获得成功,1983 年 11 月 401 医院报告 1 例双手十指断离患者,除右手拇指末端丧失再植条件外,再植的 9 个手指全部成活。1986 年 1 月及 12 月,西安第四军医大学和山东潍坊解放军 89 医院先后为双手十指断离再植,全部成活。此后相继有沈阳市中心医院、郑州解放军 153 医院十指再植成活的报道。20 世纪 90 年代是功能期,断指再植的根本目的是恢复手指的功能,尤其是指尖再植除了恢复手指功能外,还恢复手指的良好外形。1995 年裴国献系统阐述了手部多平面离断这一断指新类型的命名、分类、再植适应证与手术要点。

由于显微外科的发展和提高,目前断指再植的手术适应证较前有所扩大,过去认为不适应再植的严重挫灭性断指,或不易再植成活的撕脱性断指,现在再植成活者日益增多。对于这类严重损毁的断指,采用了动脉或静脉移植,或由邻指转移血管等方法,使成活率提高。沈阳市中心医院(1988)报告成功利用离断小腿修复前臂缺损及再植 1 例,解放军 153 医院(1993)报道成功进行了四肢离断再植。

掌握好再植指征,改进内固定方法,重视神经肌腱的一期修复,加强系统的功能康复,仍是今后进一步提高再植手指功能所需要共同探讨的课题。

断指再植失败的主要原因为术后吻合口血管内血栓形成,导致血供中断。我国断指再植手术开展时间早,再植数量和质量在国际上都处于领先地位。中药在断指再植术后预防血栓形成、促进功能恢复等方面发挥了重要作用。中药在断指再植术后的应用,主要按照损伤三期辨证施治。阳晟等(2012)采用随机对照的方法探讨了中药活络效灵丹对断指再植术后患者的血液流变学指标的影响,结果证明活络效灵丹临床抗凝作用明显。王水桥(2003)等对断指再植术后患者运用补阳还五汤加减治疗,结果证明其预防血管痉挛及栓塞有较好疗效。郑开达(2009)等对川芎嗪注射液合桃红四物汤治疗断指再植术后的临床疗效,显示中药组较口服阿司匹林组有更好的临床疗效。综上所述,中医药在显微外科中无论基础理论研究还是临床实践上都取得了一定的进展。同时对于血管神经肌腱重建中,已发现更多的中药的治疗功效。因此,中医药治疗骨科显微外科具有独特的优势和特色,能够提高断指再植术的成功率,促进术后手指功能的恢复。

二、足趾移植再造拇指或手指

手部掌指关节和近侧指间关节等关键性关节病损后引起的关节僵直,将严重影响手的功能,以往采用关节融合、关节成形、人工关节置换等术式,难以达到良好的活动范围及功能稳定、持久、无痛的理想效果,而不吻合血管的自体关节、全关节和异体关节移植,因晚期发生退行性变而远期疗效不佳。因此,吻合血管的手指移植成为国内外学者解决这一临床难题的突破口。

吻合血管的第2趾移植再造拇指或手指,是采取患者自己的第2趾,应用显微外科技术,缝接血管和神经,一期移植至拇指或指缺损处,恢复原有拇指或指的功能。早在1898年6月,Nicoladoni曾分三期进行带蒂移植再造拇指,但因未缝接血管和神经,再造拇指的血液循环、感觉和运动功能较差,不易被人们所接受。1966年美国Buncke首先报告应用显微外科技术对3例猴子进行吻合血管神经的移植再造拇指的实验研究,有2例成功。1967年Cobber报道2例吻合血管的自体跗趾成功移植再造拇指。由于跗趾切除后影响步行,并且外形比正常拇指粗大,效果不够理想。因此,国内学者多采用杨东岳设计的第2趾移植再造拇指。自1966年以来,上海华山医院手外科在杨东岳和顾玉东的先后领导下,应用第2趾游离移植再造拇指已积累了200余例的经验,成活率达94%,并提出了足趾移植过程中血管变异时第二套动脉供血系统的理论。1986年开始,上海第六人民医院于仲嘉等应用多趾移植方法治疗全部手指缺失,进行"手再造"成功,获得了1987年国家发明奖。

吻合血管的自体跗趾关节或趾间关节移植需要注意适应证的选择,根据受区条件,特别是血管、皮肤、肌腱的条件,全面考虑和评估关节移植后的功能是否可以达到预期的效果。此外,外科医师不仅需要熟悉足部和手部的应用解剖知识,同时还需要具有熟练的创伤外科和显微外科技术,其中包括足趾血管变异的识别和处理,术中或术后血管危象发生的早期诊断和处理,以及术后关节功能康复的措施等。

跗趾关节移植重建掌指关节,一般选用跗趾关节,如相邻两指掌指关节重建,可将供足的第2、3跗趾关节一起切取并移植。在游离足背动脉时,足背动脉弓及第2、3跗背动脉须妥善保护,作为第3跗趾关节的供血源;同样,第3趾汇流到大隐静脉的分支和足背静脉弓须妥善保护与游离。

三、带血管的皮瓣移植(位)术

各种创伤引起的皮肤、软组织缺损,特别是有肌腱或骨骼外露的创面,皮瓣移植修复提供了最有效的方法。自1917年带皮蒂的皮瓣移植术和1963年吻合血管的皮瓣移植术创用以来,大量伤者的伤残得以治愈,功能和美观得到改善。随着显微血管吻合技术的普及和提高,皮瓣移植技术得到了迅猛发展。

皮瓣移植是修复创伤缺损最有效的方法之一。吻合血管的皮瓣移植是从带蒂皮瓣衍生和发展来的。由于带蒂皮瓣移植后需要与受区建立新的血供,需要长时间强迫体位固定和多次手术,患者痛苦且经济上也难以承受,而且带蒂皮瓣局部转移不仅受长宽比例的限制且切取的面积也有限。

人体皮肤血液循环的来源之一是直接皮肤动脉。该皮肤区有独立的动脉和静脉循环系统。在显微外科发展的条件下,利用这种解剖特点,将这些部位的皮瓣连同其闭合的动、静脉系统以及皮下组织取下,移植到远处,在该处与受区相应的动、静脉做显微血管吻合。这样皮瓣只需一次手术即可完成其移植过程,避免了传统皮瓣转移时痛苦的肢体固定及其并发症,此是修复外科技术上的一大发展。

1972年8月,Harii等首先在临床上施行吻合血管的颞部皮瓣移植获得成功。1973年1月,Daniel及Taylor进行了吻合血管的髂腹部皮瓣(17cm×10cm)移植,以敷盖右小腿后内侧的新鲜创面,获得成功。与此同时,杨东岳于1973年3月也成功进行了吻合血管的下腹部皮瓣修复面部乳头状腺癌获得成功。切取髂腹部皮瓣时,朱盛修等(1977)曾利用支配该区的第12肋间神经外侧皮支,以修复跟部皮肤缺损区共3例,结果良好。Harii(1974)报道以乳房内动脉穿支为营养血管的三角肌胸大肌皮瓣移植术。De Coninck(1975)叙述了吻合胸背血管的胸背皮瓣(实为胸外侧皮瓣)移植术;Ohmori等于同年2月进行吻合血管的中背皮瓣移植修复手部皮肤缺损;Taylor等(1975)提供了几种皮瓣供区的解剖学研究资料;1976年Boeckx等应用了以胸外侧动脉为营养血管的移植皮瓣(腋瓣);Dolman等(1979)报道吻合血管的上臂皮瓣;杨果凡等(1979)首先设计并在临床应用了桡动脉皮瓣,该皮瓣在国际上又称之为"中国皮瓣",目前临床上多采用带血管蒂的皮瓣移位术修复邻近肢体创面。为了有利于术中寻找动、静脉,1975年Aoyagi等介绍用超声波流速计在术前探测供区及受区血管。有人介绍术前做血管造影或血管内注入染料的方法,以判断血管部位和供血范围,但有人指出,此法对血管内膜有损害,不利于血管吻合术,临床上很少应用。

皮瓣移植或转移是一种创伤较大的手术,正确使用能够使患者获得良好的功能恢复,滥用可能增加患者的痛苦和加重损伤。所以,使用皮瓣修复创面时,不仅要了解患者的全身情况,能否耐受手术,同时还要根据医院设备和医师的技术条件来判定。其基本原则和手术方案选择大体如下:

(1)术前需要做相关检查,了解患者的全身情况,有重要脏器功能损害者应做相应的治疗,待全身情况稳定后选择一种安全、简单、损伤小、快速的皮瓣手术。决不可不顾全身情况贸然实施复杂的皮瓣手术。

(2)根据患者血管条件分析,如果患者患有晚期糖尿病、动脉粥样硬化等,血管条件差者,应不用或慎用游离皮瓣移植,否则会增加手术失败率。

(3)优先考虑带蒂皮瓣转移,后考虑游离皮瓣移植。

(4)能使用分支血管的皮瓣就不应牺牲组织。

(5)能切取次要组织来修复,就不应牺牲重要组织。

（6）能切取邻近组织，就不用远处组织来重建。

（7）重视供区的美观和功能保存。

（8）优先选取血管解剖恒定、变异少、切取容易、成功率高的皮瓣。

（9）根据医师个人技术条件，选择技术成熟的皮瓣。

皮瓣的种类繁多，显微外科医师应熟悉皮瓣的解剖，根据组织缺损的要求、自身的技术条件，正确选择适应证，以取得理想的手术效果。

四、带血管的肌肉或肌肉皮瓣移植（位）术

人体皮肤血液循环的来源之二是肌皮动脉，即供应肌肉的营养动脉有穿通支进入皮下，供应覆盖其上的皮肤。该处肌肉及皮肤也有其独自的闭合的动、静脉系统。为此，有人研究切取肌肉时连同其上的皮肤一并切取，称为肌肉皮瓣移植术。Hani 等（1976）通过动物成功进行吻合血管的股薄肌皮瓣移植实验，并用此法治疗 2 例头部皮肤缺损患者和 1 例小腿创伤胫骨前肌及皮肤缺损的患者。1977 年 10 月，朱盛修等应用吻合血管和神经的股薄肌皮瓣移植治疗前臂缺血性挛缩的患者重建屈指肌功能，逐年随诊，功能恢复良好。Maxwell 等于 1977 年 12 月成功进行 1 例吻合血管的背阔肌皮瓣移植，修复头部皮肤缺损，于 1978 年 9 月报道，此后又于 1979 年 7 月报道 13 例的应用经验。朱盛修等通过对新鲜尸体的研究，设计了吻合血管和神经的背阔肌皮瓣移植的手术方法，于 1978 年 5 月成功治疗 1 例前臂电烧伤的患者，以修复前臂皮肤缺损及重建屈指肌功能，于 1978 年 10 月报道，2 年后肌电图正常，肌力达 4 级。朱盛修等又于 1979 年 2 月设计了吻合血管的趾短伸肌皮瓣用以治疗 1 例跟骨骨髓炎的患者，同年 4—6 月又先后用吻合血管和神经的趾短伸肌皮瓣移植术重建 3 例因火器损伤的手内肌功能，其手指功能都获得恢复。目前，临床应用吻合血管的肌肉皮瓣还有阔筋膜张肌皮瓣（Hill，1978）、股直肌皮瓣（Schenck，1978）及腓肠肌皮瓣（程绪西，1979）。

以上各学者所报道的吻合血管的肌肉皮瓣移植术，多用于填充组织缺损及修复创面，较少用于重建肌肉的动力功能。朱盛修等曾根据患者的病情选用了不同肌肉皮瓣移植术共 14 例，其中有 9 例用于重建伸、屈肌功能。经过 2～3 年随诊，于术后 3～6 个月肌电图开始出现新生电位，6～16 个月肌电图正常，趾短伸肌肌力达 3～4 级，背阔肌和股薄肌肌力达 4～5 级，都能使患肢的腕、指关节主动伸、屈达到关节被动活动范围。朱盛修等认为，用带有皮瓣的肌肉移植术重建肌肉功能，优于单纯肌肉移植。因后者术后反应性水肿或血肿可引起皮下压力增加，导致移植肌肉缺血，影响肌肉功能的恢复。而当移植肌肉上带有皮肤时，可缓解皮下所增加的压力，提高移植肌肉的效能。由于肌肉皮瓣游离移植的优点较多，可以替代单纯肌肉游离移植。目前，临床上常采用带血管蒂的肌皮瓣移位修复邻近肢体创面或重建上肢肌肉功能。

临床实践表明，单纯皮肤缺损或单纯肌肉病变采用皮瓣移植或肌瓣移植即可达到治疗目的。但在局部皮肤和肌肉同时缺损的情况下，单纯皮肤移植或单纯肌移植都无法既闭合创面又重建肌肉的动力功能。肌皮瓣集中了皮瓣和肌瓣的优点，免除了再次手术的痛苦，为大面积皮肤肌肉缺损的修复提供了一种新的治疗方法。

肌皮瓣为复合组织瓣，包括皮肤、浅筋膜、深筋膜和肌肉。在众多的肌肉中，只有少数肌肉具备作为肌瓣或肌皮瓣的条件。首先从供区角度考虑，肌肉移植后对供区功能、外观的影

响度;其次考虑受区的需要,供体在质地、形态和大小方面是否满足受区的要求。

五、带血管的神经移植(位)术

在吻合血管的皮瓣及骨移植获得良好效果的鼓舞下,Taylor 等设想移植带血管蒂的神经可能会提高移植神经的存活率,尤其在移植床血液供应不良时,更有必要。他们通过动物实验后,成功从 1 例患者的左前臂取下 24cm 长并带有血管蒂及一段桡动脉主干的桡神经浅支,用显微外科技术移植到右前臂,以修复右侧正中神经的缺损。桡动脉主干接一段自体静脉,然后与右侧桡动脉吻合,术后血管通畅,神经在 6 个月后已再生 26cm,但目前临床应用此法者甚少,主要因为具有此种手术适应证的病例不多。此种手术适合于血液循环差、瘢痕多者。顾玉东(1985)设计的吻合小静脉动脉化的腓肠神经移位术,为临床医师提供了一种新方法,在此基础上还有许多学者设计了类似带血管的感觉神经移位(植)修复神经缺损。

六、带血管的骨移植或骨膜移植(位)术

传统的骨移植术,移植骨片或骨块均无血液供应而失去活力。移植到受区后,需通过"爬行替代"作用达到骨愈合,其成功率为 58.6% ~ 80.5%,还有部分需要多次手术并需要长期肢体固定。为此,有人研究带有血管的骨骼移植,以提高成功率。1971 年 Mc Kee 首先应用吻合血管的肋骨移植修复下颌骨缺损。Me Cullough 等(1973)用吻合血管的方法进行肋骨移植修复下颌骨缺损的动物实验,发现移植骨有良好的血液循环,骨细胞保持存活。这种方法使骨移植的"爬行替代"过程转化为一般骨折的愈合过程,使骨移植术进入了一个新阶段。此后,Taylor(1974)用吻合血管的肋骨皮瓣移植治疗 1 例外伤性胫骨缺损及局部皮肤瘢痕的患者;5 个月后因骨片骨折,再次手术证明原移植骨与受骨愈合良好,Finseth(1976)报告应用带血管蒂的髂骨皮瓣做成皮管治疗 1 例拇指缺损患者。1977 年 1 月和 3 月,Taylor先后利用吻合血管的方法,切取含有旋髂浅动、静脉的髂骨皮瓣游离移植,成功治疗两侧外伤后小腿皮肤和胫骨缺损患者。1978 年 7 月,Tnylor 又进一步报告用含有旋髂深动、静脉的右侧髂骨皮瓣移植到右侧髂骨,成功修复因软骨肉瘤进行骨盆部分切除后的髂骨缺损。这种吻合血管的髂骨皮瓣移植共进行了 11 例,有 1 例失败。1979 年黄恭康等也开始在尸体解剖研究的基础上,切取含有旋髂深动、静脉的髂骨,进行吻合血管的髂骨移植,成功治疗 1 例外伤性骨不连接的患者。Finley 等于 1978 年报道吻合血管的骨膜动物实验,其对照组和试验组各用 5 只犬,将胫骨中段连同其骨膜一起切除 5cm。试验组从自身肋骨取得骨膜,移植到胫骨缺损部位,分别将胫动脉、大隐静脉与骨膜上的肋间动、静脉吻合。术后 2 周组织学及 X 线检查都已发现有新骨形成。6 周时每只动物的骨缺损部位都已长满了新骨。大约 2个月后新骨竟较毗邻的胫骨粗大,此时动物也能用新生的胫骨正常站立。对照组不做骨膜移植,仅缝合皮肤和做固定,经几次 X 线检查及术后 6 周观察,其胫骨缺损都没有新骨形成。实验结果表明,吻合血管的骨膜移植能够产生新骨。目前,已有许多关于吻合血管的骨膜移植治疗髂骨缺损的报道。朱盛修 1980 年 8 月和 1983 年 3 月先后用带有旋髂深动、静脉蒂的髂骨骨膜移位治疗陈旧性股骨颈骨折及股骨头缺血性坏死,又于 1980 年及 1981 年设计出带血管蒂的尺骨远端骨瓣和骨膜治疗同侧桡骨缺损或骨不愈合,治愈率达 90%;于 1981 年2 月利用带有桡动、静脉的桡骨骨膜治疗陈旧性手舟骨骨折,随诊观察,骨折愈合。杨立民

（1982）设计了吻合血管的肩胛骨外侧（腋）缘和骨皮瓣移植术，临床应用疗效良好。陈振光（1992）设计带血管蒂的骰骨瓣治疗距骨骨折不愈合或距骨坏死。陈振光（1995）和赵德伟分别采用带臀下血管吻合支大转子骨瓣与旋股外侧血管横支大转子骨瓣移位术重建严重股骨头缺血性坏死，获得良好的治疗效果。为了进一步选用骨或骨膜的移植材料，近年来有关骨或骨膜的营养血管的解剖研究不断有新的报告，这为显微血管外科提供了可贵的参考资料。

吻合血管的骨（骨膜）瓣移植不受血管蒂长度的限制，从而在临床的使用范围大。这种移植术使骨愈合的缓慢爬行替代过程转化为正常的骨愈合过程，因而骨愈合过程较快，尤其在大段骨缺损时更具有优势。但吻合血管的骨移植技术要求高，手术难度大，手术时间长，创伤较大。随着显微外科解剖学研究的深入，在某些骨缺损或骨不连的附近，发掘出带血管蒂骨瓣、骨膜转位修复术式。由于不需吻合血管，手术操作简单、缩短了手术时间，深受医患双方的欢迎。因此，在选择和制订手术方案时，要综合权衡利弊，严格掌握适应证，选择不同的术式，以达到最佳的治疗效果。

目前，能够满足骨科手术要求的供骨主要局限于长骨中的桡骨、尺骨、腓骨和扁骨中的肩胛骨、髂骨及肋骨等。在进行骨移植手术前，了解骨的发生、骨的结构及其血供特点，对于术式设计和提高手术质量是有益的。

七、吻合血管的全关节移植术

吻合血管的关节移植始于20世纪60年代末。20世纪70年代与80年代初期有关吻合血管关节移植的文献报道较多，所移植的关节主要是以膝关节为代表的同种异体大关节，自体或异体的小关节移植也有不少文献报道。随着时间的推移，异体关节移植的晚期并发症逐渐显露出来，大多数移植关节都发生了骨、软骨、关节囊及韧带组织的退行性变。尽管后来采用严格的组织配型，以及深低温保存、放射线照射、口服药物等措施，但同种异体关节移植后的排异反应仍很难避免，因而异体关节移植的病例逐渐减少。

Entin等于1962年报告非吻合血管的自体全关节移植的动物实验和临床应用。Buncke等在1967年报告吻合血管的自体全关节移植的动物实验。此种手术主要用于小关节的移植。1977年9月杨东岳等用吻合血管和神经的方法进行同种异体全膝关节移植，共做2例，1例失败，另1例成活，观察2年半，血液循环良好，关节间隙狭窄，有侧向脱位，屈伸范围105°~160°，在护架下可行走。患者术后需用免疫抑制剂及深度X线照射等方法控制排异反应症状。郭恩覃等（1982）报告3例吻合血管的自体第2跖趾关节游离移植修复掌指关节，获得满意的效果。

目前，较为公认的观点是：大关节移植采用人工关节；小关节移植采用带血管、神经的自体关节。只有特殊情况下，才采用自体带血管、神经的大关节移植，如外伤或肿瘤手术中废弃的自体健康大关节的移植、腓骨头代桡骨远端等。

目前，临床较为常用的吻合血管的关节移植，主要是跖趾关节和近趾间关节。用自体吻合血管的腓骨头移植代桡骨远端、肱骨头、股骨头、半侧膝关节等疗效并不理想。利用自体废弃肢体的关节移植只能在少数特殊情况下应用。

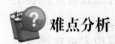 **难点分析**

　　显微外科手术的特点为光学放大可使肉眼看不清的细小组织清晰可见,提高了手术的准确性,但手术者手和眼的配合,手术者与助手的配合需要一个适应过程,另外手术视野小,操作时手的活动幅度稍大,器械就会超出视野;偏离焦距,则会模糊不清。因此,术者需要经过严格有序的训练才能进入临床操作。

(李春根)

第五章 周围神经损伤的修复与重建

第一节 概 述

周围神经损伤(peripheral nerve injury)比较常见,可造成严重的功能障碍,甚至肢体残疾。自从应用显微外科技术治疗周围神经损伤以来,临床治疗效果明显提高。

【应用解剖】神经系统主要由脑、脊髓、脊神经和自主神经组成。脑和脊髓组成中枢神经,其余构成周围神经。神经元是组成神经系统的基本结构和功能单位,具有感受刺激和传导兴奋的能力。所有的神经元都有细胞体及细胞突起(即轴索),紧密排列在一起的轴索称为纤维束,同样的纤维束由脊髓内发出到四肢及躯干者称之为周围神经。周围神经由大量的神经纤维组成。神经纤维由神经的突起即轴索及其被鞘结构髓鞘(又称施万鞘)所组成(图6-5-1-1)。轴索构成神经纤维的中轴,内含有微丝、微管、线粒体和非颗粒性内质网组成的轴浆。轴索通过连接神经细胞体与肌肉、皮肤感受器,起传导信息的作用。髓鞘由髓磷脂和蛋白组成,包绕轴索,呈若干节段,中断部称郎飞结,具有防止兴奋扩散的作用。

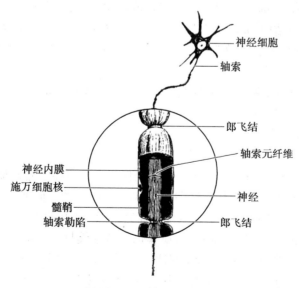

图 6-5-1-1 神经元模式图

【病理】周围神经单纯断裂伤后,其近、远端神经纤维将发生沃勒(Wallerian)变性,表现为远端轴索及髓鞘伤后数小时即发生结构改变,2~3天后逐渐分解成小段或碎片,5~6天后吞噬细胞增生,吞噬细胞清除碎裂溶解的轴索与髓鞘。施万(Schwann)细胞增生,约在伤后3天达到高峰,持续2~3周,使Schwann细胞鞘形成中空的管道,近端再生的神经纤维可长入其中。近端亦发生类似变化,但仅限于1~2个郎飞节。神经断伤后其胞体亦发生改变,称为轴索反应,即胞体肿大,胞质尼氏体溶解或消失。损伤部位距胞体愈近反应愈明显,甚可致细胞死亡。伤后1周,近端轴索长出许多再生的支芽。神经两断端相连接时,再生的支芽可长入远端的Schwann鞘的空管内,并继续以每天1~2mm的速度向远端生长,直到终末器官恢复其功能,其余的支芽则萎缩消失,Schwann细胞逐渐围绕轴索形成再生的髓鞘。如神经两端不连接,近端再生的神经元纤维组织纡曲为球形膨大,称为假性神经瘤。

周围神经内含有感觉神经和运动神经纤维,两者在神经内相互交叉,修复神经时需准确对合,各自长入相应的远端才能发挥功能。周围神经损伤修复后神经纤维有其定向生长的作用,即伤后神经远端分泌释放一些神经活性物质,可吸收、引导近端再生的感觉纤维和运动纤维分别长入相应的神经远端。神经断伤后其终末器官肌纤维和感觉小体发生萎缩,时间久后运动终板亦同时发生变性、消失而影响功能恢复。如将运动神经植入失神经的肌肉内,可通过再生的运动终板而重建新的神经肌肉连接,恢复其功能。感觉神经亦可植入皮下而恢复良好的感觉功能。神经修复后,要经过变性、再生、跨越神经缝合口及终末器官生长成熟等过程,然后逐渐恢复其功能。

【神经损伤的分类】按周围神经损伤后其病理改变程度分类,采用较多的有两种方法。

1. Seddon(1943)分类法

(1) 神经震荡(neurapraxia):神经可发生肿胀,但无明显的组织结构改变,不会发生变性。表现为暂时失去传导功能,常以运动麻痹为主,感觉功能仅部分丧失,数日内常可完全恢复。多由轻度牵拉、短时间压迫、邻近震荡的波及等引起的损伤。

(2) 轴突断伤(axonotmesis):神经轴突断伤或严重破坏,损伤的远侧段可发生Wallerian变性。但其周围的支持结构,尤其是内膜管仍保持完整,因此近端再生轴索能够沿原来的远侧端长到终末器官,日后可自然恢复。受伤较重,多为钝性损伤。可因牵拉、骨折、药物刺激、长时间压迫、寒冷或缺血等引起。

(3) 神经断伤(neurotmesis):神经损伤后远段发生Wallerian变性,必须经手术将两神经断端对合,方能使再生轴索顺利长入远侧段,恢复终末器官的功能。受伤严重,神经束甚至整个神经干完全离断,多见于开放性损伤、暴力牵拉、神经缺血、化学性破坏等。

2. Sunderland(1951)五度分类法

(1) Ⅰ度:仅神经传导功能丧失,神经轴索仍保持完整或存在部分脱髓鞘改变。

(2) Ⅱ度:神经轴突断伤,损伤的远端发生Wallerian变性。但神经内膜仍完整,从近端长出的再生轴索可沿原来的神经通道长到终末器官,神经功能恢复比较完全。

(3) Ⅲ度:神经束内神经纤维中断,但束膜仍保持连续性。一般出血不多,瘢痕形成较少。损伤远端的神经纤维发生Wallerian变性。从近端长出的再生轴索可沿束膜长到远侧端,找寻退变后的Schwann细胞带,长入其中并到达终末器官,功能恢复较好。

(4) Ⅳ度:部分神经束中断,神经外膜仍完整,外膜内出血可形成小血肿,日后可形成束间瘢痕。中断的远端神经纤维发生Wallerian变性,从近端长出的轴索因束间瘢痕阻挡无法长入远端 Schwann 细胞带,难以恢复其功能。只有未损伤的神经束可以恢复部分功能。

（5）Ⅴ度:神经完全离断,断端出血、水肿,日后形成瘢痕。神经远侧发生 Wallerian 变性,从近端长出的轴索难以穿过断端间的瘢痕,神经功能无法恢复。

【临床表现与诊断】

1. 运动功能障碍　神经损伤后其所支配的肌肉呈弛缓性瘫痪,主动运动、肌张力和反射均消失。关节活动可被其他肌肉所替代时,应逐一检查每块肌肉的肌力,加以判断。由于关节活动的肌力平衡失调,可以出现一些特殊的畸形,如桡神经肘上损伤引起的垂腕畸形、尺神经腕上损伤所致的爪形手等。

2. 感觉功能障碍　皮肤感觉包括触觉、痛觉、温度觉。检查触觉时用棉花接触,检查痛觉时用针刺,检查温度觉分别用冷或热刺激,神经断伤后其所支配的皮肤感觉均消失。由于感觉神经相互交叉、重叠支配,故实际感觉完全消失的范围很小,称之为该神经的绝对支配区。如正中神经的绝对支配区为示指、中指远节,尺神经的绝对支配区为小指。若神经部分损伤,则感觉障碍表现为减退、过敏或异常。感觉功能检查对神经功能恢复的判断亦有重要意义,包括触觉、痛觉等检查。在具有痛觉的区域,可行两点辨别觉检查。患者在闭目状态下,用两点辨别检查器针刺皮肤,检查患者对针刺两点距离的区别能力。不同部位,两点辨别觉的距离亦不同,如手指近节为 4～7mm,末节为 3～5mm,而手掌部为 6～10mm。可用圆规的双脚同时刺激或特制的两点辨别觉检查仪来检查。还有一种实体感觉,即闭目时可分辨物体的质地和形状,如金属、玻璃、棉布、丝绸、纸张等,可以代替视觉。神经损伤修复后,实体感觉一般难以恢复。

3. 神经营养性改变　即自主神经功能障碍的表现。神经损伤后立即出现血管扩张、汗腺停止分泌,表现为皮肤潮红、皮温增高、干燥无汗等。晚期因血管收缩而表现为苍白、皮温降低、自觉寒冷,皮纹变浅、触之光滑。此外,尚存指甲增厚、出现纵嵴、生长缓慢、弯曲等。另外,汗腺功能检查对神经损伤的诊断和神经功能恢复的判断均有重要意义。无汗表示神经损伤;从无汗到有汗则表示神经功能恢复,而恢复早期为多汗。

4. Tinel 征　又称神经干叩击试验,可帮助判断神经损伤的部位,了解神经修复后再生神经纤维的生长情况。神经轴突再生尚未形成髓鞘之前,外界叩击可引起疼痛、放射痛和触电感的过敏现象。沿修复的神经干部位,到达神经轴突再生的前端为止,出现上述感觉,为 Tinel 征阳性,表明神经再生的到达部位。神经损伤未行修复时,在神经损伤部位亦可出现上述现象。

5. 电生理检查　肌电图检查和躯体感觉诱发电位对判断神经损伤部位和程度以及帮助观察损伤神经再生和恢复情况有重要价值。肌电图是将肌肉、神经兴奋时生物电流的变化描记成图,来判断神经肌肉所处的功能状态。还可利用肌电图测定单位时间内神经传导冲动的距离,称为神经传导速度。正常四肢周围神经传导速度一般为 40～70m/s,神经损伤时神经传导速度减慢,甚至神经断伤时为 0。当然,肌电图检查也会受一些因素的影响,其结果应与临床结合分析判断。另外,还可采用躯体感觉诱发电位检查周围神经的损伤情况及修复后神经的生长情况。

【治疗】

1. 治疗原则　周围神经损伤多需手术治疗,原则是尽早恢复神经的连续性及良好地缝合神经。

（1）闭合性损伤：多为牵拉伤、钝挫伤。往往造成神经震荡或轴突断伤，尚未到神经断伤的程度，大多数可不同程度地进行恢复，临床上可根据肌电图检查及 Tinel 征来估计。对暴力程度轻、临床症状较轻者一般可观察3个月。若超过3个月仍未见恢复，应手术探查以明确不能自行恢复的原因。对于暴力严重、临床判断已属 Sunderland Ⅳ度、Ⅴ度的损伤，应早期手术探查。

（2）开放性损伤：原则上按损伤的程度、伤后时间、创面有无污染、有无复合损伤等决定神经损伤的修复时机。

1）一期修复（primary repair）：指在伤后6~8小时内即行神经修复。一期修复的优点是解剖清楚，神经损伤段或残端易于辨认，断面损伤程度易判定，断端整齐，较少有张力，易于对合。若不能行一期修复，为避免日后神经退缩，可将神经断端与邻近软组织做暂时固定，以利于二期神经修复时寻找。

2）延迟一期修复（delayedprimary repair）：因伤情复杂而全身情况差、伤口污染或缺损严重，清创时不能行神经一期修复者，可留待伤口愈合后2~4周内行神经修复手术。

3）二期修复（secondary repair）：伤后1~3个月内修复。常因合并肌腱、骨骼或皮肤的严重缺损而需先行修复，或早期清创时未发现神经损伤。此时，神经残端多已形成神经瘤样改变，手术时容易识别。手术切除神经瘤，如有神经缺损，须采用神经移植修复。

4）功能重建（functional reconstruction）：对于不可逆转的晚期神经损伤，其神经远端萎缩明显，Schwann 细胞常会萎缩，终末器官亦萎缩纤维化，故神经修复的效果差。多神经损伤者尤为明显，可考虑做肌腱移位（transfer of tendon）等矫形手术。

神经修复时机的判定不是绝对的时间概念。一般认为，神经修复的最佳时间是在神经损伤后3个月之内。然而，3个月以上甚至达2年以上仍可能有一定的恢复机会。过去将2年作为神经修复的最后期限，然而近年来大量的临床实践证明运动与感觉的终末器官失神经支配2年以上，虽有明显的萎缩，但是修复后仍有一定程度的功能恢复，至少可恢复肢体的部分保护性感觉（protective sensation）功能。

2. 神经修复技术　周围神经损伤的修复方法较多，临床应根据神经损伤的类型、性质、部位等不同情况而酌情选用。

（1）神经松解术（neurolysis）：主要目的是将神经从周围的瘢痕组织及神经外膜内的瘢痕组织中松解出来，解除神经纤维的直接受压，改善神经的血液循环，促使神经功能的恢复。神经松解术有两种：解除神经外膜及外层周围组织的瘢痕压迫的方法，称为神经外松解术；松解神经束间的瘢痕，解除神经束的压迫，称为神经内松解术。神经松解术应在手术显微镜下进行，必须十分细致谨慎，以防伤及正常神经束。

（2）神经缝合术（neurorrhaphy）：方法有神经外膜缝合（图6-5-1-2）、神经束膜缝合（图6-5-1-3）及神经束膜外膜联合缝合3种。

神经外膜缝合方法简单易行，对神经的损伤小、抗张力强，可减少混合神经由于束膜缝合而可能导致的功能束错位对接。因神经内的神经纤维在神经束内下行过程中互相穿插、交换及组合，故缝合时难以做到或难以维持神经主要功能束的准确对合，因而导致两断端缝合口间神经束常发生扭曲、重叠、交错等现象。有时两神经端常留有间隙而结缔组织增生，影响神经再生轴突的通过。神经外膜缝合术主要适用于周围神经近端（混合神经束）损伤的缝合，如臂丛神经、臀部神经和下肢坐骨神经等。

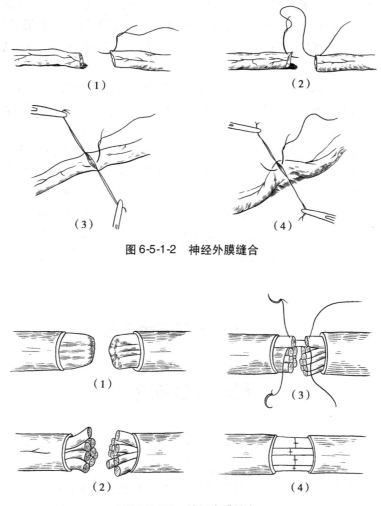

图 6-5-1-2　神经外膜缝合

图 6-5-1-3　神经束膜缝合

　　神经束膜缝合或神经束膜外膜联合缝合主要适用于周围神经远端损伤的缝合,因为此部位的神经其功能束(感觉、运动)多已明显分开,采用此方法可准确对接神经束,如腕部正中神经和尺神经、腘部腓总神经和胫神经等。

　　(3)神经移植术(nerve grafting):神经损伤缺损若超过 2～4cm 或该神经直径的 4 倍以上,难以通过两断端游离、关节屈曲或神经改道移位等方法修复时,常需行神经移植术。根据移植神经段的组成和缝合方法分为:①神经干移植术:是将直径相似的移植神经段置于神经缺损处,然后离断神经远近端分别以外膜或束膜外膜法进行缝合;②束间神经电缆式移植术:是指采用较细小的神经支移植修复较粗大神经干缺损时,将移植神经裁剪组合成所需的束组数,再分别将裁剪的神经束组于两端先缝合数针固定,形成与缺损神经干直径相似的一段“神经干”,以增加神经束组的数目,便于神经两端的缝合及更有利于神经功能的恢复。对于神经缺损距离较长(15cm 左右)或移植神经基床血液循环较差者,可采用吻合血管的神经移植术。移植神经供区有带桡动脉的桡神经浅支移植、带腓浅动脉的腓浅神经移植。还可采用小隐静脉动脉化的腓肠神经移植进行修复。同种异体或异种异体神经移植术,由于免疫排斥反应等问题限制了其临床应用。其他尚有自体非神经组织的生物材料(骨骼肌、静脉、羊膜、筋膜、神经膜管)及非生物合成材料(聚乙醇酸、多聚丙酸管、硅胶管)等桥接神经缺损的方法。这些方法在实验室均取得了良好的效果,但在临床应用上还未见成熟的经验报道。

(4) 神经移位术(nerve transposition):神经近端毁损无法缝接者,可将另一束不重要的神经或部分正常的神经断离,将其近端移位到较重要的、需恢复肌肉功能的损伤神经远端上,使失神经支配的肌肉功能恢复。如臂丛神经根部撕脱伤后可采用副神经、膈神经、颈丛神经运动支、肋间神经甚至健侧第 7 颈神经根等移位到上肢重要的损伤神经的远端上。

(5) 神经植入术(nerve implantation):神经受到严重的撕脱伤、牵拉伤或火器损伤,造成神经远端支配的终末效应器及所支配肌肉的入肌点或感觉受体的毁损,表现为仅有神经近端完好,但无法直接与支配效应器的远端神经缝接修复,不能恢复终末器的功能。为解决这一难题,可将运动神经的近端分成若干束植入失神经支配的肌肉中形成新的运动终板而恢复部分运动功能;将感觉神经近端分成若干束植入支配区皮肤真皮下形成新的感觉受体而恢复感觉功能。

第二节　上肢神经损伤

臂丛神经损伤

臂丛(brachial plexus)神经是支配上肢的重要神经,由第 5～8 颈神经(C_5～C_8)及第 1 胸神经(T_1)组成,有时第 4 颈神经(C_4)、第 2 胸神经(T_2)也参加组成臂丛神经。这些神经根出椎间孔后,在前斜角肌与中斜角肌之间穿出,组成臂丛神经干。C_5、C_6合成上干,C_7伸延成中干,C_8、T_1合成下干。3 个干向外下移行到锁骨中 1/3 后方,各自分成前后两股。3 个后股又合成后束,上、中干的前股合成外侧束,下干的前股单独形成内侧束。从各束发出上肢各条神经。自后束发出腋神经和桡神经,外侧束发出肌皮神经和正中神经外侧头,内侧束发出正中神经内侧头、尺神经、臂内侧皮神经和前臂内侧皮神经。正中神经的外侧头和内侧头合成正中神经。当外力使头部和肩部向相反方向分离时易引起臂丛损伤。

一、诊断

疾病诊断

1. 病史　成人臂丛损伤大多数发生于摩托车或汽车车祸中的牵拉性损伤,如从摩托车摔下,头部或肩部撞击障碍物或地面使头肩部呈分离姿势,臂丛受到牵拉过度性损伤,轻者出现神经震荡、暂时的功能障碍,重者神经轴突断裂、神经根干部断裂,最重者可引起 5 个神经根自脊髓发生处断裂,似"拔萝卜"样撕脱,完全丧失功能。重物压砸于肩部,上肢不慎被机器、运输带卷入也可造成臂丛损伤。新生儿臂丛损伤则见于母亲难产时(婴儿体重一般超过 4kg),头先露,使用胎头吸引器或使用产钳,致婴儿头与肩部分离,过度牵拉而损伤臂丛,多为不完全损伤。

2. 主要症状

（1）臂丛神经根损伤：从理论上讲单一神经根损伤乃至断裂可没有症状和体征，只有相邻两神经根同时损伤，才可见临床症状和体征，所以又将臂丛神经根分为上臂丛及下臂丛，上臂丛包括颈5、颈6、颈7神经根，下臂丛包括颈8神经根与胸1神经根。

上臂丛神经损伤时，肩关节不能外展及上举，肘关节不能屈曲而能伸展，腕关节虽能屈伸，但肌力弱，上肢伸面感觉大部缺失，拇指感觉减退，前臂旋转亦有障碍，以三角肌、肱二头肌萎缩为著。

下臂丛神经损伤时，手的功能发生严重障碍，患侧常出现Horner征，手内在肌全部萎缩，有爪形手及扁平手畸形，手指不能伸屈或有严重障碍，但掌指关节可伸直，拇指不能掌侧外展，前臂及手尺侧感觉缺失。

（2）臂丛神经干损伤：臂丛神经上干损伤时，肌皮神经、肩胛上神经麻痹，桡神经、正中神经部分麻痹。

臂丛神经中干损伤时，其独立损伤临床上极少见，一旦损伤除短期内对伸肌群肌力有影响外，无明显临床症状及体征。

臂丛神经下干损伤时，尺神经、正中神经内侧根，臂内侧及前臂内侧皮神经麻痹，正中神经外侧根与桡神经发生部分麻痹。

（3）臂丛神经束损伤：臂丛神经外侧束损伤时，肘关节不能屈，或能屈（肱桡肌代偿），但肱二头肌麻痹；前臂能旋转，但旋前圆肌麻痹；腕关节能屈，但桡侧腕屈肌麻痹；前臂桡侧缘感觉缺失。

臂丛神经内侧束损伤时，手内在肌与指屈肌全部麻痹，致使手指不能屈曲，拇指不能外展，不能对掌、对指，故手无功能。上肢内侧和手尺侧感觉缺失。

臂丛神经后侧束损伤时，肩关节不能外展，上臂不能内旋；肘与腕关节不能背伸；掌指关节不能伸直；拇指不能伸直或桡侧外展；肩外侧、前臂背面和手桡侧半的感觉障碍或丧失。

（4）全臂丛损伤：上肢呈缓慢性麻痹，各关节不能主动运动，耸肩依然存在。上肢只有臂内侧尚有部分感觉存在。上肢腱反射全部消失，温度略低，肢体远端肿胀，并出现Horner征。辅助检查包括电生理学和影像学检查（CTM、MRI）等。

3. 诊断要点

（1）怀疑有臂丛神经损伤：应对伤肢的每一个关节，每一条神经所支配的肌肉的肌力，以及皮肤的感觉，仔细检查，详细记录，认真分析，然后作出正确判断。

（2）确定是否属于臂丛神经损伤：有如下情况者应考虑有臂丛神经损伤。

1）支配上肢的腋神经、肌皮神经、桡神经、尺神经、正中神经中任何两条神经同时损伤，且损伤部位在颈肩部。

2）有正中神经、尺神经、桡神经之一的损伤症状，同时伴有肩关节或肘关节功能障碍，但被动运动正常。

3）至手部的三大神经中正中神经、尺神经、桡神经中任何一支出现功能障碍，同时伴有前臂内皮神经非切割性损伤，出现前臂内侧的感觉障碍。

（3）臂丛神经的根、干、束部损伤的定位诊断：臂丛神经损伤的定位诊断目的是为了便于手术检查部位，选择手术入路，以便明确手术中所需要重点解决的问题。有腋神经合并桡神经损伤的症状时，表示损伤部位在后侧束。有腋神经合并肌皮神经损伤的症状时，表示损伤在上干。有正中神经合并尺神经损伤症状时,表示损伤部位在下干或者内侧损伤。有尺神经合并桡神经损伤症状时,表示损伤部位在颈 8 神经根。有肌皮神经合并桡神经损伤症状时,表示损伤部位在颈 6 神经根。有腋神经合并正中神经损伤症状时,表示损伤部位在颈 5 神经根。有肌皮神经合并正中神经损伤症状时,表示损伤部位在外侧束。

(4)臂丛神经节前或节后损伤的鉴别方法主要依据损伤性质,肌电图、磁共振等检查。节后的闭合性损伤,早期可采用非手术治疗,给予神经营养药物、理疗、针灸、按摩等。1~3个月内,无明显恢复时,可以手术探查,根据其病情可分别进行神经松解、神经缝合或者神经移位。而节前损伤的唯一治疗方法是进行早期神经移位。

4. 辅助检查

(1)神经电生理检查:肌电图(EMG)及神经传导速度(NCV)对有无神经损伤及损伤的程度有重要参考价值,一般在伤后 3 周进行检查。感觉神经动作电位(SNAP)和躯体感觉诱发电位(SEP)有助于节前节后损伤的鉴别,节前损伤时 SNAP 正常(其原因在于后根感觉神经细胞体位于脊髓外部,而损伤恰好发生在其近侧即节前,感觉神经无沃勒变性,可诱发SNAP),SEP 消失;节后损伤时,SNAP 和 SEP 均消失。

(2)影像学检查:臂丛根性撕脱伤时,CTM(脊髓造影加计算机断层扫描)可显示造影剂外渗到周围组织间隙中,硬脊膜囊撕裂,脊膜膨出,脊髓移位等。一般来说,脊膜膨出多数意味着神经根的撕裂,或者虽然神经根有部分连续性存在,但内部损伤已很严重,并已延续到很近的平面,常提示有足够大的力量造成蛛网膜的撕裂。同样,MRI(磁共振成像)除能显示神经根的撕裂以外,还能同时显示合并存在的脊膜膨出,脑脊液外漏,脊髓出血,水肿等,血肿在 T1WI 和 T2WI 上均为高信号,脑脊液及水肿在 T2WI 上呈高信号,而在 T1WI 呈低信号。MRI 水成像技术对显示蛛网膜下隙及脑脊液的外漏更为清楚,此时水(脑脊液)呈高信号,而其他组织结构均为低信号。

二、治疗

治疗目标:减少永久性残疾,恢复或改进上肢功能。

由于臂丛损伤的病理程度不同,要求定期复查、准确记录神经肌肉的功能状态与恢复情况。一般神经震荡伤者多在 3 周内恢复功能;轴突断裂伤者多在 3 个月内开始恢复功能且不断进步,可继续观察。相反,若 3 个月内未见功能恢复,考虑为神经断伤,或影像学诊断为根性撕脱伤,宜早期进行臂丛手术探查。对臂丛神经连续性存在的损伤,可行神经内、外松解术,神经断伤者行神经缝合或神经移植术。对臂丛根性撕脱伤,应施行神经移位术,以修复重建重要的肩外展、屈肘、手指屈伸等运动功能以及手部的感觉功能。移位神经包括膈神经、副神经、颈丛神经支、肋间神经以及健侧 C_7 神经根,可恢复一定的神经功能。近年来,选择性神经束移位术、双重游离肌肉移植重建术等提高了臂丛损伤的治疗效果。对于晚期臂丛损伤或早期手术治疗失败者,可酌情按残存的肌肉情况行肌肉移位或关节融合术(arthrodesis),以改善其功能。

臂丛神经损伤后,应按上肢各肌瘫痪及感觉障碍情况,分析其损伤部位及范围,做好记录,定期复查,观察神经恢复情况。3 个月内肌力仍不断恢复,可继续观察。若在此期间毫无恢复,可以考虑手术探查。尤其是肩胛背神经和胸长神经仍有功能,即损伤部位在根部的远侧方时,宜早期手术探查,进行神经吻合、松解或神经移植术。近年来,对从颈髓抽出的臂丛根部近端损伤者,亦有采用膈神经、副神经、肋间神经、颈丛神经以及健侧 C₇ 神经根移位缝接到神经根断裂的远端上的方法进行修复,可获不同程度的效果。晚期或根部的臂丛神经损伤无法进行手术修复时,可按残存的肌肉情况做肌腱移位或关节融合术,以改善其功能。

桡神经损伤

桡神经(radial nerve)发自臂丛后束,在腋动脉后方,经过肩胛下肌、大圆肌和背阔肌的浅面斜向上肢后方,绕过肱骨后面的桡神经沟到肱骨中部外侧,于肱骨中下 1/3 交界处穿过外侧肌间隔。此处桡神经紧贴肱骨,骨折时最容易受损。支配肱三头肌 3 个头的肌支,主要是从肱骨中 1/3 以上的桡神经分出,其中肱二头肌长头的肌支是从腋部的桡神经分出,故肱骨干骨折合并桡神经损伤时,肱三头肌的功能可保存。桡神经在肱三头肌外侧头的外缘,穿过外侧肌间隔于肱肌与肱桡肌之间转向肘前方,又分成深、浅两支。深支通过旋后肌并绕过桡骨进入前臂的背侧;浅支沿肱桡肌下行,最后到达腕部背侧。桡神经在上臂支配肱三头肌、肘肌、肱桡肌、桡侧伸腕肌和肱肌。深支在前臂支配除桡侧腕长伸肌以外的前臂所有伸肌;浅支支配腕、手背部桡侧及桡侧 2 个半或 3 个半手指皮肤的背侧感觉。

一、诊断

疾病诊断

1. 病因 多数是由肱骨干骨折所引起。

2. 主要症状 临床上产生垂腕、垂指、前臂旋前畸形,手背侧尤以虎口部皮肤有麻木区。桡骨头脱位可引起桡神经深支损伤,但由于桡侧腕长伸肌的功能尚存在,故无垂腕畸形,亦无虎口背侧皮肤感觉丧失。

3. 诊断要点

(1) 根据损伤部位不同,损伤后的临床表现也不完全一样。在腋窝以上,桡神经的起始处损伤,则表现为伸肘、伸腕、伸指、伸拇均不能,手背桡侧和桡侧两个半指感觉丧失。但是,在腋窝部单纯的桡神经损伤少见,常合并其他神经损伤,应注意与臂丛损伤相鉴别。

(2) 损伤在上臂中段时,肘关节可正常伸展,但伸腕、甚至伸拇功能丧失,皮肤感觉丧失同上;肘部损伤时,无伸肘运动障碍,腕关节也能主动伸展,但伸指、伸拇功能丧失,皮肤感觉丧失同上;肘关节以下损伤,为桡神经深支损伤,根据损伤部位的不同,可以出现伸指、伸拇功能全部丧失或部分丧失。

4. 辅助检查 本病主要是进行常规物理检查。最常进行的是神经-肌电图检查。

根据神经肌电图表现明确损伤性质:

(1) 完全损伤:有自发电活动,无运动单元电位(MUP),复合肌肉动作电位(CMAP)、感觉神经动作电位(SNAP)、运动神经传导速度(MNCV)均消失。

(2) 严重损伤:有自发电活动,无 MUP,CMAP 波幅下降,SNAP 下降或消失,MNCV 减慢或消失。

(3) 不全损伤:可有自发电活动或插入电位延长,MUP 减少,CMAP 下降,SNAP 下降,MNCV 正常或减慢。

二、治疗

桡神经损伤多属挤压伤,但亦有断裂者。一般可先将骨折、脱位闭合复位,观察 2～3 个月,若肱桡肌功能自行恢复可继续观察。若无恢复宜早期手术探查,行神经修复手术。术中桡神经受压而神经未断裂者可行神经松解术。如神经中断,可切除神经瘤行神经外膜缝合术。若断裂水平位于上臂下 1/3 段及其远侧方,因其深、浅支已形成,运动与感觉束已分开,故最适宜行束膜缝合术。若神经无法修复或修复后无恢复或恢复不良者,可考虑将屈腕肌腱、掌长肌腱和旋前圆肌等移位到背侧,缝接到伸腕、伸指及伸拇肌腹上,恢复伸腕、伸指及伸拇功能。

正中神经损伤

正中神经(median nerve)由臂丛外侧束的正中神经外侧头与内侧束的正中神经内侧头合成,位于腋动脉的浅面,下行于上臂内侧逐渐转向肱动脉的内侧,在上臂并无分支。在肘部通过肱二头肌腱膜下穿过旋前圆肌的肱骨头与尺骨头之间进入前臂,至前臂中部位于指浅屈肌与指深屈肌之间下行。在前臂下部逐渐走向浅面,位于桡侧腕屈肌和掌长肌之间,通过腕横韧带深面的腕管进入手掌。在肘部分出肌支支配旋前圆肌。在前臂上部有很多肌支,支配除尺侧腕屈肌及环指、小指指深屈肌以外的所有前臂屈肌。在手掌部支配拇展肌、拇对掌肌、拇短屈肌的浅头以及第1、第2蚓状肌。在感觉方面支配手掌桡侧3个半手指。

一、诊断

疾病诊断

1. 病因　火器伤、玻璃割伤、刀伤及机器伤较常见,尤以正中神经的分支手部指神经损伤为多见。肱骨远端骨折和前臂骨折,均可合并正中神经损伤。缺血性挛缩亦常合并正中神经损伤。

2. 主要症状　肱骨髁上骨折偶可引起正中神经挤压性损伤,骨折复位后往往能自行恢复。在前臂下部和腕部正中神经比较表浅,易被锐器损伤。临床上在前臂上部受伤后,受该神经支配的肌肉活动功能和皮肤感觉除旋前圆肌外全部消失,包括拇指、示指、中指不能屈曲,拇指不能外展和对掌。若在腕部受伤,前臂肌功能良好,只有拇指外展和对掌功能障碍。

3. 诊断要点

(1) 感觉障碍:若损伤部位在腕部或前臂肌支发出处远端,手的桡半侧出现感觉障碍。

(2) 拇指对掌、指功能受限:拇指处于手掌桡侧,形成"猿形手"畸形,拇指不能外展,不能对掌及对指。由于解剖的变异,在某些正中神经完全伤断的病例中,由于尺神经的代偿,拇指掌侧外展运动可不完全丧失,少数病例也有表现正常者。

(3) 拇指、示指屈曲受阻:若在肘部或其以上部位损伤时,除上述症状外,由于指浅屈肌和桡侧半指深屈肌麻痹,因此,拇指与示指不能主动屈曲。

(4) 前臂旋前不能或受限。

(5) 大鱼际肌群、前臂屈面肌群明显萎缩。

(6) 下述肌肉功能障碍:旋前圆肌、桡侧腕屈肌、掌长肌、拇长屈肌、示指深屈肌、拇指对掌肌。

4. 辅助检查 常规物理检查及肌电图检查。

二、治疗

正中神经损伤后可做短期观察。若无恢复宜早期手术探查,确定损伤性质进行必要的修复手术,一般可行神经外膜缝合术。对于前臂下 1/3 段远侧方的断裂,因其运动与感觉神经部分已集中成束,可考虑做束膜缝合术。

尺神经损伤

尺神经(ulnar nerve)来自臂丛神经的内侧束,在上臂内侧沿肱动脉内侧下行至上臂中部渐渐转向背侧;经肱骨内上髁后方的尺神经沟,再穿过尺侧腕屈肌肱骨头与尺骨头之间进入前臂背侧;在前臂上部位于尺侧腕屈肌深面及指屈深肌的浅面逐渐转入前臂掌侧,至前臂中部与尺动脉伴行;到前臂下部沿尺侧腕屈肌腱桡侧而下,至腕部绕过豌豆骨桡侧在腕横韧带浅面进入手掌。

尺神经在上臂无分支,在肘关节附近分出两个肌支,支配尺侧腕屈肌及第 4、5 指的指深屈肌。在手部支配小鱼际肌群、全部骨间肌、拇收肌、拇短屈肌的深头和第 3、4 蚓状肌。皮肤感觉支支配手背部尺侧 2 个半或 1 个半手指。

一、诊断

疾病诊断

1. 病因

(1) 挤压伤:最常见,为直接暴力致伤,神经损伤往往严重,常伴有神经缺损。

(2) 牵拉伤:如肘部肱骨内髁骨折、前臂尺桡骨双骨折、腕掌骨骨折都可直接牵拉尺神经致伤。

(3) 在肘部,尺神经可受直接外伤或为骨折脱臼合并伤。

(4) 腕部及肘部切割伤:较常见。

(5) 全身麻醉时如不注意保护,使手臂悬垂于手术台边,可因压迫而引起瘫痪。

(6) 在颈肋或前斜角肌综合征,以尺神经受损为最多。

2. 主要症状 尺神经受伤后,除手部尺侧皮肤感觉消失外,另有环指、小指掌指关节过伸,指间关节屈曲呈爪形,拇指不能内收,其他四指不能外展及内收。

3. 诊断要点 腕部损伤主要表现为骨间肌、蚓状肌、拇收肌麻痹所致环、小指爪形手畸形及手指内收、外展障碍和 Froment 征,以及手部尺侧半和尺侧一个半手指感觉障碍,特别是小指感觉消失,手部精细活动受限,手内肌萎缩。肘上损伤除以上表现外,另有环、小指末节屈曲功能障碍。

4. 辅助检查 无相关实验室检查。物理检查为主,必要时进行肌电检查,肌电图检查判断神经损伤及程度。常见检查:肌电图、花托试验、拇指对掌试验。

二、治疗

治疗目标:手术指征及手术处理原则与正中神经相同。

1. 西医治疗 闭合性损伤可先行非手术治疗3个月。开放性损伤或闭合但经非手术治疗无效者,应手术探查。

(1) 上臂部尺神经显露切口:由腋前缘沿肱二头肌内侧缘向下直到肘部。上段行于肱二头肌与肱三头肌之间,肱动脉内侧;在上臂中段与肱动脉分开向后行;在上臂中下1/3处通过臂内侧肌间隔,到达尺神经沟。

(2) 肘部尺神经显露切口:在内上髁与鹰嘴间,切开深筋膜,即显露尺神经。此处最高分支为关节支。尺神经进入尺侧腕屈肌两个头之间,分出2~3个肌支,支配尺侧腕屈肌。在前移尺神经时,应将此肌支由主干做干支分离,必要时可切断最短支,以保证前移。

(3) 前臂尺神经显露:沿前臂尺侧腕屈肌外侧缘做切口。在尺侧腕屈肌及屈指肌之间分离,即显露尺神经。显露前臂下部1/3尺神经时,应注意保护其到掌背侧的皮支。尺神经经腕横韧带的浅面进入手部,在豌豆骨与钩骨钩之间分为深浅2支,浅支在手掌筋膜下进入环、小指;深支穿入小鱼际肌,然后在骨间肌上横过手掌,进入拇收肌及拇短屈肌。

根据神经损伤情况选择适当手术方式进行治疗。

2. 中医治疗

(1) 常用穴位及部位:少海、小海、阳谷、后溪、少府等穴,以及前臂尺侧、手掌尺侧、诸掌骨骨间。

(2) 常用手法:擦法、拿法、指揉法、捻法、擦法、抹法、摇法。

(3) 操作方法:患者取仰卧位或坐位,医师根据患者体位可坐可立。在前臂尺侧部施以擦法从近端到远端直至手掌尺侧部,多次上下往返,对肌肉处可适当增加力度,使之深透,约10分钟。拿前臂尺侧肌群,拿小鱼际肌,特别对小鱼际肌应增强手法刺激约2~3分钟。分别指揉少海、小海、阳谷、后溪、少府诸穴及诸骨骨间,重点是手部诸穴及骨间隙,约3~5分钟。在对骨间隙指揉时可选用偏峰力。摇腕关节、诸掌指关节,捻第5、4、3诸指,对指端加重刺激,抹第5、4、3诸指。最后在前臂屈肌用擦法,以热为度结束治疗。

3. 预后 一般预后欠佳。

尺神经修复的效果比较差,高位损伤疗效更差。因尺神经支配的肌肉大部分为细小的手的内在肌,易萎缩变性,不易恢复功能。自从采用显微外科技术修复神经术后其疗效有所提高。尤其是前臂下1/3段远侧的断裂,其运动与感觉神经已集中成束,采用束膜缝合术对早期病例效果明显提高,亦可恢复小肌肉的功能。

第三节　下肢神经损伤

股神经损伤

股神经(femoral nerve)起自腰丛,由L_2~L_4神经纤维组成,支配股四头肌。伤后可以由于臀大肌、腓肠肌、阔筋膜张肌、股薄肌的作用,伤者仍能伸直膝关节并保持关节稳定,因而容易漏诊。

一、诊断

疾病诊断

1. 病因　以枪击伤、刀刺伤、医源性损伤等多见。

2. 主要症状

（1）运动:如损伤在髂窝上方,则髂腰肌及四头肌均瘫痪,表现不能屈髋及伸膝,如在髂肌分支以下损伤,仅表现不能伸膝。

（2）感觉:高位损伤表现为股前内侧及小腿内侧感觉丧失,低位损伤,可为单纯隐神经损伤,表现小腿内侧感觉障碍。

（3）营养:小腿内侧易受外伤、冻伤和烫伤。

3. 诊断要点　外伤史,髂腰肌及股四头瘫痪,不能屈膝及伸膝,股前、内侧及小腿内侧感觉丧失,肌电图检查有助于诊断。

4. 辅助检查　电生理检查:患侧股神经传导速度减慢,波幅下降,F 波或 H 反射潜伏期延长;SEP 潜伏期延长,波幅下降,波间期延长;股神经支配肌肉的肌电图检查多为失神经电位,而健侧正常。

二、治疗

股神经开放性损伤往往合并髂、股血管伤,应注意急救处理,在修复血管的同时根据伤情做神经一期修复或二期修复。

股神经显露时,患者取仰卧位,患侧臀部稍垫高。手术步骤如下:

1. 切口　由髂前上棘内上方 4cm 处向内下方做一与腹股沟韧带相平行的切口,到腹股沟韧带中点,转向下并直线下行。

2. 显露神经　切开腹部皮肤及腹外斜肌腱膜,切断腹内斜肌及腹横肌,将腹膜及腹腔内容物向中线推开,切开髂筋膜即显露出股神经,向下可继续追踪到腹股沟韧带,必要时将韧带切断,继续向远端分离,即可显露股神经分支。

3. 预后　完全横断损伤或者轻微的部分损伤,术后恢复功能完全不同。

股神经损伤时,应详细检查股四头肌的功能情况,根据受伤性质、伤口部位、膝关节伸直情况（强度、有无抗阻力）作出诊断。一旦确诊应尽早进行手术探查,神经断离时应予一期修复。运动功能恢复不佳时可采用股二头肌（或与半腱肌一起）转位替代股四头肌进行重建。

坐骨神经损伤

坐骨神经（sciatic nerve）起自腰骶丛,由 L_4、L_5 和 S_1 脊神经纤维组成,在坐骨切迹处出盆腔进入臀部,行至大腿后侧的大转子与坐骨结节之间,然后沿股骨后侧、股二头肌和半腱肌、半膜肌之间下行至大腿下 1/3 处分为胫神经（tibial nerve）和腓总神经（common peroneal nerve）。在腘部胫神经与腘动、静脉伴行,然后沿胫后动、静脉下行至内踝后下方转入足底。

腓总神经在腘窝外侧沿股二头肌腱内侧向下绕过腓骨颈进入小腿前外侧下行至足背。

一、诊断

疾病诊断

1. 病因

（1）药物因素（23%）：药物注射性损伤特别是注射青霉素，是导致坐骨神经损伤的最常见的病因，又称医源性坐骨神经损伤，好发于儿童，其损伤原因与注射部位不当直接损伤或药物剂量太大刺激坐骨神经有关。

（2）外伤因素（30%）：锐器伤、髋臼骨折、骨盆骨折以及髋关节脱位特别是后脱位亦是导致坐骨神经损伤的常见原因。

（3）自体因素（25%）：髋关节后脱位、臀部刀伤、臀肌挛缩手术伤以及臀部肌内注射药物均可致其高位损伤。

2. 主要症状　坐骨神经若在骨盆出口处损伤，则膝关节的屈肌、小腿和足部全部肌肉均瘫痪，大腿后侧、小腿后侧、外侧及足部全部感觉消失，足部出现神经营养缺乏性改变。

3. 诊断要点　髋关节后脱位、臀部刀伤、臀肌挛缩手术伤及臀部肌内注射药物均可致坐骨神经高位损伤，引起股后部肌肉及小腿和足部所有肌肉全部瘫痪，导致膝关节不能屈、踝关节与足趾运动功能完全丧失，呈足下垂。小腿后外侧和足部感觉丧失，足部出现神经营养性改变。由于股四头肌腱全，膝关节呈伸直状态，行走时呈跨越步态。如在股后中、下部损伤，则腘绳肌正常，膝关节屈曲功能保存。

（1）运动：如损伤部位在坐骨大孔处或坐骨结节以上，则股后肌群，小腿前、外、后肌群及足部肌肉全部瘫痪，如在股部中下段损伤，因腘绳肌肌支已大部发出，只表现膝以下肌肉全部瘫痪，如为其分支损伤，则分别为腓总神经及胫神经支配区的肌肉瘫痪。

（2）感觉：除小腿内侧及内踝处隐神经支配区外，膝以下区域感觉均消失。

（3）营养：往往有严重营养改变，足底常有较深的溃疡。

4. 辅助检查　电生理检查：典型的神经电生理表现为患侧神经传导速度减慢，波幅下降，F波或H反射潜伏期延长；躯体感觉诱发电位（SEP）潜伏期延长，波幅下降，波间期延长；坐骨神经支配肌肉的肌电图检查多为失神经电位，而健侧正常，患侧股四头肌肌电图多无异常，膝腱反射稍强也与该肌功能正常而拮抗肌功能减弱有关，这些表现有助于鉴别吉兰-巴雷综合征和脊髓灰质炎。

二、治疗

治疗目标缺损往往较大，常须广泛游离神经并屈膝及过伸髋关节才能缝合。术后固定于上述位置6～8周。修复神经对恢复感觉及营养意义很大，可防治溃疡。

手术治疗：臀部坐骨神经损伤是周围神经损伤中最难处理和疗效最差的损伤之一。其各段损伤与局部解剖关系密切。治疗应持积极态度，根据损伤情况，采取相应的治疗方法。药物注射伤应争取尽早行神经松解术，生理盐水反复冲洗，术后采用高压氧治疗，可有效促进损伤坐骨神经再生修复，患者年龄越小，手术越早，效果越好；如为切割伤等锐器伤，应一期修复，行外膜对端吻合术，术后固定于伸髋屈膝位6～8周；如为髋关节脱位或骨盆骨折所致的坐骨神经损伤，早期应复位减压，解除压迫，观察1～3个月后，根据恢复情况，再决定是否探查神经;如为火器伤,早期只做清创术,待伤口愈合后 3 ~ 4 周,再行探查修复术。晚期足跟部功能重建可改善肢体功能。修复神经对促进感觉及营养恢复意义较大,可防治营养性溃疡。

胫神经损伤

胫神经(tibia nerve)于腘窝中间最浅,伴行腘动、静脉经比目鱼肌腱弓深面至小腿,在小腿上 2/3 部行走于小腿三头肌和胫骨后肌之间,于内踝后方穿屈肌支持带进入足底,支配小腿后侧屈肌群和足底感觉。股骨髁上骨折及膝关节脱位易损伤胫神经,引起小腿后侧屈肌群及足底内在肌麻痹,出现足跖屈、内收、内翻,足趾跖屈、外展和内收障碍,小腿后侧、足背外侧、跟外侧和足底感觉障碍。

一、诊断

疾病诊断

1. 病因 股骨髁上骨折及膝关节脱位时易损伤胫神经。

2. 主要症状 股骨髁上骨折及膝关节脱位易损伤胫神经,引起小腿后侧屈肌群及足底内在肌麻痹,出现足跖屈、内收、内翻,足趾跖屈、外展和内收障碍,小腿后侧、足背外侧、跟外侧和足底感觉障碍。

3. 诊断要点 主要根据外伤史和临床表现诊断。

4. 辅助检查 主要根据体格检查。

二、治疗

治疗目标:此类损伤多为挫伤,应观察 2 ~ 3 个月,无恢复表现则应手术探查。

腓总神经损伤

腓总神经由 L_4、L_5、S_1、S_2 神经组成。该神经在股部支配股二头肌短头,在小腿支配胫骨前肌、踇长伸肌、趾长伸肌、腓骨长肌、第 3 腓骨肌、趾短伸肌,感觉支分布在小腿外侧、足背及足外侧。

一、诊断

疾病诊断

1. 病因 腓总神经是坐骨神经的分支,由于其在腓骨颈部位置表浅,并在骨的表面,周围软组织少,移动性差,易在该处受损。如夹板、石膏压伤及手术误伤;膝关节韧带损伤合并腓总神经损伤亦非罕见;危重患者长期卧床,下肢在外旋位也可压伤。

2. 主要症状 腓总神经易在腘部及腓骨头处损伤,导致小腿前外侧伸肌麻痹,出现足背屈、外翻功能障碍,呈内翻下垂畸形,以及伸踇、伸趾功能丧失,呈屈曲状态,和小腿前外侧和足背前、内侧感觉障碍。

3. 诊断要点

（1）运动：由于小腿伸肌群的胫骨前肌、姆长短伸肌、趾长短伸肌和腓骨长短肌瘫痪，出现患足下垂内翻。

（2）感觉：腓总神经感觉支分布于小腿外侧和足背，故该区感觉消失。

（3）营养：足背部易受外伤、冻伤和烫伤，影响功能。

4. 辅助检查　电生理检查：患侧腓总神经传导速度减慢，波幅下降，F 波或 H 反射潜伏期延长；SEP 潜伏期延长，波幅下降，波间期延长；腓总神经支配肌肉的肌电图检查多为失神经电位，而健侧正常。

超声检查能确切显示外周神经特别是腓总神经，能为临床提供腓总神经病理状况的形态学资料，可为手术治疗方案提供参考依据。

二、治疗

治疗目标：注意预防，如上石膏或夹板前在腓骨头后加用衬垫保护，腓骨头处手术时应防止腓总神经损伤。腓总神经损伤应尽早治疗，多数可通过神经直接吻合进行修复，如果神经缺损过大，可考虑选用自体腓肠神经移植修复。临床治疗表明，伤后 3 个月以内手术的效果最好。闭合性腓总神经损伤尽管有自行恢复的可能，但也应尽早手术探查，行松解术、吻合术或神经移植术，如无恢复，可转移胫骨后肌或行三关节融合术，以改善功能。感觉障碍不在负重区，可不处理。

1. 腓总神经的显露

（1）腘窝部腓总神经的显露：俯卧体位，患肢稍垫高。手术步骤如下：

1）切口：自股后腓骨头上约 8cm 处，沿股二头肌内缘，由下外经腓骨头后方，转向腓骨颈前下，长约 12cm。必要时可延长切口。

2）切开筋膜：在股二头肌内侧深部游离出腓总神经，用橡皮条轻轻牵引，继续向远侧游离，至腓骨头后外稍下。必要时在此处分离出腓总神经浅支与深支。

（2）小腿部腓深神经的显露：体位，仰卧位。手术步骤如下：

1）切口：沿胫骨前肌外缘切开，其部位及长度视需要而定。

2）沿切口线切开深筋膜，于胫骨前肌与姆长伸肌之间分离，显露胫前动脉，静脉紧贴于动脉旁，腓深神经位于动脉外侧。

2. 胫骨后肌肌腱转移纠正足下垂畸形　转移胫骨后肌肌腱至足背以代替伸肌功能，有经胫腓骨骨间膜孔转移和经胫骨前内侧皮下转移两种方法。仰卧体位，手术步骤如下：

（1）足背内侧缘足舟骨结节处做一长 2～3cm 的纵行切口，显露及游离胫骨后肌肌腱，于紧靠其止点处连同骨膜一起切下。

（2）于小腿下 1/3 内侧、胫骨后缘后方做一长 5～6cm 的 S 形切口，切开皮肤、皮下组织及深筋膜，显露及游离胫骨后肌肌腱，将其远段由此切口抽出。注意勿损伤该肌后面的胫后神经血管束。

（3）于足背正中相当于外侧楔状骨处做一长 2～3cm 的纵切口，显露楔状骨，剥离骨膜后用手钻向足底方向钻一骨洞。

（4）在足背切口与小腿内侧切口之间做一皮下隧道，将胫骨后肌肌腱经皮下隧道拉至足背切口。此时即可缝合足背内侧切口及小腿内侧切口。

（5）使足背屈至80°位,用拉出钢丝法将胫骨后肌肌腱末端缝合固定于外侧楔状骨的骨洞内。缝合固定时肌腱要保持适当张力。缝合足背正中切口。

（6）术后用短腿石膏固定于上述位置,6周后去除石膏及拔除固定钢丝,开始功能训练。

预后:术后神经功能恢复可能不满意,但胫骨后肌肌腱转移术可获得比较满意的效果。

 ## 述　评

周围神经损伤是临床常见病症,损伤后如不进行及时有效的修复,损伤神经支配区肌肉必将萎缩,造成神经肌肉功能障碍,给后续康复带来不利的影响,因此选择及时有效的修复方式是必然的趋势。随着生物学技术的不断进步,组织工程得到了迅速发展,自体神经修复的方式得以拓展为组织工程神经移植物修复,克服了自体移植的诸多弊端,解决了移植物材料选择比较单一的问题。但是,周围神经损伤往往比较复杂,通常有多发损伤以及长距离缺损,对修复材料优选的要求日渐迫切。周围神经损伤修复随着组织工程神经的应用,近年来取得了快速发展。组织工程周围神经移植物的三要素——支架材料、种子细胞、相关因子等的研究都取得了长足进步。支架材料中纳米材料掺入、支架材料等离子改性等技术的应用使得周围神经移植接近了自体神经移植的效果。骨髓间充质干细胞、神经组织定向干细胞、肌源性干细胞等干细胞作为移植种子细胞的广泛应用也使得种子细胞活性与供给量得到了提高。神经因子的缓释技术以及多种神经因子的联合应用也取得了较好的移植修复效果。此外,联合运用多种要素复合构建组织工程周围神经移植物取得了比单独构建或2~3种要素构建更好的协同作用。

（李春根）

第七篇 骨病与骨肿瘤

第一章 骨与关节感染

第一节 化脓性骨髓炎

化脓性骨髓炎(pyogenic osteomyelitis)是化脓性细菌感染引起的骨组织炎症。感染途径主要为3种:①血源性感染,即致病菌由身体远处的感染灶(如上呼吸道感染、皮肤疖肿、毛囊炎、泌尿生殖系统感染或胆囊炎等部位)经血液循环转移至骨组织内,称为血源性骨髓炎;②创伤后感染,如开放性骨折或骨折手术后出现的骨感染,也称创伤后骨髓炎;③邻近感染灶,由贯通伤、咬伤、异物感染及压疮等邻近组织感染蔓延至骨组织,如糖尿病、动脉硬化引起的足骨髓炎。

按病情发展,化脓性骨髓炎分为急性和慢性两种类型。急性化脓性骨髓炎反复发作或病程超过10天开始进入慢性化脓性骨髓炎阶段,但两者不宜用时间机械划分。一般认为,死骨形成是慢性化脓性骨髓炎的标志。

急性血源性化脓性骨髓炎

急性化脓性骨髓炎中医称为"附骨疽",是发生于骨的深部脓肿。大多数儿童骨髓炎为血源性的,而80%以上急性血源性骨髓炎病例为12岁以下的儿童,男女患病比约为4:1。长骨干骺端为原发病灶所在,以胫骨近端、股骨远端为好发部位,胫骨远端、肱骨近端、髂骨等其他部位也可发生。

一、诊断

(一) 疾病诊断

1. 病史　病因学最常见的致病菌是金黄色葡萄球菌,约占75%;其次是β溶血性链球菌,约占10%。在急性血源性骨髓炎发病前,身体其他部位常有明显或不明显的感染性病灶,当处理不当或机体抵抗力降低时,感染灶内致病菌经血液循环至骨内停留而引起骨组织的急性感染,而免疫功能缺陷会增加骨髓炎的发病。

2. 主要症状 包括全身中毒症状与局部表现。

(1) 全身中毒症状:起病急,伴有高热;小儿可出现惊厥,体温常在 39～40℃,伴寒战、精神不振、消化道症状等,病情严重者可发生中毒性休克。脉洪数,舌质红,苔黄腻。

(2) 局部表现:感染早期,局部剧痛,皮温升高,患肢呈半屈曲制动状态,拒绝活动和负重。当骨脓肿形成至穿破密质骨到骨膜下时,常伴剧痛,随后骨内压缓降,疼痛也随之减轻。当脓肿穿至皮下时,局部红、肿、热、痛明显。

(3) 体征:早期压痛不一定严重,脓肿进入骨膜下时,局部才有明显压痛;被动活动肢体时疼痛加剧,常引起患儿啼哭。

3. 诊断要点

(1) 全身高热、恶寒。干骺端剧痛或胀痛,皮肤灼热、压痛明显,肢体呈环形脓肿,肌肉痉挛,关节屈曲,患肢不能运动,患者往往拒绝做被动活动检查。白细胞计数增高,红细胞沉降率增快。

(2) 患者身体其他部位或既往有化脓性感染病灶,或患者有损伤史。

(3) 发病 3～4 日在肿胀及压痛最明显处穿刺抽液,将抽出液做涂片和培养检查,有助于进一步诊断。

(4) 有典型的急性化脓性骨髓炎 X 线表现。

4. 鉴别诊断

(1) 急性蜂窝织炎:全身中毒症状轻,病灶局限于肢体非干骺端的一侧,局部红、肿、热、痛及压痛等急性炎症表现均较急性骨髓炎明显,并有波动感,但无骨局部深压痛。

(2) 化脓性关节炎:详见本章第二节。全身症状与急性骨髓炎相似,但化脓性关节炎病变在关节,局部肿胀,压痛多在关节而不在干骺端,关节活动明显受限,关节穿刺可明确诊断。

(3) Ewing 肉瘤:全身和局部表现与急性骨髓炎相似,鉴别困难。Ewing 肉瘤也可以在骨膜下形成渗出液,有分层骨膜反应,但其渗出液中主要含红细胞。局部穿刺活组织病理检查可确诊。

(4) 急性风湿性关节炎:虽然有发热和关节疼痛,但症状较轻,波及多个关节,呈游走性,压痛点不在骨端而在关节,且合并心悸、心脏听诊有杂音等不同程度的心脏损害的临床表现。

(5) 恶性神经母细胞瘤、骨肉瘤、急性白血病及嗜酸性肉芽肿也易误诊为骨髓炎。

5. 辅助检查

(1) 实验室检查:白细胞总数升高(10×10^9/L 及以上),中性粒细胞比值增大;红细胞沉降率加快;血中 C-反应蛋白(CRP)水平在骨髓炎的诊断中比红细胞沉降率更有价值、更敏感;在患者高热或应用抗生素治疗之前,可行血培养检查,如果为阳性,则有助于诊断及指导合理选择抗生素治疗。

局部分层穿刺:对早期诊断有重要价值。在肿胀及压痛最明显处,用粗针头先穿入软组织内抽吸,如无脓液再向深处穿刺入骨膜下;如果骨膜下穿刺抽吸也无脓液,则应通过薄层干骺端皮质穿刺进入骨。即使仅抽出几滴血性穿刺液也必须送检。涂片检查有脓细胞或细菌则可明确诊断,并同时做细菌培养和药敏试验。

（2）影像学检查:X线检查对于鉴别诊断是有益的,早期骨髓炎患儿X线平片一般正常,但发病7~14天平片显示可有骨破坏,此前仅表现为软组织肿胀和脂肪消减,以后可见干骺端模糊阴影,骨纹理不清;2周后逐渐出现松质骨虫蛀样散在骨破坏,骨膜反应、新骨形成等(图7-1-1-1);病变继续发展,可见分层骨膜增生,游离致密的死骨,围绕骨干形成的骨包壳,是转为慢性骨髓炎的表现。

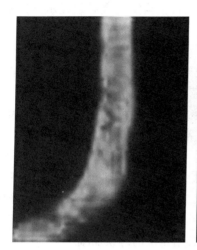
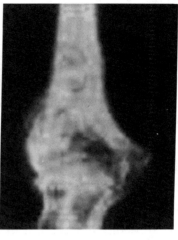

图7-1-1-1 股骨及肱骨急性化脓性骨髓炎X线表现

放射核素扫描(scintigraphy)也称ECT(emission computed tomography),虽然敏感,但特异性不高。在发病48小时内即可显示感染病灶的二磷酸锝(^{99m}Tc)摄取增加,该影像学改变较X线显示的变化出现得早,对早期诊断有一定的帮助。CT检查有助于评价骨膜下脓肿、软组织脓肿以及骨破坏的定位。MRI检查对病灶敏感性高、特异性强,T_2像炎症病变信号加强,有早期诊断价值。

（二）分型与表现

1. 初期 起病急,感染中毒症状明显,全身高热,食欲减退,发冷寒战,体温高达39~40℃,烦躁,脉洪数,舌质红,苔黄腻。重者可出现感染性休克和昏迷。患肢剧痛,1~2日内不能活动,压痛,肿胀局限在骨端。

2. 成脓期 约在起病3~4日后,患部持续性剧烈疼痛,不敢活动,继而肢体有环形脓肿形成,皮温增高发红。约持续1周,剧痛可骤然减轻,即骨膜下脓肿破裂之征。但局部压痛加剧,穿刺可抽出脓液。

3. 溃后 由骨膜下脓肿溃破至软组织,形成深部脓肿;约3~4周后,由深部脓肿至皮肤破溃形成窦道。身热及肢痛逐渐缓解,出现神疲乏力、面色苍白、舌淡苔少、脉象细数等。

二、治疗

治疗目标:急性血源性化脓性骨髓炎争取早期诊断、早期治疗。

（一）非手术治疗

1. 一般治疗 全身支持疗法提高机体免疫力,可少量多次输新鲜血或球蛋白。给予高蛋白、维生素饮食。高热时可应用物理降温,并注意保持体内水电解质的平衡,纠正酸中毒。

肢体制动患肢用石膏托或皮牵引制动,有利于炎症消散和减轻疼痛,防止病理性骨折和关节挛缩。

2. 药物治疗 合理选用抗生素,根据细菌培养及药敏检测结果,再调整对细菌敏感的抗生素。金黄色葡萄球菌或革兰阴性杆菌引起的感染至少要治疗 3 周,直到体温正常,局部红、肿、热、痛等减轻。另外,在停止应用抗生素前,实验室检查必须显示红细胞沉降率和 C-反应蛋白水平正常或明显下降。

3. 中医治疗 主要包括内治法和外治法。

(1)内治法:附骨痈的发生是由于体虚之人,外感六淫,邪气入侵化热成毒;或病后余毒未尽;或损伤染毒,导致气滞血瘀,经络阻塞,营气不通,脏腑功能障碍而成。"正气存内,邪不可干","邪之所凑,其气必虚"。正气的盛衰与病邪的强弱决定着疾病的发生、发展和结局。疾病的发展过程表现为初期热毒蕴结、气滞血瘀,中期正虚邪实,后期气血两虚。辨证运用消、托、补三法。

1)急性期脓未形成、热毒炽盛者,以消法为主,治宜清热解毒、活血化瘀,佐以化湿,用五味消毒饮或黄连解毒汤合仙方活命饮加减。有外伤瘀血者,加桃仁、红花;神昏谵语者,加水牛角、生地、紫雪丹、牛黄。

2)脓成未溃者,以托法为主,宜托里透脓,用托里消毒饮加减。

3)脓已溃且体质虚弱者,以补法为主,用八珍汤或十全大补汤加减。

(2)外治法:急性期脓未成者,可选用金黄散、双柏散水调外敷,每天换药 1 次。

(二)手术治疗

局部处理早期行骨开窗减压、引流,防止炎症扩散及死骨形成,而转变成慢性骨髓炎。引流越早、越彻底越好。方法:在病灶一侧切开显露有病变的骨,不剥离骨膜,在骨膜外先对病灶钻孔,如有脓液溢出,表示已进入病灶;再钻一系列孔形成方框,沿骨孔方框凿开一骨窗,既可充分减压,又可置放引流(图 7-1-1-2)。于骨窗内放置两根导管,以便术后予以灌洗:一根导管用以连续滴注抗生素,另一根持续负压引流。最后再次消毒并缝合手术切口。维持 2 周后,如引流液清亮无脓,先将滴注管拔除,3 日后再考虑拔出引流管。

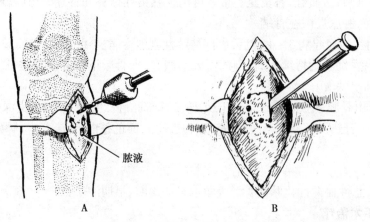

图 7-1-1-2 急性骨髓炎骨皮质钻孔开窗引流术
A. 胫骨近侧干骺端钻孔术;B. 骨开窗引流术

慢性化脓性骨髓炎

慢性化脓性骨髓炎中医病名为附骨疽。在小儿,慢性化脓性骨髓炎大多由急性化脓性骨髓炎演变而来;而在成人,其多为创伤后继发感染而形成。致病菌的分离和药物敏感实验对于抗生素的选择是重要的。有些病例因细菌毒力低,一开始便呈慢性骨髓炎表现。

慢性骨髓炎其他的原因有:①手术后感染;②动脉闭锁;③糖尿病患者发生长期不愈合溃疡时,为致病菌提供了进入邻近骨的途径;④蜂窝织炎、深部感染或坏疽常并发足骨骨髓炎。

一、诊断

(一) 疾病诊断

1. 病史　多有急性血源性骨髓炎、开放性骨折合并感染病史或战伤史。

2. 主要症状　全身症状一般不明显。急性发作时可有全身中毒症状,局部红、肿、疼痛。患肢可见窦道口、流脓且有异味,偶可流出小死骨。窦道处皮肤破溃反复发生可持续数年或数十年。患肢粗大;组织厚硬,有色素沉着,周围肌萎缩。年幼者如因炎症阻碍或刺激骨骺发育,患肢可增长或短缩,若软组织挛缩可导致关节屈曲畸形。

3. 诊断要点

(1) 病史:注意发病原因及经过,有无碎骨片从窦道排出,有无创口反复破溃流脓史,了解最后一次发作的时间与病程及经过何种治疗。

(2) 体检:注意有无肢体畸形、关节挛缩及功能障碍,有无窦道及其数目、部位,分泌物性质,周围瘢痕情况,有无急性炎症等。

(3) 实验室检查:创口分泌物应做涂片检查及细菌培养,并做抗生素敏感度测定。

(4) X线检查:患区正侧位X线摄片,必要时可行CT或体层摄影,以明确死骨及空洞所在的部位;有窦道者,应行窦道造影,以了解窦道的方向,范围与深度。

4. 鉴别诊断

(1) 骨结核:一般多侵入关节,病史较缓慢,有结核或结核病接触史等。X线片显示以骨质破坏为主而少有新骨形成。

(2) 硬化性成骨肉瘤:局部及X线片表现偶可与骨髓炎混淆,但根据发病部位、年龄、临床表现及X线片特征可鉴别。对病程长、窦道久治不愈,局部疼痛剧烈,有异常肉芽,脓液量多且有恶臭味者,应注意有恶变的可能。

(3) 骨样骨瘤:常易诊断为局限性脓肿,但其特征为经常性隐痛,夜间疼痛较重,局部压痛明显,但无红肿,少有全身症状;X线片可进一步提供鉴别依据。

(4) Ewing肉瘤:本病易与慢性骨髓炎相混淆,两者症状、X线表现相似,难以区别。但Ewing肉瘤全身恶化明显,抗菌药物治疗后症状不改善。

5. 辅助检查

(1) 实验室检查:实验室检查血象多属正常范围。急性发作时,血象、红细胞沉降率可增高。创口分泌物应做涂片检查及细菌培养,并做抗生素敏感度测定。

（2）影像学检查：X 线检查可见骨膜下骨及密质骨增厚，骨密度增加。骨干内可见密度增高的死骨，边缘不规则，与周围有分界透光带，为死腔。骨干形态变粗、不规则，密度不均，髓腔狭小甚至消失。骨干可弯曲变形，骨小梁失去正常排列，病变远侧骨有不同程度的萎缩（图 7-1-1-3）。个别发生病理性骨折。发育过程可出现骨干短缩或发育畸形。慢性骨髓炎依其临床表现和 X 线征象，一般不难诊断。

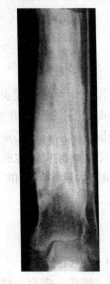

图 7-1-1-3　胫骨慢性骨髓炎

（二）分型与表现

常采用 Cierny-Mader 分类法：

Ⅰ型：骨髓型骨髓炎，感染源位于骨内膜下。

Ⅱ型：表浅型骨髓炎，有原发软组织病变，受累骨组织表面暴露。

Ⅲ型：局限型骨髓炎，有边缘明确的皮质死骨形成，常兼有 Ⅰ型和 Ⅱ型的特点。

Ⅳ型：弥漫型骨髓炎，累及整个骨结构。又按生理宿主不同分为 2 个亚型——A 型，宿主正常；B 型，宿主为免疫缺陷。

二、治疗

治疗目标：清除死骨，消灭骨死腔，切除窦道，根治感染源，并清除余毒，补益气血。

（一）非手术治疗

中医治疗：主要包括内治法和外治法。

（1）内治法：附骨疽的发病多由病后正气虚弱、余毒未尽所致。正气虚弱多表现为血虚寒凝、气血两虚和肝肾亏虚。

急性骨髓炎转入慢性阶段，一般表现为解毒未尽、毒滞难化，正气虚衰，脾肾亏损，不能托毒外出的证候，治疗宜扶正祛邪，排脓托毒，方用托里消毒散。若畏寒肢冷，食纳不佳，瘘道脓液清稀，经久不愈，属脾肾阳虚、气血亏损的证候，予神功内托散。

（2）外治法：瘘道经久不愈，可用八二丹或七三丹提脓祛腐，亦可外贴拔毒膏。根据脓液多少，确定换药时间，如脓液较多可以用红升丹作药条，插入瘘道内，有腐蚀管壁和引流脓液的作用。若无死骨，肉芽新鲜，分泌物较少，则停用丹药，换用生肌膏或生肌散以促进伤口的愈合。

（二）手术治疗

手术适应证：有死骨形成；有骨死腔及流脓窦道。手术禁忌证：急性发作期；有大块死骨但包壳形成不充分。

1. 清除病灶　切口沿窦道壁周围正常软组织显露，切除窦道壁，开槽进入骨死腔，切勿剥离周围骨膜，以免与骨膜分离的密质骨再发生缺血坏死。摘除死骨，吸出脓液，刮净坏死和肉芽组织。边缘带血管组织通常也要切除。如果有窦道存在，手术前一天晚上用小导管插入窦道内，并注入亚甲蓝以帮助术中定位和鉴别坏死和感染的组织。组织标本应进行特殊染色的组织学检查和有氧及厌氧菌培养。如上下骨段髓腔已阻塞，应凿去封闭髓腔的硬化骨，改善血液循环。

2. 消灭骨死腔　①碟形手术：也称 Orr 手术，方法是凿去骨死腔潜行边缘，成为一口大底小的碟形，使周围软组织向碟形腔内塌陷，以消灭死腔；②肌瓣填塞：利用邻近肌瓣或带血管蒂的转位肌瓣填塞骨死腔，因肌组织血液循环丰富，与骨腔壁愈合后可改善骨的血运；③抗生素骨水泥珠链：采用敏感抗生素骨水泥（聚甲基丙烯酸甲酯）串珠放在骨死腔内，随着骨死腔底新鲜肉芽生长填塞死腔的进程，逐步抽出串珠，近年来临床上已开始应用替代骨水泥的一些载体，如可降解的生物材料等。

3. 闭合伤口　彻底冲洗伤口，争取一期闭合。窦道口切除，常因皮肤缺损而难以闭合伤口。伤口较大者，应用由湿到干的敷料覆盖，2~3 日更换 1 次，待其下方新鲜肉芽组织生长填平伤口时，再用游离皮片覆盖创面，或者清创术后应用局部肌皮瓣，也可用带蒂皮瓣、肌皮瓣转移或吻合血管的游离皮瓣、肌皮瓣闭合伤口。

4. 彻底引流　手术中伤口内置引流管两根，以便术后进行灌洗（见本章急性骨髓炎局部处理）。

5. 术后患肢制动　有病理骨折或清创后骨缺损较大者，可用 Ilizarov 外固定装置进行骨延长治疗，有助于获得治愈。

6. 术后全身应用抗生素　慢性骨髓炎往往是多种细菌混合感染，应选择针对多数致病菌有效的广谱抗生素。

此外，腓骨、肋骨、髂骨部位的慢性化脓性骨髓炎，可采用病变骨段切除术。跟骨慢性化脓性骨髓炎，多位于跟骨体的松质骨内，常在跟骨周围形成窦道。有时适宜采用跟骨次全切除术，再将跟腱与跖腱膜及足𧿹外展肌起点缝合，可获较满意的步行功能。对慢性骨髓炎长久窦道继发皮肤鳞状上皮癌者，宜行截肢术。

 难点分析

尽早的诊断治疗、彻底的病灶清除、抗生素的合理有效应用、骨折的稳定、死腔的消除以及创面的组织覆盖和重建是骨髓炎治疗的关键和难点。对于不同类型的骨髓炎，均需尽早分离出致病菌以便选择合适的抗菌疗法。对于急性血源性化脓性骨髓炎，常采用血培养的方法；慢性化脓性骨髓炎最有效的方法是坏死骨组织处取标本。标本需进行需氧和厌氧培养，如常规未培养出致病菌或病情较为复杂，应同时加做分枝杆菌和真菌培养。骨髓炎的治疗是一个多学科共同参与的过程，不同类型的骨髓炎常需要不同的手术及抗生素治疗方法。手术清创范围过大可能导致局部骨及软组织缺损较大而难以早期修复，清创范围不够又面临骨髓炎治疗失败的风险；抗生素局部应用时可能存在载体在体内不能降解或降解不全，载体释放的抗生素浓度较低或持续时间不尽如人意等问题。这些问题的解决需要材料科学、手术方法、生物治疗技术等的进一步发展。

 述　评

近年来，随着建筑及交通运输业的发展，各类创伤日益增多；另外，人工固定材料与假体在临床上大量使用，使骨髓炎、骨感染的总数量不断增加，严重影响患者的生活质量。对骨髓炎确定的治疗是一个复杂而且涉及广泛的课题，是骨科医师所面临的最具挑战性的难题之一。在现阶段,单纯的中医或西医治疗,临床疗效都不甚满意。中医对本病的治疗积累了不少宝贵的经验,在控制感染及全身调理方面有其独特优势。中西医结合治疗慢性骨髓炎的疗效得到了广泛认可,基本形成了外科手术清创、抗生素应用、中药内服外用调理控制的联合治疗模式。西医手术和中药调理的联合应用真正实现了各取所长、优势互补。但是中医药治疗该类疾病多以临床经验为主,尚缺乏有力的客观数据,所以应加大中医药治疗化脓性骨髓炎的实验室研究以得到有力的理论支持,总结出化脓性骨髓炎的规范辨证和治疗标准,为进一步研究该类疾病拓展新的思路。

第二节　化脓性关节炎

化脓性关节炎(suppurative arthritis)为关节内化脓性感染,中医称之为关节流注。本病多见于儿童;以髋、膝关节为多发,其次为肘、肩及踝关节,其他关节少见。清代高思敬《外科医镜》指出:"流注病多生于十一二岁,或七八岁,三两岁小儿最多,大都先天不足,寒乘虚入里。"明代汪机《外科理例》认为:"……或腠理不密,寒邪客于经络,或闪扑,或产后,瘀血流注关节,或伤寒余邪未尽为患,皆因真气不足,邪得乘之。"

一、诊断

（一）疾病诊断

1. 病史　最常见的致病菌是金黄色葡萄球菌,约占85%,其次是β溶血性链球菌和革兰阴性杆菌。患者常因呼吸道感染如急性扁桃体炎,以及皮肤疖肿、毛囊炎或体内潜在病灶的细菌进入血流,停留在关节滑膜上引起急性血源性感染;而局部注射药物进行封闭治疗,假体置换或开放性创伤,可直接引起关节内感染。近年来,人工关节置换术普遍开展,成为关节感染重要的途径。

2. 主要症状　症状和体征起病急,体温可达39~40℃,全身中毒症状严重,甚至出现中毒性休克和多处感染灶等。受感染的关节疼痛剧烈,呈半屈位、不愿活动;局部明显肿胀、压痛,皮温升高。髋关节的位置较深,因而局部肿胀、压痛多不明显,但有活动受限,特别是内旋受限,遇到不能解释的膝疼痛时,应警惕疼痛可能来自髋关节。老年和糖皮质激素治疗患者症状体征较轻。假体置换术后感染常有持续痛和静止痛,可存在表浅伤口感染或窦道。

3. 诊断要点

（1）全身的热毒症状,病变关节红肿热痛,功能受限。

（2）关节内穿刺细菌培养可为阳性。

（3）婴幼儿化脓性关节炎难于诊断。最常见的发病部位为髋关节。若患儿有发热、髋痛、局部肿胀、活动受限等,应高度怀疑本病。

（4）结合X线检查结果。

4. 鉴别诊断

（1）急性血源性骨髓炎:全身症状与化脓性关节炎相似。病变部位以干骺端为主,局部压痛和肿胀。但关节活动一般影响不大。

（2）风湿性关节炎:常为多关节游走性肿痛,关节积液内无脓细胞,无细菌,血清抗链球菌溶血素"O"试验常为阳性。

（3）类风湿关节炎：常为多关节发病，手足小关节受累。关节肿胀，不红。患病时间长者，可有关节畸形和功能障碍。类风湿因子试验常为阳性。

（4）关节结核：起病缓慢，常有低热、盗汗和面颊潮红等全身症状。关节局部肿胀、疼痛、活动受限，无急性炎症症状。早期 X 线片可无明显改变，以后有骨质疏松、关节间隙变窄，并有骨质破坏，但少有新骨形成。

（5）创伤性关节炎：年龄多较大，可有创伤史，发展缓慢，负重或活动多时疼痛加重，可有积液，关节活动有响声，休息后缓解，一般无剧烈疼痛。骨端骨质增生。多发于负重关节如膝关节和髋关节。

5. 辅助检查

（1）实验室检查：红细胞沉降率、C-反应蛋白和白细胞计数升高，但无特异性。白细胞总数可达 $10 \times 10^9/L$ 及以上，中性粒细胞升高，常有核左移或中毒颗粒。血培养当全身中毒症状严重时，70% 以上患者血培养阳性。关节穿刺检查早期为浆液性液体，有大量白细胞。关节液往往呈絮状，白细胞计数超过 $50.0 \times 10^9/L$，中性粒细胞百分比超过 75%。后期，关节液为脓性且黏稠，镜检有大量脓细胞。穿刺液应同时进行细菌培养及药敏试验。

（2）影像学检查：早期 X 线检查显示关节肿胀、积液、关节间隙增宽。X 线平片在早期确诊是否为细菌性关节炎中并没有帮助，但可用以除外骨折或是否为恶性肿瘤。发病一段时间后，X 线片可见邻近骨质疏松；后期可见关节软骨破坏、关节间隙变窄。当感染侵犯软骨下骨时，引起骨质破坏、增生和硬化，关节间隙消失，可发生纤维性或骨性强直。儿童期有时尚可见到骨骺滑脱或病理性关节脱位。假体置换术后感染的 X 线检查多显示假体周围透光带或松动征象。

CT、MRI 和放射性核素扫描可鉴别关节周围软组织炎症及骨髓炎。

（二）分期与表现

化脓性关节炎的病理进程大致分为 3 期，但无明确的界限，并可因细菌毒力、机体抵抗力及治疗情况而变化。

1. 浆液性渗出期　炎症仅在滑膜浅层，毛细血管扩张充血，滑膜肿胀，白细胞浸润。此时毛细血管壁和滑膜基质尚有屏障作用，大分子蛋白不能渗入关节腔，故关节液呈稀薄浆液状，内有大量白细胞和红细胞，纤维蛋白量少。因关节软骨未遭破坏，若在此期内获得治愈，渗出液可完全吸收，关节功能不会受到损害。此期时间短，约 2～3 天。

2. 浆液纤维素渗出期　滑膜炎症加重，毛细血管壁和滑膜基质屏障功能丧失，渗出液为浆液纤维素性，黏稠且内含大量的炎症细胞、脓细胞和纤维蛋白。炎症反应包括白细胞向关节液内的移动。白细胞、滑膜细胞和软骨细胞产生大量不同的酶和毒性物质。细菌降解产物和蛋白溶解酶的释放使关节软骨开始降解，氨基葡聚糖开始丢失，使关节软骨破坏。加之滑膜肿胀增厚、纤维蛋白沉积等，此期即使炎症治愈，关节将丧失部分或大部分功能。

3. 脓性渗出期　关节腔积聚浓稠黄色的脓性渗出液，内含大量的脓细胞和絮状物，关节软骨破坏加重，甚至剥脱。炎症进一步发展，可侵入骨端松质骨，形成骨髓炎。另一方面，炎症经关节囊纤维层，向外扩展，引起周围软组织化脓性感染。全身抵抗力低下，脓肿迁徙可出现多发脓肿。关节脓肿破溃可形成窦道。后期可发生病理性关节脱位、关节纤维性强直或骨性强直。

二、治疗

治疗目标:早期治疗是治愈感染、保全生命和关节功能的关键。全身支持疗法,应用广谱抗生素,消除局部感染病灶。

(一)非手术治疗

1. 一般治疗　全身支持疗法高热应予降温,注意维持水电解质的平衡及纠正酸中毒。可少量多次输新鲜血,以增强抵抗力。进高蛋白、富含维生素饮食。

2. 药物治疗　广谱抗生素,在未知感染菌种和药敏结果之前,采用大剂量联合广谱抗生素治疗;获得药敏结果后,再依药敏结果选用敏感的抗生素。

3. 中医治疗　主要包括内治法和外治法。

(1)内治法:关节流注的发病多因患疔疮痈毒或其他湿毒侵袭,流注关节,蕴热蓄毒,腐筋蚀骨;或因暑湿,寒邪外来,客于营卫,阻于经络而发病,因积过劳,筋脉受损;或跌打损伤,瘀血停留,或产后恶露未尽,郁而化热,热毒流注关节发病。辨证运用消、托、补法治疗。

1)早期未成脓者,以消法为主。因暑湿而致病者,宜清暑化湿解毒,可用五味消毒饮加茯苓、薏苡仁、豆卷、牛蒡子、佩兰、栀子、陈皮、牛膝、车前等药。若初起伴有风寒表证者,宜辛温解毒,方用荆防败毒散加减。因余毒流注而发病者,宜清热解毒、凉血通络,用黄连解毒汤加金银花、野菊花、连翘、丝瓜络、牡丹皮、生地、赤芍、紫花地丁等。若出现神昏谵语,烦躁,舌质红绛等,此乃"热入营血""邪侵心包"之候,在上方基础上加水牛角,或用安宫牛黄丸或紫雪丹冲服。因跌仆损伤,瘀血流注关节而发病者,宜逐瘀和营、清热解毒,用活血散瘀汤加金银花、野菊花、三七、连翘、蒲公英、紫花地丁、薏苡仁、丝瓜络等。若局部肿硬难消,可加穿山甲、三棱、莪术、三七粉(冲服)。痛甚者,加乳香、没药、延胡索、汉防己等。

2)晚期脓已成者,宜托里透脓,用透脓散加减。若脓溃后气血两虚者,可用八珍汤补益气血。若伤口久溃不愈者,可用十全大补汤。

(2)外治法:初期未成脓者,可用玉露膏、金黄散或双柏散外敷局部,每天换药1次。脓成溃后,用九一丹或红升丹药线放入伤口引流。瘘道口无分泌物、肉芽新鲜的伤口,用生肌散、太乙膏,或生肌散加玉红膏盖贴伤口。

(二)手术治疗

局部治疗按照病理的不同阶段,应采取相适应的处理:①重复关节穿刺减压术:适用于浆液性渗出期。抽净积液后可注入抗生素。此后每日1~2次,直到关节液清亮,镜检正常。②灌洗:用抗生素液关节腔内持续点滴和负压引流治疗。③关节镜下手术:适用于浆液纤维性渗出期,在关节镜下清除脓苔,彻底冲洗关节腔,并配合灌洗引流处理。④关节切开:适用于浆液纤维性渗出期或脓性渗出期,直视下病灶清除,安置灌洗引流装置。⑤患肢制动:用皮牵引或石膏固定关节于功能位,以减轻疼痛,控制感染扩散,预防畸形。

后期如关节于非功能位强直或有病理性脱位,可行矫形手术改善功能。

 难点分析

化脓性关节炎的各种常用治疗方法虽然疗效较好,但均存在各自的缺点。长期使用抗生素易出现不良反应及耐药性,以致可选用的抗生素范围越来越窄,从而导致病情不易控制形成迁延复发。简单的关节穿刺方法作用有限,难以清除病变滑膜及溃烂组织,并且反复多关节穿刺易造成继发感染。关节镜下冲洗引流术具有对关节周围组织结构损伤较少、术后康复快、住院时间短等优点,但其也存在具体操作要求较高、手术不当会造成关节软骨损伤、系统价格昂贵、不易在基层医院广泛开展等缺点。关节切开引流术虽然可彻底清理关节腔,控制炎症效果更佳,但切开关节后会造成关节结构破坏,且手术后创伤大、并发症多,如手术后会致关节周围组织损伤、留下较大手术瘢痕及纤维组织粘连,从而导致关节功能受限。中医学采用中药内服外用治疗化脓性关节炎具有一定优势,尤其是对于体质较弱及年龄较高者。但对于早期急性化脓性关节炎的疗效不佳,且疗效较慢。故对于化脓性关节炎的治疗,重在"早诊断、早治疗",根据病情分期的不同,选择恰当的治疗方案。

 ## 述 评

化脓性关节炎可分为急性期及慢性期,以急性期居多。急性期起病急,常伴有高热、出汗、膝关节红肿热痛等症状,若急性期治疗不当,可转为慢性期,迁延难愈,最终导致关节功能的丧失。因此,早诊断、早治疗是确保治疗效果及关节功能的关键。近年来,化脓性关节炎的病因和流行病学已经发生了很大变化,且很可能随着免疫接种和耐药菌的变化而发展。MRI的广泛使用和PCR对细菌DNA/RNA的检查已经提高了诊断能力。随着医学科技的发展,化脓性关节炎的治疗方法逐渐增多,许多新的方法仍然处于试验阶段,其临床效能还需要进一步验证。未来的研究可能集中在进一步前瞻性研究诊断方法、更短期的抗生素疗法以及更微创的手术方式以提高化脓性关节炎的疗效。

第三节 骨与关节结核

骨与关节结核(tuberculosis of bone and joint)曾经是一种常见的感染性疾病,与生活贫困有着直接的关系。随着科学技术的进步、生活水平的提高以及抗结核药物的出现,近百年来骨与关节结核的发病率明显下降。但是随着人口的快速增长、流动人口的大量增加以及耐药菌的出现,骨与关节结核的发病率有回升的趋势,应引起重视。

骨与关节结核中医称为骨痨,又称流痰。因发病不同又有不同的命名,如发生在脊背的称"龟背痰",在腰椎两旁的称"肾俞虚痰",在髋关节的称"环跳痰",在膝关节的称"鹤膝痰",在踝部的称"穿拐痰"。本病的特点是发病缓慢,化脓亦迟,溃后流脓清稀,窦道经久不愈。

一、诊断

(一)疾病诊断

1. 病史 骨与关节结核是最常见的肺外继发性结核,大约占结核患者总数的5%~10%。原发病灶多为肺结核或消化道结核,我国患者绝大多数继发于肺结核。骨与关节结核中脊柱结核(spinal tuberculosis)约占50%,其次为膝关节结核和髋关节结核。在发达国家中,主要受累人群为老年人;而在发展中国家,青少年患者仍占相当比例,30岁以下患者约占80%。骨与关节结核可以出现在原结核的活动期,但多数在原发病灶已经静止,甚至痊愈多年以后才发病。发病的高危人群包括曾感染结核者或从高发区来的移民、糖尿病或慢性肾衰竭者、吸收不良或营养不良者、嗜酒和使用免疫抑制剂者。另外，获得性免疫缺陷综合征（AIDS）患者同时感染骨与关节结核者也相当多见。

2. 主要症状　可发生于任何年龄，男女发病率无明显区别。由于骨与关节结核多为单发病灶，起病多较缓慢，症状隐匿，可无明显全身症状或只有轻微结核中毒症状。全身症状包括低热、乏力、盗汗，典型病例还可有消瘦、食欲不振、贫血等症状。少数起病急骤，伴有高热，一般见于儿童。关节病变大多为单发性，少数为多发性，但对称性十分罕见。30% ~ 50%的患者起病前往往有局部创伤史。病变部位隐痛，活动后加剧。儿童患者常有"夜啼"。部分患者因病灶脓液破入关节腔而产生急性症状，此时疼痛剧烈。由于髋关节与膝关节神经支配有重叠现象，所以髋关节结核患者亦可主诉膝关节疼痛。骨结核者因髓腔内压力高，脓液积聚过多，故疼痛剧烈。浅表关节检查可见关节肿胀和积液，并有压痛。关节常处于半屈曲状态，以缓解疼痛。晚期患者可见肌肉萎缩，关节呈梭形肿胀。

全关节结核进一步发展，导致病灶部位积聚了大量脓液、结核性肉芽组织、死骨和干酪样坏死组织。由于缺乏红、热等急性炎症反应，故结核性脓肿被称为"冷脓肿"（cold abscess）或"寒性脓肿"。脓肿可经组织间隙流动，形成病灶之外的脓肿。也可以向体表溃破成窦道（sinus tract），经窦道流出米汤样脓液，有时还有死骨及干酪样坏死（caseous necrosis）物质流出。脓肿也可与空腔内脏器官沟通形成内瘘，如与食管、肺、肠道和膀胱相通，可咳出、经大便或尿排出脓液。脓肿若经皮肤穿出体外则形成外瘘。

冷脓肿破溃可继发混合性感染，出现局部急性炎症反应。若混合性感染不能控制，可引起慢性消耗，如消瘦、贫血，以及全身中毒等症状，严重时可致肝、肾衰竭，甚至死亡。脊柱结核引起的脓肿、肉芽组织增生和死骨形成，可直接压迫脊髓导致截瘫（paraplegia）。病理性脱位和病理性骨折也不少见。

晚期病变静止时可遗留如下不良后果：①关节腔纤维性粘连或纤维性强直产生关节功能障碍；②畸形，如关节屈曲挛缩畸形、脊柱后凸畸形；③小儿骨骺破坏，肢体不等长等。

3. 诊断要点

（1）有结核病史或结核病接触史，病程缓慢，发病隐渐，进行性加重的演变过程。

（2）出现上述典型的症状和体征。

（3）借助必要的实验室检查及 X 线、CT、MRI 等影像学检查。

4. 鉴别诊断

（1）类风湿关节炎：一般系多发，关节积液而不发生混浊和脓性变，而且从不破溃。X 线片可见骨质疏松，关节间隙狭窄乃至消失，但关节面不出现较深的骨质破坏。

（2）强直性脊柱炎：好发于15 ~ 30 岁的男性青壮年，早期病变可能先由一侧骶髂关节或髋关节开始。发展结果常为对称性、多发性，并从骶髂关节开始逐渐向上蔓延至脊柱，形成脊柱强直畸形，无冷脓肿或窦道。

（3）化脓性关节炎：关节穿刺液涂片和培养常可找到致病菌。病史、X 线片、细菌学检查可帮助鉴别。

（4）化脓性骨髓炎：急性化脓性骨髓炎起病急，全身和局部症状明显，X 线片可见骨质广泛破坏、大片死骨及大量骨膜新生骨形成。骨与关节结核合并混合感染与慢性化脓性骨髓炎有时难以鉴别，需靠细菌学或病理学检查加以鉴别。

（5）骨肿瘤：骨干结核须与 Ewing 肉瘤鉴别；骨盆结核或椎体结核须与内生软骨瘤鉴别。鉴别方法除可通过病史、临床特点、X 线片外，有的须做抽吸或切开活检方能鉴别。

（6）色素绒毛结节性滑膜炎：本病多发生于膝关节，发展非常缓慢，体温、红细胞沉降率正常。受累关节肿胀、积液，穿刺液呈咖啡色，关节功能受限较少，一般活动不痛，沿关节周围可以摸到不规则结节状物，压痛不重，病理活检可确诊。

5. 辅助检查

（1）实验室检查：仅约 10% 的患者有血白细胞计数升高。红细胞沉降率（ESR）在病变活动期明显增快，静止期一般正常。故 ESR 可用来检测病变是否静止和有无复发。

结核菌素试验（tuberculin test）在感染早期或机体免疫力严重低下时可为阴性。骨与关节结核患者免疫力低下，因此结核菌素试验常为阴性。

脓肿穿刺或病变部位的组织学检查是结核感染确诊的重要途径。通过培养或组织学检查，约 70% ~ 90% 的病例可以确诊，但混合性感染时结核杆菌培养阳性率极低。

（2）影像学检查：X 线检查对诊断骨与关节结核虽然十分重要，但不能作出早期诊断。一般在起病 6 ~ 8 周后方可出现 X 线片改变。其特征性表现为区域性骨质疏松和周围存在少量钙化的破坏性病灶；病灶周围有软组织肿胀影。随着病变发展，可出现边界清楚的囊性变并伴有明显硬化反应和骨膜炎。可出现死骨和病理性骨折。若发现脓肿壁有萎缩或钙化的倾向，则高度提示结核。CT 检查可以发现 X 线片不能发现的问题，确定病灶的准确位置与软组织病变的程度。MRI 可在炎症浸润阶段显示异常信号，有助于早期诊断。脊柱结核时，MRI 还可以观察脊髓有无受压和变性。

同位素骨扫描定性诊断率低，在骨结核应用较少。B 超可探测软组织脓肿的大小和位置。关节镜检查及滑膜活检有助于诊断滑膜结核。

（二）分型与表现

骨与关节结核的最初病理变化是单纯性骨结核或单纯性滑膜结核。在骨结核的发病初期，病灶局限于长骨干骺端，关节软骨面完好。此时如果治疗及时得当，结核将被很好地控制，关节功能可不受影响。如果病变进一步发展，结核病灶便会波及关节腔，使关节软骨面受到不同程度损害，称为全关节结核。早期的单纯性滑膜结核可只表现为关节腔积液。随着病变的发展，滑膜呈乳头样增生并侵犯骨及关节软骨，造成全关节结核。全关节结核必定会遗留各种关节功能障碍。若不能控制，便会出现破溃，形成瘘管或窦道，并引起继发感染，此时关节已完全毁损。

二、治疗

治疗目标：骨与关节结核的治疗应该采用综合的治疗方法，包括休息、疗养、营养、标准化疗药物和病灶清除治疗。其中抗结核药物治疗贯穿整个治疗过程，并在综合治疗中占主导地位。

（一）非手术治疗

在抗结核药物出现以前，约 1/3 的结核病患者可以通过支持疗法，如休息、日光照射和合理补充营养等来改善和控制病变。

1. 局部制动　有石膏固定与牵引两种，目的是保证病变部位的休息，减轻疼痛。固定时间一般为 1 ~ 3 个月。实践证明，全身药物治疗联合局部制动，疗效更好。皮肤牵引主要用于解除肌痉挛，减轻疼痛，防止病理性骨折和关节脱位，并可纠正轻度关节畸形。

2. 药物治疗

抗结核药物疗法:化疗药物的出现给骨与关节结核的治疗带来了根本性改变。在发达国家,骨与关节结核通常由一组人分工治疗,外科医师处理局部病灶,而专科医师主管药物治疗,这样可以避免部分医师由于经验不足而造成药物滥用。

骨与关节结核的药物治疗应遵循抗结核药物治疗的原则:①早期:此期病变多属可逆性,应及早治疗;另外,早期病灶内结核菌生长旺盛,对药物敏感,同时病灶部位血液供应较丰富,药物易于渗入病灶内,达到高浓度,可获良好疗效。②联合:联合用药可提高疗效、降低毒性、延缓耐药性,并可交叉消灭对其他药物耐药的菌株,避免使其成为优势菌而造成治疗失败或复发。③适量:应当采用既能发挥药物有效抗菌作用,又不发生或少发生不良反应的适宜剂量。④规律:在规定的时间内有规律地用药是化疗成功的关键。⑤全程:按规定的疗程用药是确保疗效的前提。

目前常用的抗结核药物:异烟肼(isoniazid,INH,H)、利福平(rifampicin,RIF)、吡嗪酰胺(pyrazinamide,PZA,Z)、链霉素(streptomycin,SM,S)和乙胺丁醇(ethambutol,EMB,E),使用时应注意毒副作用。异烟肼的毒副作用是末梢神经炎、肝损害和精神症状;成人常用剂量为每日300mg,晨起空腹顿服。利福平主要的不良反应是胃肠道反应和肝损害;成人常用剂量为每日450~600mg,晨起空腹顿服。链霉素不良反应较多,主要为损害第8对脑神经和肾,也有过敏反应者;成人常用剂量是每日0.75g,肌内注射。乙胺丁醇对结核杆菌有较强的抑制作用,不良反应为球后视神经炎和末梢神经障碍;成人常用剂量为每日15mg/kg,晨起空腹顿服。吡嗪酰胺常与其他抗结核药物联用,以缩短疗程,主要的不良反应是肝损害和胃肠道反应;成人常用剂量是每日15~30mg/kg,顿服。另外,目前发现含有喹诺酮的吡啶羧酸类抗生素对人型结核杆菌亦有明显抑制作用。

局部注射:抗结核药物的局部注射主要用于早期单纯性滑膜结核病例。特点是用药量小,局部药物浓度高,全身不良反应轻。常用药物为链霉素或异烟肼,或两者合用。链霉素剂量为0.25~0.5g,异烟肼剂量为100~200mg,每周注射1~2次,视关节积液量而定。穿刺液减少、转清,则表明治疗有效;若未见好转,应选择其他治疗方法。对冷脓肿不主张穿刺抽脓及脓腔注射,原因是可能诱发混合感染和产生窦道。

化疗方案:近年来,随着新的抑菌和杀菌类抗结核药物的发现和临床应用,使骨与关节结核的化疗疗程大大缩短,目前趋向于由原来标准化疗的18~24个月缩短为8~12个月的短疗程化疗,治愈率达90%以上,死亡率下降至1%以下。方案中须含有异烟肼(H)、利福平(R)、吡嗪酰胺(Z)。在原发耐药率较低的地区,强化期可用三药联用,方案如2HRZ/6HR(强化期疗程2个月,巩固期疗程6个月);在原发耐药率较高的地区,强化期应四药联用,方案如2HRZS/6HR(S,链霉素)。组合药或复合药须保证联用,防止单用。

经过抗结核药物治疗后,全身症状与局部症状都会逐渐减轻。判断骨与关节结核是否痊愈应当从患者主诉、临床检查、实验室检查、X线表现及远期随访进行判断。治愈标准为:①全身情况良好,体温正常,食欲良好;②局部症状消失,无疼痛,窦道已闭合;③3次ESR结果都正常;④X线片显示脓肿缩小乃至消失,或已经钙化,无死骨,病灶边缘轮廓清晰;⑤起床活动已1年,仍能保持上述4项指标。符合标准的可以停止抗结核药物治疗,但仍需定期复查。

3. 中医治疗 主要包括内治法和外治法。

(1)内治法:本病多因先天不足,后天失养,或久病、产后体虚而造成正气亏损,肝肾虚弱,筋肉骨骼不健,腠理不密,或偶有外伤,瘀血停滞,感风寒湿邪,外邪乘虚而入,沿经脉深窜入里,留着筋骨,致气血失调,津液不得输布,凝聚为痰而成。先天不足,肾亏髓减,骨骼不坚为病之本;痰浊凝滞,气血不和,筋骨被伤,为病之标。在整个病变过程中虚实互现,寒热交错,但因病久耗伤精血,且由于长期窦道不愈,故出现气血两虚,以阴虚为主的证候。初期治法,以补益肝肾为主,温通经络、散寒化痰为辅。若已成脓宜用补托,溃后则宜培补。

1)初期:治则温肾散寒、化痰通络,方选阳和汤或大防风汤加减。

2)中期:治则扶正托毒、补益气血、化瘀消肿,方选托里散或托里透脓汤加减。

3)后期:治则调补气血、益肾养肝,方选人参养血汤或十全大补汤加味。

(2)外治法:局部外用中药,初期用回阳玉龙膏、阳和解凝膏,另掺桂麝散外贴,或配合隔姜灸、雷火神针等法,以促其消散。中期若寒性脓肿位于关节或体表可外贴阳和解凝膏,如局部皮温微热者可加用金黄散等外敷;脓肿溃后,窦道长期不愈合的,可先用五五丹药线插窦道,提毒祛腐,外用生肌玉红膏贴敷;若创面苍白,肉芽不红活新鲜时,可用附饼灸熨,以宣散寒凝;若脓液较少,创面肉芽红活时,可用生肌散收口。

（二）手术治疗

手术适应证:①骨与关节结核有明显的死骨和大脓肿形成;②窦道流脓经久不愈;③脊柱结核引起脊髓受压。禁忌证:①伴有其他脏器活动期结核者;②病情危重,全身情况差;③合并其他疾病而不能耐受手术者。

1. 脓肿切开引流 冷脓肿有混合感染、体温高、中毒症状重,且全身情况差者,可行脓肿切开引流。不能耐受病灶清除术时,可先行脓肿切开引流手术,待全身情况改善后,再行病灶清除术。

2. 病灶清除术 由于结核病灶周围常发生栓塞性动脉炎,使病灶周围成为无血供区,阻碍抗结核药物进入病灶,这就是病灶清除术的病理学依据。病灶清除时一般要将骨与关节结核病灶内的脓液、死骨、结核性肉芽组织和干酪样坏死物质彻底清除。由于手术可能造成结核杆菌的血源性播散,因此从手术的安全性考虑,通常在病灶清除术之前,进行 2~4 周的全身抗结核药物治疗。

3. 其他手术 ①关节融合术,用于关节不稳定者;②关节置换术,可以改善功能,但要严格把握适应证;③截骨融合术,用以矫正畸形。

脊 柱 结 核

脊柱结核(spinal tuberculosis)占全身骨与关节结核的首位。结核性脊柱炎在公元前3000 年的木乃伊中就有发现。公元前450 年的希波克拉底医书中就有记载,而1779 年 Pott 的记录最完整,故也称 Pott 病。

一、诊断

（一）疾病诊断

1. 病史 在骨与关节结核病中,脊柱受累占50%左右,最常受累的椎体是第1腰椎,而骶髂关节结核、骶椎结核和颈椎结核相对少见,但颈椎结核截瘫发生率较高。男性比女性略多见;儿童、成人均可发生。随着海洛因成瘾者增多,合并结核性脊柱炎的病例有增多趋势,应引起注意。

2. 主要症状 典型的临床表现为病变部位疼痛、体重下降、全身不适和盗汗等。体格检查:局部压痛,肌痉挛和脊柱活动受限。可伴有脊柱畸形和神经系统异常。有时以截瘫、后凸畸形、窦道形成为主要临床表现。

疼痛部位与病变所在位置一致,常见于胸椎,其次腰椎,颈椎和骶椎少见。有些患者可伴有椎旁脓肿、腹股沟和臀部脓肿。约10%的患者在疾病过程中出现截瘫。而在胸椎和颈椎结核患者中,截瘫发生率更高。

颈椎结核除有颈部疼痛外,还有上肢麻木等神经根受刺激的表现,且咳嗽、喷嚏时会使疼痛与麻木加重。神经根受压时则疼痛剧烈。如果疼痛明显,患者常用双手撑住下颌,头前倾,颈部缩短,姿势十分典型。有咽后壁脓肿者妨碍呼吸与吞咽,睡眠时有鼾声。后期可在颈部侧方摸到冷脓肿所致的肿块。

胸椎结核有背痛症状,而下胸椎病变引起的疼痛有时表现为腰骶部疼痛。脊柱后凸(kyphosis)十分常见,粗心的家长直至偶然发现患儿有胸椎后凸畸形时才来就诊。

腰椎结核患者在站立与行走时,往往用双手托住腰部,头及躯干向后倾,使重心后移,尽量减轻体重对病变椎体的压力。患者从地上拾物时,不能弯腰,需挺腰屈膝屈髋下蹲才能取物,称拾物试验阳性。

另一检查方法为患儿俯卧,检查者用双手提起患儿双足,将两下肢及骨盆轻轻上提,如有腰椎病变,由于肌痉挛,腰部保持僵直,生理前凸消失。

后期患者有腰大肌脓肿形成,可在腰三角、髂窝或腹股沟处看到或摸到脓肿。腰椎结核者脊柱后凸通常不严重,沿着骶棘肌两侧,用手指顺序按压,亦能发觉轻度后凸畸形。少数患者发现冷脓肿时才来就诊。

脊柱结核中截瘫的发生率在10%左右,其中胸椎结核合并截瘫者多见,其次为颈椎、颈胸段和胸腰段,腰椎最为少见。脊椎附件结核少见,但因椎弓从三面环绕椎管,故当其发生结核时,合并截瘫的比例较高。成人脊髓终于 L_1 椎体下缘或 L_2 椎体上缘,此水平以下硬膜囊内为悬浮于脑脊液中的马尾神经,加之腰椎椎管较大,因而 L_1 以下的椎体结核合并截瘫者少见。

3. 诊断要点 根据上述临床表现及影像学检查,结合患者红细胞沉降率(ESR)增快、结核菌素试验阳性,应考虑本病的诊断。在急性肺结核患者,痰标本或胃洗液的结核杆菌培养可能为阳性,对诊断有帮助,但确诊需要做椎体病灶或软组织的活检。由于椎体病变通常为溶骨性的,可伴有椎旁脓肿,CT 引导下的细针穿刺活检在诊断方面非常有效。皮下脓肿穿刺若能发现病原菌,可不必做脊柱活检。

4. 鉴别诊断 根据症状、体征与影像学表现,典型病例诊断不难,但必须与以下疾病鉴别。

(1)强直性脊柱炎:多数有骶髂关节炎症,症状以后背疼痛为主。X 线检查无骨质破坏与死骨,胸椎受累后会出现胸廓扩张受限等临床表现,血清 HLA-B27 多数为阳性。

(2)化脓性脊柱炎:发病急,有高热及明显疼痛,病情发展很快,疼痛及脊柱活动明显受限,早期血培养可检出致病菌。X 线表现进展快,其特征性 X 线表现可作鉴别。

(3)腰椎间盘突出症:无全身症状,青壮年多见,以下肢神经根受压症状为主,红细胞沉降率正常。X 线片上无骨质破坏,CT、MRI 可确诊椎间盘髓核突出。

(4)脊柱肿瘤:多见于老人,疼痛逐日加重,X 线片可见骨质破坏,后期可累及椎弓根,椎间隙正常,通常无椎旁软组织影。

（5）嗜酸性肉芽肿：多见于胸椎，以12岁以下儿童多见。整个椎体被均匀性压扁成线条状，上下椎间隙正常，无发热等全身症状。

（6）退行性脊椎骨关节病：为老年性疾病，椎间隙变窄，邻近的上下关节突增生、硬化，无骨质破坏与全身症状。

5. 辅助检查

（1）实验室检查：脊柱结核的活动期，红细胞沉降率多增快。白细胞计数及分布正常或稍多。常有轻度贫血。混合感染时，则白细胞计数明显增多。脓培养在未经治者，结核杆菌阳性率在70%左右。

（2）影像学检查

X线平片：早期表现为骨质变薄。随着椎间盘周围病变的发展，可表现为骨质破坏和椎间隙变窄，与化脓性脊柱炎相似。前方椎体多个节段受累，椎体被侵蚀为扇贝状。中央型的病变与肿瘤类似，表现为椎体中央变薄和骨质破坏，接着出现椎体塌陷。偶尔可见腰大肌内脓肿吸收后残留的钙化表现。

同位素扫描通常对结核感染并不敏感，锝扫描35%为阴性，而镓扫描阴性可达70%。同位素扫描仅对了解病变的范围有帮助，但不能确诊。

CT检查对了解软组织病灶的界限以及证实骨质破坏的程度有帮助。MRI是影像学中首选的检查方法，不仅可以显示骨和软组织的病变，同时可行多个切面的检查。由于椎间盘对结核的反应较迟，有时MRI可显示正常信号的椎间盘。形态学上，MRI显示的变化在结核感染和化脓性感染是不同的，但其T_1、T_2信号改变与化脓性感染相似。增强的MRI可以区别脓肿与肉芽组织，如果仅在肿块周围有增强影，通常提示为脓肿；而整个肿块均增强却是肉芽肿的表现。

（二）分型与表现

椎体结核可分为中心型和边缘型两种。

1. 中心型椎体结核　多见于10岁以下的儿童，好发于胸椎。病变进展快，整个椎体被压缩成楔形。一般只侵犯一个椎体，也有穿透椎间盘而累及邻近椎体者。

2. 边缘型椎体结核　多见于成年人，腰椎为好发部位。病变局限于椎体的上下缘，但很快侵犯至椎间盘及相邻的椎体。椎间盘破坏是本病的特征，因而使椎间隙变窄。

椎体破坏后形成的寒性脓肿可有两种表现：①椎旁脓肿：脓液汇集在椎体旁，可在前方、后方或两侧。以积聚在两侧和前方比较多见。脓液将骨膜掀起，可以沿着韧带间隙向上和向下蔓延，使数个椎体的边缘都出现骨侵蚀，还可以向后方进入椎管内压迫脊髓和神经根。②流注脓肿：椎旁脓液积聚至一定数量后，压力增高，可穿破骨膜，沿着肌筋膜间隙向下方流动，在远离病灶的部位出现脓肿。例如，下胸椎及腰椎病变所致的椎旁脓肿穿破骨膜后，积聚在腰大肌鞘内，形成腰大肌脓肿。浅层腰大肌脓肿位于腰大肌前方的筋膜下，它向下流动积聚在髂窝内，成为髂窝脓肿。腰大肌脓肿还可以沿腰大肌流动至股骨小转子处，形成腹股沟深部脓肿。它还能绕过股骨近端的后方，出现在大腿外侧，甚至沿阔筋膜下流至膝上部位（图7-1-3-1）。

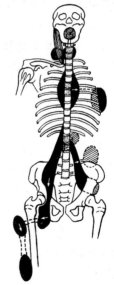

图7-1-3-1　脊柱结核寒性脓肿流注途径

二、治疗

治疗目标:根除感染、恢复神经功能和防止脊柱畸形。抗结核药物化疗是治疗脊柱结核必不可少的一部分。唯一例外的是在治愈的结核患者中,因脊柱后凸加重而产生神经系统压迫症状时可以不用抗结核药。

(一) 非手术治疗

1. 全身治疗 对脊柱结核的全身治疗,仍是最基本的治疗方法,包括严格卧床休息、适当营养、呼吸新鲜空气等。

2. 药物治疗 抗结核化疗是治疗脊柱结核最主要的措施,要正规、规律适量,持续进行。一般采用三联抗结核药物治疗。有些脊柱结核病灶破坏较轻,无巨大椎旁脓肿,无脊髓受压,则经抗结核化疗可以治愈,但需时较长。

3. 中医治疗 中医认为脊柱结核属于"骨痨""流痰"范畴。根据脊柱结核的发病机制,其治疗原则必须整体与局部并重、祛邪与扶正兼顾、内治与外治结合。治法以温肾壮阳、益气健脾、滋阴养血、扶正祛邪、抗痨杀虫为主。①初期:患者起病缓慢,症状不明显。仅有患处轻微疼痛不适,继而出现少气无力、全身倦怠、夜间疼痛加重、脊柱活动障碍等,舌质淡红,苔薄白,脉沉细。此期辨证以肝肾不足、阳虚寒凝为主。治法宜养肝肾、补气血、温经通络、散寒化痰,方用阳和汤或大防风汤加减。②中期:随着病情进展,正气愈加受损,痨邪进一步发展,骨质破坏,蕴积化脓,形成寒性脓肿,出现低热和各种不同的虚实夹杂症状,如患部肿胀疼痛、夜间盗汗、咽干口燥、全身无力,舌质淡,苔白腻或薄白等。此期辨证以虚实夹杂为主。治法宜扶正托毒、补益气血、活血化瘀、消肿止痛,方用托里散或托里透脓汤等随症加减。③后期:患者久病之后,气血两亏,形体消瘦,面色㿠白,畏寒心悸,自汗盗汗,肢冷泄泻,男子阳痿,女子闭经,舌光红少津,或舌淡胖有齿印,脉微细而数或虚大无力。此期辨证为阴阳俱虚、气血大伤、筋骨破坏、肝肾亏虚之证。治宜补益气血、滋阴补肾、阴阳双补,方用人参养荣汤或先天大造丸加减。

(二) 手术治疗

手术适应证主要有:①死骨、脓肿和窦道形成;②结核病灶压迫脊髓出现神经症状;③晚期结核引起迟发性瘫痪。

虽然单纯应用抗结核药物化疗或化疗的同时行病灶清除术可取得满意的治愈率,但是不能有效矫正和阻止后凸畸形的发展,并有发生迟发性瘫痪的危险。目前,脊柱结核的手术治疗主要由病灶清除和脊柱功能重建两部分组成。结核病灶的彻底清除是控制感染的关键。应把死骨和干酪样坏死物完全清除,直至病变椎体出血并显露正常松质骨。后方应减压至后纵韧带,伴有神经症状时,应减压至硬脊膜。由于脊柱结核大多位于椎体及椎间盘,所以前路手术更容易显露,有利于彻底清创;在少数脊椎附件结核患者,可选择后路手术。脊柱功能的重建是通过植骨或结合使用内固定实现。早期重建的效果主要通过内固定维持,后期(一般 1 年以后)主要依靠植骨融合完成。由于人体 80% 的重力负荷由脊柱的前柱和中柱承担,所以前方支撑植骨对矫正和预防后凸的发生更重要,并且植骨愈合率高。移植骨以自体骨较为可靠。在脊柱结核的治疗中是否使用内固定,目前存在争论。因为内固定虽然增加了脊柱的即刻稳定性,但是作为异物又存在增加感染等并发症的危险。由于脊柱结核的病灶大多位于脊椎的前方,所以后方内固定对控制结核感染相对安全,可先行脊柱后路融合固定,二期再行前路清除术。在彻底清创和充分化疗的前提下,可以考虑一期前路清创和植骨内固定治疗。

髋关节结核

髋关节结核(coxotuberculosis)的发病率在骨与关节结核中占第 3 位,仅次于脊柱和膝关节。患者多为儿童,常见的发病年龄是十岁至二十几岁,且多为单侧发病。

一、诊断

(一) 疾病诊断

1. 病史 约 1/3 的患者有肺结核病史。

2. 主要症状 起病缓慢,可有低热、乏力、倦怠、食欲不振、消瘦、贫血等全身症状。典型病例的临床表现有跛行和患髋疼痛(常放射至膝)。早期仅表现为跛行和患髋不适感。儿童病例常有"夜啼",是因为入睡后髋部保护性肌痉挛消失,当患髋偶然移动时,突然引起疼痛所致。髋关节的活动因疼痛而受限。髋关节周围的肌肉丰富,所以较少出现冷脓肿和形成窦道。早期髋关节前侧可有压痛,但肿胀多不明显,继而股四头肌和臀肌显著萎缩。患肢出现屈曲、外展、外旋畸形,随着病情发展髋关节即表现为屈曲、内收、内旋畸形。

3. 诊断要点 早期诊断和迅速治疗可以有效防止严重的关节破坏和骨骼畸形。由于临床表现没有特异性而且常无痛,所以有可能延误诊断。根据病史、症状、体征和 X 线检查,本病一般不难诊断。但在早期病变轻微时,需要反复检查、仔细观察、比较双侧髋部 X 线片,才不致漏诊。

4. 鉴别诊断

(1) 急性化脓性髋关节炎,骨结核病灶穿入髋关节也可急性发病,并伴有全身中毒症状。必要时可进行穿刺,作涂片检查或细菌培养。

(2) 慢性低毒性化脓性髋关节炎与髋关节结核合并混合感染的鉴别有时较困难,必须依靠脓液的细菌培养和活检才能确诊。

(3) 强直性脊柱炎与骶髂关节结核有时容易混淆,但前者多见于男性青壮年,患者双侧骶髂关节及腰椎疼痛,活动受限,常为双侧发病。

(4) 儿童股骨头骨软骨病:具有典型的 X 线特征,如股骨头致密扁平,关节间隙增宽,以后可出现股骨头破碎、坏死及囊性变,股骨颈粗而短。临床检查髋关节活动很少受限,红细胞沉降率正常。

(5) 一过性髋关节滑膜炎:多见于 8 岁以下儿童,主诉为髋或膝关节疼痛、跛行或不愿走路,髋关节活动轻度受限,患儿发病前一般有上呼吸道感染病史,卧床休息及患肢皮肤牵引数周后即愈。

5. 辅助检查

(1) 实验室检查:红细胞沉降率加快,合并混合感染时白细胞计数明显升高。关节穿刺抽液检查:可在髋关节前方、腹股沟韧带中点下 1cm 处,股动脉外侧进针。抽出干酪样脓液涂片查细菌或细菌培养,均可能有阳性结果。但培养需要花费很长时间,会造成治疗延误。

4 岁以下的儿童结核菌素试验阳性可供诊断参考。

（2）影像学检查：髋关节结核的早期诊断极为重要，早期病变可能不明显，必须摄骨盆正位片对两侧髋关节进行仔细对比观察。局限性的骨质疏松通常是最早的 X 线片表现，如有关节间隙轻度狭窄更应引起注意。在疾病后期，常有破坏性关节炎伴有少量反应性硬化表现。偶尔可在数周内迅速出现关节的完全破坏，出现空洞和死骨。严重者股骨头几乎完全消失。后期可出现病理性脱位。CT 与 MRI 可帮助早期诊断，能清晰显示髋关节内积液量，显示普通 X 线片不能发现的微小骨破坏病灶。MRI 更能显示骨内的炎性浸润。

（二）分型与表现

早期髋关节结核中以单纯滑膜结核多见。单纯骨结核的病灶常位于髋臼上缘，其次为股骨头和股骨颈靠近骺板处。局部病灶表现为骨质破坏，出现死骨和空洞，周围骨质略致密。单纯骨结核形成脓肿的较多见。若病变继续发展，逐渐侵蚀并穿破关节面软骨，进入关节腔，使全关节受到感染。股骨头部分被破坏、吸收后，股骨残头可发生病理性脱位，多为后脱位。髋臼结核产生的脓液可向下穿破关节软骨面而侵入髋关节。向后常汇集在臀部，形成臀部脓肿。也可穿破骨盆内壁，形成盆腔内脓肿。

二、治疗

治疗目标：全身支持疗法及抗结核药物的应用，对改善患者的全身情况，以及作为术前准备及术后治疗都是非常重要的。如髋部疼痛剧烈并伴有肌痉挛或屈曲畸形时，应采用皮肤牵引。

（一）非手术治疗

1. 全身治疗 包括卧床休息、适当营养、呼吸新鲜空气等。

2. 药物治疗 抗结核化疗要正规、规律适量，持续进行。一般采用三联抗结核药治疗。

3. 关节内注射疗法 在严格无菌操作下，抗结核药物关节腔内注射，每周 1 次，儿童给链霉素每次 0.5g、异烟肼 100mg，成人注射用药量加倍。

4. 中医治疗 主要包括内治法和外治法。

（1）内治法：本病为阴证，故初期治法，以补益肝肾为主，温通经络、散寒化痰为辅。若已成脓宜用补托，溃后则宜培补。

初期：治则温肾散寒、化痰通络，方选阳和汤或大防风汤加减。

中期：治则扶正托毒、补益气血、化瘀消肿，方选托里散或托里透脓汤加减。

后期：治则调补气血、益肾养肝，方选人参养血汤或十全大补汤加味。

（2）外治法：局部外用中药，初期用回阳玉龙膏、阳和解凝膏，另掺桂麝散外贴，或配合隔姜灸、雷火神针等法，以促其消散。中期若寒性脓肿位于关节或体表可外贴阳和解凝膏，如局部皮温微热可加用金黄散等外敷；脓肿溃后，窦道长期不愈合的，可先用五五丹药线插窦道，提毒祛腐，外用生肌玉红膏贴敷；若创面苍白，肉芽不红活新鲜时，可用附饼灸熨，以宣散寒凝；若脓液较少，创面肉芽红活时，可用生肌散收口。

（二）手术治疗

单纯滑膜结核可于关节内注射抗结核药物。可在腹股沟韧带中部下方，在股动脉及股神经外侧进针。若疗效不佳，可做滑膜切除术（synovectomy），术后用皮肤牵引和"丁字鞋"制动 3 周。

单纯骨结核,股骨头及髋臼内有骨脓腔及死骨时,应及早施行病灶清除术。经搔刮后遗留的较大空腔可用松质骨充填。

早期全关节结核,为了挽救关节,如无手术禁忌证,应及时进行病灶清除手术。

晚期全关节结核有两种情况需要治疗:①局部仍有活动性病变,如脓肿、窦道等;②病变虽已静止,但仍有关节疼痛或畸形。对局部仍有活动性病变者,可根据患者的具体情况,采用手术或非手术疗法。手术方法包括病灶清除后同时做关节植骨融合术;对病变虽静止而仍有疼痛者,可做关节融合术(arthrodesis)。若结核病灶已完全控制,为了恢复关节功能,也可选择人工全髋关节置换术。髋关节有明显屈曲和内收畸形者,可做转子下截骨术,以矫正畸形,改善功能。对于髋内、外翻畸形可于成年后做股骨转子下截骨矫形术,矫正畸形。对于明显的肢体不等长,可考虑做肢体延长术。

膝关节结核

膝关节结核(tuberculosis of knee joint)的发病率仅次于脊柱结核,占全身骨与关节结核的第2位。患者多为儿童及青壮年。

一、诊断

(一) 疾病诊断

1. 病史 少数患者有肺结核病史。

2. 主要症状 起病缓慢,有低热、乏力、疲倦、食欲不振、消瘦、贫血、夜间盗汗等全身症状。红细胞沉降率可增快。单纯滑膜结核的早期症状为关节呈弥漫性肿胀,局部疼痛多不明显。膝关节位置表浅,肿胀和积液十分明显。检查时可发现膝眼饱满,髌上囊肿大,浮髌试验阳性。穿刺可得黄色混浊液体。单纯骨结核的局部症状更少,仅在骨病灶附近有肿胀和压痛。早期全关节结核,肿胀、疼痛和关节功能受限都比较明显。至晚期则症状显著,股四头肌萎缩,关节肿胀呈梭形。由于疼痛和肌肉痉挛使膝关节处于半屈曲位。晚期因关节肿胀、骨质破坏和韧带松弛,胫骨可向后半脱位,并可发生膝外翻畸形。骨骺破坏后,使骨生长受到影响,以致患肢发生短缩畸形。

3. 诊断要点

(1) 本病好发于儿童和青壮年,单发,偶有对称和多发者,男多于女。

(2) 症状轻微,疼痛和压痛不明显,但由骨结核转化为全关节结核时关节肿胀明显,疼痛剧烈。

(3) 有不同程度的跛行和明显的肿胀,尤在髌骨上囊和两侧为主,浮髌试验阳性。

(4) 关节活动障碍,肌肉萎缩,甚至可形成窦道,强直和畸形。

(5) 借助实验室及X线检查结果以明确诊断。

4. 鉴别诊断

(1) 类风湿关节炎:周围型类风湿关节炎早期可先由一个关节开始,如先侵犯膝关节,则往往不易与单纯滑膜结核鉴别。因两者在年龄、体征、红细胞沉降率和X线表现等方面都很类似,常须做滑膜切除活检来确定诊断。

（2）色素绒毛结节性滑膜炎：本病好发于膝关节和踝关节，有绒毛型和结节型之别。病程一般较长，最长可达10余年。患膝肿胀明显，但功能障碍不显著，红细胞沉降率不快，穿刺可见血性或咖啡样液体。结节型可触到大小不等的结节。病程长者在X线片上可见股骨和胫骨边缘有溶骨性破坏。病理检查可确诊。

（3）血友病性关节炎：多见于男性，其母系家族中常有同样患者。患者有出血倾向，关节穿刺为血液。严重病例凝血时间和血块收缩时间延长。多次反复发作后X线片可见骨膜下血肿钙化，软骨萎缩，关节间隙狭窄，软骨下骨板致密，不整齐，并有增生现象。

（4）骨脓肿：骨脓肿是一种低毒性、局限性骨髓炎，发病隐渐。多见于股骨远端或胫骨近端干骺部。X线可见局部有溶骨性破坏，骨空洞形成，一般没有死骨、空腔壁稍硬化。周围可见骨膜新骨形成，病变有时可侵犯膝关节。鉴别须依靠病理学和细菌学检查。

（5）创伤性滑膜炎：多见于青壮年。常有明显外伤史，X线片仅见软组织肿胀，骨质疏松不明显。患者无全身症状，红细胞沉降率不快。

5. 辅助检查

（1）实验室检查：病变活动期或伴有其他部位结核时红细胞沉降率增快，关节液结核杆菌培养和病理学检查可为阳性；白细胞计数可正常或稍高，红细胞计数和血红蛋白水平可下降。

（2）影像学检查：放射学表现常常不典型。单纯性滑膜结核表现为髌上囊和软组织肿胀。病程较长者可见边缘骨质被侵蚀破坏。在单纯骨结核中，中心型表现为骨质模糊，呈磨砂玻璃样，以后可形成死骨及空洞。边缘型则表现为边缘骨质被侵蚀破坏。在全关节结核，表现为骨质广泛疏松脱钙，骨质被侵蚀破坏，关节间隙变窄或消失。窦道长期不愈者可出现骨质硬化现象，CT与MRI可以较早发现X线片未显示的病灶，如局部的小脓肿、软组织增厚、死骨块等。尤其是MRI对关节内病变有早期的诊断价值。

关节镜检查对早期诊断膝关节滑膜结核具有独特价值，既可做关节液培养和组织活检，同时也可行镜下滑膜的切除术。

（二）分型与表现

膝关节滑膜丰富，故早期病变以滑膜结核多见。滑膜结核发病缓慢，症状轻微，患者就诊时多数已转变为全关节结核。此时滑膜已完全被结核性肉芽组织破坏，并进一步破坏关节面软骨。最后侵犯骨质，发生纤维性粘连。单纯骨结核多位于股骨远端和胫骨近端，当转变为全关节结核时，关节面软骨及软骨下骨质的破坏比较局限，大部分关节软骨面尚保持完整。随后软骨及骨质继续破坏，形成死骨、空洞。脓液可侵入髌上囊、腘窝或膝关节两侧，形成脓肿。若脓肿破溃，可形成窦道而长期流脓，合并继发混合感染，窦道可经久不愈。下肢的长度主要依靠股骨远端及胫骨近端骨骺生长，故儿童膝关节结核骨骺遭到破坏后，可引起明显肢体短缩畸形。

二、治疗

治疗目标：全身治疗和局部治疗都不容忽视。膝关节是表浅关节，容易早期发现病变。因此，单纯性滑膜结核病例绝大部分是可以治愈的，还可以保留全部或大部分关节功能。

（一）非手术治疗

1. 药物治疗 骨与关节结核如果能够早期诊断并进行恰当积极的治疗，90%~95%的患者能够痊愈而且关节功能接近正常。治疗主要包括多种抗结核药物联合应用 12~18 个月,同时在整个康复过程中进行受累关节的主动非负重功能锻炼。如果经过 4~6 个月不间断的多药联合治疗疾病仍没有被控制的迹象,则应怀疑存在多药耐药,此类患者(5%~10%)常面临对治疗绝望的挑战,此时二线抗结核药物和一些可能的免疫调节剂有希望奏效。如果患者对化疗无反应、治疗效果不满意或之后出现膝关节的疼痛性融合,则应考虑手术治疗。

单纯滑膜结核应用全身抗结核药治疗,80% 左右的病例可以治愈,并保留正常或近乎正常的关节功能。局部治疗包括从膝关节前方进行局部注射抗结核药物,成人可注入异烟肼、每次 200mg,儿童减半;效果不显著者,也可加用链霉素,成人 1g,儿童 0.5g。每周注射 1~2 次。3 个月为 1 个疗程。若上述治疗无效,对滑膜明显增生肥厚的病例,可施行滑膜切除术。为了术后早期开始功能锻炼,保证关节功能的恢复,应做不切断交叉韧带和侧副韧带的次全滑膜切除术。

2. 中医治疗　主要包括内治法和外治法。参见"骨与关节结核"的中医治疗部分。

(1)内治法:初期治法,以补益肝肾为主,温通经络、散寒化痰为辅。若已成脓宜用补托,溃后则宜培补。

(2)外治法:局部外用中药,初期用回阳玉龙膏、阳和解凝膏,另掺桂麝散外贴,以促其消散。中期可外贴阳和解凝膏,如局部皮温微热者可加用金黄散等外敷;脓肿溃后,窦道长期不愈合的,可先用五五丹药线插窦道,提毒祛腐,外用生肌玉红膏贴敷;若创面苍白,肉芽不红活新鲜时,可用附饼灸熨,以宣散寒凝;若脓液较少,创面肉芽红活时,可用生肌散收口。

(二)手术治疗

单纯骨结核当骨质破坏较重并有转变为全关节结核的危险时,应尽早施行病灶清除术,手术时尽可能不进入关节腔内,清除病灶后可用松质骨充填骨腔。术后用管型石膏固定 3 个月。以后逐渐练习不负重活动。如病变仅限于非负重骨,可行节段切除术,对全关节结核,15 岁以下的患者只做病灶清除术;15 岁以上者如有关节严重破坏,在清除病灶后,可同时行膝关节加压融合术。有窦道或有屈曲挛缩者均宜做关节融合术。加压钢针一般在术后 4 周拔除,同时改用管型石膏固定 2 个月。局部制动十分重要,无论是手术或非手术治疗,固定时间一般不少于 3 个月。在某些情况下,若结核病灶已完全控制,且保持至少 10 年以上的静止后,可以考虑行全膝关节置换术。

 难点分析

骨与关节结核的早期诊断、化疗方案的制订和手术适应证的把握是临床工作中的难点。骨与关节结核的确诊依赖于细菌学及组织学的检查。骨与关节结核菌量低,结核杆菌培养难度高且生长缓慢,仅有少数患者可以通过细菌学检查确诊,而患者经常没有典型的症状、体征及影像学表现,需要结合血清学、免疫学、分子及组织学的检查以获得早期的诊断。而 X 线片、CT、MRI 在骨与关节结核的诊断及鉴别诊断中均有各自的价值。在强调患者个体化治疗的同时坚持标准化疗是治愈骨与关节结核的关键,也是现在大多数医师使用的标准,但就骨与关节结核术前化疗时间长短、药物选择、是选择短程化疗还是超短程化疗等问题尚存在分歧。骨与关节结核的手术适应证及手术方案的选择亦是骨科医师关注的焦点,非手术治疗及手术治疗的优缺点、各种术式的临床效果等问题仍需要探讨和进行长时间的观察随访。

 述　评

　　骨与关节结核尤其是脊柱结核在进入21世纪以来得到了持续性关注，此古老的疾病在面对诸多现代诊疗技术与理念时，产生出许多新的问题。伴随人口流动的激增、耐药菌的出现以及HIV感染人数的增多，当前结核病疫情仍然严峻。骨与关节结核需要基础研究、影像、结核科、骨科等领域的联合诊治，同时对骨与关节结核的诊疗常规、临床路径、技术操作规范需要进行深入研究。早期诊断和化疗方案的制订依然是我们面临的难题；另一方面，我们也必须严格掌握适应证以防止过度治疗，并在临床工作中改变重手术、轻化疗、漠视术后管理等不良倾向。对于手术治疗，手术方式及固定方法的选择、关节功能保留与否、微创手术的疗效等问题仍需长时间的临床观察。

（刘　浩）

第二章　股骨头缺血性坏死

股骨头缺血性坏死是由于不同病因破坏了股骨头的血液供应,导致股骨头因局部缺血而发生的坏死,晚期可因股骨头塌陷发生严重的髋关节骨关节炎。本病是临床常见疾病,属中医学"骨痹""骨痿""骨蚀"范畴,发病以青壮年多见,男性多于女性。

一、诊断

(一) 疾病诊断

1. 病史　近些年来,国内外学者对股骨头缺血性坏死进行了大量研究,迄今为止尚无突破性进展。目前,将股骨头缺血性坏死的病史分为创伤性和非创伤性。创伤性多为骨内外动脉突然阻断而导致的缺血。非创伤性股骨头缺血性坏死的原因十分复杂,相关因素有:①激素治疗后;②酗酒;③潜水减压病;④镰刀状细胞贫血;⑤类脂质增生;⑥放射线照射;⑦动脉疾患;⑧其他,如凝血异常、结缔组织病变、骨髓浸润性病变、感染及过敏等。目前,大规模流行病学调查发现皮质激素治疗后和酗酒是两个最主要的危险因素,且有较长的病程。少数病例不伴有上述危险因素者被称为特发性股骨头缺血性坏死。总之,股骨头缺血性坏死发病极其复杂,不可能用单一学说加以解释,将其视为由多因素所致、多阶段发生的病因综合形成的疾病。

2. 主要症状　股骨头缺血性坏死早期可以没有任何症状,而在拍摄 X 线片或 CT 时发现,其最先出现的症状为髋关节疼痛,或表现为膝关节疼痛。在髋部又以股内收肌疼痛出现最早,疼痛可持续性或间歇性。如果是双侧病变可呈交替性疼痛。疼痛性质早期多不严重,随着病情发展,症状逐渐加重。原发疾患距离临床出现症状的时间相差很大,在诊断中应予以注意。例如减压病常在异常减压后几分钟至几小时内出现关节疼痛,但 X 线片上表现可出现于数月及数年后。长期饮酒的患者,可在数年或数十年后发病。股骨颈骨折或髋关节脱位,诊断为股骨头缺血性坏死者,第 1 年约为25%,第 2 年为40%,第 3 年为60%。早期髋关节无活动受限,随着疾病发展可出现内收肌压痛、髋关节活动受限等表现。

3. 诊断要点　根据临床表现,结合辅助检查结果和分期标准,综合分析确诊。

4. 辅助检查　X 线片表现为股骨头骨密度增高,随着病变发展,初期骨密度呈均匀一致性增高,继而骨质修复,吸收呈不均匀性硬化。股骨头和干骺端骨质疏松,可见囊状透亮区,这是诊断本病的一个可靠依据;髋关节囊肥厚,软组织膨隆,密度增高,边缘较清楚。随着病情发展,股骨头缺血性坏死变扁。密度增高不均匀,骨皮质碎裂,股骨颈变粗变短,髋臼增大变浅,关节腔变宽;晚期部分患者髋臼受重力作用,凹陷明显,股骨头变大向外上方移位形成半脱位、关节畸形。

CT 可观察骨小梁的变化,可见股骨头内小面积骨质疏松,有小囊性变和小裂纹骨折,并可观察新生骨情况。早期股骨头缺血性坏死,骨小梁密度增高,变得清楚、锐利。新生骨骨质致密,无骨小梁结构。早期 CT 的主要表现:"星状征"异常改变即骨小梁增粗,斑点状及细条状增生硬化。斑片状高密度硬化多呈不规则形,其内正常骨小梁结构模糊或消失,可呈磨砂玻璃样改变,周围可有条带状高密度硬化构成的边缘,颇具诊断特征。

MRI 表现概括分为 3 个方面的改变:①股骨头骨信号改变:早期坏死股骨头内可仅为片状长 T1、长 T2 信号。晚期病变部位以纤维化、钙化为主,在 T1WI、T2WI 上均为低信号。在病变发展演变期间可出现多种组合信号表现比较复杂,可见病变区域内骨组织 T2WI 为不均高信号或混杂信号,T1WI 为低或略低信号,脂肪抑制扫描病变区域内为高信号。部分早期病例可见"线样征",为诊断早期成人股骨头缺血性坏死(ANFH)较为特征性的表现。②股骨头形态改变:股骨头塌陷变形。塌陷开始一般局限于股骨头的前上部,其后可扩展累及整个股骨头,甚至于出现股骨头碎裂,并可出现关节软骨破坏,关节面毛糙。③髋关节的变化:关节积液,表现关节内长 T1、长 T2 信号。中晚期股骨头变形继发关节狭窄及退行性骨关节病。

MRI、CT 等都有助于股骨头缺血性坏死的早期诊断,诊断时要排除髋关节其他的病变。CT 可以清楚观察股骨头内部的骨结构改变。MRI 有很高的敏感性、特异性及准确性,是检查股骨头缺血性坏死最敏感的方法,可用于早期诊断。

(二) 分型与表现

股骨头缺血性坏死的临床分期比较多,其中比较有影响的有 Ficat 分期和 ARCO 分期。Ficat 根据 X 线结合临床表现将股骨头缺血性坏死分为 0 ~ Ⅳ期。

0 期:X 线片无异常改变,临床也无明显症状,但已有病理改变,称静默髋。本期为临床前期。

Ⅰ期:X 线片正常或有散在稀疏改变。临床有髋痛、静息痛,髋关节内旋或外展轻度受限。本期为临床早期,应做 CT 或 MRI 检查,防止误诊。

Ⅱ期:Ⅱa 期 X 线片显示为广泛骨质疏松,散在骨质硬化和囊性变,股骨头外形正常,无塌陷。临床症状加重,症状持续存在。Ⅱb 期 X 线片显示局部普遍硬化,形成与股骨头上方外形一致的弧形硬化带,软骨下有骨质稀疏区或囊变区,股骨头顶部出现 2mm 以内塌陷,正常股骨头圆弧形外形有改变,骨小梁有异常。本期为临床进展期,临床症状加重。

Ⅲ期(塌陷期):X 线片上除可见到头内普遍硬化、头下囊性变以外,头顶区塌陷大于 2mm,因血管新生,坏死骨下方死骨开始吸收,典型的 X 线表现"新月征"出现。关节间隙多数正常。本期为临床晚期。

Ⅳ期(髋关节骨关节炎期):X 线片示股骨头出现阶梯状或双峰状塌陷,关节软骨丢失,关节间隙变窄,髋周围骨质增生硬化,股骨头向外上方脱位。

ARCO 分期比较明确,容易掌握,股骨头受累面积定量 Ⅰ期、Ⅱ期用 MRI,Ⅲ期、Ⅳ期用 X 线片。

0 期:骨活检结果与缺血性坏死一致,但其他所有检查均正常。

Ⅰ期:骨扫描阳性或 MRI 阳性或二者均呈阳性,依赖股骨头累及的位置,病变再分为内侧、中央及外侧。

Ⅰ A:股骨头受累<15%。

Ⅰ B:股骨头受累 15% ~30%。

Ⅰ C:股骨头受累>30%。

Ⅱ期:X 线片异常(股骨头斑点状表现,骨硬化,囊肿形成及骨质稀疏),在 X 线片及 CT 片上无股骨头塌陷,骨扫描及 MRI 呈阳性,髋臼无改变,依赖股骨头受累的位置,病变细分为内侧、中央及外侧。

Ⅱ A:股骨头受累<15%。

Ⅱ B:股骨头受累 15% ~30%。

Ⅱ C:股骨头受累>30%。

Ⅲ期:新月征,依股骨头受累位置,病变可细分为内侧、中央及外侧。

Ⅲ A:新月征,新月征<15% 或股骨头塌陷>2mm。

Ⅲ B:新月征 15% ~30% 或股骨头塌陷 2 ~4mm。

Ⅲ C:新月征>30% 或股骨头塌陷>4mm。

Ⅳ期:放射线示股骨头关节面变扁,关节间隙变窄,髋臼出现硬化、囊性变及边缘骨赘。

二、治疗

治疗目标:首先应明确诊断、分期、病因等因素,同时也要考虑患者的年龄、身体一般状况、单髋或是双髋受损,以便选择最佳的治疗方案。

(一)非手术治疗

1. 一般治疗

(1)减少或避免负重:这类疗法以减少或消除股骨头的物理受压为主,临床效果一般,大量该疗法的临床有效率均不足 15%。该法通常是要求患者严格卧床,常用于未塌陷的Ⅰ期或Ⅱ期。临床统计显示其改善率为Ⅰ期、Ⅱ期约 30% ,Ⅲ期仅 10% 有效。

(2)物理治疗:包括体外震波、高频电场、高压氧、磁疗等,对缓解疼痛、促进骨修复有益。

(3)高压氧治疗:高压氧治疗是目前仍在使用的一种常用的治疗方案,是一种无创的物理疗法,主要用于Ⅰ期或Ⅱ期。

2. 药物治疗　治疗股骨头缺血性坏死的有效药物主要包括他汀类药物、低分子肝素、前列环素和双膦酸盐等。

(1)他汀类药物:他汀类药物是一类降脂药。股骨头缺血性坏死患者常伴随脂代谢异常,纠正股骨头缺血性坏死患者脂代谢异常,可达到治疗目的。大量动物模型研究证实,他汀类药物降低骨髓内脂肪细胞体积,并可降低股骨头内压。他汀类药物促进成骨细胞功能,并降低脂肪生成,这一效应可治疗糖皮质激素相关性股骨头缺血性坏死。诸多动物实验及临床研究结果均表明,他汀类药物通过治疗脂代谢异常降低激素相关性股骨头缺血性坏死发病率,因此推荐大剂量使用激素患者将他汀类药物用作股骨头缺血性坏死预防用药。

（2）低分子肝素：低分子肝素是一类抗凝药。静脉血栓导致动脉血流降低，造成细胞缺氧。低分子肝素通过溶解静脉血栓治疗骨坏死。在使用依诺肝素治疗股骨头缺血性坏死动物模型时，股骨头骨重塑和坏死骨少，软骨退变轻。Glueck 等使用依诺肝素（60mg/d，12 周）治疗 Ficat Ⅰ 期和 Ⅱ 期股骨头缺血性坏死患者，随访 2 年时治疗组 95% 的患者股骨头缺血性坏死未出现进展，而对照组 80% 的患者则进展至 Ⅲ 期或 Ⅳ 期；认为低分子肝素在预防伴有血栓形成倾向或低纤溶的股骨头缺血性坏死早期患者病情进展方面，可能有一定疗效。然而，这方面的研究较少，仍缺乏充分的高质量临床研究支持。

（3）前列环素：前列环素是一类血小板凝集抑制剂，并具有强烈的舒张血管的作用。研究发现，使用前列环素衍生物伊洛前列素可以治疗髋臼、足部和股骨近端骨髓水肿；研究显示，40 髋（ARCO Ⅰ ~ Ⅲ 期）经静脉注射伊洛前列素治疗 5 天，并随访 25 个月，Harris 髋关节功能评分显著提高，同时 MRI 显示水肿面积明显缩小，无患者出现股骨头塌陷或需手术治疗。前列环素的抗凝作用和舒张血管作用对骨髓水肿的治疗效果明显，股骨头塌陷前早期（Ⅰ 期、Ⅱ 期）患者 Harris 评分、关节活动度 MRI 表现均有明显提高，并减缓病情进展，而 Ⅲ 期患者股骨头发生不同程度塌陷，无明显疗效；因此，推荐前列环素应用于股骨头塌陷前患者。

（4）双膦酸盐：双膦酸盐是治疗代谢性骨病的新药，能抑制破骨细胞功能和骨吸收，增加破骨细胞凋亡，减少成骨细胞和骨细胞凋亡；减轻骨髓水肿，减缓股骨头内骨重塑；增加骨密度，预防股骨头缺血性坏死后骨质吸收和股骨头塌陷。双膦酸盐不良反应也受到关注，其中少见而最严重的不良反应为下颌骨坏死，故在使用时必须注意。诸多临床研究表明，双膦酸盐的主要作用是预防或推迟股骨头塌陷，减缓影像学进展，延长髋关节生存，并能在一定程度上缓解症状，因此适用于股骨头塌陷前（Ⅰ 期、Ⅱ 期）患者。

3. 中医治疗 股骨头缺血性坏死的中医病因病机是内有肝肾亏虚、正气不足，外有外邪侵袭、或外伤劳损、或饮食失节导致气血运行受阻，筋骨失去濡养而致病。故根据具体证候分而治之。也可根据具体情况选择中药熏蒸、药浴疗法等外治法。

（二）手术治疗

由于股骨头的坏死分期为 Ⅰ ~ Ⅳ 期，各期的病理状态不同，其治疗方法选择不同。Ⅰ 期、Ⅱ 期进行早期治疗，Ⅲ 期进行恰当治疗，Ⅳ 期股骨头塌陷，继发骨关节炎，只能进行人工关节置换手术。

1. 介入治疗 该疗法主要是指 Seldinger 血管穿刺技术，在影像监视下将药物送至关键血管（如旋股动脉、闭孔动脉等）以提高药物利用率，从而有效治疗股骨头缺血性坏死。这类药物通常包括溶栓、扩血管及解痉药物 3 类，旨在改善股骨头血液供应、减小骨内压力，从而有效促使新骨的形成和坏死区的自我修复。目前，临床报道的疗效是较为明确的。

2. 髓芯减压术 髓芯减压治疗股骨头缺血性坏死的机制在于患者的股骨头近端存在高压。骨结构如同一个密闭的腔，高压会造成组织水肿以及供血不足，从而导致骨持续缺血缺氧，出现坏死骨结构。髓芯减压术主要是利用内部压力调节骨内血流，髓芯压力的增高会增加骨内血管受压影响血供，静脉回流不畅，导致骨组织的水肿，水肿及血供不畅反过来作用又进一步增加髓内压。髓芯减压正是基于上述病理过程而产生的。该法最早见于 1964 年,具有操作简便、不良反应少、术后恢复快速,且减压失败不影响以后的治疗等优点。

3. 植骨术　植骨术主要应用于关节间隙无狭窄的 Ⅱ 期和 Ⅲ 期,轻、中度塌陷者。股骨头缺血性坏死发生后,坏死区形成的新生骨处会形成高密度骨质,X 线片显示该致密骨质封闭了骨髓空隙,阻碍血管再生。植骨术正是基于打开或清除该致密骨质,为血管再生提供场所这一观点而产生的。目前,该术式已经成熟发展出 3 类具体方式,包括带血管蒂髂骨瓣移植术、带血管蒂大转子骨瓣移植术和吻合血管的腓骨瓣移植术。采用植骨术治疗股骨头缺血性坏死,先清除坏死骨组织,再植入松质骨以支撑软骨下骨,以此能够同时达到减压及骨修复的效果。

4. 血管束植入术　实验研究发现,静脉与细小动脉之间存在着大量的吻合通道,通常情况下处于关闭状态。当细小动脉、毛细血管、静脉的正常通道受到阻断时,上述吻合通道就会开启。该术式正是基于这一原理,通过向病变骨内植入游离端被结扎的血管束,促使吻合通道的开启。其方法主要是暴露坏死骨组织,并在该段钻孔并贯穿,并将血管束穿过孔内并固定,保证其动脉有明显搏动。

5. 髓芯减压+自体干细胞移植　髓芯减压的目的主要有打通硬化带,降低骨内压;提供血管长入路径,有利于坏死区恢复血供,多孔细针可提供多处孔道,且不降低坏死区骨结构支撑力。同时采集自体髂骨干细胞,细胞混悬液向股骨头缺血性坏死区注入与髓芯减压同时进行。当用 3mm 空心钻自大粗隆钻入骨坏死区至软骨下 2cm 时,取出空心钻,保留导针,改用 3.5mm 直径的 Gallini 骨穿刺活检针,沿导针穿入达股骨头软骨下 1cm 处,用 10ml 注射器将浓缩的细胞混悬液慢慢注入股骨头内。由于多孔减压,细胞混悬液也分次注入,共注 30ml。

6. 钽棒支撑　用于 ARCO Ⅰ 期和 Ⅱ 期患者,股骨头未塌陷者,以期钽棒与头内骨愈合,支撑股骨头,免于塌陷。在 X 线透视下,确定髓芯减压轨道,一般在大粗隆下方做开口,对准坏死区中央;插入导针,保证其在股骨颈中央插至股骨头软骨下 5mm;然后用空心钻沿导针进行扩髓,直至扩大到 9mm,清除扩髓区碎骨,并取活检;随后将通道扩大至10mm;测量通道长度以确定钽棒长度;在骨皮质处攻丝以确保钽棒拧入,最后植入钽棒,使钽棒头部处于股骨头软骨下 5mm 处。目前,该方法治疗股骨头缺血性坏死的疗效有待进一步随访。

7. 人工腓骨条移植　其治疗原理与方法同钽棒支撑,扩髓及减压完成后,将取下的正常骨回植通道中,随后置入人工腓骨条,使其头部在软骨下 5mm 处。

8. 人工髋关节置换术　当髋关节病变已经无法逆转,骨塌陷及退行性病变已经形成时通常采取髋关节置换术治疗。主要手术方式有股骨头表面置换术、股骨头置换术和全髋关节置换术。

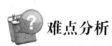

难点分析

股骨头缺血性坏死非手术治疗的疗效仍存有争议,非手术治疗主要对早期病变有效,股骨头塌陷是治疗过程中的重要分界线；非手术治疗在股骨头塌陷前往往有效，但股骨头一旦发生塌陷，非手术治疗效果就较差，需要进行各种手术干预。非手术治疗的目的主要在于减轻症状，恢复功能，预防股骨头塌陷，延缓病程进展，延长髋关节生存时间。近年来，股骨头缺血性坏死非手术治疗领域进展显示，诸多非手术疗法已取得确定的疗效，如他汀类药物可降低使用激素患者股骨头缺血性坏死的发生率；前列环素对骨髓水肿疗效显著，对股骨头塌陷前患者疗效较好；双膦酸盐可预防股骨头塌陷、延缓疾病进展，但其不良反应值得注意；随着各种检查手段的进步，越来越多的股骨头缺血性坏死患者能够获得早期诊断，使非手术治疗方法有可能在股骨头缺血性坏死治疗中占更大比重，并获得更好的临床疗效，让更多患者获得早期无创治疗，避免手术创伤。

股骨头缺血性坏死治疗的方法主要依据疾病的分期和手术医师的选择。目前，主要有药物治疗、髓芯减压、髓芯减压伴结构及细胞支持、各种截骨术、股骨头表面置换及全髋关节置换等。根据目前的临床研究，Ficat 分型 Ⅰ 期及 Ⅱ 期的患者主要采用髓心减压和骨髓干细胞移植的方法，Ⅳ期患者由于已经有了骨关节炎表现，股骨头功能基本丧失，故主要采用全髋关节置换，至于Ⅲ期患者的治疗现在仍存在很大的争议。

因股骨头缺血性坏死患者治疗的选择主要与股骨头是否存在软骨下塌陷有很大的关系，塌陷后的患者采用髓心减压、骨髓干细胞移植、钽棒植入等治疗的患者效果较差，临床报道效果差异大，目前尚无统一公认的保护股骨头的治疗方法。该期患者的股骨头仍有一定的功能，如果行髋关节置换，为时尚早。延缓股骨头缺血性坏死的进展主要是为塌陷的股骨头提供一个支撑，促进股骨头的骨修复，使股骨头周围的血管再血管化等。

上述各种方法都是基于这些理论进行的，但是从临床应用来说，各种方法的有效率和成功率在各个国家各个地区存在差别，从而限制了使用。当Ⅲ期患者塌陷深度小于 2mm 时，采用骨移植和截骨术治疗，可能会减慢或阻止坏死的进一步发生，可不必行髋关节置换术。但是骨移植是从患者身上取移植物，增加了患者的损害，而截骨术改变了患者正常生理结构，且其坏死区域未清除，无法保证能停止病情的进展。对于 Ficat Ⅲ 期缺血性股骨头缺血性坏死患者，能不能设计出一种方案，延缓或阻止坏死病程的进展，避免早期进行髋关节置换，也是目前临床的一个研究重点。

 述 评

骨坏死是一种由于多种原因导致骨的血供受损，引起骨细胞及骨髓成分死亡及随后的修复，继而导致骨结构改变、塌陷、关节功能障碍的疾病，是骨科领域常见的难治性疾病。骨坏死可以是特发或因激素的长期应用、酗酒、创伤、高凝血病、肾性骨病、痛风等因素而导致。在股骨头缺血性坏死中，激素的长期应用和酗酒为主要原因。骨坏死的发病机制与骨内高压学说、脂肪栓塞学说、微血管内凝血等有关。骨坏死的诊断需结合病史、临床症状和体征，同时需要影像学支持，比如 X 线片、CT 及 MRI 等。在临床工作中，骨坏死需与中晚期骨关节炎、骨关节发育不良性疾病、类风湿关节炎、骨质疏松症、软骨下骨折等进行鉴别。在诊断为骨坏死后，对其进行临床分期尤为重要，因为临床分期决定了骨坏死的治疗方式。对于早期的骨坏死可以采用非手术治疗,如限制负重、药物治疗、生物物理疗法。对于效果不佳的患者可以采用手术治疗,如髓芯减压、截骨术、植骨术、干细胞移植术等。对于后期骨坏死患者,则需要采取关节置换术或关节融合术。对于骨坏死的治疗,应根据坏死程度、疾病的分期、患者全身情况及各治疗方式适应证等,合理选择治疗方式。

（樊效鸿）

第三章 骨质疏松症

骨质疏松症(osteoporosis,OP)是以骨量减少、骨质量受损及骨强度降低,导致骨脆性增加、易发生骨折为特征的全身性骨病。这是一种骨骼退化性疾病,伴随年龄增长,患病风险增加。骨质疏松症分为原发性、继发性和特发性三大类。原发性骨质疏松症又分为绝经后骨质疏松症(Ⅰ型)和老年性骨质疏松症(Ⅱ型)。本章主要讨论原发性骨质疏松症。

一、诊断

(一)疾病诊断

1. 病史 原发性骨质疏松症是随年龄而发生和进展的一种自然生理病理现象,即只要长寿就有可能患病。绝经后骨质疏松症一般发生在绝经后 5~10 年内;老年性骨质疏松症一般指 70 岁以后发生的骨质疏松症。

2. 主要症状

(1)疼痛:患者可有腰背酸痛或周身酸痛,负荷增加时加重或活动受限,严重时翻身、起坐行走时都疼痛难忍。原发性骨质疏松症最常见的症状,以腰背痛多见,占疼痛患者中的70%~80%。疼痛沿脊柱向两侧扩散,仰卧或坐位时疼痛减轻,直立时后伸或久立、久坐时疼痛加剧,弯腰、咳嗽、大便用力时加重。一般骨量丢失 12% 以上时即可出现骨痛。老年骨质疏松症时,椎体压缩变形,脊柱前屈,肌肉疲劳甚至痉挛,产生疼痛。新近胸腰椎压缩性骨折,亦可产生急性疼痛,相应部位的脊柱棘突可有强烈压痛及叩击痛。若压迫相应的脊神经可产生四肢放射痛、双下肢感觉运动障碍、肋间神经痛、胸骨后疼痛类似心绞痛。若压迫脊髓、马尾神经还影响膀胱、直肠功能。约 60% 的骨质疏松患者存在不同程度的骨痛。也有些骨质疏松患者常无明显特征性的自觉症状,往往在骨折发生后经 X 线片或骨密度检测时,才发现已经有骨质疏松改变,所以又称其为"静悄悄的流行病"。

(2)身高变矮:病情严重者可有身高变矮,驼背畸形,多在疼痛后出现。脊椎椎体前部负重量大,尤其第 11、12 胸椎及第 3 腰椎,负荷量更大,容易压缩变形,使脊椎前倾,形成驼背,随着年龄增长,骨质疏松加重,驼背曲度加大,老年人骨质疏松时椎体压缩,每椎体缩短2mm 左右,身长平均缩短 3~6cm。患者因椎体压缩性骨折导致胸廓畸形、腹部受压而影响肺功能和消化道功能等。

(3)骨折:轻微外力作用即可造成脆性骨折,常见部位是脊椎(下胸椎、上腰椎)、桡骨远端、髋部(转子间、股骨颈)、肱骨外科颈、踝部及第 5 跖骨基底、肋骨、髌骨等部位。骨折往往是骨质疏松症的首发症状或就医原因。

3. 诊断要点 临床上用于诊断骨质疏松症的通用标准是发生了脆性骨折及(或)骨密度低下。目前,尚缺乏直接测定骨强度的临床手段,因此骨密度(BMD)和骨矿含量(BMC)测定是骨质疏松症临床诊断及评价疾病程度客观的量化指标。骨质疏松症的诊断是以骨密度或骨矿含量减少为基本依据,在鉴别继发性骨质疏松和骨软化的同时,参考病史、骨代谢生化指标和骨折等进行综合分析,来诊断和评估原发性骨质疏松症还是继发性骨质疏松症。

(1)脆性骨折:指非外伤或轻微外伤发生的骨折,这是骨强度下降的明确体现,也是骨质疏松症的最终结果和合并症。发生了脆性骨折,临床上即可诊断骨质疏松症。

(2)诊断标准(基于骨密度测定):骨质疏松性骨折的发生与骨强度的下降有关,而骨强度是由骨密度及骨质量所决定的。骨密度约反映70%的骨强度,若骨密度低同时伴有其他危险因素会增加骨折的危险性。因目前尚缺乏较为理想的骨强度直接测量或评估方法,临床上采用骨密度测量作为诊断骨质疏松、预测骨质疏松性骨折风险、监测自然病程及评价药物干预疗效的最佳定量标准。骨密度是指单位体积(体积密度)或单位面积(面积密度)的骨量,二者通过无创技术对活体进行测量。骨密度及骨测量的方法较多,不同的方法在骨质疏松症的诊断、疗效的监测、骨折危险性的评估作用等方面也有所不同。临床上应用的有双能X线吸收测定法(DXA)、外周双能X线吸收测定法(pDXA)以及定量计算机断层照相术(QCT)。其中DXA测量值是目前国际学术界公认的骨质疏松症诊断的金标准。

参照世界卫生组织(WHO)推荐的诊断标准(表7-3-1)。基于DXA测定:骨密度值低于同性别、同种族正常成年人骨峰值不足1个标准差属正常;降低1~2.5个标准差为骨量低下(骨量减少);降低程度等于或大于2.5个标准差为骨质疏松。符合骨质疏松诊断标准同时伴有一处或多处骨折时为严重骨质疏松。骨密度通常用T-Score(T值)表示,T值=(测定值-骨峰值)/正常成人骨密度标准差。

T值用于绝经后妇女和50岁以上男性的骨密度水平。对于儿童、绝经前妇女和50岁以下的男性,其骨密度水平建议用Z值表示。Z值=(测定值-同龄人骨密度均值)/同龄人骨密度标准差。

表7-3-1 T值诊断标准

诊断	T值
正常	>-1
骨量低下	-1~-2.5
骨质疏松	<-2.5

4. 鉴别诊断

(1)骨软化症:表现为钙化过程发生障碍,有机基质过剩,矿物质与有机基质比例显著增大,临床表现为腰背部疼痛和下肢疼痛,骨盆、肋骨、棘突、胫骨等部位压痛明显;而骨质疏松残存的骨组织仍有正常的钙化,骨基质也不增多,故矿物质与有机基质仍保持正常比例。二者的X线表现相似,较难鉴别,最后确诊往往须依靠活组织检查。

(2)多发性骨髓瘤:主要表现为全身疼痛,以腰背部及胸廓、骨盆等部位疼痛多见。活动或负重时加剧,卧床时减轻,X线检查常见骨质疏松、弥漫性骨质破坏等。诊断主要依靠免疫学检查及骨髓穿刺。

(3)原发性甲状旁腺功能亢进症:是由于甲状旁腺腺瘤、增生肥大或腺癌所引起的甲状旁腺激素分泌过多导致的疾病,发病年龄以20~50岁较多见,女性多于男性。临床症状主要表现为骨关节疼痛,一般以腰腿痛开始,逐渐发展至全身,活动受限,严重者可出现各种畸形如鸡胸、驼背、脊柱侧凸、四肢骨变细、头颅变形等,往往轻微外力即可造成多发病理骨折。

X线表现可见骨膜下吸收、弥漫性骨质疏松、骨囊性变及巨细胞瘤等。

5. 辅助检查

（1）实验室检查：血、尿常规；肝、肾功能；钙、磷、碱性磷酸酶、血清蛋白电泳等。原发性骨质疏松患者通常血钙、磷、碱性磷酸酶值在正常范围，当有骨折时，血碱性磷酸酶值水平有轻度升高。如以上检查发现异常，需要进一步检查或转至相关专科作进一步鉴别诊断。

酌情检查项目：为进一步鉴别诊断的需要，可酌情选择性进行以下检查，如红细胞沉降率、性腺激素、25OHD、$1,25(OH_2)D$、甲状旁腺激素、尿钙和磷、甲状腺功能、皮质醇、血气分析、血尿轻链、肿瘤标记物，甚至放射性核素骨扫描、骨髓穿刺或骨活检等检查。

骨转换标记物：骨转换生化标记物（bone turnover marker，BTM）就是骨组织本身的代谢（分解与合成）产物，分为骨形成标志物和骨吸收标志物。前者代表成骨细胞活动和骨形成时的骨代谢产物，后者代表破骨细胞活动和骨吸收时的代谢产物，特别是骨基质降解产物。这些指标的测定有助于判断骨转换的类型、骨丢失速率、骨折风险的评估、了解病情进展、干预措施的选择及疗效监测等（表7-3-2）。

表7-3-2 骨转换生化指标测定种类

骨形成标志物	骨吸收标志物
血清碱性磷酸酶（ALP）	空腹2小时尿钙/肌酐比值（Ca/cr）
骨钙素（OC）	血清抗酒石酸酸性磷酸酶（TRACP）
骨碱性磷酸酶（BALP）	血清Ⅰ型胶原交联C-末端肽（S-CTX）
Ⅰ型前胶原C端肽（PICP）	尿吡啶啉（Pry）
Ⅰ型前胶原N端肽（PINP）	尿脱氧吡啶啉（D-Pry）
	尿Ⅰ型胶原交联C-末端肽（U-CTX）
	尿Ⅰ型胶原交联N-末端肽（U-NTX）

以上指标中，国际骨质疏松基金会推荐Ⅰ型前胶原N端肽（PINP）和血清Ⅰ型胶原交联C-末端肽（S-CTX）是敏感性较好的两个骨转换生化指标。

在不同年龄段及各种代谢性骨病时，BTM能及时反映全身骨骼代谢状态和动态变化。BTM不能用于骨质疏松的诊断，但可反映骨代谢状况。绝经后女性的BTM均值高于绝经前，一般在绝经后10年内升高，但随着绝经年限的增加而逐渐下降。绝经后骨质疏松症患者的BTM可在参考值范围内或上限水平，如果明显升高（超过参考值上限1.5倍以上），则应排除继发性骨质疏松或其他代谢性骨病。

（2）影像学检查：传统的X线片仍作为一项主要的检查和评估手段。当骨量减少达30%左右时，X线可见透光度增高，骨小梁吸收，承重骨小梁相对增粗，椎体内的骨小梁稀疏排列呈栅状，骨皮质变薄，髓腔扩大，椎体呈楔形或双凹形等骨质疏松表现。常用方法：①拍腰椎侧位与正位X线片，观察椎体骨皮质厚度及纵向和横向骨小梁的疏密度，并且可以测量椎体前缘、后缘及中央部位高度，进行比较确定椎体压缩变形的类型及程度；②掌骨皮质厚度指数，以第3掌骨中点的髓腔直径与骨皮质外径的比值表示；③髋部的Singh指数是按髋部压力骨小梁的疏密度分成6级表示；④股骨颈皮质厚度指数测量法。

二、治疗

治疗目标:对骨质疏松患者应采取积极的治疗措施,治疗原则主要包括减缓骨丢失率和恢复已丢失的骨量,以缓解症状,预防骨折等并发症。

(一)非手术治疗

1. 一般治疗 运动疗法治疗骨质疏松的机制是促进性激素分泌性、促进钙吸收、增加骨皮质血流量和促进骨形成、运动应力负荷调节骨内微电位、提高肌力改善骨密度。

营养疗法治疗骨质疏松:营养在骨质疏松的发病、预防和治疗过程中至关重要。饮食应注意搭配合理,保持营养均衡,适当增加一些有助于筋骨强健的食品。只要保持消化功能正常,饮食调理也能收到满意效果。正如《灵枢·决气》所说:"谷入气满,淖泽注于骨,骨属屈伸。"

物理疗法防治骨质疏松,指研究和使用自然或人工的物理性因素,如电磁、光能、热能等,作用于人体,通过人体自身的神经、体液及内分泌调节系统作用,达到预防、治疗和康复目的的方法。常用的方法包括电及电磁疗法、超声波疗法、光疗法、磁疗法、冲击波疗法、水疗法等。

2. 药物治疗

(1)基础药物

1)钙剂:药物补钙是防治骨质疏松症的重要措施之一。老年人普遍存在骨营养不良,单靠饮食补钙往往达不到生理需要量,因此40~50岁后,自身代谢能力减弱,钙的有效吸收直线下降。故中、老年人在饮食补钙的前提下,还应根据生理需要选择钙制剂。大量研究证实,钙的摄入量不足是影响骨量丢失和骨质疏松发病的因素之一。钙对促使骨骼形成的抗吸收剂和药物起重要的辅助治疗作用。但已发生骨质疏松症的患者,单独服用钙是不够的。钙剂必须与其他抗骨质疏松药物合并使用,才能有效治疗骨质疏松症。

目前,市场上的钙剂分为有机钙和无机钙。无机钙有碳酸钙、氧化钙、氢氧化钙、氯化钙、碳酸氢钙、磷酸氢钙;有机钙主要有氨基酸螯合钙、葡萄糖酸钙、苹果酸钙、枸橼酸钙、天冬氨酸钙、葡萄糖醛酸内酯钙等。剂型有片剂、胶囊剂及散剂等。现已经证实,人体对各种钙剂的吸收率基本相同,不会超过40%。

2)维生素 D 制剂:维生素 D 缺乏会引起继发性甲状旁腺功能亢进,增加骨吸收,从而引起和加重骨质疏松。成年人推荐剂量200IU/d;老年人因缺乏日照以及摄入和吸收障碍,故推荐剂量为400~800IU/d。维生素 D 用于治疗骨质疏松时,剂量应该为800~1200IU/d,还可与其他药物联合使用。建议有条件的医院可检测 25OHD 血浓度,以了解患者维生素 D 的营养状态,适当补充维生素 D。国际骨质疏松基金会建议老年人血清 25OHD 水平等于或高于30ng/ml(75nmol/L)以降低跌倒和骨折的风险。

目前,用于治疗骨质疏松症的维生素 D 及其衍生物中除维生素 D_2(骨化醇)和维生素 D_3(胆骨化醇)外,还有阿法骨化醇、骨化二醇、骨化三醇。各种维生素 D 药物的作用强度不同,以骨化三醇最强,约1500倍于维生素 D_2,为活性最大的形式;其次为阿法骨化醇,其活性约15倍于维生素 D_2,在治疗软骨病中疗效似不及维生素 D_2,但在治疗甲状旁腺功能低下所致的血钙过低似较维生素 D_2 为优。

(2)抗骨质疏松药物

1) 双膦酸盐类(Bisphosphonates):双膦酸盐是焦膦酸盐的稳定类似物,属于抗骨质疏松吸收抑制药物,其特征是含有 P-C-P 基团。双膦酸盐与骨骼羟磷灰石有高亲和力的结合,特异性结合到骨转化活跃的骨细胞表面上抑制破骨细胞的功能,从而抑制骨吸收。不同双膦酸盐抑制骨吸收的效力差别很大,因此临床上不同双膦酸盐药物使用的剂量及用法也有所差异。其中,阿仑膦酸钠片,70mg,每周口服 1 次;或唑来膦酸注射液,5mg/100ml,每年静脉注射 1 次,主要作用是抑制破骨细胞活性。

2) 雌激素类:此类药物只能用于女性患者,它能抑制骨转换,阻止骨丢失。雌激素替代疗法(HRT)是防治绝经后妇女骨质疏松的有效手段,能有效预防绝经后骨量的丢失,降低骨质疏松性骨折的发生危险。HRT 治疗一般在绝经后的最初 5 ~ 10 年效果最佳,目前认为激素替代治疗应权衡利弊,在医师指导下进行,最好不超过 5 年。

3) 降钙素(Calcitonin):降钙素是一种钙调节激素,能抑制破骨细胞的活性并能减少破骨细胞的数量,从而减少骨量丢失并增加骨量。降钙素类药物为人工合成的降钙素衍生物。鲑鱼降钙素,50IU,每 3 日肌内注射 1 次;鳗鱼降钙素及其衍生物,20IU,每周肌内注射 1 次。短期使用可缓解骨痛症状,部分抑制破骨细胞活性,预防急性骨丢失。降钙素类药物连续使用 3 个月后停药,再改用其他抗骨质疏松药物治疗。

4) 甲状旁腺激素(PTH)片段:甲状旁腺激素(parathyroid hormone,PTH)片段(PTH 1 ~ 34)可以促进骨形成。本品推荐剂量为每日皮下注射 20μg,注射部位应选择大腿或腹部。本品总共治疗的最长时间为 24 个月,且患者终身也只能接受一次为期 24 个月的治疗。停止使用本品治疗后,患者可以继续其他骨质疏松治疗方法。

5) 选择性雌激素受体调节剂(SERM):SERM 是人工合成的非甾体类化合物,可增加骨质、降低骨折危险、改善脂质代谢,且起效迅速,能较好地预防首次骨折、多处骨折和椎体骨折。SERM 不是雌激素,其特点是选择性作用于雌激素靶器官,与不同的雌激素受体结合后,发生不同的生物效应。如已在国内外上市的雷洛昔芬在骨骼上与雌激素受体结合,表现出类雌激素的活性,抑制骨吸收。而在乳腺和子宫上,则表现为抗雌激素的活性,因而不刺激乳腺和子宫。

6) 植物雌激素:异黄酮是植物雌激素的一种,主要存在于豆类作物(特别是亚洲人食用的大豆和黄豆)和齿状植物(如苜蓿和红三叶草)中。人们可以从各类豆制品中获得异黄酮。它在动物和人体内没有雌激素活性,但它能协同雌激素促进降钙素(CT)分泌,从而增加雌激素的活性。

3. 中医治疗　主要包括内治法和外治法。

(1) 内治法:骨质疏松症属于中医的"骨痿""骨痹"。《灵枢·邪气脏腑病形》说:"肾脉……微滑为骨痿,坐不能起,起则目无所见。"《素问·痿论》说:"肾气热,则腰脊不举,骨枯而髓减,发为骨痿。""骨痿者,生于大热也。"产生"肾气热"的原因是"有所远行而劳倦,逢大热而渴,渴则阳气内伐,内伐则热舍于肾"。即烦劳过度,耗损肾阴,水不胜火,虚火内盛,二者互为因果,终致虚者愈虚,盛者愈盛,肾精亏乏,髓无以生,骨失所养而发骨痿。本病辨治多以补肾为主,以标本兼治为治疗大法,着重"补肾壮骨、健脾益气、活血通络"。

1) 肝肾亏损型

证候:腰背酸痛,腿膝无力,不能久立,伴目眩发落,咽干耳鸣,甚至腿部肌肉萎缩,下肢抽筋,形体消瘦,或五心烦热,失眠多梦,女子经绝,舌红少津,少苔,脉沉细数。

治则:滋肾养肝,壮骨止痛。

选方:六味地黄丸或左归丸加减。

2）肾阳亏虚型

证候:腰背冷痛,酸软乏力,甚则驼背弯腰,活动受限,畏寒喜暖,遇冷加重,尤以下肢为甚,小便频多,或大便久泄不止,或浮肿,腰以下为甚,按之凹陷不起,舌淡,苔白,脉沉细或沉弦。

治则:温补肾阳。

选方:右归丸加减。

3）脾肾两虚型

证候:腰膝酸软疼痛,动则痛甚,畏寒肢冷。双膝行走无力,精神萎靡,面色㿠白,少气懒言,纳少便溏,舌淡胖,苔白滑,沉弱或沉迟。

治则:温脾补肾,散寒止痛。

选方:理中汤合金匮肾气汤加味。

4）气滞血瘀型

证候:骨节疼痛,痛有定处,痛处拒按,筋肉挛缩,骨折,多有外伤或久病史,舌质紫黯,有瘀点或瘀斑,脉涩或弦。

治则:活血化瘀。

选方:身痛逐瘀汤加减。

（2）外治法:中医外治法如针灸、熏蒸、敷贴及中药膏外敷,对于改善骨质疏松症的症状有一定疗效。

（二）手术治疗

手术本身对机体就是一个创伤,会破坏骨折部的血运,降低骨折的自身修复能力。因此,对于那些非手术疗法可取得同样效果的以不用手术治疗为宜。但是老年患者在伤前一般常伴有关节功能障碍,对于某些骨折,需长期卧床和关节制动,非手术治疗势必影响关节功能的恢复和其他并发症的发生,重者可导致患者死亡。

现在随着医学技术的提高,麻醉方法及监测手段的改进、内固定方法的改进、关节假体和骨水泥的产生,都为缩短手术时间、提高成功率创造了良好的条件。手术治疗的优点是减轻骨折疼痛,早期下床活动,关节功能练习,避免长期卧床的并发症,便于患者早日恢复生活自理能力,减轻家庭与社会的负担。所以目前对于某些骨折如髋部骨折,只要患者健康状况允许、符合手术指征,应尽早争取手术治疗。

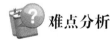 **难点分析**

随着老龄化进程逐渐加快,骨质疏松症的发病率日益增高。骨质疏松症具有独特的病理生理特点,容易发生骨折,可降低患者生活质量,甚至造成死亡。我国目前大多数骨质疏松症是在患者发生创伤性骨折后才被诊断,因此针对老年人群,需加强骨折风险防范意识,早期进行健康护理干预。绝大多数骨质疏松症的治疗对于预防首次骨折是有效的,部分对于预防二次骨折也有效,尤其是髋部骨折后的患者;这些患者多是老年人,体弱且合并多种疾病,正在服用多种药物,影响治疗效果。当前骨质疏松症的治疗对于抗骨质重吸收和促进

合成代谢是有限的。此外,药物的不良反应也限制了其长期应用。因此,需要继续研发一些不同种类的生物制剂,新的生物制剂联合目前的抗骨质重吸收药物、合成代谢药物可能在治疗骨质疏松症方面发挥更大的作用。

我国已进入老龄化社会,随着骨质疏松症发病率的升高,骨质疏松性骨折必将增加。充分认识骨疏松性骨折的危害性,加强对骨质疏松性骨折的重视,从而预防骨质疏松性骨折后再次骨折的发生,这对于维护老年人的身体健康,减少家庭和社会的经济负担具有重要意义。由于骨质疏松性骨折多发生在老年人群,全身健康状况的精确评估尤为重要,包括每一器官及系统的功能状况。在为骨质疏松性骨折选择干预措施时,应以患者的安全为第一,降低病死率,减少致残率,提高治愈率。如何找到更好、更经济的方法来预防骨质疏松性骨折以及可能的再次骨折,是我们急切需要解决的难题。

 ## 述 评

骨质疏松鉴别诊断首先应区分是原发性还是继发性。目前认为,某些内分泌疾病、长期大量使用糖皮质激素、肿瘤化疗、慢性肾病或肝病等可继发性引起骨质疏松。其次,对于原发性骨质疏松症,还应与骨软化症相鉴别,骨活检结合形态计量学分析是比较可靠的方法,但临床不易施行。

从目前的报道来看,中医药治疗骨质疏松症独具特色的一个显著特点就是,对患者出现的临床软弱无力、腰背疼痛、腰膝酸软等骨质疏松症状有改善作用,许多患者在骨检测指标尚未出现明显改善前,临床症状就已经部分缓解或消失。因此,中医药应该也必须在国内骨质疏松治疗中占有一席之地。

骨质疏松症的治疗以降低骨折发生率为最终目标,除了着眼于升高或维持骨量、缓解症状外,还应考虑肌力和身体平衡能力的提高,以及全身功能状态的改善等。

（沈 霖）

参 考 文 献

1. 中华医学会骨质疏松和骨矿盐疾病分会.临床诊疗指南:骨质疏松症和骨矿盐疾病[J].中华骨质疏松和骨矿盐疾病杂志,2011,3(4):2-17.
2. 徐苓.骨质疏松症[M].上海:上海科学技术出版社,2011:1-9,77-85,187-238.
3. 刘献祥,林燕萍.中西医结合骨伤科学[M].北京:科学出版社,2011:250-253.

第四章 骨肿瘤与肿瘤样病变

第一节 骨肿瘤概述

骨肿瘤(bone tumor)是发生在骨内或起源于骨各种组织成分的肿瘤,不论原发性、继发性或转移性。原发性骨肿瘤发病率相对较低,尤其是恶性骨肿瘤。中医对骨肿瘤的认识最早可追溯到殷商时期,甲骨文就有"瘤"的病名。中医古籍涉及"瘤"的记载包括"肉瘤""石瘤""岩""骨石痈"等,都与骨肿瘤有关,但不是统一的、专门的骨肿瘤称谓。随着现代医学的发展和进步,人们对骨肿瘤的认识逐渐深入和完善。

一、诊断

(一) 疾病诊断

1. 病史 病史对骨肿瘤患者极为重要,对任何怀疑为骨肿瘤的患者均要有重点地询问局部症状、肢体疼痛情况,详细了解采取何种治疗措施和治疗后的反应;对于已经接受活检手术者,应详细了解活检的类型以及活检手术的入路。体格检查除了局部检查外,要重视全身情况。采集病史要重点了解年龄、肿块生长速度、疼痛、肿块部位、是否有全身症状及特殊家族史等要素。

年龄是肿瘤诊断的重要依据,如骨肉瘤大多发生在 10~20 岁,尤文肉瘤 5 岁前很少见,巨细胞瘤、软骨肉瘤、滑膜肉瘤、纤维肉瘤、恶性纤维组织细胞瘤、脊索瘤、脂肪肉瘤、淋巴瘤、浆细胞瘤以及癌症骨转移等多发生在成年以后,横纹肌肉瘤多发生在婴儿。

遗传性多发性外生骨疣和神经纤维瘤病通常有家族史。

2. 主要症状

(1) 肿块的生长速度:是判断恶性程度及预后的指标之一。通常生长越快,恶性程度越高,预后越差。如在鉴别典型骨肉瘤和皮质旁骨肉瘤时,如果出现症状有数年者,通常为皮质旁骨肉瘤。

(2) 疼痛情况:良性骨肿瘤除少数肿瘤外,一般无疼痛或仅有轻度疼痛;恶性肿瘤一般疼痛剧烈,夜间痛明显。血管球瘤和骨样骨瘤疼痛很有特点,血管瘤可因血栓形成而出现反复疼痛发作和缓解,滑膜肉瘤往往也有疼痛。

(3) 肿块部位:对诊断也很有意义。同是透明软骨来源的肿瘤,发生在手部短管状骨者为良性软骨瘤,而发生在肱骨、股骨等近躯干的长管骨者,即使病理学上缺乏恶性证据,也要考虑为低度恶性软骨肉瘤;软骨母细胞瘤大多数发生在骨骺或生长软骨板周围;如果肿瘤早期就穿透骺板软骨,应考虑血管来源肿瘤;巨细胞瘤通常生长在骨骺或骨突旁,且在生长软骨消失后出现;同一组织来源的肿瘤发生在骨膜或骨旁者恶性程度要低于骨内中心性病变;脊索瘤发生在中轴骨如骶骨、颅底等;其他如滑膜肉瘤大多发生在关节周围,手部很少出现骨与软组织肉瘤等。

（4）全身症状:重要的体征是发热,如造血组织来源、尤文瘤、原始神经外胚瘤等常有发热。如果患者年龄小,应考虑尤文瘤。

3. 诊断要点　骨肿瘤的表现较为复杂,诊断要结合病史、临床表现及影像学检查进行临床诊断,确诊需要手术获取病理标本后进行病理学诊断。

4. 鉴别诊断　骨肿瘤的鉴别诊断主要为良性和恶性的鉴别,鉴别要点见表7-4-1-1。

表 7-4-1-1　良恶性骨肿瘤的鉴别要点

鉴别点	良性肿瘤	恶性肿瘤
临床表现	生长缓慢,分界清楚,一般不侵犯邻近正常组织	生长快,分界不清,多侵犯邻近组织
影像学表现	一般皮质完整,可有局部膨胀性改变。除非有病理性骨折,一般无骨膜增生	皮质和髓腔有骨质破坏,皮质连续性中断,轮廓不清,少有膨胀性破坏。常有骨膜反应
远处转移	不侵犯软组织,无软组织肿块形成,无局部或远处转移	常侵犯软组织,形成软组织肿块,可伴有肺部或全身其他部位转移灶

5. 辅助检查

（1）实验室检查:除了血尿常规、肝功能、肾功能等常规实验室检查外,某些特殊实验室检查有助于疾病的诊断。在一些成骨作用强的肿瘤,比如成骨型骨肉瘤,血清碱性磷酸酶（ALP）会升高,而且可作为观察是否复发的指标之一。而尤文肉瘤患者乳酸脱氢酶可能升高。免疫固定电泳 M 带的发现以及血、尿 κ 轻链、λ 轻链的检测有利于浆细胞瘤的诊断。血清钙与甲状旁腺激素（PTH）的检测有助于甲状旁腺功能亢进的诊断。怀疑肿瘤为神经来源或原始神经外胚瘤时可以检测血和尿儿茶酚胺代谢产物。前列腺癌骨转移者,血清酸性磷酸酶会升高。怀疑为转移性肿瘤者可检测肿瘤标记物如 CEA、CA199、PSA 等。

（2）影像学检查

1）常规 X 线摄片:是诊断骨肿瘤最基本、最有价值的手段。对某些病变,如非骨化性纤维瘤、单纯骨囊肿、骨岛及骨梗死等病变,甚至可不必病理检查,单凭 X 线摄片就能确诊。

X 线平片上重要的放射学征象包括:骨破坏类型是地图样还是非地图样破坏;边缘是否存在界面;病变是否穿破骨皮质;是否存在硬化带;是否存在膨胀的皮质包壳,范围如何。如骨肉瘤时骨膜下产生新骨,呈 Codman 三角;尤文肉瘤生长中骨膜形成板层状骨沉积,呈葱皮样变化;生长迅速的肿瘤可有血管穿过骨皮质,反应骨沿血管方向沉积,出现日光放射样变化。另有生长迅速的肿瘤呈溶骨样缺损。X 线平片除了用于诊断局部病变外,还用于诊断有无肺转移。

2）CT:主要价值在于了解局部病变的细节、肺转移的诊断（比平片更敏感）、评估放化疗的疗效并在随访时及时发现局部复发。对于病变局部,相比 X 线平片而言,CT 能更精确显示肿瘤髓腔内的扩散范围,软组织扩散范围,与主要血管、神经束的关系,肿瘤内容物是液性、实质性还是脂肪性。另外,对于常规 X 线检查难以明确的部位如脊柱和骨盆,CT 也能很好显示。对于肺转移灶的诊断,CT 比常规 X 线片更敏感,而且定位更准。

3) MRI 及 MRA:MRI 的价值主要体现在能提供横断面、矢状面和冠状面 3 个不同切面的扫描图像,在不同组织间具有更好的分辨率,更精确显示肿瘤在软组织和髓腔内的扩散情况(如病灶周围是否存在卫星灶,远离病灶处是否有跳跃转移),以及精确发现肿瘤侵及神经血管结构、肌肉间室、骺板和关节情况;在诊断肿瘤骨髓内扩散和软组织侵犯情况方面优于CT,更精确。注射造影剂后动态 MRI 影像有利于鉴别病变的良恶性。

MRA 则能进一步提供肿瘤侵犯血管、神经束的情况,并了解外周血管分支和肿瘤新生血管,是相对来说无创的血管造影。

4) ECT:通常应用同位素^{99m}Tc 标记的磷酸盐进行骨扫描显像。同位素全身骨扫描的主要价值是:显示肿瘤活跃度;显示全身骨骼的全貌,有无远处转移灶,是否为多发性病变。

5) 其他影像学检查:超声、正电子发射断层显像(PET)等。

超声检查可显示软组织肿块,软组织病灶质地是否均匀,是囊性还是实质性肿瘤,是否有囊性变,软组织内是否有卫星灶和跳跃转移,肿块与主要血管的关系;对于怀疑为圆细胞肿瘤如淋巴瘤者应常规腹部超声检查,了解腹膜后淋巴结情况。彩色超声能更清楚显示肿块与血管的关系,并能显示肿瘤血供是否丰富。

PET(positron emission tomography)改进了病变的检出率和病变的解剖定位,提高了诊断敏感性,有助于大而复杂结构内病变的检出,如对脊柱、骨盆等部位病变的检查很有优势,对肿瘤良恶性的鉴别、远处转移灶的早期发现等具有很大的价值,但是昂贵的检查费用使其只能在极少数医院才有使用。

(3) 病理诊断:临床上可用于获取组织学的活组织检查手段通常有穿刺活检术、手术切开活检和冰冻切片快速诊断。

手术切开活检包括切取活检和切除活检。切除活检是指切除整个病灶进行组织学检查。切取活检是指切取一小块或多块小块病灶组织进行组织学检查。原则上只有良性潜隐性病变或部分良性活动性病变才适合接受切除活检手术,其他情况下不要贸然使用,以免手术不彻底或导致医源性播散。开放活检的同时要进行组织细菌培养和药物敏感试验。在进行活检手术时,还需要注意的是活检手术入路的选择,原则上要避免经肌间隙入路,而应选择经单个间室的肌肉组织入路,防止间室外播散。同时,在选择活检手术入路时,也要考虑到后期扩大切除或截肢手术的入路。

取出的组织最好先冰冻切片或快速石蜡切片检查,以确定取出的组织具有代表性。但最好在正式病理报告有结果后再决定进一步处理方案。

(二) 分型与表现

目前,临床上得到广泛应用的分期方法是 Enneking 在 1980 年提出的肌肉-骨骼系统肿瘤的 G-T-M 分期系统,被称作 MSTS(Musculoskeletal Tumor Society)分期系统,属于外科分期系统。该分期系统只适用于骨或软组织来源于间充质的肿瘤,不适用于来源于骨髓、网状内皮组织的肿瘤及转移性肿瘤。

Enneking 的这种肿瘤分期法包含 3 个方面的内容:G 表示肿瘤的外科分级,是结合组织学、临床和影像学资料的分级,而不仅仅是组织学分级。可分为:G_0 为良性肿瘤,G_1 为低度恶性肿瘤，G_2 为高度恶性肿瘤。T 表示肿瘤的解剖部位，也分为：T_0 为良性囊内间室内肿瘤，有成熟的纤维组织形成的真性包膜或成熟的骨组织完整包裹；T_1 为肿瘤位于囊外，间隔内；T_2 为间隔外，肿瘤位于囊外，超过肿瘤的间隔或起源于分界不清的间隔。M 表示淋巴结受到侵犯及远隔转移，M_0 为无转移，M_1 为有远处或局部转移。

综合上述 3 个因素对肿瘤进行分期。良性肿瘤分为 3 期，用阿拉伯数字 1、2、3 表达。1 期（$G_0T_0M_0$）为良性潜隐性病变；2 期（$G_0T_0M_0$）为良性活动性病变；3 期（$G_0T_{1-2}M_{0-1}$）为良性侵袭性病变。恶性肿瘤也分为 3 期，用罗马数字 Ⅰ、Ⅱ、Ⅲ 表示，Ⅰ 期为低度恶性肿瘤，Ⅱ 期为高度恶性肿瘤，不管肿瘤恶性程度如何，只要有转移就是 Ⅲ 期。恶性肿瘤每期又根据有无间室外侵犯分为 A 和 B 两个亚期，A 表示间室内病变，B 表示病变侵犯间室外。Ⅰ A 期（$G_1T_1M_0$）：为间室内低度恶性病变；Ⅰ B 期（$G_1T_2M_0$）：为间室外低度恶性病变；Ⅱ A 期（$G_2T_1M_0$）：为间室内高度恶性病变；Ⅱ B 期（$G_2T_2M_0$）：为间室外高度恶性病变；恶性肿瘤不管是哪一级，无论有无间室外扩散，只要有局部或远处转移，就是 Ⅲ 期。

这样，经全面检查后，在大多数情况下可获得肿瘤的分期，而治疗方案要因分期而定（表 7-4-1-2，表 7-4-1-3）。

表 7-4-1-2　良性骨肿瘤 GTM 分期与治疗措施的选择

分期	分级	部位	转移	临床进程	治疗措施
1	G_0	T_0	M_0	潜隐性，静止性，有自愈倾向	病损内手术（囊内手术）
2	G_0	T_0	M_0	进行性发展，膨胀性生长	边缘手术或加辅助治疗
3	G_0	T_{1-2}	M_{0-1}	具有侵袭性	广泛手术或加辅助治疗

表 7-4-1-3　恶性骨肿瘤 GTM 分期与治疗措施的选择

分期	分级	部位	转移	治疗措施
Ⅰ A	G_1	T_1	M_0	广泛手术，广泛局部切除。保肢
Ⅰ B	G_1	T_2	M_0	广泛手术/截肢
Ⅱ A	G_2	T_1	M_0	根治性截肢/关节解脱加辅助治疗。对术前化疗敏感者保肢
Ⅱ B	G_2	T_2	M_0	同上
Ⅲ A	G_{1-2}	T_1	M_1	肺转移灶切除、截肢或姑息性加辅助治疗
Ⅲ B	G_{1-2}	T_2	M_1	肺转移灶切除、截肢或姑息性加辅助治疗

二、治疗

治疗目标：早期发现，早期诊断，早期治疗。

外科分期与治疗方案的选择：

1 期良性潜隐性肿瘤：通常是一些肿瘤样病变，常见的有骨囊肿、纤维结构不良、非骨化性纤维瘤、肢端内生软骨瘤、骨软骨瘤、色素沉着绒毛结节性滑膜炎等。这些疾病大多不需要手术治疗，即使要手术，囊内切除就足够了，在有些病例，可能需要边缘切除。

2 期良性活动性肿瘤:常见的有骨样骨瘤、大多数骨母细胞瘤和软骨母细胞瘤、软骨黏液样纤维瘤、动脉瘤样骨囊肿、部分巨细胞瘤,大多可采取边缘切除;如果整块切除有困难,或者手术困难,整块切除后严重影响功能者,可选择囊内切除辅助局部处理,骨内病变可在刮除后局部用石炭酸处理并用骨水泥填塞。

3 期良性侵袭性肿瘤:该期肿瘤已经侵犯到囊外甚至间室外,常见的有部分骨母细胞瘤、软骨母细胞瘤、巨细胞瘤、动脉瘤样骨囊肿,宜采用广泛切除;当广泛切除有困难时,可边缘切除辅以放射治疗等辅助治疗;在一些严重间室外扩散或术后弥漫性局部复发的病例,可选择高位截肢。

ⅠA 期间室内低度恶性肿瘤:常见的有 1~2 级软骨肉瘤、1~2 级骨旁骨肉瘤、脊索瘤、血管外皮瘤等,宜采取广泛切除术,通常可保全肢体。

ⅠB 期间室外低度恶性肿瘤:宜采取广泛切除手术,但间室外扩散增加了手术难度,如不能施行,可采取高位截肢手术。

ⅡA 期间室内高度恶性肿瘤:大多数高度恶性肿瘤诊断时通常已经侵犯间室外,符合该期诊断的情况很少,如典型骨肉瘤、尤文肉瘤、3 级软骨肉瘤、恶性纤维组织细胞瘤、滑膜肉瘤等,宜采取包括整个受累间室完整切除的根治手术,如高位超关节截肢或关节解脱手术,并且要联合辅助治疗,如辅助化疗;在敏感、有效的术前辅助化疗的保护下也可采取广泛切除手术,可保全肢体。

ⅡB 期间室外高度恶性肿瘤:通常需要高位超关节截肢或关节解脱术。同样,如果术前辅助化疗敏感、有效,也可采取保全肢体的广泛或根治切除手术。

需要引起重视的是,新辅助化疗的应用可改变肿瘤的分期,从而也会改变手术方案的选择。如果术前化疗敏感,肿瘤坏死率超过 90%,肿瘤主体的生长基本停止,其假包膜内的卫星灶甚至跳跃转移灶被杀灭,假包膜可转化为分化良好的成熟骨或纤维组织,使扩大切除或边缘切除得以施行并且切除后局部复发的风险大大降低,这就使保肢手术可行并且效果良好。

Ⅲ 期有转移的恶性肿瘤:宜采取联合治疗、姑息治疗,全身化疗或结合介入化疗,对原发灶,采取截肢手术或姑息性切除加放疗等辅助治疗,肺转移灶可行切除术。

(一) 非手术治疗

1. 化疗　目前,已知化疗效果好的代表性病变是骨肉瘤和尤文肉瘤,化疗的意义在于:其一,及时杀灭血液和肺部微转移灶,控制远处转移;其二,缩小原发灶瘤体容积,并使边缘清晰,增加切除机会,即增加保肢机会;其三,通过术后肿瘤坏死率测定,判断化疗敏感性,有利于术后化疗的调整,提高化疗效果。其他适宜化疗并且效果较好的病变还包括造血系统肿瘤、恶性纤维组织细胞瘤、纤维肉瘤、恶性神经外皮瘤、恶性巨细胞瘤等。

化疗时应遵循的一般原则是:联合用药;用药剂量强度要足够;个体化用药;遵照既定的方案周期、规则用药;用药过程中及治疗结束后始终注意药物的毒性反应,检测肝、肾、心脏及骨髓造血功能,必要时监测血药浓度。对术前化疗组织反应欠佳者,术后化疗以加入新药为宜,不应草率更换取代尚有一定疗效的药物。用药途径以静脉为主,必要时可选择动脉灌注用药。

2. 放疗　常作为手术治疗的辅助手段,常见的是对于因各种原因导致的手术切除范围不够、可能存在残留等情况,可在术后加用放疗来降低局部复发的风险;也有术前放疗者。

但是,在一些情况下,化疗可作为主要的治疗手段,如尤文肉瘤、脊柱等部位的淋巴瘤、骨髓瘤及椎体血管瘤等。

3. 中医治疗 "治病必求其本"是中医治疗骨肿瘤的原则,应始终贯彻"扶正祛邪""标本兼顾""内外合治"等治疗理念,进行辨证施治,但临床上对其分型论治不尽相同。紧扣病机,配合个体化的辨证论治是取得良好疗效的重要保证。

(二) 手术治疗

对大多数原发性骨肿瘤而言,手术是主要治疗手段。单纯放疗、化疗或生物学治疗对大多数原发病灶不能予以根除,而原发病灶是否有残留或复发往往是决定预后的关键因素。

根据手术范围即手术切除的界面与肿瘤边缘的关系可把切除手术分成4级:①病灶内手术,或称囊内手术,为手术时进入肿瘤内,如病灶刮除术;②边缘切除手术,沿着肿瘤的包膜或假包膜完整切除肿瘤,如为恶性肿瘤,假包膜内可能存在的卫星灶或局部跳跃转移灶有残留;③广泛切除手术,手术在间室内解剖,切除界面为肿瘤外"正常组织",将包括反应带的肿瘤连同周边外观为健康的组织做整块切除,但是局部跳跃性转移灶可能残留;④根治性切除,手术在受累间室外正常组织内解剖,把受累间室整块切除,在纵向上,手术解剖应经过或超过受累骨骼的远、近端关节,受累肌肉离断远侧和近侧附着处,在横向上,如果肿瘤未超出骨外,要在骨膜外解剖,软组织间室者要在该间室的筋膜层外解剖,这样就可连同肿瘤主体、卫星灶、区域跳跃转移灶完全切除,局部不再有任何残留,理论上局部不应再有复发。

对于原发病灶的手术治疗可分为两大类:保肢手术和截肢手术。

1. 保肢手术 与骨肿瘤治疗目的一致。保肢手术的首要目的是治愈疾病,其次才是保留肢体。其适应证为:肿瘤位于肢体和(或)中轴骨内、肿瘤边界清楚易于切除、仅有中度软组织扩散,这样切除后保留下来的软组织足以稳定关节、血管神经束未受累及、无转移或转移灶易于治愈以及患者身体状况良好。而对于那些肿瘤巨大、软组织条件差或肿瘤已经累及主要神经血管束者不宜接受保肢手术。对于恶性骨肿瘤,以骨肉瘤为例,敏感有效的术前化疗可使肿瘤主体的生长基本停止,其假包膜内的卫星灶甚至跳跃转移灶得以被杀灭,假包膜可转化为分化良好的成熟骨或纤维组织,这样就使得原来只能截肢的病患获得保肢手术的机会。近年来,人工关节的发展,定制型肿瘤假体和模块式假体的应用也使保肢手术变得更为可行。骨、关节重建通常有瘤段灭活再植、自体带血管游离骨移植、同种异体骨移植以及人工关节置换手术。

2. 截肢手术 尽管保肢手术得到了越来越广泛的应用,但是对有些患者而言,截肢手术仍是最佳选择。截肢手术适用于:切除手术不能完全切除的病灶,如肿瘤侵犯血管、神经主干;患者不能耐受重建手术;病灶切除后软组织覆盖困难者。

3. 局部复发及远处转移灶的治疗 对于局部复发病灶,同样可以进行病变分期,并根据分期诊断选择恰当的治疗方式。对恶性肿瘤,原则上应采取综合治疗。对肺转移灶,如果比较局限,宜积极选择开胸切除术。对孤立性低度恶性的转移性肿瘤,仍可以选择整块切除。其他部位骨与软组织转移也可视患者全身状况采取手术辅助放、化疗等综合治疗。

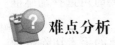 **难点分析**

骨肿瘤种类繁多,鉴别诊断难度较大,需综合掌握各种常见骨肿瘤的临床表现、影像学

特征和相关实验室检查才能增加初步诊断的准确度,确诊还需病理检查。

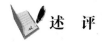 **述　评**

对骨肿瘤进行诊断与治疗时,首先要强调的是对病变进行分期,应收集临床资料以确定外科分级(G)、肿瘤原发灶部位(T)和有无转移(M)情况。在获得了 G、T、M 三方面的资料后,就可以对肿瘤进行分期诊断。此时,最好是骨科医师与放射科、病理科、肿瘤放疗科以及肿瘤内科医师进行多学科会诊(multi-disciplinary treatment,MDT),确立肿瘤的病理诊断和分期诊断,并依据分期诊断制订最佳的治疗方案。如果需要外科手术,是采取保留肢体手术还是截肢手术,手术解剖界面是囊内手术、边缘切除、广泛切除还是根治性切除/截肢手术,在手术的基础上是否需要局部辅助治疗。除了手术以外,是否需要辅助放疗、化疗等综合治疗,是否需要术前化疗如骨肉瘤的新辅助化疗。

第二节　四肢骨肿瘤

骨样骨瘤

骨样骨瘤(osteoid osteoma)是骨内病变,是一种良性成骨性疾患。

一、诊断

疾病诊断

1. 病史　其发病率占骨肿瘤总数的 2%,良性肿瘤的 10% ~12%。好发年龄为 10~30 岁,男女比例 1.7∶1,下肢发病率约为上肢的 3 倍。胫骨与股骨好发,其次为脊柱附件和肱骨。

2. 主要症状　最常见的临床症状是疼痛,表现为局限于病变区的疼痛,间歇痛,夜间剧烈,但口服水杨酸盐后会迅速缓解数小时,有报道 80% 的病例有此特征性表现。若病损在关节附近,可出现关节肿胀、疼痛,影响关节功能。

3. 诊断要点　①好发年龄为 10~30 岁;②局限于病变区的疼痛,间歇痛,夜间剧烈;③口服水杨酸盐后可缓解;④具有骨样骨瘤特征性的影像学及病理学表现。

4. 鉴别诊断

(1) 皮质骨样骨瘤:有小的透射线区域,周围是致密骨,病灶位于皮质内,硬化环更明显。疾病后期,病灶可以完全被隐蔽。

(2) 骨松质骨样骨瘤:最常见于股骨颈,其次是手足的小骨和椎体。病灶周围常无很多新骨形成,但有密度增加的骨环包绕病灶。

(3) 骨膜下骨样骨瘤:通常表现为骨附近的软组织肿块,最常见于股骨颈的内面及手和足。病灶正下方的骨骼有扇形区域,由压迫萎缩或骨吸收所致。病灶接近关节时,表现为滑膜炎的特征。

5. 辅助检查

（1）影像学检查：X线片中骨皮质内有直径约几个毫米的放射性透亮瘤巢，周围可见致密的硬化骨包绕；松质骨内表现为部分或完全钙化的圆形病变；位于骨膜下时则可见"扇贝样"改变；骨膜下骨样骨瘤可误诊为骨膜炎，关节表面骨样骨瘤X线显示不清，CT检查显示上述病变更为合适。

（2）病理检查：骨样骨瘤是一种皮质上的被一圈白色象牙状硬化骨包绕的沙粒状或颗粒状圆形或椭圆形病变。肿瘤的中心部位是血管来源的结缔组织，其中分化成熟的骨母细胞产生骨样基质，有时则是新生骨。镜下骨样基质可呈片状排列，但是常常表现为微结节状，边缘附着一层丰满的骨母细胞，有助于与骨肉瘤相鉴别。

二、治疗

治疗目标：完整切除瘤巢，否则术后易复发。

非负重骨可行病灶的大块切除，负重骨可开槽做囊内切除。近几年来，学者们热衷于CT成像引导下经皮微创射频切除瘤巢的研究。在CT引导下将探头置于病损中心，加热至90℃持续240秒即可消融瘤巢。骨样骨瘤预后良好，复发罕见，未见恶变报道。

骨 软 骨 瘤

骨软骨瘤（osteochondroma）（外生骨疣）是骨发育异常所形成的软骨赘生物，来源于软骨化骨的骺板外周部分。骨软骨瘤是最常见的良性骨肿瘤，占骨肿瘤总数的8%，良性肿瘤的35%。骨软骨瘤可单发，亦可多发，多发者多有家族性，称为多发家族性骨软骨瘤综合征。

一、诊断

疾病诊断

1. 病史 常见于青少年，男女比例2:1，但可持续至成年才被偶然发现或出现症状。股骨、肱骨和胫骨好发，其次为手足骨、髂骨和肩胛骨。

2. 主要症状 病变初期表现为局部缓慢生长的、硬性无痛性肿块，固定于骨表面。肿瘤继续生长，可刺激周围组织引起疼痛和关节功能受限等表现，其表面可合并有滑囊。多发性家族性软骨瘤病常合并明显畸形如身材矮小、桡骨及下肢弯曲畸形等。在成人，突然出现的疼痛和包块增大是恶变的表现。

3. 诊断要点 ①多见于年轻患者；②局部缓慢生长的、硬性无痛性肿块；③多见于生长最活跃的干骺端；④具有骨样骨瘤特征性的影像学及病理学表现。

4. 鉴别诊断

（1）内生软骨瘤：多发生于青少年，见于手足短管状骨，其次为肱骨和股骨。患者通常无症状，多因出现无痛性肿胀、手指足趾外观畸形或出现病理性骨折摄片发现。X线片表现为局限、边缘清晰呈分叶状的膨胀性、椭圆形透明阴影，常位于骨的中央，阴影内间见斑点状钙化影，可表现为模糊的烟圈样钙化。一经诊断，应行病灶刮除及自体植骨术。

（2）软骨母细胞瘤：90%的患者发病年龄在5~25岁，骨骼未成熟者的长管状骨骨骺处,膝、髋及肩部是最常见的发病部位。疼痛常为首发症状,逐渐加重。肿瘤靠近关节可出现关节肿胀、关节积液及活动受限。本病多为良性,约30%的病例表现出侵袭性,并能转移至肺部或软组织。X线片示肿瘤局限于骨骺处,极少穿透骨骺软骨到达干骺端。一般在骨端中央或偏心部位。治疗以手术为主,病灶内彻底刮除,再采用液氮冷冻或化学烧灼降低复发率。

5. 辅助检查

(1)影像学检查:X线片表现为长管状骨干骺端骨表面的骨性隆起,由骨皮质和骨松质所组成,可为有蒂或无蒂,彼此髓腔相通,皮质相连续,突起表面为软骨帽,不显影,厚薄不一,有时可呈不规则钙化影。在成人,当骨软骨瘤恶变时,主要是其表面部分的增大,而其下骨性部分无明显变化。如增大的包块由不显影的未钙化影像学的软骨组成时,X线片不易发现;相反,当有大量钙化时,则非常明显。

(2)病理检查:菜花状,骨性包块表面被覆一薄层半透明蓝灰色软骨。儿童和青少年正处于骨生长活跃期,软骨厚度可达3cm,成人软骨帽厚度平均为3~5mm,若超过25mm则高度怀疑恶变。镜下观察软骨帽由柱状排列的软骨细胞构成,其下可见小梁骨,由于骨软骨瘤小梁骨不按应力方向排列,其中央为无细胞的钙化软骨。

二、治疗

无症状者可不行手术治疗,但须密切观察,如出现疼痛及关节功能障碍则需进行手术治疗。应充分显露肿瘤,将骨膜、软骨帽、骨皮质及基底周围正常骨质一并切除,以免复发。在儿童应平齐宿主骨皮质将肿物从基底大块切除,分块切除有污染伤口导致复发的风险。在成人即使分块切除亦无复发风险。当有恶变时,应行广泛的大块切除避免复发。

骨 肉 瘤

骨肉瘤(osteosarcoma)是最常见的骨组织原发性高度恶性肿瘤,其特点是肿瘤间充质细胞产生骨样基质的恶性骨肿瘤。

一、诊断

(一)疾病诊断

1. 病史 好发于年轻人,最好发于10~20岁,约占60%,男女发病率之比为3:2,40岁以后发病者,多继发于Paget病、放射性骨病、遗传性多发性骨软骨瘤以及多骨型的骨纤维异常增殖症。多发生于四肢长管状骨的干骺端。其中,最常见于膝关节周围的股骨远端(50%)和胫骨近端(25%)。

2. 主要症状 患者一般存在疼痛、软组织肿块和运动障碍三大症状。疼痛出现时间较早,多于外伤之后出现,呈持续性并逐渐加重,晚期可伴有严重的休息痛和夜间痛。随着病变的发展,局部可出现硬的软组织肿块,肿块增长速度较快,明显增大的肿块可引起邻近关节内积液并影响关节运动。如突发的肿瘤体积增大,常常是继发改变,如囊内出血。体检局部可有压痛及浅表静脉怒张。

3. 诊断要点 ①好发于 10~20 岁的年轻患者;②多发生于四肢长管状骨的干骺端[股骨远端(50%)和胫骨近端(25%)];③疼痛、软组织肿块和运动障碍;④部分患者碱性磷酸酶、乳酸脱氢酶增高;⑤具有骨肉瘤特征性的影像学及病理学表现。

4. 鉴别诊断

(1) 成骨型转移性肿瘤:好发于躯干和四肢长管状骨的近端,病灶多发,边界较清,较少侵犯骨皮质,多来源于前列腺癌、鼻咽癌、肺癌、甲状腺癌和乳腺癌。

(2) 软骨肉瘤:中心性软骨肉瘤有时与骨肉瘤相似,但瘤组织内有大量环状或颗粒状钙化,若系继发于软骨瘤或骨软骨瘤的恶变,则有边缘模糊的溶骨性破坏,钙化成堆,密度不均。

(3) 化脓性骨髓炎:早期骨破坏模糊,新生骨密度低,骨膜反应轻微;晚期骨破坏清楚,新生骨密度高,骨膜反应光滑完整。其成骨与破骨相关明显,成骨多在破坏区周围进行。骨髓炎的骨膜反应总是由轻变重,由模糊变光滑。骨髓炎弥漫性软组织肿胀,无瘤骨存在,CT增强扫描显示脓腔或骨膜下脓肿。骨髓炎血管造影无血湖、血池、瘤染、动静脉瘘和中断征象。

(4) 骨纤维肉瘤:发病年龄较大(25~45 岁),好发于骨干,成局限性溶骨性破坏,局部可出现少量骨膜下新骨或骨膜三角。二者若仅从影像学表现来看,有时颇为困难。

5. 辅助检查

(1) 实验室检查:化验检查早期可正常,但瘤体过大、分化差及有转移者红细胞沉降率可增快,部分患者碱性磷酸酶、乳酸脱氢酶水平增高,当肿瘤切除或化疗后明显下降。如果肿瘤局部复发或远处转移,又会明显升高,所以可以用来监测病变的状态。

(2) 影像学检查:随着影像学的迅速发展,已有多种方法用于骨肉瘤的辅助诊断,但普通 X 线检查仍然是骨肉瘤的重要诊断手段。

1) X 线检查:早期的 X 线表现隐蔽,但患者就诊时往往均有明显的 X 线变化,典型者出现长骨干骺端偏心性、浸润性破坏,边界不清并有皮质破坏及骨膜反应。一般临床根据 X 线变化将其分为 3 型:①硬化型:由肿瘤骨和钙化软骨形成;②溶骨型:肿瘤破坏但无明显肿瘤骨形成;③混合型:肿瘤既有硬化又有溶骨型表现。肿瘤可穿破骨皮质进入软组织,产生大小不等的肿块,骨膜反应可出现 Codman 三角或日光放射状改变。

2) 同位素骨扫描及 γ 闪烁照相 ECT 可以明显指出骨肉瘤的部位以及骨骼外转移的部位,简单方便。由于骨髓内充血,骨膜及髓内反应时同位素集聚的范围较真正的病灶还要大。

3) 选择性血管造影和数字剪影:可显示骨外肿瘤血运、判断肿瘤血管的情况、肿瘤与周围重要血管的关系、软组织的浸润程度等。对于诊断病情及治疗方案的制订具有重要意义。

4) CT 及 MRI:明确病灶范围及与邻近结构的关系,对术式选择及设计具有较重要的价值。由于 10%~20% 的患者在诊断时就已经存在影像学可以证实的转移灶,其中最常见的是肺部转移,所以在治疗前可行胸部 CT 检查。MRI 可进一步了解肿瘤在髓内及周围组织中的范围,以及与周围血管等组织的空间毗邻关系,同时可以了解肿瘤的反应区及发现跳跃性病灶,对手术设计和肿瘤的切除范围有较重要的价值。

(3) 病理诊断:骨肉瘤往往>5cm,鱼肉状或质硬或呈混合型,有很多的软骨成分,常突破皮质并伴有软组织肿块。镜下显示高度间变的多形性肿瘤,肿瘤细胞可以是上皮样、浆细胞样、纺锤样、卵圆形、小细胞形、透明细胞形、单核或多核巨细胞形或梭形细胞形。如果发现明确的骨样基质则可确诊为骨肉瘤。根据生成基质的类型分为成骨型、成软骨型及呈纤维型骨肉瘤。

（二）分型与表现

骨肉瘤的组织学分型复杂多样。除根据瘤骨多少分为成骨型、溶骨型和混合型外,也可依照肿瘤性骨样组织、肿瘤性软骨组织、肉瘤样纤维组织和血腔的有无及多少分为以下5型。

（1）骨母细胞型:以异型骨母细胞为主,瘤骨丰富,少有溶骨性破坏。

（2）软骨母细胞型:软骨肉瘤样组织占50%以上,并由此化生为肿瘤骨质。病理诊断必须发现直接形成瘤骨的梭形瘤样成骨细胞,以与软骨肉瘤相区别。

（3）纤维母细胞型:大部分肿瘤组织呈纤维肉瘤样结构。瘤细胞间常见局灶性分布的少量瘤骨。

（4）混合型:以上3型中,两型主要成分较为等量地混杂在一起。

（5）毛细血管扩张型:临床上十分少见。肿瘤由多个大的血腔和少量实质成分构成,后者位于血腔间隔内。

二、治疗

新辅助化疗极大提高了患者的生存率,强调术前进行8～10周的化疗,并根据术后肿瘤坏死率调整化疗方案。临床上,单纯行手术治疗患者的5年生存率只有15%～20%,手术治疗结合使用新的化疗方案可将患者的5年生存率提高到65%～70%。术前的化疗可以消除微小的亚临床转移灶,缩小肿瘤周围的反应区,便于局部完整切除。通过对化疗患者切除的标本进行病理检查,可判断肿瘤对化疗的敏感性。如果经化疗后肿瘤细胞坏死率在90%以上,提示预后较好。目前,常用的化疗药物为大剂量甲氨蝶呤及亚叶酸钙(甲酰四氢叶酸钙)解救,联合应用阿霉素、顺铂和异环磷酰胺等。国际上较为公认的化疗方案有 Rosen 的 T 系列方案,COSS 系列方案和 Jaffe 系列方案。我国于 1998 年在全国骨肉瘤化疗座谈后推荐自己的化疗方案。

由于80%～90%的患者在就诊时已存在亚临床转移灶,因此治疗时应当将骨肉瘤看成一种具有微小转移的全身性疾病。目前治疗主要是以手术为主的综合治疗,包括化疗。

手术治疗包括根治性截肢术和肿瘤整块切除后的肢体重建术(即保肢手术)。保肢术必须在有效化疗控制下才能实施,并且保肢术后肿瘤的复发率不应高于截肢术,术后功能不低于截肢后安装假肢。保肢手术指征:①ⅡA 期和对化疗反应好的ⅡB 期肿瘤,主要的血管神经束未被侵及;②无转移病灶或转移病灶可以治愈;③肿瘤整块切除后四周仍存在正常的肌包绕;④邻近的关节和关节囊可以在手术中一同切除。保肢手术的禁忌证:①发生了病理性骨折;②不适当的活检部位影响肿瘤的整块切除;③合并感染;④患者年龄较小,骨骼生长的潜能很大。肢体的重建可以通过肿瘤骨灭活再植、异体关节移植和定制的关节假体进行,随着手术技术的提高,保肢手术率可达 70%～80%。对于不适宜手术治疗者可选用放射治疗。治疗无效者,80%～90%的骨肉瘤死亡原因是肺转移,常发生在治疗后的第2～3年,治疗5年后很少再发生转移。

尤 文 肉 瘤

尤文肉瘤(Ewing sarcoma)是由小圆细胞构成的高度恶性骨肿瘤,属于原始神经外胚层肿瘤中分化较差的一种。

一、诊断

疾病诊断

1. 病史 一种较常见的骨原发恶性肿瘤,发病率仅次于浆细胞瘤、骨肉瘤和软骨肉瘤。90%在5~25岁起病,青少年发病率仅次于骨肿瘤,发病年龄较骨肉瘤年轻。好发于长骨骨干、干骺端及骨盆。

2. 主要症状 疼痛最常见,约90%的患者有此症状;其次是肿胀,且逐渐加重。局部可出现肿块,具有红、肿、热、痛的特点。全身症状可有贫血、厌食和消瘦等。约20%的患者有发热,容易与急性骨髓炎相混淆。化验检查可发现白细胞计数增高。以血行转移为主,肺是最常见转移部位。

3. 诊断要点 ①发病年龄是诊断本病的重要参考指标,多在5~25岁起病;②疼痛、肿块,具有红、肿、热、痛的特点;③全身症状可有贫血、厌食和消瘦等;④血行转移为主,肺是最常见转移部位;⑤X线片可发现特征性的葱皮样骨膜反应。

4. 鉴别诊断

(1) 神经母细胞瘤骨转移:起源于感觉神经系统的恶性肿瘤,好发于腹膜后间隙或后纵隔,大多在5岁前起病,但也可迟至成年起病,常很早引起广泛骨转移,且转移可表现为首发症状。主要鉴别依据是本病光镜下细胞群呈典型的菊型团,伴有出血坏死和钙化。电镜下见神经突、神经内分泌颗粒及尿儿茶酚胺。

(2) 小细胞型骨肉瘤:从组织学和免疫组化方面鉴别,病理取材时要全面,找到明确的成骨骨样组织,且肉瘤的细胞胞质多、着色深,胞质不含糖原。

5. 辅助检查

(1) 实验室检查:常有发热、贫血、红细胞沉降率加快、中性粒细胞增高和体重下降。

(2) 影像学检查:为高度溶骨型破坏性病变,没有骨形成的迹象,典型表现为蚕蚀样破坏、伴有葱皮样骨膜反应。当肿瘤侵犯扁骨时则缺少上述改变,仅表现为骨破坏及软组织肿块。由于尤文肉瘤发生转移的可能性大,治疗前应行全身骨扫描检查。

(3) 病理学检查:肿瘤血运丰富,易出血。大面积坏死区很常见。活检时应做冷冻切片以证明有活的足够的肿瘤组织。镜下可见丰富的组织,大量成片的细胞,其间无骨小梁。肿瘤细胞充满髓腔,但不破坏骨小梁,条索状的肿瘤细胞充满扩大的哈弗管并延伸到软组织肿块中。

二、治疗

尤文肉瘤对放疗敏感,传统的控制局部病变的方法是对原发部位采用放射治疗。随着肿瘤细胞动力学理论的发展,多药联合化疗方案比单药化疗或盲目化疗的疗效明显提高,5年生存率有过去的5%~10%提高到70%以上。在放疗、化疗使肿瘤缩小后,能达到完整切除的病例,应行整块切除。

骨巨细胞瘤

骨巨细胞瘤(giant cell tumor)是临床上常见的原发性肿瘤之一,其来源尚不清楚,可能起始于骨髓内间叶组织。骨巨细胞瘤生长活跃,侵袭性强,血管丰富,富含基质细胞和多核巨细胞,部分病例可发生局部恶变或肺转移。

一、诊断

(一) 疾病诊断

1. **病史**　国人发病率较高,占肿瘤总数的20%,而西方国家统计仅占4%~8%。发病年龄20~40岁,无明显性别差异。多侵犯长管状骨的骨端,以股骨远端、胫骨近端最多见(占50%),其次为桡骨远端、腓骨头、股骨近端等。

2. **主要症状**　早期可无症状,多因病理性骨折就医发现肿瘤,随着肿瘤生长,主要症状为疼痛、局部肿胀和运动受限。体检发现局部压痛、皮温增高、静脉显露。发生于躯干骨时可出现相应的症状,如骶前肿块压迫骶丛可引起剧痛,压迫直肠可造成排便困难等。

3. **诊断要点**　①发病年龄20~40岁;②以股骨远端、胫骨近端最多见;③主要症状为疼痛、局部肿胀和运动受限;④X线表现为长骨骨端偏心性、膨胀性溶骨破坏;⑤病理见骨巨细胞瘤特征性表现。

4. **鉴别诊断**

(1) 动脉瘤性骨囊肿:75%发生于20岁以下青少年;发病部位多位于干骺端,可向骨干发展,一般不穿破骺板软骨而累及骨骺,可表现为中央型或偏心性膨胀性骨质破坏,与巨细胞瘤相比,其"偏心性"表现得更为显著。MRI检查发现骨破坏区包绕薄层低信号骨壳,T2WI可见液-液平面分布更为广泛。

(2) 软骨母细胞瘤:一般青少年时起病,好发于骨骺,可破坏骺板扩展到干骺端,生长缓慢。软骨母细胞瘤通常为较小的中心性或偏心性溶骨性病变,呈圆形或轻度的多环形,边缘清楚,常有一层薄而硬化的骨边缘。病灶内有钙化、骨化或软骨样区,也是重要的鉴别因素。

(3) 慢性骨脓肿(Brodie脓肿):慢性骨脓肿的病灶位于骨中央,形状不规则,病灶内可能含有小死骨影;骨皮质非但不受损变薄,反而可能增厚。

5. **辅助检查**

(1) 影像学检查:X线片表现为长骨骨端偏心性溶骨破坏,无反应性新骨生成,一般少有骨膜反应,合并病理性骨折时可出现骨膜增生。病变部骨皮质变薄,呈肥皂泡样改变,但很少穿透关节软骨面,常伴有病理性骨折,系溶骨性破坏所致。肥皂泡状改变并非是病灶内的骨嵴,而是遭到不均匀破坏的皮质骨形成的重叠阴影。根据病灶边界情况将骨巨细胞瘤分为3型:Ⅰ型(静止型):病灶周边有一个良好的硬化边界,即使有皮质骨受累,边界很薄。Ⅱ型(活动型):肿瘤具有一个良好的边界,但是缺乏硬化,骨皮质变薄且膨胀。Ⅲ型(侵袭型):肿瘤边界不清,骨皮质破坏并向软组织延伸。

(2) 病理诊断:肿瘤多位于长骨的骨端,肿瘤组织呈灰黄色、红棕色,由质软的血管和纤维组织组成,伴有瘤内出血、坏死等,常侵及关节软骨下骨质,但关节软骨完好。镜下特征性的组织病理学表现为多核巨细胞均匀散布于大量圆形细胞、椭圆形或肥硕的短梭形单核间质细胞中。

(二) 分型与表现

Jaffe 等提出在组织学上可根据细胞分化程度、基质细胞-巨细胞比例等把巨细胞瘤分为3级:Ⅰ级基质细胞大小和形态规则,多为索性,细胞较稀疏,核分裂象少,巨细胞数量多,体积大,核多;Ⅱ级基质细胞多,大小形态变异较大,核分裂象较多见,巨细胞数量较少,体积较小,核也较少;Ⅲ级基质细胞多而致密,体积大,细胞异性明显,核分裂象多见,巨细胞量更少,核数量也少。

二、治疗

以手术治疗为主,化疗具有一定的危险性,放疗还可导致骨巨细胞瘤肉瘤变。放疗仅适用于手术不易完全清除病灶的部位,以控制疾病的发展。肿瘤的大小、分级及外科分期对确定手术治疗的范围有较大的帮助。原则上,手术既要彻底切除肿瘤,又应尽可能保存正常的骨结构和关节功能(表 7-4-2-1)。重建手术包括半关节置换、全关节置换或关节融合术。对肺部转移的患者,近年来主张行肺楔形切除或单纯肿瘤摘除,通常可以取得较好效果。

表 7-4-2-1   骨巨细胞瘤治疗方法选择

肿瘤分级、分期	部位	治疗选择
Ⅰ级和Ⅱ级病变	负重骨	病灶刮除+植骨(骨水泥)
	非负重骨	病灶刮除+植骨或骨水泥填充/瘤段切除术
复发性骨巨细胞瘤、Ⅲ级病变肿瘤穿破瘤囊者	负重骨	瘤段切除术+重建手术
	非负重骨	瘤段切除术
明显恶变或局部广泛浸润、无法彻底切除者		截肢术

注:为消除残留骨组织,可用液氮性腔内冷冻治疗或氯化锌(50%)灼烧后再填充空腔。

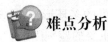

难点分析

鉴别四肢骨肿瘤的类型,除需综合掌握其临床表现、影像学特征和相关实验室检查外,也应对肿瘤好发人群、年龄、好发部位有明确的认识。通过病理检查明确诊断后,再根据肿瘤的分级分期采取化疗、放疗或手术治疗。了解四肢肿瘤处理思路,有助于提高治疗准确性和有效性。

第三节   脊柱骨肿瘤

一、诊断

(一) 疾病诊断

1. 病史   脊柱肿瘤按肿瘤来源分为原发性脊柱肿瘤和转移性脊柱肿瘤。原发性脊柱肿瘤相对少见,占所有脊柱肿瘤发病率的10%,其中累及胸腰椎者最为常见,颈椎、骶椎少见。原发性脊柱肿瘤中良性肿瘤主要有骨血管瘤、骨软骨瘤、骨样骨瘤、成骨细胞瘤、软骨母细胞瘤等,好发于附件;良性中最常见的是椎体血管瘤,约占原发性脊柱肿瘤的10%。主要的瘤样病变有嗜酸性肉芽肿、动脉瘤样骨囊肿、纤维异样增殖症和孤立性骨囊肿。主要的原发恶性肿瘤有骨巨细胞瘤、脊索瘤、骨髓瘤、恶性淋巴瘤、软骨肉瘤、恶性纤维组织细胞瘤和骨肉瘤等;好发于椎体,最后累及附件。恶性肿瘤细胞来源于椎体的成骨细胞、软骨细胞、成纤维细胞和造血细胞等,其中最常见的是骨髓瘤,约占原发性恶性脊柱肿瘤的45%。

脊柱肿瘤中转移性肿瘤占到90%以上。据统计,约50%以上的癌症患者死亡时存在骨转移灶。脊柱转移瘤与肺转移、脑转移并列成为三大转移瘤之一。在成年男性中,转移性脊柱骨肿瘤最常见的来源是前列腺癌、肺癌、肾癌,成年女性中最常见的来源则为乳腺癌、甲状腺癌、子宫癌和肾癌。

2. 主要症状　绝大部分脊柱肿瘤早期无症状,多数患者在出现局部疼痛、压迫症状或病理性骨折后才来就诊。由于脊柱位置比较深在,早期疼痛可能比较弥散而不确定,可表现为腰部、胸背部、肋胸部或颈部疼痛。累及胸椎者,常伴单侧或双侧肋间神经痛;累及腰椎者,有时可表现为腹痛。疼痛特点为静息痛,逐步发展为持续性的夜间疼痛。脊柱肿瘤常出现脊髓马尾或神经根的压迫症状,出现根性神经痛,感觉肌力减退至麻痹。而影响脊髓者,迅速出现瘫痪。

3. 诊断要点　脊柱良性肿瘤一般发展较慢,病期较长,患者年轻,除疼痛及压迫神经症状外,多无全身症状,X线片和CT可提供诊断帮助,红细胞沉降率正常。脊柱恶性肿瘤则发展较快,病期较短,较快出现神经受压症状,X线片、CT、MRI呈现破坏性骨病变,多为单一病变,多发骨髓瘤,可为多发病变并应做骨髓象检查,红细胞沉降率可增快。脊柱转移瘤虽然也呈现骨破坏性病变,但半数以上患者的脊柱转移病变为多发,全身检查多数可发现原发病灶,或有原发灶手术史。

4. 鉴别诊断　鉴别诊断的要求是区分以下3个方面:

（1）是否为脊柱肿瘤。即将肿瘤与脊柱的炎症性疾患如结核、骨的非特异性炎症、脊柱的寄生虫病、累及脊柱的代谢性骨病等区别开来。

（2）是良性肿瘤,还是恶性肿瘤?

（3）如果是恶性肿瘤,则应区分是原发的,还是转移的。

5. 辅助检查

（1）实验室检查:恶性骨肿瘤应测定血钙、血磷、碱性或酸性磷酸酶等。骨质破坏迅速的骨肿瘤可有血钙增高。前列腺癌骨转移者,血清酸性磷酸酶可增高。

（2）影像学检查:各种影像学检查均有自身的特点及局限性。X线平片是常规检查,X线表现取决于肿瘤细胞产生的肿瘤骨、反应骨以及骨质破坏和吸收的程度。CT能确定肿瘤的部位、范围、形态和结构,同时行局部三维重建显示病变与周围组织的空间毗邻关系。MRI也是检查脊柱肿瘤的重要手段,可清晰显示软组织的累及范围和椎管内脊髓压迫程度。^{99m}Tc-亚甲基二磷酸盐(^{99m}Tc-MDP)全身骨显像对转移性骨肿瘤的诊断有很高的灵敏性。但在临床应用过程中,^{99m}Tc-MDP全身骨显像对脊柱放射性浓聚灶尤其是单发灶的性质判定成为困扰其临床应用的关键。单光子发射计算机断层扫描仪(SPECT/CT)和正电子发射计算机断层扫描仪(PET/CT)的功能影像与解剖影像融合使诊断达到单独成像无法企及的深度。大大提高了诊断脊柱转移性肿瘤的敏感度和特异度。

（二）分型与表现

脊柱肿瘤按肿瘤来源分为原发性脊柱肿瘤和转移性脊柱肿瘤。

1. **脊柱肿瘤的外科分期** 脊柱肿瘤的外科治疗能显著提高患者总生存率与改善神经功能，但是脊柱肿瘤的手术仍具有争议，手术方式的选择存在随意性和盲目性。因此，脊柱肿瘤的正确分期对选择治疗方式，判断预后及评价治疗结果具有极大的意义。

近年来，脊柱肿瘤的治疗无论在观念、方法、疗效上都有了长足的进步。脊柱肿瘤的外科分期系统大致分为以下两种类型：①根据肿瘤病变部位不同来选择治疗方式和手术方式，主要有 Enneking 分期、Tomita 外科分级、WBB 分期；②根据建立的不同评价指标，判断患者的预后，选择不同的治疗方式，主要有 Tokuhashi 评分、Tomita 评分等。其中 Tokuhashi 评分和 Tomita 评分均用于脊柱转移瘤患者的评估。

（1）Enneking 分期：Enneking 等提出的 GTM 分期是骨骼肌肉系统最常用的分期，从分级（grade，G）、部位（site，T）、转移（metastasis，M）3 个因素对骨骼肌肉系统进行分级。罗马数字 Ⅰ、Ⅱ、Ⅲ 表示低度恶性、高度恶性、转移，根据是否在间室内再细分为 A、B 两个层面。根据以上的分期选择不同的手术切除边界，如囊内切除、边缘切除、广泛切除和根治性切除。Enneking 分期系统认为不同的手术边界极大影响了患者的预后。Enneking 分期最初用于指导肢体肿瘤的切除，由于脊柱肿瘤解剖的复杂性和特殊性与肢体肿瘤有很大差别，直接把 Enneking 分期系统用于脊柱肿瘤并不合适。有临床医师将 Enneking 系统改良后应用于原发性脊柱肿瘤的分期以指导肿瘤切除，提高手术疗效，但使用者较少。

1）原发性良性脊柱肿瘤的 Enneking 分期

Ⅰ期：静止性生长，肿瘤有明显分界和完整的包膜，无临床症状。一般不需手术治疗，有神经压迫症状时可手术。

Ⅱ期：生长缓慢，肿瘤包膜不完整或有假包膜，临床症状轻微。肿瘤限于间室内可行囊内切除，也可行广泛切除或整体切除，术后复发率低，辅以局部治疗（冷冻、放疗等）可使术后复发率进一步降低。

Ⅲ期：侵袭性且向间室外生长，包膜菲薄或非常不完整，常有反应带形成的假包膜。单纯行囊内刮除易复发，应行整体切除或边缘切除，术后进行放疗、化疗等辅助治疗。

2）原发性恶性肿瘤的 Enneking 分期

Ⅰ期：低度恶性肿瘤，可分为 Ⅰ A 期（肿瘤局限于椎体内）和 Ⅰ B 期（肿瘤侵入椎旁间室），肿瘤没有包膜，但肿瘤周围有反应带形成的假包膜，假包膜外围存在卫星病灶，故单纯沿假包膜切除肿瘤易局部复发。手术应以整体切除或广泛切除为主，特别是 Ⅰ B 期的肿瘤，术后同时辅以有效的综合治疗。

Ⅱ期：高度恶性肿瘤，可分为 Ⅱ A 期（肿瘤局限于椎体内）和 Ⅱ B 期（肿瘤侵入间室外）。肿瘤生长迅速，反应带多不完整，易产生跳跃性转移。肿瘤周围存在卫星病灶和跳跃性转移灶，因此应尽可能做到广泛的切除边界，术后辅以化疗、放疗等，以减少复发和远处转移。

Ⅲ期：恶性肿瘤有远处转移。应以综合治疗为主，不宜手术或仅行局部姑息手术。

（2）Tomita 外科分级：近年来，Tomita 等在 Enneking 分期标准上提出了自己的脊柱肿瘤外科分级系统，将前纵韧带、后纵韧带、棘间和棘上韧带、黄韧带、椎板和棘突的骨膜、软骨终板以及软骨纤维环等认为是肿瘤向四周生长的生理性屏障。后纵韧带和椎体侧面的骨膜屏障作用弱,而前纵韧带、软骨终板和纤维环屏障作用比较强。组织学上可将单一椎体看作是一个肿瘤学的"间室",根据脊柱肿瘤局部侵犯的方式、受累的解剖部位进行分型,从而指导脊柱肿瘤的切除方式,分为7型(图7-4-3-1)。恶性肿瘤通常最先生长于椎体的中后部,然后向椎弓根、椎板方向侵袭,称为间室内病变(1~3型)。间室外病变是指肿瘤侵入椎管(4型),或破坏椎体壁进入椎旁组织(5型),甚至侵入邻近多个椎体(6型)。第7型是指肿瘤侵犯不连续的多个椎体。对间室内病变的肿瘤(1~3型),应进行广泛切除或至少是边缘切除,而对于间室外病变的肿瘤(4~6型),只有当病灶周围存在纤维反应带时才可以进行边缘切除。全脊椎整块切除手术适用于2~5型,1型和6型属于相对适应证,而7型则属于禁忌证。目前,临床上越来越多报道对6型连续多椎体肿瘤成功开展了整块切除。

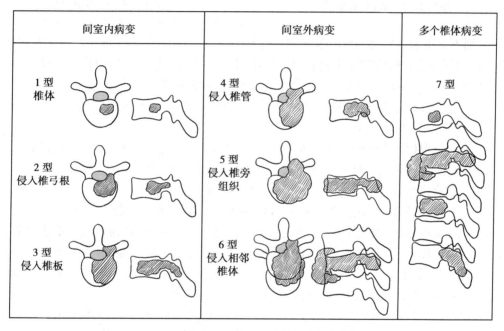

图7-4-3-1　Tomita 脊柱肿瘤外科分类

　　(3) WBB 分期:WBB 分期是目前使用最广泛的脊柱肿瘤分期方法之一。Enneking 分期对骨及软组织肿瘤的手术治疗有重要的指导作用,过去主要适用于四肢骨与软组织肿瘤。由于脊髓及神经根的存在,脊柱肿瘤无法像四肢长干骨一样行根治性切除,因此 1996 年 3个国际性的肿瘤机构(Rizzoli Institue,Mayo Clinic,University of Iowa Hospital)联合提出了一种新的分类方法——WBB 分期(Weinstein-Boriani-Biagini Classifications),以三位学者姓名的首字母命名。该分期是在术前脊柱肿瘤的 CT、MRI 等影像资料的基础上,详细判断肿瘤的侵袭范围,进而制订合理的肿瘤切除边界。该分期力求在兼顾脊柱肿瘤总体切除,同时保护脊髓这一重要结构,便于国际间学术交流。其方法是在脊椎横断面上,按顺时针方向将脊椎均分为 12 个扇形区域,其中 4~9 区为前部结构,1~3 区和 10~12 区为后部结构。组织层次从椎旁到椎管共分为 A~E 5 个层次:A 为骨外软组织,B 为骨性结构浅层,C 为骨性结构深层,D 为椎管内硬膜外部分,E 为椎管内硬膜内部分肿瘤涉及的纵向范围。每例脊柱肿瘤都根据其侵犯的区域数、层次数及椎体数进行术前评估(图7-4-3-2)。建议当肿瘤侵蚀4~8

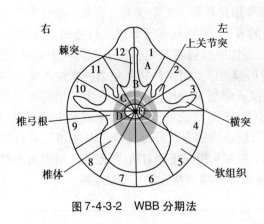

图 7-4-3-2　WBB 分期法

区（或 5～9 区）时行椎体切除,侵袭 2～5 区（或 7～11 区）时行矢状或扇形切除,侵袭 10～3 区时行脊椎后弓切除,侵袭 3～10 区（或 4～9 区）时行全椎节切除。

（4）Tokuhashi 修正评分:Tokuhashi 等在 1990 年提出的评分方式是根据脊柱转移性肿瘤患者的全身情况、脊柱外转移灶数目、受累脊椎数目、内脏转移情况、原发肿瘤部位及神经功能情况等 6 项指标进行综合评分,每项 0～2 分,总分 12 分,分值越高,预后越好。Tokuhashi 评分≥9 分者,建议手术治疗,<5 分者则不宜手术,可考虑放疗、镇痛、对症治疗等姑息治疗。但随后该作者对 128 例脊柱转移性肿瘤患者进行的前瞻性研究表明,其预期生存时间与实际生存时间符合率仅 63.3%。因此,2005 年 Tokuhashi 等报道了新的修正评分系统,根据患者的全身情况、脊柱外骨转移灶数目、受累脊椎数目、内脏转移情况、原发肿瘤部位及瘫痪情况等 6 项指标进行综合评分,满分 15 分。具体评分标准如下。

1）全身情况（根据 Karnofsky 功能评分确定,表 7-4-3-1）:差 0 分,中等 1 分,良好 2 分。

2）脊柱外骨转移灶数目:≥3 个 0 分,1～2 个 1 分,0 个 2 分。

3）受累脊椎数目:≥3 个 0 分,2 个 1 分,1 个 2 分。

4）主要脏器转移灶:不能切除 0 分,可以切除 1 分,无转移灶 2 分

5）原发肿瘤部位:原发于肺、胃肠道、食管、膀胱和胰腺 0 分,肝、胆囊、原发灶不明者 1 分,淋巴、结肠、卵巢和尿道 2 分,肾、子宫 3 分,直肠 4 分,甲状腺、乳腺、前列腺 5 分。

6）瘫痪情况（根据 Frankel 神经功能分级确定）:完全瘫（Frankel 评分 A、B 级）0 分,不完全瘫（Frankel 评分 C、D 级）1 分,无瘫痪（Frankel 评分 E 级）2 分。

骨转移灶数量以放射性核素全身骨扫描为准,内脏转移情况以头部 CT、胸腹部 CT 或超声确定。即在原评分系统基础上增加了原发肿瘤部位分值的权重,将原发肿瘤部位的评分更加细化,由 2 分增加为 5 分,其他 5 项评分方法不变,总分也由原来的 12 分增至 15 分。在 Tokuhashi 修正评分系统中,总分 0～8 分、9～11 分、12～15 分预示着患者的预期生存时间分别为 6 个月以下、6～12 个月、12 个月以上。前瞻性研究显示,其预期生存时间与实际生存时间符合率达到 86.4%,表明该修正评分系统比原评分系统更为客观可靠。国内学者进行的回顾性研究也发现,Tokuhashi 修正评分与脊柱转移性肿瘤患者的生存时间呈正相关。对于单发的、原发瘤恶性程度相对较低的脊柱转移性肿瘤,Tokuhashi 修正评分为 12～15 分者,采取积极手术治疗可望取得较好疗效。

（5）Tomita 评分系统:Tokutashi 评分虽然对脊柱转移性瘤的预后评估和手术指征进行了相对客观量化的描述,但对具体手术方式的选择未进行深入研究。为此,Tomita 提出了新的评分系统,该系统计算了原发肿瘤部位、内脏转移和骨转移 3 项重要预后因素各自的风险比,采用风险比值作为评分分值,使其统计学依据更充分（表 7-4-3-2）。根据不同分值和患者的预期寿命,Tomita 制订出相应的治疗目标和治疗策略:①Tomita 评分 2～3 分者,预期寿命较长,外科治疗以长期局部控制脊柱转移瘤为目的,对肿瘤椎体采取广泛性或边缘性肿瘤

切除术;②4~5 分者,以中期局部控制肿瘤为目的,可行边缘性或囊内肿瘤切除术;③6~7 分者,以短期姑息为目的,可行姑息减压稳定手术;④8~10 分者,以临终关怀支持治疗为主,不宜手术。

表 7-4-3-2　Tomita 脊柱肿瘤术前评分

分值	预后因素		
	原发肿瘤	内脏转移*	骨转移**
1	缓慢生长	乳房、甲状腺等	孤立或单个
2	中度生长	肾脏、子宫等	可治疗多个
4	迅速生长	肺、胃等	无法治疗

*无内脏转移=0;**骨转移包括脊柱转移

二、治疗

治疗目标:根据患者的具体情况,制订出风险小而疗效好的个体化治疗方案,提高患者的生活质量,是我国肿瘤外科学者需正视和面临的挑战。

在脊柱良性肿瘤和瘤样病变中,少数无症状、不发展和不影响脊髓功能的肿瘤,如血管瘤、动脉瘤样骨囊肿和向椎管外生长的单发骨软骨瘤等,可暂时观察、定期随访、不急于手术;对有症状,继续发展且对放射线敏感的椎体血管瘤、动脉瘤样骨囊肿和嗜酸性肉芽肿等,可行根治性放疗、椎体成形或选择性动脉栓塞治疗。

脊柱原发恶性肿瘤对放、化疗敏感的肿瘤,如骨髓瘤、恶性淋巴瘤和尤文肉瘤等,应以放疗和化疗为主要治疗手段,只在有神经症状或脊柱不稳定时,才予以手术治疗。

而脊柱转移性肿瘤,由于患者处于肿瘤晚期,以往多采取消极的非手术治疗或姑息性手术,预后很差。对于脊柱转移的晚期肿瘤患者,一旦发生病理性骨折或产生神经症状,如果不给予合理的治疗,其生命最后阶段的生存治疗将明显下降。随着人们生活水平的提高,我国晚期肿瘤患者对生活质量的要求越来越高。

(一)非手术治疗

1. 对症支持治疗　对症支持治疗对脊柱恶性原发肿瘤及转移性肿瘤的治疗非常重要,具体包括维持水、电解质酸碱平衡,以及止痛、增加营养等。尤其是脊柱恶性肿瘤全切手术属于骨科特大手术,水、电解质及生命体征波动大,往往给患者带来较高的手术并发症。因此,在术前的支持治疗可提高患者机体对重大手术的耐受能力,术后的支持治疗可有助于患者及早从重大手术创伤的打击中恢复过来,对术后的抗感染、伤口愈合有积极影响。良好的对症支持治疗也可以使患者顺利地尽快接受第二阶段的综合治疗。

2. 镇痛　世界卫生组织的三阶段止痛方法是按照疼痛的轻、中、重程度划分的。轻到中度患者首先使用非阿片类镇痛药或非甾体抗炎药。如果最大剂量仍不能止痛则应加入可待因或氢可酮类药物。中到重度疼痛的患者可以给予麻醉药物和非甾体抗炎药。对于顽固性疼痛的治疗,可以采用多种给药方式使用阿片物质,包括经皮方式、经直肠方式和持续皮下或静脉静滴,以及椎管内给药方式等。如果阿片类药物效果仍不好,必须考虑其他方法干预,包括硬膜外或鞘内注射阿片类药物、神经阻滞术、躯体神经毁损术、神经松解术、脊髓神经切断术、经皮神经电刺激,以及心理治疗等。

3. 双磷酸盐类药物　破骨细胞在肿瘤导致的骨溶解中起主要作用。随着双磷酸盐类药物的使用,治疗肿瘤导致的骨溶解成为可能。化学结构上的特点使得双磷酸盐类药物具有抑制磷酸酶的活性。已有的临床实践与研究表明,双磷酸盐具有调节骨转换的能力,能够阻止骨溶解,减少肿瘤骨转移患者的骨骼相关事件的发生并能缓解骨痛,同时又可能调节恶性肿瘤的自然病程。

4. 放射治疗　放射治疗是针对疼痛部位的选择性治疗。治疗剂量和持续时间(分次治疗)的选择取决于诸多因素,包括患者的预期寿命、功能状态、转移瘤的数量,以及需要接受放射治疗组织的部位和范围等。治疗技术和治疗剂量在不同的医疗单位差别很大,没有哪一个方案在缓解疼痛方面更优越。

在肿瘤累及的骨骼中,可以通过中到高能量的 β 射线的破坏作用,产生有效的抗肿瘤活性,并且不对正常组织产生损伤。这就是放射性核素内放射治疗的基本原理。已经有多种用于骨病治疗的放射性核素,如使用^{131}I 治疗甲状腺癌骨转移,^{131}MIBG 治疗神经母细胞瘤和神经外胚层源性肿瘤的骨转移,^{89}Sr 治疗前列腺癌和乳腺癌的骨转移。对成骨型转移瘤的治疗达到了很好的效果,可以缓解疼痛,但同时也受到可逆性骨髓抑制毒性的限制。

5. 综合治疗　包括手术治疗、放疗、化疗和激素治疗等,以提高治疗效果,减少术后复发。

(二) 手术治疗

当病变发展有引起病理性骨折、脊柱不稳定和神经受压倾向时应尽早手术切除。向椎管内生长的骨软骨瘤,也宜早期手术切除。对术后易复发的巨细胞瘤等,术后可辅助放疗或化疗等,以减少复发。对已有神经压迫和病理性骨折致脊柱不稳定者,应尽早行肿瘤切除、脊髓减压、脊柱重建术,以解除肿瘤对脊髓及神经的压迫,恢复脊柱的稳定性。

1. 手术目的　切除肿瘤病灶,尽可能做到充分整体切除,可减少肿瘤复发,解除脊髓、神经根的压迫,恢复或保留神经功能;重建脊柱稳定性,解除疼痛,最大程度提高生活质量,延长生存期;原发瘤不明者能明确病理诊断,指导临床进一步检查和治疗。

2. 手术适应证　椎体不稳或塌陷已经引起脊髓受压、神经功能损害或顽固性疼痛,预期生存期能达到 6 个月以上者;经正规放疗、化疗、激素治疗不敏感和对症治疗后效果不佳者;原发部位不明的单发或孤立性转移性肿瘤。

3. 脊柱肿瘤手术切除相关术语

(1) 姑息手术:指手术时部分切除肿瘤或完全不切除。当肿瘤进行性长大或伴发病理性骨折引起神经功能障碍时,为了神经减压和恢复脊柱稳定性等目的进行手术。该手术可以明确病理诊断,减轻疼痛和改善功能等,但术后易复发。

(2) 瘤内切除:指瘤内刮除或分块切除。肿瘤切除可以彻底或不彻底,只要器械不可避免反复进入肿瘤组织,即使肿瘤及包括周围 3～5mm 或以上的健康组织全部被切除,也会造成肿瘤细胞对周围组织和血液的污染,导致术后局部复发,故仍属于瘤内切除。

(3) 根治性切除:指肿瘤及所在间室的整块切除。对肢体的胫骨近端肿瘤可以实现,而脊柱从颅骨到尾骨的硬膜外腔是代表一个间室,因此脊柱肿瘤不可能达到根治性切除。

(4) 全脊椎切除:指解剖学概念的切除,指切除整个脊椎包括前方的椎体和后方附件的所有部分,而全椎体切除是指只切除椎体。切除方式有分块切除、大块切除和整块切除 3 种。

1）全脊椎分块切除：指用分块切除的方式进行全脊椎切除。由于分块时，易造成肿瘤细胞对周围组织的污染，故该切除方式属于瘤内切除的范畴，术后仍存在较高的局部复发率。

2）全脊椎大块切除：当肿瘤病灶侵犯双侧椎弓根时，进行椎弓根截骨时不可避免地进入肿瘤，造成肿瘤细胞污染，但椎弓根是连接椎体前后方的最狭窄部位，因此截骨量最小且肿瘤细胞污染可降到最低，所以临床上均选择经双侧椎弓根截骨进行手术，将累及前方的椎体整块切除，以降低术后复发。该切除方式属于瘤内切除的范畴，无法做到整块切除的要求，是解剖学意义上的大块切除。

3）全脊椎整块切除：指用整块切除的技术进行全脊椎切除，可以达到肿瘤的边缘切除或广泛切除，是肿瘤学意义上的切除。由于脊椎特殊的解剖结构，手术时必须将环状的脊椎结构打断才能将整个脊椎切除。当肿瘤侵犯一侧椎弓根时，通过该侧正常椎板截骨和对侧正常的椎弓根截骨，可以达到不经瘤的全脊椎整块切除，明显降低了肿瘤复发率。

4. 手术方法

（1）椎体成形：椎体成形术（PVP）和椎体后凸成形术（PKP）已被广泛应用于治疗椎体压缩性骨折、椎体血管瘤及椎体转移瘤等。PVP 是指在影像系统的辅助下，利用较细的骨穿刺针经皮穿刺，经椎弓根向椎体内注入骨水泥，以达到缓解腰背痛、稳定和加固椎体、恢复椎体强度、防止椎体进一步塌陷的作用。PKP 在注射骨水泥之前通过球囊撑开的方式，以达到恢复椎体高度和改善后凸畸形的目的，是一种安全有效的治疗椎体转移瘤合并压缩性骨折的方法。但也有学者对 PVP 及 PKP 用于治疗椎体转移瘤存在争议，认为向椎体注射骨水泥的过程中会导致病灶内压力增高，可能引起肿瘤扩散。

（2）姑息性肿瘤切除：以往脊柱原发恶性肿瘤很难做到肿瘤广泛切除，脊柱转移性肿瘤主要采用放疗和化疗，手术只限于一些姑息性的椎板切除等。对于神经压迫，过去单纯后路减压的效果并不比放疗好，且可能加重不稳，因此该术式已越来越少采用。

（3）肿瘤囊内刮除：脊柱肿瘤刮除或囊内切除方法，由于局部肿瘤组织残留及术区肿瘤组织污染，难以达到边缘切除或广泛切除目的。前路手术由于操作范围受限，难以处理椎弓根，因此无法进行椎体整块切除，也属于囊内切除。

（4）肿瘤分块全切除：该方法可以通过前后联合或后路将肿瘤以分块咬除的方式进行切除。这是一种传统的肿瘤切除方式，采用了病灶内肿瘤组织刮除和肿瘤组织逐块咬除的方式，容易造成肿瘤对周围组织的污染，肿瘤与周围正常组织的边界难以确定。

（5）后路肿瘤整块切除：1996 年，Tomita 介绍了一种改良的后路全脊椎切除术，对于孤立或单发并累及椎体及附件的肿瘤（即 WBB 分期 9～4 区或 10～5 区），Tomita 评分 2～5分的病例，这是一种比较理想的手术方式。Tomita 在 2009 年厦门中国骨科学术年会（Chinese Orthopaedic Association，COA）会议上报道，最初行全脊椎大块切除手术时间需要16～20 小时，术中出血量为 5000～8000ml，现手术时间可控制在 6～10 小时，出血量可控制在 1000～1500ml。

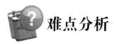 **难点分析**

脊柱骨肿瘤中转移性肿瘤占多数。必须明确诊断脊柱肿瘤的类型、来源，并对脊柱肿瘤

进行外科分期。同时对患者进行全方位评估,主要包括年龄、一般情况、肿瘤侵犯部位、局部稳定性和脊髓神经功能情况等。这对患者制订最佳个体化治疗方案十分重要。

 述　评

脊柱骨肿瘤传统的外科治疗中,以病灶刮除或分块切除肿瘤为主,疗效悲观。近20年来,脊柱骨肿瘤的治疗无论在观念、方法、疗效方面都有了长足的进步,特别是脊柱转移瘤的治疗,许多过去被认为不能手术或仅能姑息手术的肿瘤,现在都能够全部切除。脊柱骨肿瘤中转移性肿瘤占多数,而对脊柱转移瘤的治疗,现已逐步由放弃治疗改为积极设法恰当地治疗,以争取最后的机会,改变肿瘤的进程。原发瘤不明者,应积极寻找原发瘤,同时在明确了原发肿瘤后,要积极处理原发灶。如果原发灶恶性程度不高,则尽可能行转移瘤整块广泛切除手术;若恶性程度高,早期转移,宜行姑息手术。手术治疗脊柱转移瘤的目的:稳定脊柱,缓解疼痛;切除转移瘤;对原发瘤不明者能明确病理诊断,指导进一步检查和治疗;解除肿瘤或骨折块对脊髓的压迫。

随着肿瘤放、化疗及外科治疗水平的提高,肿瘤治愈率的逐年上升对脊柱骨肿瘤的治疗也提出更高的要求。由于脊柱本身复杂的解剖特点,全脊椎整块切除手术仍属于极为复杂的高风险术式,我们需慎重掌握手术指征,避免手术扩大化。如何更方便安全地达到脊柱骨肿瘤的广泛或边缘切除、减小手术创伤、提供坚强的固定以及保留更多脊柱功能,综合运用辅助治疗提高患者的生存时间和生活质量,将是脊柱骨肿瘤治疗研究的方向。

第四节　肿瘤样病变

骨　囊　肿

骨囊肿(bone cyst)亦称孤立性骨囊肿或单纯性骨囊肿,是一种多发于长骨干骺端的囊性病变。单纯性骨囊肿为骨的瘤样病变,多为单房性,病变腔内为液体填充,囊壁为一层纤维包膜,骨壁为正常骨组织,内容物为浆液性或浆液血性液体,通常为黄色或褐色。

一、诊断

(一) 疾病诊断

1. **病史**　骨囊肿可发病于各年龄段,尤好发于儿童;好发于长骨干骺端,尤以股骨和肱骨近端最常见。骨囊肿的病因不明,可能与骺板畸形、骨质吸收、渗出液潴留和静脉阻塞等因素有关。较多研究倾向于静脉阻塞学说,即局部静脉回流障碍,导致压力升高,造成局部反应性的骨吸收。

2. **主要症状**　多数骨囊肿无临床症状,有症状者往往仅有隐痛、间歇性不适或劳累后酸痛。大部分患者往往在发生病理性骨折,出现疼痛、肿胀、功能障碍时来就诊。

3. **诊断要点**　发生于长骨干骺端的病损,结合特征性的影像学表现通常可诊断,必要时可穿刺活检。

4. 鉴别诊断

（1）骨巨细胞瘤：多见于20岁以上患者，好发于骨端而非干骺端，病变区膨胀更明显，膨胀方向呈横形，典型者呈"皂泡样"改变，肿瘤内实性部分在增强CT及MRI时有强化。

（2）动脉瘤样骨囊肿：表现为不同程度的囊性膨胀性骨质破坏区，病变偏心性发展，病灶内有骨嵴形成，液气平面较常见，囊变区之间实质部分可钙化或骨化，增强扫描可见囊壁显著强化。

5. 辅助检查

（1）实验室检查：无特殊异常。

（2）影像学检查

1）X线检查：大部分骨囊肿凭X线片可作出临床诊断，特别是四肢长骨。X线片显示为界限清楚的干骺-骨干的透亮区域，呈圆形、卵圆形或柱形，沿长骨纵轴发展，可扩展至骺板，骨膨胀不明显，骨皮质不规则变薄，边缘硬化非常薄或没有。病灶非偏心性，也不破坏骨外壳，更不会突破骨皮质形成骨膜外反应骨，除非在病理性骨折后的愈合期。合并病理性骨折时，骨碎片向囊内移位，表现为"落叶征"或"碎片陷落征"，有助于鉴别。腔内可有部分或完整的间隔，呈假分叶状表现，囊肿可有骨嵴假象。

2）CT：CT对骨囊肿的诊断及治疗方式的选择具有较大价值，特别是当病灶发生在骨盆、脊柱或其他不规则骨时。CT表现多呈低密度圆形或卵圆形骨质缺损，病变区局部骨皮质变薄，呈囊性膨胀，囊肿内为低密度改变，出血时密度可升高，内缘光整锐利，外周有厚薄不一的高密度硬化环围绕。增强扫描后，囊肿无明显强化现象。

3）MRI：T1加权像为中等或低等信号，T2加权像显示为高等均匀信号，病理性骨折患者表现为骨折碎片。若囊内有出血或含胶样物质，则T1和T2加权像上均呈高信号，呈多房改变时可在T2加权像上见到低信号纤维间隔。发生病理性骨折后，"骨片陷落征"在T2加权像上显示较清晰，即在高信号的囊液中见到低信号的骨片线条影。增强扫描后病灶未得到强化。

骨扫描表现为外周薄的浓聚而中央病灶冷区。

（二）分型与表现

临床上将骨囊肿分为2型：①活动型（活动期）：患者年龄在10岁以下，囊肿与骨骺板接近，距离小于5mm，说明病变正处在不断的发展、膨胀中，治疗后易复发；②潜伏型（静止期）：患者年龄在10岁以上，囊肿距骨骺板较远，距离大于5mm，病变稳定，少有进展趋向，治疗后复发率较低。

二、治疗

治疗目标：降低骨折发生风险，避免病理性骨折和畸形的发生。

少数骨囊肿可自愈，特别是骨折后，有时病理性骨折的自然愈合也能解决骨囊肿的自身病灶，囊肿可被新生骨填塞。

对于儿童患者，可尝试经皮注射类固醇，最多可注射7次，平均2～3次即可，如经注射治疗仍然没有任何骨化迹象，应停止注射，考虑改为手术治疗。

部分病灶较小且无症状的骨囊肿可继续观察，但对有骨折风险的骨囊肿，主要的治疗方法还是手术。目前,普遍采用病灶刮除加植骨术。残留囊壁是囊肿复发的主要原因,术中需彻底刮除囊壁上的纤维包膜,然后用碘酒、无水酒精、石炭酸或高速磨钻等灭活囊腔,冲洗干净后囊腔内植骨消灭死腔。植骨材料可来源于自体骨、同种异体骨或人工骨。对病理性骨折,按骨折的治疗原则进行治疗。在手术治疗时应避免损伤骨骺,以免影响骨的生长。

动脉瘤样骨囊肿

动脉瘤样骨囊肿(aneurysmal bone cyst,ABC)为充盈血液并被纤维结缔组织分隔的良性多房性囊性病变,纤维结缔组织中含有纤维母细胞、破骨细胞型巨细胞和反应性编织骨。其性质未明,有学者认为系良性肿瘤,也有学者认为系瘤样病变,可以独立发病,也可以在骨肿瘤的基础上并发。本病约占原发性骨肿瘤的1%~6%,虽是良性肿瘤,但其生物学行为表现为活跃、侵袭及破坏性特征。

一、诊断

(一)疾病诊断

1. 病史　本病的发病年龄高峰多在10~20岁,没有性别倾向,可发生于任何骨,最常见部位是长管状骨,占50%,大部分位于干骺端,有20%~30%的病变发生于脊柱。动脉瘤样骨囊肿的病因不明,多数学者认为是骨内动脉与静脉异常吻合,致内压增高,血管腔扩大,骨质破坏,出血而形成的血性囊腔。

2. 主要症状　进行性局部疼痛和肿胀。多数患者往往在肢体上发现一深在的肿块,伴有轻度疼痛,发展可很快也可缓慢,快者数月内表现出严重的临床症状和体征,膨胀性病变生长可很大,给人以恶性肿瘤的印象,缓慢发展至1~2年才出现症状。病理性骨折少见。若发生病理性骨折则出现明显疼痛,局部皮温常增高,有明显压痛,偶有搏动。邻近关节可因肿胀、疼痛出现活动受限。脊柱发生病变时疼痛症状明显,椎体和附件破坏压缩而发生脊柱畸形,可出现脊髓压迫症状。

3. 诊断要点　主要发生于长骨干骺端和脊柱,少数位于扁骨和不规则骨的病损,伴有局部疼痛和肿胀,结合特征性影像学表现,通常可诊断动脉瘤样骨囊肿。必要时可穿刺活检。

4. 鉴别诊断

(1)孤立性骨囊肿:多见于四肢长骨,常为中心型,呈对称性轻度膨胀的骨坏死,周围可见硬化带,病灶无骨嵴或骨嵴很少,囊内密度较均匀,呈水样密度且无强化,常因病理性骨折被发现。

(2)骨巨细胞瘤:多见于20岁以上患者,好发于骨端而非干骺端,病变区膨胀更明显,膨胀方向呈横形,典型者呈"皂泡样"改变,骨化及反应性硬化现象少见,肿瘤内实性部分在增强CT及MRI时有强化。

(3)软骨黏液样纤维瘤:多见于青少年,偏心生长,分叶状,并呈分房样,突入软组织时多无包壳,破坏区内有斑点状及斑片状钙化。

(4)其他:动脉瘤样骨囊肿如发生于椎体等不规则骨和少见的短管状骨,应注意与椎体血管瘤、手足部位内生软骨瘤等相鉴别。血管瘤具有典型的栅栏状骨质改变，增强 MRI 具有特征性"双乳征"和慢进慢出的强化表现。内生软骨瘤以手部发病率高，呈轻度膨胀，特征性表现为囊内瘤软骨的钙化。

5. 辅助检查

（1）实验室检查：无特殊异常。

（2）影像学检查：本病多见于四肢长骨及脊椎椎板。在继发性动脉瘤样骨囊肿病例中，影像学检查可看到原发病变的证据。

1）X 线片：动脉瘤样骨囊肿为溶骨性、偏心性和膨胀性肿块，大部分病变可掀起骨膜，但仍位于骨皮质的薄壳内。动脉瘤样骨囊肿可有界限清楚的边缘或与恶性肿瘤有类似的侵入性表现。

2）CT：表现为膨胀性囊状密度减低区，病变内可见骨嵴，大部分病变边界清晰，显示硬化边，少部分病变边界模糊，CT 可显示骨轮廓不完整。大部分病例可显示液-液平面，增强呈不均匀强化，部分病例条状、环状强化。

3）MRI：由于动脉瘤样骨囊肿的囊内主要为不凝固的血液，所以 T1 加权像呈略高于肌肉信号，T2 加权像呈囊状片状高信号。部分病例可见液-液平面，其原因为不凝固血液的高密度细胞沉降所致。MRI 增强呈不均匀强化，部分病例呈条状、环状强化。

4）其他：骨扫描显示动脉瘤样骨囊肿为弥散的或病变周围摄取增加而中心区摄取下降表现。动脉造影可见供血动脉增粗、推移，病变区血管增多，囊内的造影剂可呈斑片状阴影，系造影剂在不规则血管腔内的停留。

（二）分型与表现

动脉瘤样骨囊肿分为原发性和继发性。原发性动脉瘤样骨囊肿是独立发生于骨的病变，继发性动脉瘤样骨囊肿则继发或伴发于其他骨肿瘤，如骨巨细胞瘤、软骨母细胞瘤或骨母细胞瘤等。

二、治疗

治疗目标：缓解疼痛，避免发生病理性骨折及畸形。发生于脊柱的动脉瘤样骨囊肿治疗目标还包括避免肿瘤或病理性骨折压迫神经、脊髓。

放疗可能在预防肿瘤复发上有一定疗效，但有可能引起放射性肉瘤发生，一般不作为首选治疗方法。

肢体动脉瘤样骨囊肿的主要治疗方法为手术治疗。常用的手术方法为开窗刮除病变，应用石炭酸、无水酒精、液氮等辅助方法进行腐蚀烧灼以灭活病变部位骨面，然后植骨，如自体骨、同种异体骨、人工骨或骨水泥。对较少影响功能的病损骨段（如腓骨、桡骨近端）可考虑整块切除。若患者存在或术中预计术后可能发生病理性骨折者，应行内固定术。

对于有症状的脊柱原发性动脉瘤样骨囊肿，其常规的治疗方法为手术切除病灶组织，包括完整病灶包膜内切除和病灶包膜外整体切除，必要时进行内固定及脊柱稳定性重建。局部复发与否的关键在于对囊壁及周围软组织的处理，因此应尽可能做到囊壁的完全切除。术前要做好大量输血准备，有条件者应术前根据病情首先采取选择性动脉栓塞，以减少术中出血。选择性动脉栓塞单独应用于动脉瘤样骨囊肿的治疗也有一定疗效。

骨纤维异样增殖症

骨纤维异样增殖症(fibrous dysplasia of bone,FDB)也被称为纤维结构不良,是一种纤维骨组织的良性瘤样分化,为髓内的良性纤维骨性病变,为非遗传性病变。本病的好发部位为股骨近段、胫骨、肱骨、肋骨和头面骨,全身其他骨也有发生;通常分为单骨型、多骨型(约20%)以及多骨伴发皮肤色素沉着和性早熟的 McCune-Albright 综合征(约3%)。对于本病的发病机制,近年来基因突变学说逐渐占主导地位,认为在胚胎早期,编码 G 蛋白 α 亚体(Gs α)的基因 GNAS 发生突变引起纤维结构不良,这一突变亦见于多种内分泌肿瘤。

一、诊断

(一)疾病诊断

1. 病史 常见为单灶性的骨病损,常发生于青少年骨骼快速生长期,可终身扩大发展,男女比例无明显差异。

2. 主要症状 大多数患者无主观症状,最常见的症状为肿胀或受累骨段的无痛性变形弯曲。

3. 诊断要点 青少年期以后发生的局部肿胀和骨骼无痛性弯曲变形,结合特征性的影像学表现一般可诊断。必要时可穿刺活检。

4. 鉴别诊断

(1)骨纤维结构不良:以男性居多,多在 20 岁之前发病,特征性累及胫骨或腓骨,影像学表现为骨皮质内病变,呈偏心性生长,靠近髓质骨的地方有一硬化性边缘,在骨发育成熟之前,可以采用非手术治疗。

(2)非骨化纤维瘤:常见于 10～20 岁患者,常见发病部位是长管状骨的干骺端,表现为皮质轻度膨胀的透亮区,偏心生长,边缘锐利,周围可见薄硬化带,病变与骨长轴一致。

5. 辅助检查

(1)实验室检查:无特殊异常。

(2)影像学检查

1)X 线片:一般无软组织浸润,单囊型表现为骨干单囊或多囊的不规则膨大变形,骨皮质变薄,外缘较光整,囊内可见少量斑点状致密影,病灶边缘硬化。部分病灶表现为"磨玻璃样改变",其病理基础是相对均一的纤维或纤维骨样组织,少部分病例表现为"丝瓜筋样改变",为相对均一的纤维组织中间杂不规则排列成网络状的骨小梁组织。一些病例可累及整个骨,导致其弯曲变形,发生在股骨近端的病变可因反复病理性骨折愈合形成典型的"牧羊人手杖"样改变。

2)CT:可显示皮质中央的病变并未突破皮质进入软组织,病变骨呈"磨玻璃样"和砂砾样改变,与皮质骨之间有硬化带分界。

3)MRI:在 T1 加权像上,病灶呈低、中等信号,如伴出血可呈高信号;在 T2 加权像上,病灶可呈低信号、中等信号和高信号,以及混杂信号。

4)骨扫描:可见活跃病灶同位素摄取增加,浓聚明显,但病变成熟骨化后浓聚降低,因此骨扫描可用于监测病变发展过程。骨扫描还有助于评估全身其他部位有无病灶及广泛受累骨内病变的范围,为手术范围提供依据。

(二) 分型与表现

分为单骨型、多骨型病变,而多骨病变伴发皮肤色素沉着和性早熟的一系列表现称为McCune-Albright 综合征。

二、治疗

治疗目标:避免发生病理性骨折、纠正畸形和恢复肢体力线。

放疗可能引起恶变,故目前认为放疗不适合本病治疗。

对有症状的多发病灶患者也可采取药物治疗,如应用二膦酸盐治疗本病已证实有一定效果,根据临床运用及相关实验结果,建议至少使用 2 年。在药物治疗期间应注意功能锻炼和保护患肢,防止发生病理性骨折。

当肢体出现明显畸形、病理性骨折风险较大或有症状时,可采用手术治疗。畸形患者可采用病灶切除植骨加重建手术,以纠正畸形及恢复肢体力线,通常需使用内固定或外固定;病灶切除后采用冷冻、无水酒精等处理骨创面能减少复发,切除后的骨缺损应进行自体骨、同种异体骨或人工骨植骨术。若患者存在或术中预计术后可能发生病理性骨折者,应行内固定术。

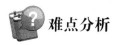 **难点分析**

骨的肿瘤样病变属于骨的良性病变,其好发年龄、好发部位、影像学检查,特别是 X 线检查对诊断及鉴别诊断具有重要意义。骨肿瘤样病变的影像学表现符合骨良性病变的一般特征,但又各有其特点。应熟悉各病变特征性的影像学表现。对于发生在脊柱的肿瘤样病变,如有较大的病理性骨折或脊髓压迫风险,或已经发生上述并发症,特别是出现脊髓压迫症状的患者,应尽早积极手术治疗。

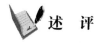 **述　评**

骨的肿瘤样病变发病率较低,通常既没有局部侵袭,也不会转移,患者往往无自觉症状或仅有轻微症状,只有出现局部并发症时才被发现,大部分患者为偶然发现。各类骨的肿瘤样病变在影像学表现上各有特点,X 线检查是重要的诊断方法,有时需合并其他影像学检查来进一步明确诊断。CT、MRI 等检查能显示病灶与周边的毗邻关系、病变的侵犯范围,对病变分期、手术方案的制订有重要意义。诊断困难时需要活检。手术是主要的治疗方法。手术方式主要为病灶刮除及植骨,同时对骨创面以冷冻、无水酒精、石炭酸等处理以减少复发;合并病理性骨折及畸形者应同时行内固定及矫形手术。术后应常规定期复查。

(董　健)

参考文献

1. 姚振均. 骨与软组织肿瘤诊断治疗学[M]. 北京:人民军医出版社,2011.

2. S. Terry Canale, James H. Beaty. 坎贝尔骨科手术学[M]. 王岩, 主译. 第 12 版. 北京: 人民军医出版社, 2013.

3. 陈孝平. 外科学[M]. 北京: 人民卫生出版社, 2005.

4. 徐印坎, 葛宝丰, 胥少汀. 实用骨科学[M]. 第 4 版. 北京: 人民军医出版社, 2012.

5. 牛晓辉, 丁易. 积水潭骨与软组织肿瘤病例精粹: 多学科综合讨论[M]. 北京: 北京大学医学出版社, 2013.

6. 丁建平, 李石玲, 刘斯润. 骨与软组织肿瘤影像诊断学: 部位特性、诊断与鉴别精装[M]. 北京: 人民卫生出版社, 2009.

第八篇 儿童骨科

第一章 发育性髋关节脱位

本病既往一直被称为先天性髋关节脱位（CDH），目前认为应称发育性髋关节脱位（developmental dislocation of the hip，DDH）。Klisic 于 1989 年建议使用这一名称，因为本病呈现一种动态的发育异常，可能会随着婴儿生长发育而好转或加重，所以脱位并不真正是先天性的。发育性髋关节脱位包括髋关节可复位和不可复位的脱位、易脱位及半脱位，以及新生儿及婴儿的髋发育不良（髋臼及股骨近端的骨发育不全）。

本病与先天性马蹄足差不多一样常见，但出生时不明显，需经专科医师采用特殊方法才能作出诊断。而且，如果得不到早期的正确治疗，由于其继发改变使复位愈加困难，并将在成年期发展成退行性髋关节炎而致残。对本病而言，早期诊断事半功倍，贻误诊断事倍功半。

本病女孩的发生率较男孩高 4 倍，右侧较左侧约多 10 倍。家族中上代有髋关节脱位者，其下代的发生率高达 36%，孪生姐妹均发病的占 5% ~6%。

一、诊断

（一）疾病诊断

1. 病史　先天性髋关节脱位的发病因素有很多，包括遗传因素、环境因素及产后因素等，但直至目前仍难以明确这些因素之间的因果关系。

2. 主要症状　①行走迟、跛行，单侧脱位为短腿步态，或左右摇摆鸭步；②把尿时大腿分不开或有响声；③患侧臀皱襞增多且深，外展受限。双侧脱位时臀部后耸，腰椎前凸。

3. 诊断要点　①多见于女性婴幼儿。可有家族遗传史。②把尿时大腿分不开或有响声。③行走迟，跛行；单侧脱位为短腿步态，双侧脱位呈左右摇摆鸭步。④患侧臀皱襞增多且深，外展受限。双侧脱位时臀部后耸，腰椎前凸。⑤Allis 征、抽筒样试验（望远镜征）、单腿站立提腿试验（Trendehnburg 征）、Ortolani 征、Barlow 征均可为阳性。⑥X 线片可明确诊断。

4. 鉴别诊断

（1）先天性髋内翻：先天性髋内翻又称发育性髋内翻。在幼儿时发病，股骨颈的颈干角呈进行性减小，表现为日渐加重的跛行，是小儿跛行常见原因之一。单侧发病多于双侧，性别和种族无明显差异。而本病患儿把尿时大腿分不开或有响声，另外患侧臀皱襞增多且深，外展受限,可相鉴别。

(2)外伤性髋关节脱位:多为青壮年,在劳动中或车祸时遭受强大暴力的冲击而致伤。本病并无外伤史,多为婴幼儿。

(3)其他麻痹性髋关节脱位。

5. 辅助检查 X线检查:出生后5~7个月以前的小婴儿股骨头的二次骨化中心尚未出现。髋关节脱位患儿股骨头骨化中心出现又较正常为晚。发育性髋关节脱位在X线片上可见股骨头向外上方脱位,髋臼发育差。在X线片上划定几条连线有助于判断。

(1)Hilgenreiner线:或称Y线,即通过髋臼最深处的Y形软骨中点即髂骨最低处的水平线(图8-1-0-1)。

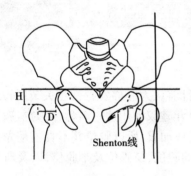

图 8-1-0-1 Y 线、Perkin 垂线和干骺端中线与髋臼距离
H:上方间距;D:内侧距;Shenton线:闭孔上缘与股骨颈内缘呈连续抛物线,脱位后此线中断

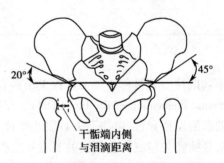

图 8-1-0-2 髋臼指数(AI)
髋臼外上缘与水平线交角称髋臼指数(AI),表示臼的深浅

(2)Ombredanne 垂直线:或称 Perkin 线,即通过髋臼骨化边缘外上界的垂直线与 Y 线交叉形成 4 个象限。正常股骨头骨化中心位于 Y 线之下并在内下象限内。

(3)髋臼指数:由髋臼外上缘至髋臼最深处连成与 Y 线的交角。正常新生儿平均为 27.5°,2 岁时降至 20°,正常最高限为 30°。

(4)Y 等同线(Ponseti):即骶骨中心的垂直线。测量此线与股骨头骨化中心或股骨颈内侧突出缘之间的距离,对比健侧距离,股骨头脱位后此距离加大。

(5)股骨头中心和臼外缘的连线与经髋臼骨化边缘外界垂直线相交的角度:此角又称 Wiberg 的 C-E 角(图8-1-0-2,图8-1-0-3),用于测股骨近端的外移情况,故多用于衡量半脱位的程度。全脱位时此角翻转。

(6)Shenton 或 Menard 线:即股骨颈内缘与闭孔上缘即耻骨下缘的连续线。此股骨颈闭孔线

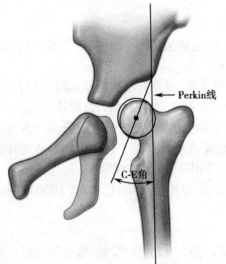

图 8-1-0-3 C-E 角示意图

可衡量股骨头的上移程度。正常时此线为平滑的弧形抛物线。脱位者此线中断。

（7）为了确定股骨头向上脱位的程度,患儿平卧,下肢伸直,髋处于中立位,球管对准耻骨联合上缘拍 X 线片。沿髂骨上缘画一与 Y 线平行的线。股骨头向上脱位时股骨干骺端处于两线之间。

经髋臼外上缘的垂线与股骨头中线连线的夹角为 C-E 角,正常为 20°,如有半脱位则此角减小,全脱位时此角消失或反转。

（8）为了衡量尚未骨化的股骨头的位置、方向和它同臼的关系,采用双髋对称外展45°~50°,双股内旋位包括双股骨干拍片(Von Rosen 位)。正常股骨干中心的延长线通过髋臼的外上缘,脱位者则通过髂前上棘甚或高于骶椎(图 8-1-0-4)。

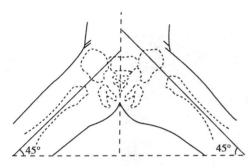

图 8-1-0-4　新生儿 Rosen 体位 X 线片表现

双股骨外展 45°,作股骨干中轴线,正常此线与臼缘相交,脱位侧相对于健侧髋向后旋转 20°~25°,摄病髋侧位片。用于观察髋臼前上部分的发育情况。

发育性髋关节脱位患儿的坐耻骨联合的骨化较迟。股骨头骨化中心正常于生后 5~7 个月时出现,脱位者出现晚且不规则。

髋臼底部的 U 形泪滴影为 X 线片正常所见,婴儿时期生后 6~24 个月就可见到。此影由 3 条线组成,外侧的半月线系臼的侧壁,内侧的几乎是垂直线为小骨盆壁,另一短曲线系臼底尚不成熟的骨皮质。泪滴是衡量 X 线球管是否对准骨盆的正中线,骨盆有无旋转和两侧骨盆是否对称的重要标志。发育性髋关节脱位的病例,生后 29 个月始能见到泪滴。脱位和半脱位时泪滴从上到下逐渐增宽,随复位可渐变窄。泪滴形态可分为 U 形及 V 形,呈现 V 形的常合并有发育不良,治疗效果差。

（9）股骨颈前倾角的测量方法是内旋股骨,股骨颈最长的体位时髋内旋角度即是股骨颈的前倾角。此外,蛙式位投照,股骨干纵轴延长线和股骨颈所交之角也反映股骨颈前倾角。

（10）不正的侧面轮廓为站立位髋关节的近乎侧位片。拍片时病侧足与片盒平行,健侧髋向后旋转 20°~25°,摄病髋侧位片。用于观察髋臼前上部分发育情况。

X 线检查对诊断髋关节半脱位或脱位很重要。最实用的方法是测量股骨头相对于髋臼外缘下方偏移的程度,即偏移百分比。从髋臼外缘做 1 条垂线,再沿股骨头骨骺的内外侧缘各做 2 条垂线(图 8-1-0-5),用没有被髋臼覆盖的股骨头的宽度除以股骨的总宽度(PB/AB),再乘以 100%,就是偏移百分数。拍 X 线片时应摆好患者体位:仰卧,髌骨水平位,双髋并拢。正常髋关节偏移百分数 4 岁前为 0,4~16 岁不超过 5%。一般认为 25% 以下是轻度半脱位,26%~50% 是中度半脱位,51%~100%

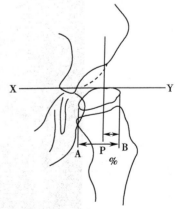

图 8-1-0-5　股骨头偏移百分比测量方法

是严重半脱位,100%以上为脱位。

（二）分型与表现

1. 分型　最常用的分型标准是 Crowe 等根据股骨头从髋臼脱位的严重程度分型。Ⅰ型:股骨头半脱位,脱位率<50%(图8-1-0-6);Ⅱ型:股骨头半脱位,脱位率50%～75%(图8-1-0-7);Ⅲ型:股骨头半脱位,脱位率75%～100%(图8-1-0-8);Ⅳ型:股骨头全脱位,脱位率100%(图8-1-0-9)。

2. 表现

（1）婴儿期:婴儿期的患髋可由不稳定变成脱位,由可复位变成不可复位。3个月以后,由于内收肌挛缩,Ortolani 试验和 Barlow 试验可以阴性,代之以外展受限。还可有如下表现。

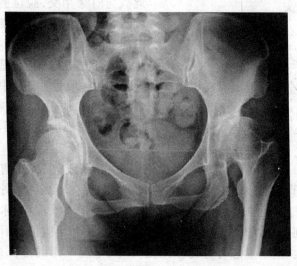

图8-1-0-6　Ⅰ型:股骨头半脱位,脱位率<50%,股骨头仍在真髋臼中

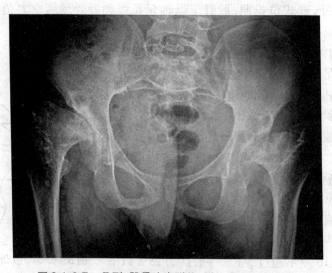

图8-1-0-7　Ⅱ型:股骨头半脱位,脱位率50%～75%

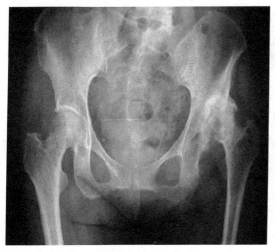

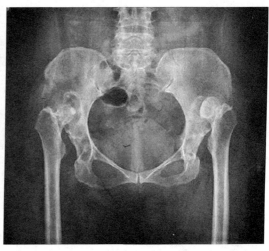

图 8-1-0-8　Ⅲ型：股骨头半脱位,脱位率 75%～100%

图 8-1-0-9　Ⅳ型：股骨头全脱位,脱位率 100%

股骨头向外向上移位可产生下列体征：

1）外观大腿、臀及腘窝的皮肤皱褶不对称,患侧下肢短缩（图 8-1-0-10）。大粗隆外侧明显突出,臀部变平。患肢有 15°～20°外旋,站立时尤易看得出。

2）屈髋 90°时外展受限（图 8-1-0-11）。

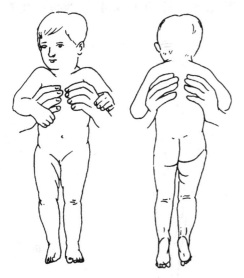

图 8-1-0-10　两侧大腿皮纹、腘窝皱褶和臀部不对称;一侧肢体短

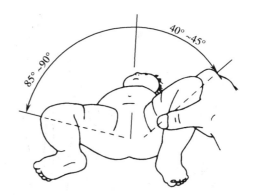

图 8-1-0-11　外展受限

3）大腿缩短,两足尖摆齐后屈髋屈膝时两膝的高度不等（Galeazzi 征或 Allis 征）（图 8-1-0-12）。

4）被动活动患髋时,可觉患髋松弛。

5）股骨头不在深层托起股动脉,因此触摸不清股动脉搏动（图 8-1-0-13）。

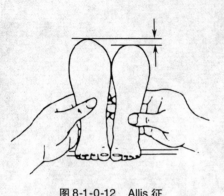

图 8-1-0-12　Allis 征

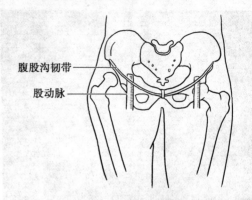

腹股沟韧带

股动脉

图 8-1-0-13　股动脉示意图

6）内收患肢,牵拉推动髋关节时有所谓的活塞样或望远镜感。

7）完全脱位的,大粗隆位于 Nelaton 线以上。

上述体征只是提示髋关节脱位,仍需拍摄 X 线片加以证实。

（2）学会走路后:患儿学会走路后,患肢跛行,有垂直的望远镜样动作,脊柱向患侧偏斜。双侧脱位者会阴加宽(图 8-1-0-14A),大粗隆向外侧突出,臀部平而宽,因股骨头后移骨盆前倾,导致脊柱腰椎生理前突加大(图 8-1-0-14B),走路呈鸭步(图 8-1-0-15)。因大粗隆上移,致外展肌力弱,患侧下肢单独负重站立时,骨盆向健侧倾斜,即川德伦堡(Trendelenburg)试验阳性(图 8-1-0-16)。并存畸形及易患因素可辅助诊断:①发育性髋关节脱位可并存斜颈、跖骨内收等姿势性畸形;②有无易患因素,如女性、阳性家族史、臀位产及羊水过少。

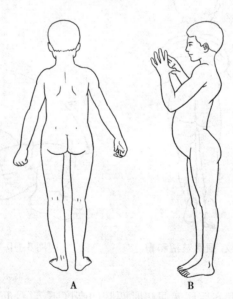

A　　　　　　　B

图 8-1-0-14　双侧髋关节脱位指征

A. 双侧髋关节脱位时会阴增宽,大粗隆向
两侧突出;B. 腰椎前突明显加大

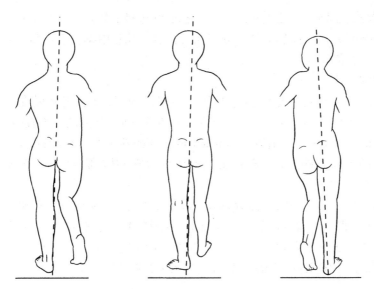

图 8-1-0-15　双侧髋关节脱位摇摆的鸭步,躯干脱离中线

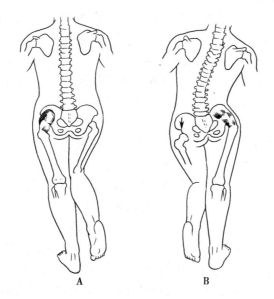

图 8-1-0-16　Trendelenburg 试验
A. 健侧下肢负重屈髋后骨盆抬高以维持平衡;
B. 脱位侧下肢负重屈髋后因臀外展肌松弛无力,
致健侧骨盆下降。即 Trendelen-burg 试验阳性

（3）超声检查:在检查婴儿髋关节发育是否异常方面,超声比 X 线片更敏感。超声筛查能检出临床上无法确诊的髋发育不良,同时对可以自行好转的轻度发育不良髋并不会增加误诊率。

二、治疗

治疗目标:及早整复脱位;防止股骨头骨骺发生缺血性坏死;矫正残留的发育不良。

本病治疗具有挑战性,方法因年龄而异。及早诊断和整复并保持复位状态,能给股骨头及髋臼的发育提供最佳的环境和时机,髋臼在复位后的几年中都有进一步发育的潜力,股骨头及前倾角也将会重塑。

(一) 非手术治疗

(1) 出生到 6 个月是理想的治疗时间。早期发现者,宜使用外展支具,最常用的是 Pavlik 吊带。该法使双髋呈屈曲外展位,并防止伸髋及内收,不但能促进髋臼的发育,也促进已脱位的髋关节自行复位。它适用于 Ortolani 征阳性的新生儿,以及有髋关节发育不良、半脱位或脱位的 1～6 个月的婴儿。存在肌力不平衡(脊柱裂)、僵硬(多发性关节挛缩征)及关节松弛征者,为禁忌证。

如果使用得当,治疗顺利,常需佩戴 6～12 周,期间每 2～4 周复查超声及 X 线片,直到结果正常,可获得稳定的髋关节。据统计,对髋臼发育不良及半脱位其成功率为98%,对全脱位其成功率为 85%。并发症包括:①复位失败:由于屈髋不够及软组织阻挡;②股骨头缺血性坏死:由于髋关节过度外展;③髋臼发育延迟:由于内收肌等软组织紧张。

3～4 周后仍不能复位,可用手法复位,屈髋外展下肢用于指压大粗隆部使之复位。

然后用 Pavlik 吊带或其他髋外展支架如 Frejka 枕、Putti 垫或 Von Rosen 支架等固定 4～6 个月,按两种体位可使髋关节扣紧,一种是髋外展,屈曲和外旋位,另一种是伸直外展和内旋位。上述治疗支具、吊带均是利用这种原理。

(2) 6～18 个月:大于 6 个月者,难以佩戴支具及吊带,失败率高。此年龄组多数可行手法复位,然后以髋人字石膏固定。随股骨头向外上脱位,内收肌可有不同程度的挛缩而影响手法复位。

目前,对多数病例不主张牵引,但年龄接近 2 岁或髋关节较僵硬难以手法复位者,牵引可能有益。采用皮牵引,健侧也做对抗皮牵引。当股骨头牵下后,采取下肢充分外展位以放松挛缩之内收肌,牵引一般不超过 2 周,以免因失用性萎缩而于复位时引起骨折。

复位的方法很多,常用的是 lorenz 法。全麻下,轻柔屈髋、牵引及外展,从中了解稳定性及外展稳定区。复位时触到或听到弹响为复位最可靠的体征。此外,腹股沟空虚消失,股动脉深层可触得股骨头,大腿变长,腘绳肌张力加强,膝伸直受限(图 8-1-0-17)。

打石膏前应拍片证实复位。对复位困难或有其他可疑的需做关节造影。

复位成功后,用髋人字石膏固定。最稳固的位置是屈髋 90°,外展 60°～70°,自然外旋的人类体位,避免过度外展髋关节以防止发生股骨头缺血性坏死。有内收肌挛缩者,蛙式体位对股骨头血运影响更大。切断内收肌对防止股骨头缺血性坏死有些作用,尤其是不用牵引而直接手法复位者更应注意内收肌挛缩的问题。小婴儿复位稳定者,髋人字石膏可打到膝上。年龄大的有时需包括下肢全长。手法复位困难的可行 Ferguson 手术切开复位,即沿内收肌入路做小切口,松解髂腰肌和髋关节囊下方。

测定复位后的稳定性十分重要,要拍 X 线片证实。

每 2 个月更换 1 次石膏,第 2、3 次石膏由人类位改为伸直外展内旋位。石膏固定的总时间为 6～9 个月。若复位不成功,则需手术切开复位。

(二) 手术治疗

(1) 18 个月至 3 岁期间,随年龄增长及负重增加,软组织挛缩加重,前倾角加大,髋臼

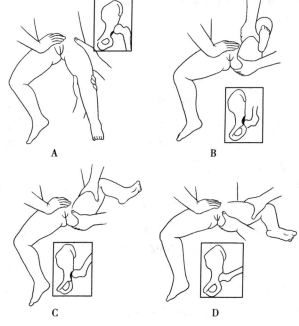

图 8-1-0-17　发育性髋关节脱位手法整复技术
A. 麻醉后患儿平卧,助手压住骨盆固定,术者牵引;B. 牵引下屈髋使股骨头向下达到臼的后方;C. 持续牵引下屈髋外展;D. 最后在大粗隆后部加压以使股骨头复位

外形更不正常。2 岁以后这些骨性改变的塑形能力有限,每需切开复位及 Salter 骨盆截骨术,甚至需要做股骨粗隆间旋转截骨矫正前倾角。

髋关节开放复位的条件:神经系统发育达到中等程度的成熟并有中等的智力,能走路或至少可以坐,骨盆倾斜已矫正,最好为单侧髋关节脱位及手足徐动症患者。可同时进行内收肌松解术、股骨内翻旋转截骨术、股骨短缩截骨术,如有必要还可行髋关节切开复位及髂腰肌松解术。2~3 周后做 Chiari 截骨术,术后髋人字石膏固定 2 个月。有资料表明,Chiari 截骨稳定且可防止髋关节后脱位。在治疗髋关节严重病变时,采用这种广泛的外科手术是合理的。其他术式包括传统的 Salter 髂骨截骨、Dega 截骨等。

(2) 4~7 岁就诊相对已晚,无论哪种手术其效果难以尽善尽美。一般需松解内收肌、髂腰肌以后,牵引股骨头达到髋臼水平,再行切开复位,可能需同时行 Salter 手术改善髋臼覆盖。是否需要做旋转截骨以纠正前倾角,要根据术中前倾角的程度以及髂骨截骨复位后的稳定性决定。对较顽固病例,有时为了使髋臼能更好地容纳股骨头,髋臼指数大于 30°而股骨头小的,适合行关节囊周围截骨术(Pemberton 截骨术)、Tonnis 臼成形术或髋臼基底球面截骨术(spherio-osteotomy),以加深髋臼或调整髋臼的方向。另外,在旋转截骨术的同时,往往需做股骨短缩截骨术,有的还要做内翻截骨,否则骨盆截骨术后会使患肢过长或股骨颈外翻致患髋仍然不稳。有时做沙氏手术(Zahradnicek 手术)挖深髋臼和股骨近端截骨术,但容易并发关节僵直。

(3) 8 岁以上患儿软组织与骨结构畸形均较固定,复位的可能性较少,即使积极手术,也难于获得接近正常功能的髋关节。10 岁以后的青少年,常只能做原地臼盖稳定髋关节或

Shanz 截骨术改善步态。双侧脱位者,多不主张手术。

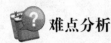 **难点分析**

影响复位的因素:

1. 关节外的因素　因髋关节四周的肌肉与筋膜缩短,使股骨头不能向下拉至髋臼水平。内收肌牵缩使髋不能外展,也是复位困难的因素。由于大粗隆向近端移位,致臀中、小肌短缩。髂腰肌位于髋臼的前内侧,紧贴关节囊。股骨头向上外方脱位时,髂腰肌随小粗隆上升而拉紧,压在关节囊上,甚至发生粘连。

2. 关节内的因素　①关节囊:由于负重,包在股骨头上的关节囊肥厚并可与局部的髂骨翼外侧面粘连。关节囊峡部过窄,致股骨头不能通过。关节囊封住髋臼开口部或与股骨头粘连,使股骨头与髋臼隔开。复位后很不稳定。X 线片显示有侧方移位或不能中心复位。②盂唇:复位手术中发现盂唇内翻者约占 35%。正常髋臼的盂唇位于臼缘,向外呈弧状突出,加深髋臼覆盖股骨头的面积。股骨头向上脱位时,盂唇部向外翻出,压在髂骨上。股骨头进一步向上移位,从后方离开了盂唇。此时盂唇反因自身的弹性向内翻入髋臼,成为复位的另一障碍。③圆韧带:过度肥厚、拉长或呈片状,均可影响股骨头复位。

3. 骨性因素　股骨颈前倾角过大,股骨头不朝向髋臼,可引起半脱位和再脱位。股骨头的梨状变形会使复位困难。另一骨性因素为髋臼发育不良。这是由于髋臼未容纳股骨头,失去正常塑形过程引起的。新生儿髋关节脱位伴髋臼发育不良的较少。髋臼发育不良随脱位时间的延长而加重。复位后,股骨头对髋臼产生压力,髋臼又进一步发育,1～2 岁以内的大都可恢复。

(徐林　穆晓红)

第二章 先天性马蹄内翻足

先天性马蹄内翻足是常见的先天性足畸形,由足下垂、内翻、内收3个主要畸形综合而成,以后足马蹄、内翻、内旋,前足内收、内翻、高弓为主要表现的畸形疾病。男性发病较多,可为单侧发病,也可双侧。畸形明显,一出生就能发现,因此疏忽的病例较少见,多能及早治疗,效果也较好,但畸形也易复发,应定期随访至骨骼成熟,约在患儿14岁后。病因尚不清楚。先天性马蹄内翻足无特殊药物治疗。

一、诊断

(一) 疾病诊断

1. 病史　目前真正的病因尚不清楚,主要有以下几方面观点:遗传,骨骼异常,神经、肌肉异常,血管异常,区域性生长紊乱等。

2. 主要症状　踝关节跖屈,跟骨内翻畸形,前足内收和旋后。

3. 诊断要点

(1) 婴儿出生后即有一侧或双侧足部跖屈内翻畸形。

(2) 足前部内收内翻,距骨跖屈,跟骨内翻跖屈,跟腱、跖筋膜挛缩。前足变宽,足跟变窄小,足弓高。外踝偏前突出,内踝偏后且不明显。

(3) 站立行走时跖外缘负重,严重时足背外缘负重,负重区产生滑囊炎和胼胝。

(4) 单侧畸形,走路跛行;双侧畸形,走路摇摆。

(5) X线片可见距骨与第1跖骨纵轴线交叉成角大于15°,跟骨跖面和距骨纵轴线夹角小于30°。

4. 鉴别诊断　本病应与跖内收畸形区分。跖内收的病例后足正常,且无足内翻和下垂畸形。并发于脊髓脊膜膨出的麻痹足的跟骨内翻畸形也应与之鉴别。除新生儿时期应注意是否为脊膜膨出的并发症外,大龄儿童还应考虑到小儿麻痹、脑性瘫痪和坐骨神经损伤等引起的畸形足。

5. 辅助检查　影像学检查:X线检查有助于评价畸形程度及矫形效果,和选择治疗方案。X线检查应常规包括足前后位和高度背伸位的侧位片。单侧畸形要投照健侧以作对比。投照时最好取负重体位。侧位要以足中部为投照中心。前后位,球管应与足跖面呈45°角,对准足跟,注意小腿不要与足部重叠。

正常新生儿足部X线片可见跟、距和骰骨的化骨中心。马蹄内翻足的患儿足部诸骨的骨化中心出现较晚。足舟骨在3岁后方才出现。出生时距骨干骨化良好。

正常足的正位 X 线片,跟骨和距骨头成角;距骨头与第 1 跖骨呈一条直线;跟骨则朝向第 4、5 跖骨。马蹄内翻足的跟距骨二者重叠,均朝向第 5 跖骨,足舟骨向内移位,与距骨关系失常(图 8-2-0-1)。正常足侧位片,跟距角介于 35°~50°之间,强力背伸时此角增大;而畸形足跟距角小于 35°,强力背伸时此角反而减小(图 8-2-0-2)。

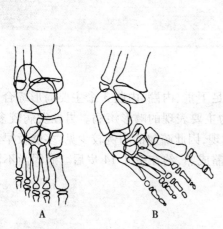

图 8-2-0-1   正常足与马蹄内翻足
A. 正常足;B. 马蹄内翻足

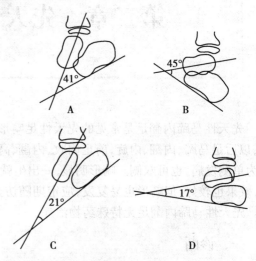

图 8-2-0-2   跟距角
A、B. 正常跟距角;C、D. 畸形足跟距角

(二)分型与表现

1. 马蹄内翻足在出生后有两种类型——内因型(特发性)和外因型(姿势性)。外因型的畸形较柔韧,手法易矫正,系宫内体位所致,多伴有宫内压力增高。骨性排列可不正常,但无明显严重的软组织挛缩。患儿的足跟明显,外踝部皮肤纹理正常。内因型的畸形僵硬,手法只能矫正一小部分畸形。出生后即有上述骨性改变,单侧病变每较双侧者轻。马蹄内翻足严重者,足跟似乎变小,是由于跟骨后端上翘藏于胫骨远端后侧之故,其上方有皮褶。从后方看,跟骨内翻。距骨跖屈,可从足背侧皮下摸到突出的距骨头。足舟骨居于足内侧深处,靠近距骨头。骰骨突向足外侧,前足内收、内翻。足内侧皮纹增多,而足外侧和背侧皮肤拉紧变薄,负重后又出现增厚的滑囊和胼胝。此外,可合并胫骨内旋及小腿三头肌萎缩。

该畸形是由足下垂、后足内翻、前足跖屈和内收畸形组成,造成畸形的原因一般认为是胫骨后肌、小腿三头肌挛缩或肌力过强,部分患者是由于胫骨前肌肌力过强,多合并前足内收,从而导致足前外侧着地,行走不稳或困难。在低龄儿,畸形往往是动力性,无或少有固定挛缩与骨骼畸形。

2. 病因学分型

(1)姿势性马蹄内翻足:可能是妊娠晚期宫内体位造成。畸形足的柔韧性好,经连续石膏矫形后多能较快治愈。

(2)特发性马蹄内翻足:病因为多因素。呈典型马蹄内翻足表现,中等僵硬度。

(3)畸胎性马蹄内翻足:每并发多发性关节挛缩症,脊髓发育不良和其他全身性疾病。足畸形非常僵硬,治疗困难。

二、治疗

治疗目标:矫正畸形,保持足部柔韧度和肌力,负重面接近正常,维持矫形不复发。

本病很难完全彻底矫正,通常会残留一定程度的僵硬、短小和畸形,应避免不必要的复杂而太久的治疗。治疗应注重维持足部活动度和小腿三头肌的肌力,这比依靠 X 线片判断疗效更重要。目前的治疗方法趋向于矫形石膏,被动牵拉活动,石膏治疗过程中可行跟腱松解,根据不同的畸形采取相应的术式,简化手术,避免过多的手术干预。

(一) 非手术治疗

非手术治疗适用于新生儿及小婴儿的特发性马蹄内翻足,治疗应于出生后尽早开始。1932 年,Kite 就指出强力的矫形按摩及广泛的手术松解是有害的,并建议恢复采用轻柔的手法按摩及石膏固定。由于结缔组织的黏弹性特点,在连续手法牵拉及石膏固定作用下,短缩的组织受到张力的作用并发生应力松弛,从而产生永久性的弹性形变。处于石膏固定的最大矫正位置,短缩组织的张力随时间而减少,在下次的牵拉固定中可进一步获得矫形。但相对于其他结缔组织而言,对先天性马蹄内翻足组织的特殊黏弹性尚缺乏研究,因此有关牵拉的时间长短、力量大小以及间断还是持续进行等问题尚不清楚。

治疗过程中,长期固定会有骨质稀疏。若强力矫正足下垂,会出现距骨上关节变平、距骨颈变短,距骨头扁平。一旦并发摇椅足,则跟骨的距面和第 5 距骨的角度与正常者相反。

(1) Kite 方法和 Ponseti 方法:二者目前被越来越广泛采用。前者先对患足牵拉按摩,均采用手法按摩先使距舟关节复位。方法是,拇指置于足外侧跗骨窦处的距骨头表面,前者用示指轻柔地将足舟骨推向距骨头,后者用另一手将前足连同足舟骨一起向外牵拉。Ponseti 认为,在复位过程中,保持前足足底外翻时不要使之扭曲,而是向足外侧直推(即前足要与内翻的后足保持对线)很重要,否则将导致弓形足。然后按一定顺序进行连续长腿石膏矫形。先矫正高弓,将距骨以下部分外旋矫正内收,最后矫正足下垂。通常行经皮跟腱延长,便于矫正足下垂,有时对婴幼儿可行胫骨前肌外移术。治疗后,足的柔韧性和肌力多能较好维持。

(2) French 方法:本疗法是 Dimeglio 等提出的一种新的非手术方法。强调长期、有力的手法按摩和支具矫形。通常在出生后 2 周开始治疗。先由理疗师进行 30 分钟的手法按摩后,将患足置于 CPM 机上行软组织牵拉,每天持续 8 小时,然后用支具将患足固定于最大矫正位,并维持到第 2 天下次治疗前。每天检查患足的矫形效果,据此调整 CPM 机。据称该法效果良好,但不易为患儿家属接受及坚持。

(3) 被动手法矫正:手法操作应轻柔。开始应先矫正前足内收。后足的马蹄畸形可暂不矫正。矫正内收后再依次矫治内翻和马蹄。胶布固定前要在足趾基底和前足部加衬垫。足跟、内踝和膝关节以上大腿前方也应加以保护。然后用 2.5cm 宽的胶布从足背中部经内侧绕跖底斜向上到小腿外侧面。绕过膝上折回达小腿内侧。另一条胶布从小腿内经足跟上返折到小腿外面以维持跟骨背伸和外翻。第一次手法不一定充分,只注意矫正前足内收。数日后可进一步矫正,并再换一层胶布,以维持手法的效果(图 8-2-0-3)。1 周后取下胶布,如前足内收已获得纠正,则集中力量矫正内翻和马蹄畸形。如此,每周重复 1 次,约需 6~10 周。此时可借助 X 线片测量跟、距角来衡量矫正效果。往往是跟骨内翻在外观上得到纠正,而 X 线检查仍不满意。手法治疗常需 3 个月的巩固阶段。每 2~3 周更换 1 次固定石膏。

矫正效果好的也可用 Dennis-Browne 支架维持。每月随诊 1 次,足跟位置不理想的,还需进一步治疗。

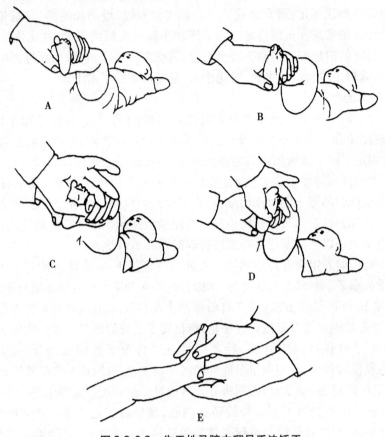

图 8-2-0-3　先天性马蹄内翻足手法矫正
A、B. 矫正前足和后足的内翻;C、D. 推动跟骨和第 1 跖骨头矫正前足内收;E. 矫正马蹄,拇指和示指握跟骨,牵动跟骨和跟距关节

固定时间的长短因人而异。患儿可主动做背伸和外翻动作后即可取消固定。矫正前足,背伸肌和腓骨肌因受牵而拉长,矫正后可随生长发育而恢复肌力。一般治疗时间约需 9~12 个月或更长。对 6 个月未经治疗的婴儿来说,长腿矫形石膏也可应用。但应注意防止压疮和血运障碍。患儿走路后,鞋跟外侧应垫高 3mm,以巩固疗效。

(二) 手术治疗

对于错过非手术矫形时机的患儿,或矫形后由于未按照医嘱要求佩戴矫形支具造成畸形复发的患儿,则根据其不同的情况进行相应的对症手术治疗。

1. 广泛软组织松解术　手术方法包括 Turco、Mckay、Carroll 等方法,是针对足踝挛缩的软组织进行松解,恢复跗骨间正常解剖结构。任何一期广泛性松解治疗马蹄内翻足的一般原则包括:

(1) 手术完成时松开止血带,并电凝止血。

(2) 必要时使足处于跖屈位,仔细缝合皮下组织和皮肤,以免皮肤张力过大。

(3) 术后 2 周首次更换石膏时,可把足置于完全矫正的位置。

2. 跟腱延长术 对于错过跟腱松解手术年龄的患儿(一般 2～3 岁)需要松解跟腱,使跟骨下落,进行跟腱延长术,将跟腱行 Z 字切开。术后石膏固定 6 周。

3. 胫骨前肌外移术 适用于马蹄内翻足早期轻度复发,或治疗后残留前足内收畸形的儿童。

4. 外固定支架 对于大龄僵硬性马蹄内翻足患儿(一般 5 岁以上),足部骨骼已经骨化,单纯通过软组织无法矫正畸形,可使用外固定支架技术,术后需定期调节支架,外观基本满意,但会残留足踝关节僵硬。

5. 足部截骨矫形术 有很多手术方式,一般患儿年龄大于 5 岁,根据其畸形情况选择不同部位的截骨,可与外固定支架联合矫正马蹄内翻畸形。

6. 三关节融合术 适应证为 10 岁以上儿童;合并跖骨内收、后足内翻、跖屈 3 种畸形;可以考虑行此手术。

手术治疗应考虑到肢体的发育生长因素。手术矫正可分次进行,破坏性不宜太大。

（徐林 穆晓红）

第三章　儿童骨软骨病

骨软骨病又称骨软骨炎或骨骺炎，是指生长中儿童骨化中心的正常生长发育进程受到干扰而产生的一种病变；以出现未成熟骨的二次骨化中心碎裂、塌陷、硬化和（或）轮廓异常等改变为影像学特征，多数以最初报告者的姓氏命名，至今已发现50余种。儿童期发病，男孩多见。其中一些可以完全自愈，一些则会遗留受累骨永久畸形。早期多认为属于骨软骨的炎症性病变，故又将这类疾病称之为骨软骨炎。随着研究的深入，现已证实其中一部分的基本病理改变为原发或继发性骨坏死，如股骨头骨骺缺血性坏死（Legg-Calvé-Perthes 病）；一部分至今仍病因不明，如胫骨内翻（Blount 病）、少年性椎体骨软骨病（Scheuermann 病）等；一部分甚至是骨骺发育的正常变异，如所谓的"跟骨骨骺骨软骨炎（Sever 病）"。一般来说，这类疾病依赖 X 线检查即可确诊，MRI 可同时显示疾病过程中软骨及关节腔的改变，有助于疾病程度的评价和疗效观察。

一、诊断

（一）疾病诊断

1. 主要症状　跛行、疼痛，但无损伤病史；常呈双侧对称性发病，病程发展缓慢，出现症状时软骨或骨软骨结构已有明显改变。跛行于运动后加重，长期休息后加重。患肘肌肉萎缩，患部无肿胀。关节穿刺液正常或混有软骨碎片。

2. 诊断要点　患部无肿胀，跛行、疼痛，肌肉萎缩。

3. 鉴别诊断　应与佝偻病相鉴别。佝偻病表现为低钙惊厥、生长迟缓、萎靡、易激惹或婴儿期易于发生呼吸道感染。

4. 辅助检查　X 线检查为诊断骨软骨病的主要方法，由于其具有较高的密度分辨率，且可以显示较大范围的解剖结构，多数骨软骨病可经 X 线片确立诊断。同时，借助 X 线片也可直观了解骨骼畸形程度，测量一些必要数值。但是，由于多数疾病的病变在骺软骨，而软骨在平片上不能直接显示，因此平片难以直接评价病变范围及其程度，并且不能发现早期病变。CT 在骨软骨病的诊断和评价中较少采用。

MRI 具有较高的组织分辨率且可多平面、多序列成像，为目前诊断软骨和关节病变的最佳影像学方法。在评价骨软骨病中同样具有重要价值，可直观显示受累的骨骺软骨，评价病变的范围及程度，判断预后。特别是对于易造成肢体畸形或继发骨关节炎的骨软骨病，MRI 为确定手术必要性及手术方案选择的重要检查手段。

（二）分型与表现

Borwer 认为在这些众多的骨软骨病中,有 3 种不同的情况:①正常变异;②生长发育紊乱;③骨坏死。下面就按此分类法对一些常见的骨软骨病作介绍。

1. 正常发育骨变异　这是由于骨骺骨化中心延迟发生而造成的骨软骨病。

（1）van Neck 病:指坐骨与耻骨间的软骨性联合,以往认为是一种骨软骨炎,现证实为耻坐骨连接部位正常骨化过程,实际上是该两骨即将发生融合前的正常表现。双侧或单侧出现。一般来说,耻坐骨连接于 9~11 岁完全骨性闭合,该部位出现不规则骨化现象多见于 5~8 岁。X 线片示坐骨与耻骨相连接处肿胀、钙化不均匀、肥厚,可造成局部疼痛,但不能看作是骨缺血性坏死。

X 线片表现:耻坐骨连接部位及周围骨质硬化和软组织肿胀。

（2）Sever 病:即跟骨骨骺骨软骨病,指跟骨骨骺不规则和密度增高。常见于健康的儿童,症状为足跟痛或可无任何症状和体征。但疼痛与骨突无关,而在跟骨的下面或跟腱的附着处,跟腱紧贴其附着点的上方,跟骨的后上角处,尤其在此角较隆起并有痛性胼胝者。跟骨骨突的致密常提示儿童非常健康。

X 线片表现:跟骨继发骨化中心碎裂、硬化。

（3）Meyer 病:Meyer 于 1964 年复习 300 例 Perthes 病的 X 线片,发现有 30 例(10%)有其独特的表现。他认为这是股骨近端骨骺的正常的不规则骨化,与 Perthes 病不同,因而称 Meyer 病。

本病的发病年龄较轻,股骨头骨化中心的出现明显延迟,常到 2 岁才出现。X 线片上首先表现为弥漫性、颗粒状的骨化如桑椹,以后这些颗粒逐渐融合成 2~3 个中心,最后合并成一块大的稍扁的骨化中心。5~7 岁后,发育成正常的近侧骨骺。本病与 Perthes 病的区别在于无骨坏死的 X 线征象,所看到的骨硬化表现,是由于多个骨化中心重叠所致。本病无股骨头向外半脱位,且无干骺端的骨反应。Meyer 病发生于双侧者占 43%,而 Perthes 病仅有 10%。在随访的 X 线片上可见病变进行性好转而非恶化。过去诊断的 Perthes 病患者中,有一部分实际上是 Meyer 病。

（4）Köchler 病:又称足舟骨骨软骨病,是以足舟骨变扁、硬化及形态异常为特征的一类自限性疾病,临床症状轻微,可表现为局部疼痛、肿胀及活动受限。后期可出现患足轻度内翻致使患儿以足外侧部着地行走。不少人认为本病系足舟骨缺血性坏死。3~7 岁起病,男女发病比例为(4~6):1。75%~80% 单侧发病。据报告,30% 的男孩、20% 的女孩的足舟骨骨化中心是不规则的。Ferguson 无选择地拍摄了 100 个足的 X 线片,有 37% 的足舟骨由多个骨化中心发展而来。由于其他原因而足部摄片的儿童,亦可见足舟骨不规则的碎裂。有本病患儿的健侧足,虽无症状但可有类似的 X 线片表现。从临床上看,本病症状起始急骤,病史常只有 1~2 天,但 X 线片表现非短期内所形成,也不能想象骨坏死可长期存在而无症状。故 Brower 认为本病是正常的生长变异而非骨坏死。

本病的预后良好。Williams 报告 20 例随访结果,均无症状,足舟骨亦恢复正常。在急性期可用短腿石膏固定 8 周。

X 线片表现:早期表现为足舟骨密度不均匀增高,化骨核碎裂,多伴有周围软组织的明显肿胀;晚期足舟骨体积缩小,形态变扁,甚至呈一薄片状。足舟骨与邻近跗骨关节间隙正常存在,软骨面完整。2～4年后,患骨可逐渐修复,体积、密度及骨小梁结构恢复正常,临床症状消失。

2. 骨生长发育过程的紊乱 指由于骨骺受到反复的应力而造成的软骨化过程紊乱。

(1) Scheuerman病:本病又称椎体骨软骨病或青年性驼背。诊断标准是:驼背畸形必须超过35°;至少有1个椎体前缘楔形变大于5°;连续影响3～5个椎体。本病的发病率在军队中占6%,在工业人口中占8%。发病年龄为13～17岁。男略多于女。75%的病例发生在胸椎,25%可累及胸椎与上腰椎。病因不明,目前较为大家所接受的是Schmorl的意见:患者脊柱上的表现是由于在过度应力的作用下,椎间盘物质通过椎体软骨板先天性缺损突入椎体内的结果。Alexander认为软骨板并无缺损存在,青少年期的生长板非常易碎,故椎间盘可突入椎体,使软骨板开裂而造成生长不均衡以及失去椎间盘的缓冲、保护作用,继而因椎体前缘受到过度的压力,使生长延缓、椎体楔形变以及碎裂。椎体后缘则因有后关节的保护而维持椎间盘原来的高度。临床上表现为驼背。

X线片表现:椎间隙狭窄,椎体前部呈楔形变,有多个Schmorl结节及椎体软骨板不规则。

患者除驼背外常伴有腰背痛,少数畸形严重者可产生神经受压症状。本病预后良好,如驼背畸形小于45°～50°时,只要做矫正体操即可,在50°～80°时需用支架。少数非手术治疗无效者或出现神经系统症状者需手术治疗。

(2) Panner病:又称肱骨小头骨软骨病,累及肱骨小头,多见于5～10岁男童,与外伤有关。多单侧发病,临床症状轻微,主要表现为局部疼痛和活动受限,肘关节屈曲。

X线片表现:早期肱骨小头出现裂隙,密度不均匀增高;继而肱骨小头骨骺体积缩小,变扁、碎裂,肱桡关节间隙增宽。本病多为自限性,肱骨小头可逐渐恢复正常形态。

(3) Blount病:本病又称胫骨内翻,多累及胫骨近端骨骺,是胫骨内髁软骨发育不良而产生的畸形——弓形腿。又可分为婴儿型及青少年型(6～13岁)。前者常见,发生率约为后者的5～8倍,畸形程度也较后者更重。后者少见,常因外伤与感染所致,畸形亦不严重。

1) 婴儿型:由于胎儿在子宫内的体位使大多数婴儿均有弓形腿,至少要到1岁后才自然矫正。1岁以内婴儿多存在一定程度的胫骨弯曲,此为生理性胫骨内翻,约在18～24个月可恢复正常,因此在2岁前不能贸然下诊断。2岁以上婴幼儿仍存在胫骨内翻多为病理性,见于体重增加过快或行走偏早的婴幼儿,系由于绝对或相对负重过度,胫骨近端骺板内后方受力增加受到损伤,骨骺内侧发育紊乱、早闭,而外侧仍正常生长,致胫骨膝关节下方迅速向内侧成角,形成胫骨内翻畸形。

本病好发于黑人儿童为其特点,原因不明。Bateson认为这是因黑人儿童下地行走较早(平均10个半月),而白人儿童较晚(15个月)的缘故。过早行走使胫骨内侧骨骺受到过度应力,软骨发育紊乱而导致畸形,有人认为这是因黑人喜将小孩背在身上,两髋外展,膝内翻,对胫骨内侧骨骺的压力增加所致。区别早期Blount病与生理性弓形腿的依据:生理性弓形腿双侧对称,整条胫骨内侧皮质均有弯曲,而本病可为单侧性,不对称,胫骨所成的角较锐,其弓形尖较生理性者更靠近端。以后成角逐步增加,胫骨内髁出现骨赘或唇状变,骨骺呈楔形。膝关节造影示胫骨关节面由水平至塌陷,内侧半月板异常增厚,以维持关节稳定。

X线片表现:胫骨近端干骺部成角,长轴内收为本病的特征性改变。

2)青少年型:6~13岁起病,病因不详,70%~90%为单侧发病。

X线片表现:患侧胫骨轻中度弯曲畸形,近端骨骺内侧楔形变,骺板内侧厚度较外侧窄,骺板内侧上下缘硬化,晚期骨骺与干骺端之间骨桥形成。胫骨内翻程度较婴儿型轻。

治疗:可行胫骨近端截骨术。Blount主张在2岁后就可以手术,越早越好。胫骨杵臼形截骨法最为常用。

(4) Ogsood-Schlatter病:又称胫骨结节骨软骨病,主要累及胫骨结节。股四头肌是人体最强大的肌肉,而其附着点(胫骨结节)甚小,属于牵拉骨骺。约16岁与胫骨近端骨骺融合,18岁时胫骨结节与胫骨近端骨化为一整体,故18岁前此处易受损而产生骨骺炎,甚至缺血、坏死。少数骨骺不与骨干愈合者,需注意区别。该处经常受到较大的张力,可导致胫骨结节撕裂性骨碎片、股四头肌肌腱炎,常伴有异位的新骨形成,临床表现有胫骨结节处的疼痛、压痛与肿胀。双侧发病者约占25%。病变多为自限性,急性期患部可出现不同程度的疼痛,局部软组织肿胀,可触及质硬肿块。胫骨结节骨软骨炎一般认为是局部血供障碍所致骨骺坏死。也有根据病理学将这类病称为缺血性坏死、无菌坏死、骨骺坏死和骨化中心之骨软骨炎等,通常称为骨软骨炎或骨软骨病。本病好发于11~15岁的男孩,在X线片上应与正常的胫骨结节不规则骨化相区别。后者的骨化中心排列整齐成行而本病的碎片或异位骨不成行,在胫骨结节的前或上方。略内旋的侧位X线片对诊断最有帮助,因胫骨结节略偏外侧。还可见局部软组织肿胀、髌腱增厚以及髌下脂肪垫下角的消失。

X线片表现:急性期表现为胫骨结节前方软组织肿胀,髌韧带轮廓模糊,髌下脂肪垫密度增高。3~4周后,胫骨结节前下方可出现1个或多个高密度灶,为移位、碎裂的骨软骨所致。后期软组织肿胀可消失,碎骨块逐渐增大并与结节主体融合而恢复正常形态,疾病自愈。未完全融合者,胫骨结节部位碎骨块长期存在。

诊断Osgood-Schlatter病需结合临床病史。有时,胫骨结节骨骺正常骨化过程中也可出现一过性碎裂、硬化等改变,因此,只有临床有明显疼痛肿胀者方可作出诊断。

治疗:减少使股四头肌用力的活动,石膏托固定或局封。

3.骨缺血性坏死 在骨软骨病中,只有少数是真正的骨缺血性坏死。

(1) Kienböck病:本病为月骨的无菌性坏死。发病年龄晚,在20~30岁为其特点,很少有15岁以下者,男多于女。据Gelberman的研究,7%的月骨仅有掌侧1~2条中等口径的血管,因此易因损伤发生坏死。尺骨较短的人易患此病,可能因月骨只能与桡骨接触,面积减小,应力增大而易致坏死之故。临床表现在局部的疼痛、压痛与肿胀,X线片上见月骨硬化,沿桡骨关节面侧有软骨下骨折。断层片示月骨近侧部碎裂多块,远期可产生骨关节炎变化。

治疗:过去采用长期石膏固定的方法现已少用,因其并不能阻止月骨的继续坏死。现常采用月骨切除加硅胶假体置换、血管植入或尺骨延长术等。有严重骨关节炎者,可做桡骨关节固定术或近排腕骨切除、全腕关节成形术等。

(2) Freiberg病:本病为第2跖骨远端无菌坏死,女性占75%。发病年龄为10~15

岁,75%发生在第2跖骨远端,25%在第3跖骨远端,偶有在第4跖骨远端者。双侧占10%。慢性反复的应力作用于跖骨头部造成软骨下骨折及骨坏死,可能为其病因。大部分患者伴蹬外翻或第1跖骨过短,使第2跖骨局部负荷增加。Braddock在尸体上做实验性损伤第2跖骨,发现在11~13岁的尸体上所造成的跖骨骨折线,紧贴在软骨下板下方,而其他年龄者均发生在干上。他认为11~13岁时跖骨骨骺是一个最薄弱部分。患者有局部的肿痛及活动受限。X线片表现先为关节间隙轻度增宽,后有软骨下骨折,继而发生骨坏死、跖骨头变扁,形成跖趾关节骨关节炎。某些患者的跖骨干变粗,说明其受到的应力较大。

治疗:在急性期可用行走石膏固定,轻者只需用厚垫。症状顽固者可做跖骨远端切除术,但会削弱足横弓的弹性。Gauthier等建议楔形切除跖骨远端病变部分,再将剩余骨对合,可保持跖骨头的长度与功能,取得优良的结果。

(3) Legg-Calvé-Perthes病:又称股骨头骨软骨病、股骨头骨骺缺血性坏死,是最常见的骨软骨病,病因多与外伤有关,病理改变为股骨头骨骺缺血性坏死。本病是儿童时期最常见的一种骨骺疾病,常给患儿带来后遗畸形,肢体功能障碍,甚至造成终身残废。本病好发于3~14岁的男孩,男多于女6倍,尤以5~9岁最多见;多单侧受累,约有10%可累及双侧;病程进展缓慢;从发病至完全恢复大致需要1~3年;主要症状为髋部疼痛、乏力和跛行;病变严重者多遗留不同程度髋内翻畸形。患儿发育差,骨龄发育延迟,有人怀疑与甲状腺功能低下有关,但未证实。早期X线片表现为股骨头骨化中心外移,髋关节内侧间隙增宽(达1~2mm即有价值)。这是因滑膜炎使关节内压增大所致。关节囊脂肪垫肿胀。髋臼边缘持续压迫外移的股骨头,造成边缘性压迫骨折,进而骨坏死。有人认为股骨头外移是骨化中心外移,并非整个头外移。骨化中心亦较小。关节造影示股骨头内侧软骨增厚,是因骨化中心停止发育而内侧软骨细胞病理性增殖所致。第二阶段的X线片表现为股骨头软骨下有弯顶状的透亮区(只有在蛙式位X线片上才能看到),表示坏死区的骨折线。因在此位时骨碎片间稍被拉开,即有空气进入而显影。随访时必须摄蛙式位片,以便判断骨骺受累的范围。在正位片上看来整个骨骺已受累,但在蛙式位片上常发现仅在前外侧部分有病变,此部分坏死早,修复开始亦早。第三阶段表现为骨吸收与新骨沉积并存,骨骺扁平。以后发展成蘑菇状的股骨头与短而宽的颈,股骨头外移,使负重线改变,成年后常发生骨关节炎。

Catterall根据正位与蛙式位的X线片,将本病分成4组:①股骨头无死骨,干骺端无骨质反应,无软骨下骨折线;②有死骨,分界处透亮度增加,干骺端前、外侧骨反应,头前半部有软骨下骨折线;③大块死骨,分界处骨硬化,干骺端弥漫性反应,软骨下骨折线在头的后半部;④股骨头全部受累,干骺端骨反应在中部或弥漫,头后部已出现再塑形表现。分组对判断预后有价值。他报告95例患儿未经治疗的结果,①②组属优者达90%,③④组属差者达61%。治疗时如股骨头仍保持圆形,结果良好;头已变扁者,不一定能恢复;一旦愈合过程开始,头也不会再变形。Lloyd-Roberts认为病程已达20个月者,截骨术的疗效亦不佳。

Catterall等还发现有些患儿不经治疗,结果良好,但有些必须治疗,提出了"股骨头危险征象"的概念,有此征象者必须进行治疗。"危险征象":在临床上是肥胖儿童,髋活动受限并有内收挛缩。X 线片上是 Gage 征、股骨头向外半脱位,骨骺外侧的钙化及出现水平向的生长板等。

X 线片表现:①早期:以骨质硬化及骨发育迟缓为主。股骨头骨骺骨化中心变小,密度均匀增高,骨小梁消失,加之髋关节囊肿胀和滑膜增厚、股骨头向前外侧移位,致使"关节间隙"增宽。②进展期:骺核变得更为扁平,伴不均匀性密度增高,其内见大小不等囊状透亮区,为坏死及碎裂的骨块、肉芽组织形成及新生骨修复等所致;骺线不规则增宽,部分病例骨骺干骺端早闭;干骺端短粗,局部骨质疏松和出现囊样低密度区;关节间隙可轻度增宽或正常。③晚期:若临床治疗及时,股骨头骨骺大小、密度及结构可逐渐恢复正常;如治疗延迟或不当,常可遗留股骨头蕈样或圆帽状畸形,股骨颈短粗,大粗隆升高,头部向前下方偏斜,颈干角(股骨颈与股骨干长轴形成一个夹角,正常颈干角为 125°～135°)缩小,形成髋内翻畸形和髋关节半脱位。髋臼上部平直,形态不规则。

MRI 表现:髋臼面关节软骨和股骨头骨骺关节软骨均明显增厚,股骨头轻度外移,股骨头骨骺信号异常,形态变扁。MRI 可较准确显示股骨头软骨的形态及髋臼、股骨头骨骺的受累程度;能客观评价骺板的受累情况,对确定分期及判断预后具有重要价值。

治疗:由于本病病因不明,其治疗方法繁多,外展牵引、"帚把式"石膏固定于外展内旋位等非手术治疗效果不甚理想。股骨粗隆下截骨术、股骨头带蒂植骨、血管植入、滑膜切除术等手术治疗的疗效已得到肯定。由于术后均需长期(一般 6～8 周)石膏固定,造成患侧髋关节活动一定程度受限,目前无论采用何种手术治疗均将或多或少残留不同程度的股骨头、股骨颈及髋臼畸形,从而发生骨关节病。故其术后康复治疗显得尤为重要。

(4) 剥脱性骨软骨炎:本病病因未明,为导致关节面不规则和骨碎裂的一种疾病。多数可有外伤史。本病有 2 个发病高峰,即 5～15 岁与骨骺愈合后。男性居多,临床表现不一,多表现为受累关节疼痛、活动受限,关节弹响、交锁及肿胀等。基本病理改变为关节软骨和(或)软骨下骨质碎裂剥脱。剥脱骨软骨碎片可以与骨床相连;也可以完全脱离,甚至形成关节内游离体,局部骨床留有缺损区。

X 线片表现:碎裂部分同时累及软骨下骨结构或软骨同时发生钙化者,X 线平片可作出诊断;而碎裂部分局限于关节软骨并无钙化者,X 线平片诊断困难,最终需借助 MRI 或关节造影检查确诊。儿童期常见发病部位有股骨内侧髁、肱骨小头,此外也可见于距骨、髌骨等。特征性表现为关节面剥脱的小骨块,密度较高,边缘锐利,周围环绕透亮线,其下为容纳骨片的骨床,有明显的硬化环形成。完全剥脱并移位者表现为关节面下透亮缺损区,周边明显硬化,关节腔内可见游离体。

MRI 可发现 X 线片不能发现的病灶。剥脱的骨软骨片 T1WI 呈强度不同的低信号,少数呈等信号,其他序列可呈高、等、低多种信号改变。此外,MRI 可以观察关节软骨的断裂和缺损。MR 关节造影对本病的诊断价值也较高,可显示关节软骨表面碎裂及缺损情况,评价剥脱骨软骨片的稳定性。

二、治疗

(一)非手术治疗

1. 非药物治疗　多休息,少运动,一般待成年后症状逐渐缓解,但常继发骨关节病,故功能完全恢复的可能性不大。

2. 药物治疗 疼痛严重时给予镇痛药对症治疗。

（二）手术治疗

关节内有游离软骨片时须手术去除，成角畸形者可予手术矫正。

（徐林 穆晓红）

第四章　小儿脑性瘫痪

脑性瘫痪(cerebral palsy,CP)简称脑瘫,又称 little 病,是指出生前至出生后早期(一般指出生后 4 周之内),在脑发育未成熟阶段受到损害,是一种非进行性但永久存在的脑损害,形成以中枢性运动障碍和姿势异常为主的综合征。脑损害结果不仅是运动障碍,还可能合并有痉挛或其他类型的肌张力改变、精神迟滞、性格变化等问题,或伴有听觉、视觉、触觉等的感觉障碍。

一、诊断

(一) 疾病诊断

1. 病史　明确的出生阶段各种原因导致的脑缺氧缺血病史。主要病因包括早产、难产、窒息、黄疸。一般早产和轻度窒息可导致痉挛性脑瘫,中、重度窒息可导致手足徐动型及混合型脑瘫。手足徐动型脑瘫一般由核黄疸引起。

2. 主要症状　早期症状(患儿在 0~6 个月或 0~9 个月间表现出来的临床症状)有:①易于激惹,持续哭闹或过分安静、哭声微弱、哺乳吞咽困难、易吐、体重增加不良;②肌张力低下,自然运动减少;③身体发硬、姿势异常、动作不协调;④反应迟钝、不认人、不会哭;⑤大运动发育落后,如不会翻身、不会爬、双手握拳不会抓物;⑥经常有痉挛发作。

3. 诊断要点　①出生前至出生后 1 个月内有致脑损伤的高危因素;②在婴儿期出现脑损伤的早期症状;③有脑损伤神经学因素,如中枢性运动障碍及姿势和反射异常;④常伴有智力低下,言语障碍、惊厥、感知觉障碍及其他异常;⑤需除外进行性疾病所致的中枢性瘫痪及正常儿的一过性运动发育滞后等。

4. 鉴别诊断

(1) 孤独症:有些孤独症小儿行走时使用脚尖着地,有时误认为是脑瘫痉挛型。但体检可发现跟腱不挛缩、足背屈无障碍,腱反射不亢进,无病理反射,这些特点都可与脑瘫鉴别。

(2) 先天性韧带松弛症:本病主要表现为大运动发育落后,尤其是独自行走延缓,走不稳,易摔倒,上下楼费力。有时误认为是脑瘫,但本病主要表现为关节活动范围明显增大,可过度伸展、屈曲、内旋或外旋,肌力正常、腱反射正常,无病理反射,不伴有智力低下或惊厥。有时有家族史。随年龄增大,症状逐渐好转。

(3) 21 三体综合征:又称先天愚型、Down 综合征,是最常见的常染色体疾病。根据其特殊面容及异常体征一般诊断不难。但有些病例新生儿时期症状不明显,只表现活动减少,面部无表情,对周围无兴趣,肌张力明显低下,肌力减弱,有时可误认为是脑瘫肌张力低下型,但本病膝反射减弱或难引出,这是与脑瘫明显的不同点,而且 Moro 反射减弱或引不出。确诊本病可查染色体。

(4) 异染性脑白质营养不良:又名硫酸脑苷酯沉积病。患儿出生时表现为明显的肌张力低下,随病情发展逐渐出现四肢痉挛、肌张力增高、惊厥、共济失调、智力进行性减退等。其与脑瘫的鉴别要点在于病情呈进行性发展,检测血清、尿或外周血白细胞中芳香硫酸酶 A 的活性可确诊。

(5) GM$_1$神经节苷脂病:本病分 3 型,Ⅰ型(婴儿型)属全身性 GM$_1$ 沉积病,出生后即有肌张力低下、吸吮无力,运动发育落后,晚期肌张力增高,呈去大脑强直状态,有时可能与脑瘫相混。但本病病情进展迅速,且有特殊外貌,表现为前额突出,鼻梁凹陷,耳位低,舌大,人中长、面部多毛,患儿发育迟缓,不能注视,有眼震,听觉过敏,惊吓反射明显。早期就出现严重惊厥,约 1~2 个月患儿在视网膜黄斑部有樱桃红点。6 个月后出现肝脾肿大,脊柱后弯,关节挛缩。晚期呈去大脑强直状态,对外界反应消失,多在 2 岁以内死亡。本病Ⅱ型只侵犯神经系统,可有运动发育落后,走路不稳,腱反射亢进,有时需与脑瘫鉴别。但本病在婴幼儿期起病,病前发育正常,此点与脑瘫的病程明显不同。本病常表现听觉过敏,惊吓反射增强,多有智力低下及惊厥,但本型无特殊容貌,肝脾不肿大,眼视网膜黄斑无樱桃红点。

(6) 婴儿进行性脊髓性肌萎缩症:本病于婴儿期起病,肌无力呈进行性加重,肌萎缩明显,腱反射减退或消失,常用呼吸肌功能不全而反复患呼吸道感染,肌肉活组织检查可帮助确诊。

5. 辅助检查

(1) 实验室检查:新生儿常规血尿便检查、生化电解质检查;母亲与新生儿血型检查、胆红素定性试验、血清总胆红素定量;高龄产妇产前羊水基因、染色体、免疫学检查。

(2) 影像学检查

1) 脑电图(EEG):约有 80% 的脑瘫患儿有脑电波异常,其中偏瘫的脑电图异常率高。也有可能正常,也可表现异常背景活动,伴有痫性放电波者应注意合并癫痫的可能性。

2) 脑电地形图(BEAM):检测小儿脑发育与脑波变化。

3) 诱发电位:视力减退或听力障碍者可分别给予视诱发电位和听诱发电位检查。

4) 肌电图:了解肌肉和神经的功能状态。小儿脑瘫合并肌萎缩者尽可能做此检查。

5) 脑阻抗血流图(REG):检查头部血管功能和供血情况。

6) 脑 CT 检查:可见脑萎缩、脑室周围白质软化灶、多发性脑软化灶及多囊性软化,可伴有先天性脑穿孔畸形,透明隔发育不良、囊肿、脑室扩大、局灶性坏死灶等。CT 检查帮助探讨脑瘫的病因。

(二) 分型与表现

脑瘫有很多种分型方法,目前临床上常用的是美国脑瘫学会(AACP)提出的,将脑瘫分为 8 个类型:①痉挛型:主要表现为痉挛性偏瘫、双瘫、四肢瘫及痉挛性截瘫,常与其他型症状混合出现,约占脑瘫患儿的 75% 左右。②手足徐动型:主要表现为无目的、不自主的动作,睡眠时消失,多累及全身、头部。面部表情怪,有的出现反复的舌尖伸缩,躯干、上肢不由自主的刻板动作,少数还有节律性不随意的交互活动,震颤。喂养困难,语言障碍,说话含糊不清,约占脑瘫患儿的 20% 左右。③肌张力低下型:主要表现为异常安静,抬头无力,发育迟缓,自主动作少,仰卧似蛙,俯卧头不能主动偏向一侧,肌张力普遍低下,关节活动过度,喂养困难,语言迟缓,有时吐字不清,占脑瘫患儿的20%左右。④共济失调型:主要表现为步态蹒跚,稳定、协调、平衡能力差,指鼻试验错误,肌张力低下,可单独或与其他型同时出现。⑤强直型。⑥震颤型。⑦混合型:同一患儿可出现上述2~3个型的症状,手足徐动与痉挛症状并存,部分或某些症状下,肌张力又明显降低。⑧无法分类型。

二、治疗

(一)非手术治疗

1. 非药物治疗　运动康复疗法目前国外常用的有 Vojta 法、Bobath 法、上田法等。Vojta 法是由德国 Vojta 博士所创,其机制是通过多次刺激诱发带,出现反射性运动模式,最终达到反射运动变为主动运动。Bobath 法是英国理疗师 Bobath 所创,该疗法认为脑瘫患儿的运动障碍主要是脑受损而原始反射持续存在和肌张力改变,造成异常姿势和原始运动模式主导其整体运动,妨碍了正常的随意运动,恰当的刺激可抑制异常姿势的反射和运动模式,利用正常的自发性姿势反射、平衡反射等调节肌张力,使患儿体验正常的姿势与运动感觉,从而改善异常运动的控制力,诱发正确的动作。

康复疗法的主要原则为降低肌张力,扩大关节活动度,抑制原始反射、异常姿势和运动范围,诱发和建立生理反射,给予各种感觉刺激,促进正常运动模式的建立。以上技术在治疗中强调对患儿脑运动功能的重塑,而这些治疗技术的核心就是对患儿运动控制的训练。

2. 药物治疗　①促进脑损伤修复和发育的药物:维生素、微量元素、必需脂肪酸;氨基酸、肽类、蛋白质。②脑细胞活化剂:如脑活素、脑神经生长素、脑复康(吡拉西坦)等,但静脉滴注脑神经营养剂在我国临床广泛使用,在国际上还缺乏准确的、高可信度的人体用药效果报道。③改善运动障碍的药物:a. 降低肌张力药:苯二氮䓬类、氯苯氨丁酸、硝苯夫海因;b. 控制不自主运动和震颤等锥体外系症状的药:安坦(盐酸苯海索)、美多巴(多巴丝肼),还可用金刚烷胺、溴隐亭、司立吉林、东莨菪碱。④行为异常的治疗药物:对注意力缺陷,可使用利他林(哌甲酯)、右旋苯丙氨;抑郁型行为可使用抗抑郁药;躁狂型行为可用氯丙嗪、氟哌啶醇。⑤肉毒杆菌毒素:局部注射可缓解肌肉痉挛,使脑瘫症状改善,但肉毒素注射时效性短,费用高,可重复性受患者耐药性影响大。

3. 中医治疗　主要包括内治法和外治法。

(1) 内治法:在辨证分型基础上进行治疗,总不离先天之本肾和后天之本脾,治疗当扶正为主。

(2) 外治法:针灸、推拿(小儿捏脊)、中药熏洗等治疗均有一定疗效。

(二)手术治疗

目前主要手术包括矫形手术、周围神经部分切断术(selective partial neurotomy)、选择性脊神经后根切断术(selective posterior rhizotomy,SPR)等。

1. 矫形手术治疗　矫形手术仅作为神经性手术后解痉不满意和关节畸形固定的辅助治疗,最早应用于小儿麻痹后遗症,包括单纯的肌腱手术(肌腱切断术、肌腱松解术、肌腱延长术、肌腱移位术等)、骨和关节的矫形术等。经过长期的临床观察和术后随访,各类矫形手术后的近期效果也获得肯定,但远期疗效欠佳,复发率高,加重畸形。

2. 周围神经选择性部分切断术　周围神经选择性部分切断术可以按日本习惯称为选择性显微缩小术,其前身是周围神经切断术。周围神经完全切断后虽可极大程度上缓解痉挛,但存在肌力低下、感觉障碍、建立对立畸形等严重缺点。显微缩小术的改进之一是术中应用神经肌电生理刺激仪,之二是选择性部分切断而非全部切断周围神经。尤其适用于症状体征比较单一、局限的低龄患儿,符合脑瘫早期治疗的原则。强调手术必须在显微镜下施行,并使用神经肌电刺激仪进行仔细选择以达到最佳效果。手术针对四肢不同部位的痉挛而分别采用胫神经(针对踝痉挛)、坐骨神经(针对膝痉挛)、闭孔神经(针对髋内收痉挛)、肌皮神经(针对肘痉挛)、正中神经和尺神经(针对腕、指痉挛)、臂丛神经(针对肩内收痉挛)选择性部分切断,有切口小、出血少、疗效确切、并发症少等优点。此类术式术后早期的疗效明显,但长期随访痉挛复发率较高,易损伤肌力。

3. 选择性脊神经后根切断术 痉挛性脑瘫的外科治疗在20世纪80年代以前主要以肢体的矫形手术为主。1978年,意大利学者Fasano等首先报道采用电刺激法行选择性脊神经后根切断术治疗脑性瘫痪肢体痉挛,取得满意疗效。人们对痉挛治疗的尝试亦可追溯到20世纪初,Foerster就使用脊神经后根切断术治疗肢体痉挛,他采用整根后根切断,虽然成功解除了肢体的痉挛,但因整根后根神经完全切断而使肢体感觉丧失,故该手术并没有为大多数学者所接受。半个世纪后,法国学者Gros等对Foerster的术式进行了改进,他按照一定比例切断一部分后根纤维,其结果虽然能保留了肢体感觉的完整,但痉挛解除不彻底,故此术式也未能得到推广。直至20世纪70年代后期,意大利学者Fasano等首先报道采用术中电刺激法进行SPR,在彻底解除痉挛的同时,成功保留了肢体感觉,经术后随访发现大部分病例功能改善明显。20世纪80年代,SPR传入北美,Peacock等对Fasano的手术进一步改进,将SPR的平面由胸腰段下降至腰骶段,从而将在圆锥水平的操作降至马尾水平,这样既降低了手术损伤脊髓圆锥的危险性,又减少了手术的难度,并使此手术在北美得到推广。1990年,美国医学会组织由神经外科、矫形外科(骨科)、小儿神经科、理疗科和康复科等有关专科26人组成的专家委员会对SPR进行评估并进行表决,结果2/3以上的专家认为其方法可行,并将其评估内容公布在《美国医学会杂志》(JAMA)上。经过近20年的临床实践,多数专家认为若适应证选择适当,SPR是解除痉挛和改善功能最有效的一种方法,在痉挛性脑瘫的治疗与康复中占有极其重要的地位。国内学者对SPR的研究始于1989年,徐林等在对腰骶神经根的解剖、组织化学及电生理学的研究基础上,于1990年5月在国内和亚洲地区首先开展了脑瘫SPR治疗工作,并于1991年12月成功完成第1例颈段SPR,这是国际上最早的颈段髓外硬膜内SPR。

SPR是目前治疗痉挛性脑瘫的有效手术方法。痉挛性脑瘫通常认为是由于脑皮质及脑部下行性抑制性传导通路损伤后,对γ运动神经元抑制作用减弱,造成γ运动纤维兴奋性增强,引起肌梭敏感性增加,产生异常放电,通过肌梭Ⅰa类传入纤维,作用于α运动神经元,导致肢体肌肉痉挛性收缩。基于上述痉挛的病理生理学机制,选择性阻断后根内的Ⅰa类传入纤维,保留其他感觉神经纤维,阻断脊髓反射中的γ环路,从而解除或缓解肢体的痉挛。通过电生理仪器选择兴奋性过高的脊神经后根(感觉)纤维,将其切断,减少了传入中枢的刺激信号,脊髓运动神经的兴奋性下降,发出的传出运动神经信号减少,肌肉痉挛也随之减轻或解除。该手术特点是定位精确,解除痉挛彻底,疗效稳定,保留正常结构神经,使原有的运动感觉功能存在,手术损伤小,无副作用,患者恢复快。

痉挛型脑瘫手术治疗的原则是神经性手术如SPR、周围神经行选择性切断术等解除肌肉痉挛在先,矫形手术如肌腱及软组织手术、骨性手术在后。

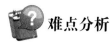 **难点分析**

　　注重术后随访、规范功能评估方法。

　　有关术后随访的报道目前国内尚不多,随访病例时间应尽量长些。随访应注意各方面功能改善的情况、脊柱稳定性和有无远期并发症等。目前有关脑瘫功能的评定方法国内尚未统一,规范功能评估方法有利于 SPR 的合理开展和对其疗效正确客观的评估。评定方法应包括肌力、肌张力、步态改善、各类功能改善(爬、站、走、跑、平衡及精细动作等),记分与定量进行评估,注意科学性和实用性。

(徐林　穆晓红)